Katja Schwarz
Autismusbilder

Katja Schwarz

Autismusbilder

Zur Geschichte der Autismusforschung

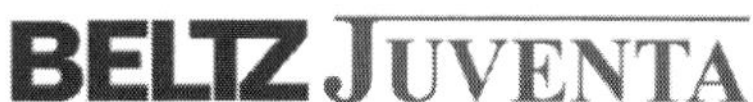

Die Autorin

Katja Schwarz arbeitet im Bereich der Eingliederungshilfe u. a. mit Menschen aus dem Autismus-Spektrum. Von 2006 bis 2014 war sie akademische Mitarbeiterin an der Fakultät für Sonderpädagogik der Pädagogischen Hochschule Ludwigsburg, Abteilung Förderschwerpunkt geistige Entwicklung. In diesem Zusammenhang wirkte sie u. a. an einem mehrjährigen Forschungsprojekt zur Entwicklung eines Konzeptes zur schulischen Unterstützung und Begleitung von jungen Menschen aus dem autistischen Spektrum mit. Ihre Arbeitsschwerpunkte sind vor allem die Themen Autismus und Inklusion.

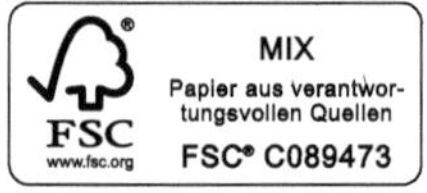

Dieses Buch ist erhältlich als:
ISBN 978-3-7799-6284-7 Print
ISBN 978-3-7799-5584-9 E-Book (PDF)

1. Auflage 2020

in der Verlagsgruppe Beltz · Weinheim Basel
Werderstraße 10, 69469 Weinheim

Herstellung und Satz: Ulrike Poppel
Druck und Bindung: Beltz Grafische Betriebe GmbH, Bad Langensalza
Printed in Germany

Weitere Informationen zu unseren Autor_innen und Titeln finden Sie unter: www.beltz.de

Für H.-M.

Inhalt

Vorwort und Danksagung

Wer sich heute mit dem Thema Autismus auseinandersetzen möchte, sieht sich mit einer Flut an Literatur konfrontiert und wird sich – ohne in die Thematik eingestiegen zu sein – überfordert fühlen müssen. Es stehen unzählig viele und vielfältige Titel zur Verfügung. Die Lage verbessert sich nicht, wurde ein Einstieg gefunden. Wenngleich quantitativ das Thema mehr als ausreichend und umfassend bearbeitet zu sein scheint, zeigt sich mit tiefgehender Beschäftigung, dass die Anzahl der Titel entsprechend viele Antworten auf die vielschichtigen Probleme der Autismusforschung hervorbringt. Gerade weil bis heute keine endgültigen und eindeutigen Erkenntnisse im Blick auf den Autismus und das (Er-)Leben des Menschen mit Autismus möglich sind, gibt es derart viele Zugriffe und Publikationen – die hohe Anzahl der Titel verweist auf die Komplexität und Offenheit der Fragestellungen sowie Antworten. Dieser Komplexität zu begegnen ist Anliegen der vorliegenden Arbeit. Hierbei handelt es sich nicht um ein weiteres Lehrbuch, auch nicht um einen Ratgeber und ebenso nicht um eine Publikation, die sich einer bestimmten Schule verschreibt und auf diesem Hintergrund versucht Autismus greifbar zu machen. Vielmehr soll, weil in dieser Form für die BRD noch nicht geschehen, mit Blick auf die Geschichte des Autismus und der Autismusforschung ein erster Sortierungsversuch unternommen werden: Das Nachzeichnen der Beschreibung bzw. Klassifikation des Autismus im Verlauf der Geschichte ist grundlegendes Ziel, um zu zeigen, dass es verschiedene Zugriffe, Bilder von Autismus gibt, die historisch gewachsen und erklärbar sind.

Dieses Vorhaben, eine erste Geschichte des Autismus der BRD zu schreiben, mag anmaßend erscheinen. Und es hat seinen guten Grund, dass es bisher niemand gewagt hat: Der vorliegenden Literatur nur annähernd gerecht werden zu können, war ein Unterfangen, das für die Autorin sehr herausfordernd war, so dass es immer wieder Phasen im Verlauf der Arbeit gab, die durch Verzweiflung und Krisen bestimmt waren – es schien auf Dauer einfach nicht realisierbar, dieses Thema in seiner Ganzheit zu greifen.

Leider konnten sicher nicht alle Autorinnen und Autoren adäquat gewürdigt werden, auch nicht alle Ansätze, die im Verlaufe der letzten rund 70 Jahre in der Autismusforschung eine Rolle spielen und leider auch nicht Menschen mit Autismus selbst. Dennoch ist es die große Hoffnung, dass zumindest ein historischer Überblick geschaffen werden konnte, den es so in dieser Form noch nicht gibt.

Dass dies gelingen konnte, hat die Autorin ganz maßgeblich einigen Menschen zu verdanken, die diese Arbeit und die Autorin all die Jahre unaufhörlich begleitet und im Gegensatz zur Autorin in keiner Sekunde an diesem Vorhaben gezweifelt haben. Ich danke zuallererst Herrn Prof. Dr. Rainer Trost, der auf unermessliche und immer stärkende Weise in diese Arbeit und mich vertraut hat und immer da war, wenn ich ihn brauchte. Ich danke Herrn Prof. Dr. Hans Weiß, der mit größter Sorgfalt und Geduld die Arbeit durchgesehen und mit seinen vertieften Kenntnissen und seinem sehr breiten Fachwissen bereichert hat. Einen besonderen Dank an Herrn Dr. Hartmut Sautter, der mir fachlich und menschlich immer beiseite stand – ohne ihn gäbe es diese Arbeit nicht. Ich danke meiner Familie, die mich ausgehalten und unterstützt hat, ganz besonders meinem Mann, Marco Schutt, und unserem Sohn Henri – dies ist nicht genug zu betonen. Und ich danke von Herzen Herrn Dr. Rüdiger Gollnick und seiner Frau, Monika Gollnick, die diese Arbeit mit sehr großer Aufmerksamkeit und Achtsamkeit begleitet und äußerst gründlich durchgesehen haben, sowie Frau Yvonne Janowicz, Frau Ingrid Bachofer und Herrn Prof. Dr. Thomas Meyer, Menschen, die immer da waren und sind, ohne die ich es nicht geschafft hätte. Schließlich danke ich dem Beltz Verlag, insbesondere Herrn Frank Engelhardt und Frau Ulrike Poppel, für ihre Geduld und für ihre große Unterstützung – von Beginn an.

Wenn der Blick auf die Geschichte des Autismus eines lehrt, dann ist es die Erkenntnis, Menschen mit Autismus, ehe wir glauben, sie unterstützen zu müssen, sie verstehen oder mit ihnen leben zu wollen, mit menschlicher Offenheit zu begegnen. Vorsicht vor all denen, die von einem goldenen Weg des Umgangs mit Autismus berichten und schreiben – das ging immer nach hinten los! Warum Offenheit? Weil es das Menschsein erfordert: Es gibt nichts, was es nicht gibt.

Emmendingen/Ludwigsburg im Februar 2018

„Die Geschichte des Autismus muss noch geschrieben werden."
In: Uta Frith: Autismus. Eine sehr kurze Einführung. Bern 2013, S. 40.

* * *

1 Einleitung und Aufbau

Im September 2006 wurde an der Fakultät für Sonderpädagogik in Reutlingen das Forschungsprojekt „Hilfen für Menschen mit autistischem Verhalten" ins Leben gerufen, das sich u. a. der Aufgabe stellte, in der Praxis vorhandene und etablierte Bildungs-, Unterstützungs- und Förderangebote für Menschen mit Autismus zu erheben und systematisch darzustellen. Vor diesem Hintergrund wurde in enger und intensiver Kooperation mit sieben Schulen in Baden-Württemberg ein Konzept zur schulischen Förderung von Kindern und Jugendlichen mit Autismus erarbeitet (vgl. vertiefend zu diesem Konzept Trost 2012). Es verfolgt das Anliegen, Lehrkräfte in allen Schularten, also in allgemeinen Schulen und in Sonderschulen bzw. Sonderpädagogischen Bildungs- und Beratungszentren (SBBZ) zu unterstützen, denn Kinder und Jugendliche mit Autismus werden an allen Schularten unterrichtet. Dieses Konzept ist aus der Praxis für die Praxis entstanden und umfasst sechs Elemente:

- Entwicklung einer adäquaten pädagogischen Haltung
- Kooperation aller am Erziehungs- und Bildungsprozess Beteiligten
- Bildungs-, Erziehungs- und Förderangebote
- strukturell-organisatorische Erfordernisse
- Vorbereitung auf Beruf und nachschulisches Leben
- Bildungs- und sozialpolitische Perspektiven.

In der vorliegenden Arbeit geht es um den ersten Aspekt dieses Konzepts, um die Frage also, wie Kindern und Jugendlichen mit Autismus theoretisch und praktisch begegnet wurde, wird oder begegnet werden sollte. Diese Frage erscheint möglicherweise auf den ersten Blick banal. Eine erste Antwort könnte lauten, dass diesem Personenkreis selbstverständlich genauso begegnet wurde, wird und werden sollte, wie allen anderen Schülerinnen und Schülern auch. Diese Antwort liegt unter Einbeziehung der Inklusionsidee und der Integrationsbemühungen der letzten Jahrzehnte umso näher. Vertiefte Antworten verspricht die fast unüberschaubare Menge an Fachliteratur, die die Autismusforschung in den letzten Jahrzehnten hervorgebracht hat. Eine Flut an Ratgebern verspricht Unterstützung und bietet Handlungsanleitungen sowie Therapie- und Fördermaßnahmen gerade auch für die Praxis an. Die Frage, die hier aber interessiert, lautet: Wie nähert sich im Laufe der Jahrzehnte der Autismusforschung der Arzt, Psychiater, die Lehrperson, die therapeutische Fachkraft, der/die am Thema Interessierte zur Gewinnung erstrebter Handlungskompetenzen der Thematik Autismus an? Welche Haltung, Vorstellungen, welches Vorwissen begleiten die Annäherung an die Thematik einerseits, an den Menschen mit Autismus selbst andererseits?

Ein wesentlicher Aspekt dieser Annäherung findet sich im Begriff des Menschenbildes: Die jeweilige Sichtweise auf Autismus und auf den jeweils einzigartigen Menschen mit Autismus wird maßgeblich bestimmt durch das Menschenbild des Interaktionspartners. Dabei unterliegt die Vergegenwärtigung eines Menschenbildes zunächst einer grundlegend praktisch orientierten Dimension: „Das Menschenbild ist bereits vor allem wissenschaftlichen Reflektieren unlösbarer Bestand unseres tagtäglichen Handelns und es begleitet oder begründet das pädagogische Tun (...)“ (Meinberg 1988, 10). Ähnlich formuliert es Kluge: „In den Prozessen der Erziehung, Bildung und Sozialisation wird das menschliche Handeln vom Menschenbild (...), das die Erziehenden (...) haben, wesentlich bestimmt“ (Kluge 2009, 356). In diesem Zusammenhang wird in der Regel von „impliziter Anthropologie“ (vgl. Landmann 1976, 11; Schönberger 1991, 11; Weber 1995, 21f) gesprochen, womit noch nicht kritisch reflektierte oder benannte Annahmen über den Menschen gemeint sind. Es ist vor allem Haeberlin, der für die Profession des Heilpädagogen[1] eindrücklich vor verschiedenen „Gefahren von nicht-bewussten Menschenbildern“ warnt (Haeberlin 2010, 18ff), die in „Alltagstheorien“ münden, die ihrerseits das eigene Handeln auf denkwürdige Weise beeinflussen können:

> „Wir wären in der heilpädagogischen *Praxis* handlungsunfähig, wenn unser Tun nicht spontan durch den Filter eines bestimmten Menschenbildes vorsortiert würde. Aufgrund dieser Notwendigkeit stehen wir als reine Praktiker andauernd in der Gefahr, dass wir uns wegen Arbeitsüberlastung und Zeitmangels keine Rechenschaft über das Menschenbild ablegen, welches unser Tun leitet. So können wir jederzeit Opfer von Vorurteilen, von Ideologien, von Modeströmungen werden. Diese Gefahr droht uns, wenn wir aufhören, über die Grundlagen unseres Handelns nachzudenken, weil uns der Kleinkram der Praxis völlig in Beschlag nimmt. Was unser Tun lenkt, ohne dass wir uns dessen bewusst zu sein brauchen, nennen wir Alltagstheorien“ (ebd., 18; Herv. im Orig.).

---

1 Die Bezeichnungen „Heilpädagogik“, „Sonderpädagogik“ und „Behindertenpädagogik“ werden zur Vereinfachung trotz jeder Bezeichnung immanenter unterschiedlicher Traditionen, Inhalte, vor allem aber Sichtweisen auf den Menschen und kontextbezogener Anwendung synonym verwendet, die neueren Bezeichnungen der „Rehabilitations-, Integrations-, und Inklusionspädagogik“ bleiben unberücksichtigt (vgl. zur Klärung der Begriffsvielfalt u. a. Haeberlin 2005, 16ff; Lenzen 1994, 27, 38ff; Speck 2003, 59ff; Werning u. a. 2002, 6ff; Mattner 2000, 12ff).

Das Problem der Alltagstheorien dürfte in der Auseinandersetzung mit Autismus ein besonders virulentes sein: Gab es in der Vergangenheit immer wieder bestimmte, wie es Haeberlin nennt, „Modeströmungen“ zum Umgang mit autistischen Verhaltensweisen, die im Rückblick häufig eher fragwürdig erscheinen, so ist es gegenwärtig eine regelrechte Omnipräsenz des Themas, insbesondere auch in den Medien, die dazu verführt, anzunehmen, sich ein vergleichsweise eindeutiges Bild vom Menschen mit Autismus und seiner Situation machen zu können.

Medizinische und pädagogische Fachdisziplinen hatten und haben im vorschulischen, schulischen sowie außer- und nachschulischen Bereich Berührung mit Menschen mit Autismus. Also, so die Annahme, muss es *zeitbedingt* wie *kontextbedingt* spezifische Sichtweisen auf und Auseinandersetzungen mit dieser Erscheinungsform geben. Es müssen also verschiedene Menschenbilder auffindbar sein, die das Beschreiben, das Verstehen, das Erklären und den Umgang mit Autismus begleiten und beeinflussen. Die Frage nach Menschenbildern oder Sichtweisen korreliert daher mit bestimmten „Autismusbildern“. Weil Autismus als ein menschliches, dem Menschsein zugehöriges Phänomen verstanden wird, werden im weiteren Verlauf die Begriffe „Menschenbild“ und „Autismusbild“ synonym verwandt. Die Bezeichnung „Sichtweise“ wird immer dann bevorzugt gewählt, wenn sich kein eindeutiges Menschen- oder Autismusbild herausarbeiten lässt. Es ist zu vermuten, dass unterschiedliche Perspektiven auf Autismus zu divergierenden Verständnisformen führen. Daher konzentriert sich die vorliegende Arbeit auf folgende Fragestellungen:

1. Welche Autismusbilder bzw. welche Sichtweisen auf Autismus und Menschen mit Autismus finden sich in der Autismusliteratur?
2. Ist im Verlauf der Jahrzehnte eine Veränderung der Autismusbilder feststellbar? Unterlag bzw. unterliegt das Autismusbild einem Wandel?
3. Welche Konsequenzen ließen und lassen sich auf diesem Hintergrund für das jeweilige pädagogische Handeln ableiten?

Es wird die Intention verfolgt, mithilfe eines historischen Blicks auf die Autismusliteratur Antworten zu finden, um vor allem ein (sicher vorläufiges) Bild darüber zu gewinnen, wie Autismus beschrieben wurde und wird und welche Haltungen hinter dem jeweiligen Zugang zu vermuten sind. Es handelt sich insofern um einen deskriptiven Zugriff. Auf diesem Hintergrund wird es nicht darum gehen, die vorgefundenen Sichtweisen zu bewerten oder wie Bleidick es formuliert, „förderliche oder hinderliche Menschenbilder“ (1990, 514ff) abzuleiten. Auch werden keine Kriterien entwickelt, die das „richtige“ oder „falsche“ Handeln im Umgang mit

Menschen mit Autismus umschreiben – es wird also nicht um eine ethische Bewertung[2] der Autismusgeschichte gehen. Der Zugriff bleibt historisch-beschreibend. Und er bleibt es vor allem deshalb, weil das konkrete (heil-)pädagogische Handeln stets in der jeweiligen Situation und individuellen Begegnung mit diesem einen Menschen verhaftet bleibt. Weil der Schwerpunkt auf der (historischen) Beschreibung des (fachlichen) Wahrnehmens und Umgehens mit Autismus liegt, steht der Bereich der Klassifikation/Symptomatologie im Vordergrund, wobei auch, aber eben mit anderer Gewichtung Ätiologietheorien sowie Therapien und Förderkonzepte Berücksichtigung finden.

Ziel der Arbeit ist es also, verschiedene, der Autismusforschung immanente oder sprachlich ausformulierte Sichtweisen auf Autismus sowie Menschen mit Autismus herauszuarbeiten, um einmal der Unübersichtlichkeit der Literatur zu begegnen, vor allem aber, um vermutlich divergierende Verständnisweisen von Autismus komprimiert und transparent zusammenfassen zu können. Das bedeutet, dass der Versuch unternommen werden soll, eine (vorläufige) „Geschichte des Autismus" zu schreiben.

> „Systematische Ansätze fördern immer neue Ideen zutage, doch erst eine umfassende historische Sicht (...) zeigt die *Veränderung* von Problemlagen, *Entwicklung* wird sichtbar, mit dieser zugleich ein Reichtum an Fragenstellungen und Lösungsvorschlägen, ein Reichtum, den ein einzelner Denker und selbst eine ganze Epoche allein nicht erzeugen könnte. Offen bleiben hingegen andere Fragen. Was hat diesen Wandel bewirkt" (Lassahn 1983, 19; Herv. im Orig.)?

Die Geschichte des Autismus ist, so die Annahme, gleichzeitig die Geschichte der Autismusforschung. Umgekehrt schreibt die Autismusforschung Geschichte(n) des Autismus. Aus diesem Grund ist, wenn von der Geschichte des Autismus die Rede ist, stets auch die Geschichte der Autismusforschung gemeint. Die Geschichte der Autismusforschung impliziert Geschichte(n) des Autismus.

Damit verfolgt die Arbeit letztlich auch ein ganz praktisches Anliegen, indem sie vielleicht der Leserin und dem Leser Informationen liefern kann, die auf dem historischen Hintergrund zu einer Reflexion der eigenen Haltung dem Thema gegenüber anregen. Dies ist insofern relevant, als sich innerhalb der Autismusforschung immer wieder emotionsgeladene Diskussionen finden, die theoretisch und praktisch irritierend anmuten[3]. In den 80er und 90er Jahren des letzten Jahr-

---

2 Eine kritische Analyse zum Zusammenhang von Anthropologie und Ethik innerhalb der Heilpädagogik findet sich bei Jakobs (1997).

3 Anstötz spricht für einzelne Vertreter der Geistigbehindertenpädagogik sehr treffend von einem ‚moralischen Expressionismus' (1990, 54) und meint damit einen Sprachstil, der von der Sache ablenkt, um stattdessen bestimmte Stimmungen beim Leser zu erzeugen. Dieser „moralische Expressionismus" führt in der Autismusliteratur z. T. zu einem regelrecht magischen, idealisierenden Bild des autistischen Kindes.

hunderts dürfte dies am ehesten auf die Streitgespräche zur „Festhaltetherapie" zutreffen, aktuell auf jene zur „Gestützten Kommunikation".

Zur Annäherung an diesen Fragenkomplex sind einige methodische Einschränkungen vorzunehmen, berücksichtigend, dass „der Zugriff der Methode ihren Gegenstand verändert und umgestaltet" (Heisenberg zit. nach Lassahn 1983, 155), dass also vermutlich ein ganz eigener, veränderter und vorläufiger Zugang zur Thematik konstruiert wird. In einem ersten Schritt soll der Begriff des Menschenbildes angerissen und auf seine Bedeutung für den Forschungsgegenstand Autismus hin überprüft werden. Dieser Punkt wird bewusst recht ausführlich vorgestellt, weil angenommen wird, dass die Methodik grundlegend ist, um der Vielfalt an Strömungen, Verständnisweisen und Haltungen innerhalb der Autismusliteratur gerecht werden zu können.

Im zweiten Teil erfolgt eine Auseinandersetzung mit der Autismusforschung[4]. Hier wird davon ausgegangen, dass diese in vier große Phasen einteilbar ist.

Phase 1 steht für die Erstbeschreiber Bleuler, Kanner und Asperger. Sie ist der Ausgangspunkt.

Phase 2 nimmt ihren Ausgang bei den Publikationen der 50er bis 70er Jahre des letzten Jahrhunderts, weil – zeitlich gesehen – hier der Beginn einer intensiven Befassung mit Autismus in der BRD verortet werden kann.

Phase 3 bezieht sich auf die Autismusliteratur der 1980er Jahre, *Phase 4* schließlich auf jene der 90er Jahre bis heute. Dodd fasst in Anlehnung an Ulliana tabellarisch die Veränderung des Autismusbildes in den letzten Jahrzehnten zusammen (vgl. Abb. 1).

Schwerpunktmäßig hält sie fest, dass *gegenwärtig* weniger die Beschreibungen der autistischen Verhaltensweisen im Fokus der Forschung stehen, sondern vielmehr die Frage danach, was diese verursachen könnten (vgl. Dodd 2007, 4). Ihre Übersicht macht deutlich, dass erst der Blick auf *alle* o. g. Jahrzehnte es ermöglicht, Veränderungen, ja überhaupt Autismusbilder, ausfindig machen zu können. Das bedeutet, die Arbeit ist in ihren Kapiteln chronologisch aufgebaut.

---

4 Dass es *die* Autismusforschung eigentlich gar nicht gibt, zeigen die vielen verschiedenen Zugänge durch unterschiedliche Fachdisziplinen zum Autismus. *Die* Autismusforschung wird in der vorliegenden Arbeit in einem postmodernen Sinne interpretiert, was Speck in Anlehnung an Welsch folgendermaßen zusammenfasst: „Die Postmoderne ist von ihrem Grundansatz her auf *Pluralität* hin angelegt, auf eine Vielfalt der Horizonte und eine Vielfalt von Lebens- und Sinnmustern (…). Alle Totalität ist ihr suspekt. (…) Die Postmoderne ist [aber, K.S.] bei aller Verteidigung der Vielfalt nicht anti-ganzheitlich schlechthin" (Speck 2008, 122; Herv. im Orig.). „Integrative Momente sind unverzichtbar" (Welsch 1997, 167).

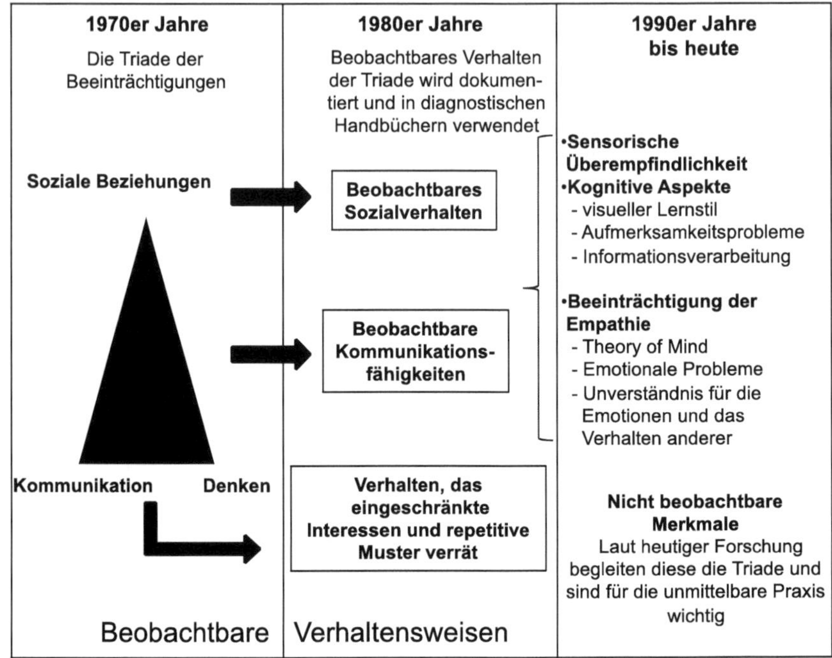

Abbildung 1: Schaubild zur Wandlung des Autismusbildes (nach Ulliana, zit. nach Dodd 2007, 4)

Innerhalb der jeweiligen Kapitel wird diese Chronologie jedoch nicht fortgesetzt, sondern ersetzt durch eine systematisch-inhaltliche bzw. bewusst differenzierende Darstellung der jeweiligen Publikationen. Zur weiteren Eingrenzung werden überwiegend jene Veröffentlichungen berücksichtigt, die im deutschsprachigen Raum erschienen sind. Hier wiederum wird auf all jene Beiträge Bezug genommen, die entweder auf exemplarische Weise einen tieferen Einblick in die Frage nach Autismus gewähren oder ein Autismusbild schaffen, das sich in der jeweiligen Zeitspanne von anderen unterscheidet.

Im dritten Teil erfolgt eine Zusammenfassung der Ergebnisse im Hinblick auf das beschriebene Anliegen der Arbeit.

2 Methodik: Zum Begriff des Menschen- bzw. Autismusbildes

Die Frage nach Menschenbildern ist in der Anthropologie zu verorten:

> „*Anthropologie* (griech.: anthropos = Mensch; Anm. K.S.: logos = Geist, Lehre) heißt – im weiteren Sinne – die Lehre bzw. Wissenschaft vom Menschen sowie das Wissen des Menschen um sich selbst. Im engeren Sinne ist sie der reflexive Versuch des Menschen, sein Selbstverständnis methodisch gesichert zu gewinnen und als systematisch geordnetes Wissen über den Menschen darzustellen. Anthropologie wird von *anthropologisch relevanten Einzelwissenschaften* aus (z. B. der Biologie, Medizin, Psychologie, Soziologie, Ethnologie, Pädagogik, Theologie) mit verschiedenen Fragestellungen und unterschiedlichen Methoden bearbeitet, sei es mithilfe eines erfahrungswissenschaftlichen, eines geisteswissenschaftlichen bzw. eines apriori-transzendentalphilosophischen Vorgehens oder von einer Offenbarung Gottes her" (Weber 1995, 20; Herv. im Orig.).

Innerhalb der Anthropologie wird zwischen „regionaler Anthropologie" und „integraler/integrativer Anthropologie" unterschieden. Die regionale Anthropologie umfasst jene Disziplinen, die sich mit ihren je eigenen fachspezifischen Fragestellungen und Methoden bestimmte Gesichtspunkte des Menschen untersuchen. Hierzu gehören z. B. die biologische Anthropologie, die medizinische Anthropologie, die psychologische Anthropologie und auch die pädagogische Anthropologie (vgl. ebd. 1995, 22).

Der integrale Ansatz der pädagogischen Anthropologie, der in den 60er Jahren des letzten Jahrhunderts zu verorten ist, versucht die unterschiedlichen fachspezifischen Teilelemente der regionalen Anthropologien zu einem strukturierten Ganzen für die Pädagogik zusammen zu fügen. Pädagogisch bedeutsame Erkenntnisse anderer Disziplinen sollen in die Pädagogik eingebracht und mit pädagogischen Fragen verbunden werden (vgl. Flitner 1963, 17; Bohlken/ Thies 2009, 3f).

Hierbei stellt sich das grundsätzliche Problem, tatsächlich alle Aspekte der Einzelwissenschaften zu einem Ganzen zu vereinen, obgleich sie ausgehend von der Methodik verschiedenen erkenntnisleitenden Interessen unterliegen können und damit möglicherweise gar nicht 1:1 vergleichbar sind. Gelingt die Integration der Forschungsergebnisse anderer Wissenschaften, droht die Gefahr der Verkürzung grundlegend pädagogischer Fragestellungen (vgl. Weber 1995, 32; Wulf 1994, 9; 2009, 191). Aufgrund dieser Problemlage erscheint dieser Ansatz, obgleich auf den ersten Blick sehr vielversprechend für vorliegendes Anliegen, als ungeeignet: Sind es zwar gerade die Medizin, Psychologie und verstärkt auch mit Beginn des neuen Jahrhunderts die (Sonder-)Pädagogik, die die Autismusforschung maßgeblich tragen, so sollen dennoch ihre Ergebnisse nicht in erziehungswissenschaftliche Fragen übertragen werden. Vielmehr ist es die Autismusforschung selbst, die als integraler Faktor gefasst werden kann. Sie vereint fachübergreifend Fragen in sich, das Thema Autismus verbindet die unterschiedlichen Disziplinen. *Auf welche Weise* sie das tut, das ist die Frage. Und eine Annäherung an diese Frage erfolgt aus der Perspektive der historisch-pädagogischen Anthropologie.

Innerhalb der *pädagogischen Anthropologie*[5] werden in der Regel zwei idealtypische Zugangsweisen zur Umschreibung von Menschenbildern unterschieden, zum einen eine rekonstruktive und zum anderen eine konstruktive (vgl. Meinberg 1988, 9; Mattner/Gerspach 1997, 30f). Für das vorliegende Ansinnen erscheint eine rekonstruktive Zugangsweise sinnvoll, weil sie versucht, verborgene Bilder innerhalb einer Theorie oder eines Ansatzes zu explizieren und zu beschreiben. Weitere Strömungen innerhalb der pädagogischen Anthropologie, wie die phänomenologische oder philosophische, bleiben weitgehend unberücksichtigt, weil sie für das vorliegende Ansinnen nicht zielführend sind. Innerhalb des rekonstruktiven Ansatzes finden sich mit Meinberg vier „Untertypen" (vgl. ebd., 10), nämlich

a) die Rekonstruktion von Menschenbildern bei den Klassikern der Pädagogik,
b) das Herausarbeiten von Menschenbildern einer bestimmten Zeit oder Epoche,
c) ein wissenschaftshistorischer Zugang, der danach fragt, durch welche anderen Wissenschaften in der Geschichte Menschenbilder innerhalb der Pädagogik geprägt wurden und schließlich
d) ein problemgeschichtlicher Zugriff.

Es wird angenommen, dass der wissenschaftshistorische Weg zur Erarbeitung verschiedener Autismusbilder der am besten geeignete ist, weil die Autismusforschung in der Vergangenheit bis heute maßgeblich durch mehrere Wissenschaften, insbesondere die Medizin, Psychologie und Heilpädagogik getragen wird. Dies ist sicherlich eine besondere Qualität, die sich in der Auseinandersetzung mit Autismus zeigt: Es liegen viele verschiedene Zugangsweisen zum „Untersuchungsgegenstand" vor, die häufig konkurrieren bzw. sich sogar gegenseitig ausschließen statt sich zu bereichern. Ein historischer Blick erhellt möglicherweise

5 Einige Autoren schlagen statt „pädagogische Anthropologie" den Terminus „anthropologisch orientierte Pädagogik" vor, weil die Pädagogik über anthropologische Fragen hinaus geht (vgl. Schilling 2000, 254). Um das Verhältnis zwischen philosophischer Anthropologie und Pädagogik möglichst präzise bestimmen zu können, spricht Bollnow von der „anthropologischen Betrachtungsweise in der Pädagogik" (Bollnow 1976, 249; 1983, 38). Um begriffliche Verworrenheit zu vermeiden, wird hier dennoch die Bezeichnung „pädagogische Anthropologie" verwendet.

die vielgestaltigen, temporären und sich damit bis heute wandelnden Vorstellungen über Autismus. Mit diesem Blick wird bewusst keine bestimmte Perspektive auf Autismus von vornherein favorisiert oder abgelehnt. Schrödinger ist sehr zuzustimmen, der für die Philosophie festhält:

> „Überblickt man sogenannte objektive, historische Darstellungen der älteren oder neuen Philosophie, so ist das Widerliche daran, daß man beständig zu hören bekommt: A ‚vertrat' diese, B jene Auffassung, der war X-ianer, jener Y-ianer, er huldigte dem System oder jenem, oder teils diesem, teils einem anderen; wobei die Ansichten einander fast immer so gegenübergestellt werden, als handele es sich wirklich um verschiedene Ansichten über denselben Gegenstand. Diese Darstellung zwingt uns dann aber beinahe, entweder den einen oder den anderen der beiden Denker oder auch beide für verrückt oder doch jedenfalls aller Urteilskraft entblößt zu halten. Man kommt dann häufig in den Zustand, sich zu wundern, wie die Nachwelt und man selbst das unüberlegte Geschwätz solcher Flachköpfe überhaupt des näheren Hinhörens wert erachten konnte. In Wahrheit handelt es sich aber doch, wenigstens in einer großen Zahl von Fällen, um die wohlbegründete Überzeugung höchst denkfähiger Männer, und man darf alsdann sicher sein, daß der Verschiedenheit des gefällten Urteils auch eine Verschiedenheit des Gegenstandes entsprochen hat, indem jedenfalls sehr verschiedene Seiten des Objekts im reflektierenden Bewußtsein zur Abhebung gelangten. Diese kritische Darstellung müßte versuchen, anstatt, wie es meist geschieht, den Gegensatz zu unterstreichen, diese verschiedenen Seiten zu einem Gesamtbild zusammenzusetzen (…)" (1963, 21f).

Dieser historisch-vergleichende Zugang innerhalb der pädagogischen Anthropologie wurde vor allem durch Lassahn (1983), März (1978/1980) und Scheuerl (1982) hervorgebracht und wird durchaus kontrovers diskutiert. Auf gelungene Weise widmet sich Braun in seinem Band: „Pädagogische Anthropologie im Widerstreit" (1989) den divergierenden Ansätzen innerhalb der pädagogischen Anthropologie.

Problematisch ist *erstens*, dass eine historische Betrachtung verschiedener Menschenbilder lediglich einen Vergleich aus einem heutigem Verständnis heraus ermöglicht, der nur zu einer „Addition von Einzelbefunden" (Braun 1989, 75), zu einem Vergleich der Einzelheiten führen kann mit dem Ziel, eine Gesamtschau zu erreichen. Daher bezeichnet er diesen Zugang auch als „Pädagogische Anthropologie als die Summation von Menschenbildern" (ebd., 75). Hier fragt er, ob solch ein Vergleich überhaupt möglich ist angesichts der Tatsache, dass verschiedene Menschenbilder aus verschiedenen Wissenschaften stammen und damit einem jeweils anderen Kontext unterliegen.

Zweitens sind Menschenbilder, die mithilfe der Hermeneutik herausgearbeitet und vom Interpreten gedeutet werden müssen, nicht objektiv fassbar und damit möglicherweise verzerrt. Erschwert wird dieses Problem dadurch, dass der Mensch per se in seinem Wesen unergründbar bleibt. Daneben bedeutet *drittens* die Auseinandersetzung mit Geschichte eine thematische Eingrenzung oder, wie Braun es formuliert, eine „unzulässige Vereinfachung“ (ebd., 77) der Sache, weil nie alle Facetten der Vergangenheit aufgearbeitet werden können, sondern nur jene, die für die jeweilige Ausgangsfrage von Bedeutung sind.

Diesen Aspekten ist entgegenzuhalten:

Zu 1: Strenggenommen, und dies ist keineswegs geringschätzend gedacht, ist die Autismusforschung bis heute eine „Addition von Einzelbefunden“ (ebd., 75), und zwar insbesondere in den Bereichen der Symptomatologie, der Ätiologie sowie der Therapie und Unterstützungsangebote. Diese „Einzelbefunde“ in ihrem Werden zu beschreiben, erscheint angesichts der Fülle der Zugänge zum Thema dringend erforderlich. Dass verschiedene Disziplinen sich jeweils aus dem Blickwinkel ihres Forschungszugangs der Thematik annähern, wird vorausgesetzt – gerade darum soll es ja gehen, nämlich um die Annahme, dass sich über den professionsbezogenen Vergleich Menschen- bzw. Autismusbilder erschließen lassen, die in ihrer Relativität sichtbar gemacht werden sollen.

Zu 2 und 3: Dass die Hermeneutik kein naturwissenschaftlich-empirisches Verfahren zur Erfassung von Zusammenhängen darstellt, steht außer Frage. In diesem Hinweis spiegelt sich der grundsätzliche Streit zwischen naturwissenschaftlich-empirischer und geisteswissenschaftlicher Pädagogik wider. Autismus ist nicht ergründet, der Mensch mit Autismus ist nicht ergründbar, aber die Zugänge zum Thema sind beschreibbar. Dass dies nicht auf ausschließlich rein objektiver Ebene erfolgen kann (wenn auch eine Behinderung oder Störung rational fassbar sind), weil es nämlich um ein menschliches Phänomen geht, und dass hier Akzentuierungen vorgenommen werden, wird als ein zwangsläufiger Weg zur „Reduktion von Komplexität“ (vgl. u. a. Luhmann 1989, 2ff) vorausgesetzt.

Zudem geht mit dem Begriff des Autismusbildes nicht der (anmaßende) Anspruch einher, *das* Wesen des Autismus oder des von Autismus Betroffenen beschreiben oder aus der Geschichte heraus erklären zu können, sondern es geht darum, „Phänomene und Strukturen des Menschlichen zu erforschen“ (Wulf 2009, 193).

Scheuerl beschreibt es treffend so:

> „Wissenschaft stellt Menschenbilder nicht auf, sondern findet sie vor. Sie versucht sie herauszuarbeiten, zu verdeutlichen. Und sie kann dies nur, indem sie sich darauf einläßt, in den ‚hermeneutischen Zirkel‘ des Austauschs zwischen nahen und fernen, schon verstandenen und noch unverstandenen Sicht- und Denkweisen einzutreten, wohl wissend, daß das, was als ‚nah‘ und ‚verstanden‘, ja ‚selbstverständlich‘ gilt, in der Geschichte immer standortgebunden bleibt und sich mit jedem Schritt schon wieder ein wenig ändert“ (1982, 21).

Daher wird innerhalb der historisch-pädagogischen Anthropologie auch nicht von *dem* Menschen, *dem* Kind oder *dem* Pädagogen gesprochen (zum Problem *des* Menschen bzw. Subjekts vgl. Tanner 2004, 99ff), sondern von Kindern, Pädagogen usw. Dementsprechend gibt es also auch nicht *das* autistische Kind. Es gibt lediglich verschiedene Diskurse über *den* Menschen, die ihrerseits Ergebnis einer bestimmten Zeit, eines bestimmten Zeitgeistes und einer bestimmten Kultur sind (vgl. Wulf 2009, 194). Der Begriff des Wesens wird mit Bohlken und Thies daher als ein dynamischer, historisch-unabgeschlossener aufgefasst (vgl. Bohlken/Thies 2009, 4). Im Vordergrund steht die Frage nach in der Autismusforschung vorfindbaren „historisch veränderliche(n) Wissensformen" (Tanner 2009, 150). Ähnlich fasst Loch die methodische Funktion einer anthropologischen Betrachtungsweise schon im Jahre 1976, wenn er fordert, „die fortwährenden Veränderungen in der Auffassung des Menschen zu registrieren" (1976, 257). Auf Grundlage dieser Überlegungen können die von Jakobs aufgelisteten „Anthropologischen Sackgassen als Sackgassen der Heil-/Sonderpädagogik" (1997, 115) umfahren werden.

In Tabelle 1 findet sich eine knappe Übersicht über mögliche Vor- und Nachteile des hier anvisierten historischen Zugriffs.

Tabelle 1: Chancen und Grenzen einer historisch orientierten Perspektive in Anlehnung an März (März 1978, 11ff)

Möglichkeiten einer historischen Sicht	Grenzen einer historischen Sicht
• Hilfe für ein besseres Verständnis der Gegenwart und aktueller Ansätze	• Auseinandersetzung mit Geschichte ist keine Voraussetzung für Fortschritt
• normative Orientierungsfunktion für die Zukunft[6]	• Geschichte bietet keine Vorbild- oder Musterfunktion bzw. „Rezepte": Das konkrete Handeln bleibt in der je individuellen Situation und in ihrer Unmittelbarkeit und Einzigartigkeit verhaftet
• Vermeidung von Redundanz: Tatsächlich Neues kann nur auf Basis des bereits Vorhandenen geschaffen werden	• Vergangenes lässt sich nicht in seiner Ganzheit rekonstruieren: Auseinandersetzung mit Geschichte ist immer nur ein Teilausschnitt der (Erziehungs-)Wirklichkeit und ist abhängig vom jeweiligen Forschungsinteresse
• heutige Auffassungen als gewordene begreifen und damit einhergehender Vergleich mit der eigenen Theorie und Praxis zur Entwicklung eines differenzierten Problembewusstseins	• historische Sicht produziert an sich kein neues Wissen, sondern bleibt zunächst deskriptiv und ist abhängig von einer externalisierenden Deutung.

6 Aber auch diese Orientierungsfunktion ist eine begrenzte, wie Habermas folgendermaßen festhält: „Zur Lehrmeisterin taugt die Geschichte nur als kritische Instanz. Sie sagt uns im besten Fall, wie wir es nicht machen sollen. Es sind Erfahrungen negativer Art, aus denen wir lernen" (1995, 187).

Mit dieser Entscheidung für einen wissenschaftshistorischen Weg zur Annäherung an die Thematik wird es also nicht darum gehen, der Autismusforschung immanente Menschenbilder eins zu eins einer bestimmten Denktradition zuzuordnen, z. B. humanistisch, emanzipatorisch usw. Vielmehr stellt die Idee des Menschenbildes eine Basis bzw. Orientierungshilfe dar, mithilfe derer die verschiedenen Zugänge zum Autismus geordnet und möglicherweise erklärt werden können.

2.1 Exkurs I – Autismus als interdisziplinäre Aufgabe

Um einem möglichen Missverständnis vorzubeugen, noch ein abschließender methodischer Hinweis: Obgleich, wie beschrieben, ein „pädagogischer Blick" auf die Geschichte der Autismusforschung geworfen und damit die Idee der „regionalen Anthropologie" favorisiert wird, wird es nicht ausschließlich um Menschenbilder innerhalb der Pädagogik bei Menschen mit geistiger Behinderung[7] und um ihre Übertragbarkeit auf die Autismusforschung gehen, und zwar aus folgenden Gründen:

1. Vorrangig sieht sich die Geistigbehindertenpädagogik innerhalb der Ausbildung von Lehrkräften und in der Praxis dem Personenkreis der Menschen mit Autismus verpflichtet. Das ist durchaus ein erfreulicher Tatbestand. Es entspricht aber nicht der hier verfolgten Argumentation, dass nämlich Menschen mit Autismus bezogen auf ihre Lebenslage, ihren Förderbedarf, ihre Bedürfnisse und ihre Erschwernisse klar abzugrenzen sind von Menschen mit geistiger Behinderung, und zwar auch dann, wenn eine komorbide Diagnose (Autismus und geistige Behinderung oder umgekehrt) vorliegt. Daher ist es nicht hilfreich, Menschenbilder innerhalb der Geistigbehindertenpädagogik aufzuspüren, um zu prüfen, ob sich diese auch in der Autismusforschung wiederfinden.
2. Mit dieser oben vorgenommenen Abgrenzung des Personenkreises von Menschen mit geistiger Behinderung wird davon ausgegangen, dass das Thema Autismus ein Thema der allgemeinen (Heil-)Pädagogik ist bzw. sein sollte. Tatsächlich werden Kinder und Jugendliche mit einer Diagnose aus dem Autismus-Spektrum häufig an Schulen bzw. einem SBBZ mit dem Förderschwerpunkt geistige Entwicklung unterrichtet, sie finden sich aber ebenso an anderen Sonderschultypen *und* an allgemeinen Schulen. Damit sind sie also nicht eindeutig *einer* bestimmten Pädagogik zuzuordnen, sondern stel-

7 Dieser Frage geht u. a. Siegenthaler 1983 nach.

len vielmehr eine Aufgabe für die Heil- und Sonderpädagogik, aber ebenso für die allgemeine Pädagogik dar.

2.2 Methodische Schlussfolgerungen

Aus diesen beiden genannten Punkten ergibt sich die Konsequenz, dass nicht einzelne Fachdisziplinen oder -richtungen und ihr Fokus auf Autismus Ausgangspunkt für vorliegende Überlegungen bilden, um diese zu einem neuen Ganzen zusammenzufügen („integrale Anthropologie"), sondern umgekehrt: Ausgangspunkt ist das Thema Autismus, d. h. die Autismusforschung, um in einem zweiten Schritt zu sehen, inwieweit verschiedene Fachdisziplinen verschiedene Autismusbilder hervorbringen („regionale Anthropologie"). Bleidick folgend ist daher von einer Behinderung auszugehen, weil jede Art von Behinderung oder Störung den Erziehungsprozess anders beeinflusst, wie auch „die Weise des In-der-Welt-Seins" (Bleidick 1974, 345) je eine andere bei den Betroffenen ist. Eigentlich erfordert diese These keine weitere Begründung: *Natürlich* beeinflusst *jede* am Erziehungsprozess beteiligte Person diesen auf ihre je eigene Weise, und zwar ganz unabhängig davon, ob behindert oder nicht, wobei die Behinderung als ein Einflussfaktor mitzudenken ist. Methodisch ist es aber bedeutsam festzuhalten, ob von verschiedenen Sichtweisen auf Autismus ausgegangen wird, um diese Sichtweisen zu einem neuen Ganzen zu integrieren, oder aber, ob Autismus und die sich darum versammelte Forschung aus historisch-pädagogischer Sicht beschrieben wird, um gerade *Unterschiede*, also Autismusbilder sichtbar zu machen.

Neben den aufgeführten Vorteilen hat dieses Vorgehen, so die Annahme, einen weiteren Nutzen: Obgleich in der vorliegenden Arbeit Ausgangspunkt Autismus bzw. die Autismusforschung ist und daher auf einen ersten Blick angenommen werden könnte, es würde eine „Sonderautismusanthropologie" kreiert werden, kann im Gegenteil, die Gefahr der Schaffung von „Sonderanthropologien" (vgl. zum Begriff Bleidick 1967) ausgeräumt werden, und zwar aus folgenden Gründen:

1. Während die ursprüngliche Motivation und Zielrichtung des Begriffs der „Sonderanthropologie" mit Bleidick verstanden wird als „Wunsch, die Sonderpädagogik aus der ‚Überfremdung durch ihre medizinischen und psychologischen Hilfswissenschaften zu befreien'" (Bleidick zit. nach Hänsel/Schwager 2003, 55), bedeutet die Suche nach (historischen) Autismusbildern gerade ein Einbeziehen der Nachbardisziplinen, weil die Autismusforschung einmal verschiedene Wissenschaftszugänge in sich vereint und weil die Sonder- und Heilpädagogik sowie allgemeine Pädagogik andererseits damit – besonders in der Praxis – auf andere Bezugswissenschaften angewiesen ist.

2. Bleidick führte den Begriff als eine Größe zur Abgrenzung der Sonderpädagogik besonders von der allgemeinen Pädagogik ein. Diese (künstliche) Abgrenzung wird hier bewusst nicht vorgenommen. Vielmehr ist die geplante methodische Vorgehensweise ein von der allgemeinen Pädagogik abgeleiteter Zugang, der nun für eine (heil-)pädagogische Fragestellung zu Hilfe gezogen wird.
3. Die Autismusforschung produziert Sonderwissen, also Spezialwissen. Der Bedarf an diesem Spezialwissen wurde angerissen. Das bedeutet aber nicht, dass „Sonderanthropologien“ gebildet oder gefordert würden, denn die Autismusforschung ist ein Konglomerat aus mehreren Disziplinen. Sie produziert Spezialwissen aber vor allem, weil es sich bei Autismus um einen nicht universal greifbaren Themenkomplex mehrerer Wissenschaften und mehrerer Fachrichtungen der Sonder- und Heilpädagogik handelt.
So begründet z. B. Hansen differenziert vor dem Hintergrund der Diskussion um die Auflösung oder gar Abschaffung der Fachrichtungen der Sonder- und Heilpädagogik, weshalb Spezialwissen auch zukünftig dringend erforderlich sei. Ihm ist zuzustimmen, wenn er sagt:

> „Aktuelle und zukünftige Aufgaben- und Problemstellungen aus der sonder- und heilpädagogischen Praxis sind nicht oder nur unzureichend mit einem universalistisch-nivellierten Allroundwissen zu meistern, sondern bedürfen ausdrücklich einem Mehr an Spezialwissen. Dabei kann es natürlich nicht darum gehen, dem einseitig ausgebildeten und agierenden ‚rohrsichtigen‘ Experten das Wort zu reden. Expertentum muss sich an einem neuen Selbstverständnis orientieren, das sich einerseits von Unfehlbarkeitsvorstellungen, falschem Hierarchiedenken und Besserwisserei gegenüber den sogenannten Betroffenen kritisch distanziert, andererseits aber auch selbstbewusst die eigenen speziellen Kompetenzen und Fähigkeiten in die pädagogische Diskussion einbringt“ (2001, 26).

4. Das gewählte methodische Vorgehen kann selbst keine „Sonderanthropologien“ des Autismus konstruieren, sondern beschreibt lediglich *bereits bestehende* Bilder. Natürlich kann nicht per se ausgeschlossen werden, dass sich innerhalb der Autismusforschung „Sonderanthropologien“ fanden oder finden, die vorliegende Arbeit aber will keineswegs solche schaffen, sondern, wenn vorhanden, diese aufdecken.

Schließlich sei verwiesen auf einen letzten, ergänzenden Aspekt zur Methodik: Die pädagogische Anthropologie ist eine höchst uneinheitliche Disziplin (Übersichten über die divergierenden Ansätze finden sich z. B. bei Höltershinken 1976; König/Ramsenthaler 1980; Braun 1989; Menze/Bunk, Ofenbach 1993; Hamann 1993; Lischewski 1996; Mietzner/Tenorth 2007; Wolf 2007; Wulf/Zirfas 2014). In dem hier zugrunde gelegten Ansatz der pädagogischen Anthropologie besteht Einigkeit darüber, dass es *das* Bild vom Menschen nicht gibt. Es war vor allem

Bollnow, der die „Bildlosigkeit in Bezug auf den Menschen" (Bollnow zit. nach Mattner/Gerspach 1997, 44) forderte und der in einer seinen späteren Publikationen resümierend festhält: „Es bleibt also kein andrer Ausweg als anzuerkennen, daß die Aufgabe einer philosophischen Anthropologie im Sinne einer umfassenden Wesensbestimmung des Menschen, die der Pädagogik als eine einfürallemal gesicherte Grundlage dienen könnte, grundsätzlich unlösbar ist" (Bollnow 1980, 50).

Gerspach und Mattner formulieren, dass der Mensch im analytischen Sinne unfassbar bleibt (vgl. Gerspach/Mattner 1997, 9f). Dienelt stellt ein weiteres zentrales Problem fest, wenn er sagt: „Und so wird (...) die Frage nach dem, was der Mensch *ist*, also nach seinem ‚Wesen', allzu rasch als eine Frage danach ausgelegt, was er sein *soll*" (Dienelt 1999, 2; Herv. im Orig.). Stinkes benennt es ähnlich: „(...) wesentliche Bestimmungen des Menschen zu formulieren bedeutet leicht, einer Verkennung der Person zu unterliegen" (Stinkes 2003, 32). Dieses Problem kumuliert im „Prinzip der offenen Frage" (Weber 1995, 21). Endgültige, überzeitlich festgeschriebene und in sich geschlossene Aussagen über den Menschen sind weder erreichbar noch wünschenswert.

Die historisch-pädagogische Anthropologie als eine Strömung innerhalb der pädagogischen Anthropologie ging hervor aus der historischen Anthropologie. Gegenwärtig wird sie auch als „historisch-kulturwissenschaftliche Anthropologie" (vgl. Wulf 2009, 193) bezeichnet, weil sie ihren Radius an Untersuchungsgegenständen in den letzten zehn Jahren deutlich erweitert hat. Ein wesentliches methodisches Element ist, dass sie häufig inter- bzw. transdisziplinär arbeitet (vgl. ebd., 193) und damit Disziplingrenzen sichtbar macht oder gar aufweicht. Ergebnisse dieses Ansatzes können systematisch sein, sie verstehen sich aber insgesamt als „Beiträge zu einer *Anthropologie der Differenz und Kontingenz*" (ebd., 194; Herv. im Orig.).

Wird das von Wulf angesprochene Anliegen der Inter- bzw. Transdisziplinarität ernst genommen, bedeutet dies, zu prüfen, welche Berufsgruppen sich innerhalb der Autismusforschung versammeln und weshalb und inwieweit sie welches Autismusbild gezeichnet haben. Hierbei geht es aber nicht, dies sei nochmals betont, um die Realisierung des integralen Ansatzes. Ausgangspunkt sind nicht die verschiedenen Berufsgruppen und ihre Sicht auf Autismus, sondern umgekehrt: Orientierungspunkt ist die Autismusforschung selbst, um ihre Entwicklung nachzuzeichnen. Weil die Autismusforschung an sich aber integral angelegt ist, muss dies die historisch-pädagogische Anthropologie berücksichtigen und sich Disziplingrenzen gegenüber öffnen bzw. diese sichtbar machen. Aus heilpädagogischer Sicht sind hierbei zwei Aspekte thesenhaft zu bedenken:

1. Für die Heilpädagogik im Allgemeinen nimmt Müller an, dass sie sich mit mehreren anderen Wissenschaften konfrontiert sieht, weil sie selbst einer „permanenten Überforderungssituation“ (Müller 1991, 61) ausgesetzt sei und sie verschiedene Fragestellungen vernachlässigt habe. Der Bereich der Förderung autistischer Menschen könnte mit Müller als einer der vernachlässigten wahrgenommen werden, weil und so dass sich eben (zunächst) andere Berufsgruppen dieses Personenkreises annahmen. Es ist sichtbar, dass bis in die 80er Jahre hinein vorrangig die Medizin und Psychologie Autismus als „ihren“ Gegenstandsbereich wahrnehmen, und dies (verständlicherweise) unter weitgehender Ausklammerung pädagogischer und/oder schulischer Fragestellungen und sich erst mit dem Beschluss der Kultusministerkonferenz vom 16.06.2000 mit den „Empfehlungen zu Erziehung und Unterricht von Kindern und Jugendlichen mit autistischem Verhalten“ explizit die Heil- und Sonderpädagogik dem Thema Autismus vor einem pädagogischen und schulischen Hintergrund umfassend(er) zuwendet. Bemerkenswert ist es, nachzuvollziehen, wann die jeweiligen Bundesländer auf die KMK-Empfehlungen reagier(t)en. Tabelle 2 zeigt, dass sich die Mehrzahl der Länder erst *nach* Veröffentlichung der Empfehlungen mit bundeslandinternen Papieren der Kinder und Jugendlichen mit einer Diagnose aus dem Autismus-Spektrum annehmen.

Klar ist, dies sei vorweggenommen, dass die (Heil-)Pädagogik in der Auseinandersetzung mit Autismus, zumindest in der Praxis, stark angewiesen ist auf andere Bezugswissenschaften. Hier sei exemplarisch das Problem der gesicherten Diagnosestellung und damit einhergehender Ansprüche auf Gelder und/oder Förderung angesprochen. Auch die sozialrechtliche Zuordnung von Autismus ist hier ein interdisziplinärer Punkt. Müller formuliert es so: „Politische Instanzen brauchen als Entscheidungsgrundlage Fakten und nicht Meinungen. Solche Fakten bilden die Grundlage für den Entscheid, ob bestimmte Gelder für bestimmte Projekte freigemacht werden können. Eine naturwissenschaftlich orientierte Disziplin wird sich aus diesem Grunde leichter tun, sich auch bezüglich der Behindertenproblematik zu legitimieren und Unterstützung (z. B. in Form von Krankenkassenbeiträgen (…) für bestimmte Therapien) zu erhalten als eine nur geisteswissenschaftlich-philosophisch orientierte Disziplin. Dadurch werden Disziplinen zu Definierung und Theoriebildungen autorisiert, die zunächst gar nicht zuständig sind. Dies wiederum hat zur Konsequenz, daß Begriffe, Definitionen und damit ganze Theorieansätze wenig oder keine *pädagogische* Intention vertreten“ (ebd., 61f; Herv. im Orig.).

Tabelle 2: Übersicht über die Empfehlungen der Bundesländer zur schulischen Förderung von Kindern und Jugendlichen mit einer Diagnose aus dem Autismus-Spektrum (Stand: 12/2012)

Jahr	Bundesland	Titel	Quelle
1979	Rheinland-Pfalz	1979: Empfehlungen zur Förderung von Schülern mit extrem autistischem Verhalten	Hrsg.: Ministerium für Bildung und Kultur
1987	Nordrhein-Westfalen	Kinder mit autistischem Verhalten in Schulen für Geistigbehinderte	Hrsg.: Landesinstitut für Schule und Weiterbildung NRW
1988	Baden-Württemberg	Empfehlungen zur Förderung von Kindern und Jugendlichen mit autistischem Verhalten	Hrsg.: Ministerium für Kultus und Sport B.-W.; Hektog. Manuskript
1992 1997 1999	Rheinland-Pfalz	1992: Empfehlungen zur Förderung von Schülerinnen und Schülern mit autistischem Verhalten 1997/ 1999: Handreichungen zu den Empfehlungen zur Förderung von Schülerinnen und Schülern mit autistischem Verhalten	Hrsg.: Ministerium für Bildung, Wissenschaft und Weiterbildung R.-P., Grünstadt
2000	**BRD**	**Empfehlungen zu Erziehung und Unterricht von Kindern und Jugendlichen mit autistischem Verhalten**	**Beschluss der Kultusministerkonferenz vom 16.06.2000**
2002	Berlin/ Brandenburg	Handreichung zur schulischen Förderung von Schülerinnen und Schülern mit dem Förderschwerpunkt Autismus in Berlin	Fachgruppe Autismus im vds Berlin
2002	Bremen	Sonderpädagogische Förderung. Rahmenplan für die Primarstufe, die Sekundarstufe I und II. Förderschwerpunkt autistisches Verhalten: 68-72	Hrsg.: Der Senator für Bildung und Wissenschaft der Freien Hansestadt Bremen/Landesinstitut für Schule Bremen
2004 (Entwurf) 2008 (überarb. Fassung)	Baden-Württemberg	Handreichung zur schulischen Förderung von Kindern und Jugendlichen mit autistischem Verhalten	Hrsg.: Ministerium für Kultus, Jugend und Sport B.-W.: Hermann Maier, Rainer Scheel, Ursula Schmid, Bruno Tieck, Rita Boes, Ursula Espenhain
2004 2009 (3., überarb. Aufl.)	Hessen	Einstiegshilfen für den Unterricht von Kindern und Jugendlichen mit Autismus	Hrsg.: Hessisches Kultusministerium: Jörg Dammann, Heike Henn, Angela Kerfante, Albert Schenkel, Harald Wellenreiter
2005	Brandenburg	Autismus – eine (nicht) alltägliche Herausforderung. Doku-	Hrsg.: Kooperationsverbund Autismus (Kooperation dreier

2010 (überarb. Fassung)		mentation der Arbeitsgruppe Autismus	Einrichtungen mit dem Landesamt für Soziales und Versorgung in Brandenburg (LASV)
2006	Nordrhein-Westfalen	Kinder und Jugendliche mit Autismus sowie Sonderpädagogische Förderung in NRW. Informationen für Eltern von Kindern mit Behinderung, 40	Ministerium für Schule und Weiterbildung des Landes NRW
2006 -2009	Schleswig-Holstein	Förderschwerpunkt Autistisches Verhalten. Band 1, 2006. Förderliche Bedingungen für Schüler/innen mit autistischem Verhalten in Schulen Schleswig-Holsteins. Band 2, 2009. Mit Autismus Stärken zeigen am Beispiel sprachlicher Kompetenzen. Band 3, 2009.	Hrsg.: Institut für Qualitätsentwicklung an Schulen in S.-H. (IQSH): Annette Hausotter, Claudia Hausschildt, Bernd Maaß u. a. Das Bildungsministerium hat mit Beginn des Schuljahres 1995/96 ein spezielles „Landesprojekt Autismus“ eingerichtet. Wichtigste Anlaufstelle ist die Beratungsstelle für die schulische Bildung von Kindern und Jugendlichen mit Autismus („BIS-Autismus“) in S.-H., die am IQSH angesiedelt ist.
2006 2009 (Neuaufl.)	Sachsen	Chronisch kranke Schüler im Schulalltag. Empfehlungen zur Unterstützung und Förderung: „Krankheitsbild Autismus“, 10	(Hrsg.): Sächsisches Staatsministerium für Kultus und Sport
2009	Sachsen	Sonderpädagogische Förderung – Handlungsleitfaden schulische Integration. Empfehlungen zur Förderung von Schülern mit Behinderungen. Eine Handreichung für Lehrerinnen und Lehrer aller Schularten, 26	(Hrsg.): Sächsisches Staatsministerium für Kultus und Sport
2009	Sachsen	Handreichung für die berufliche Bildung junger Menschen mit Behinderungen, 44 – 46	Hrsg.: Sächsisches Bildungsinstitut
2009	Berlin	Sonderpädagogische Förderung in den Berliner Schulen. Teil 6: Autismus	Hrsg.: LISUM: Landesinstitut für Schule und Medien Berlin-Brandenburg. Iris Finck, Swantje Ohder

2009	Hamburg	Konzept zur schulischen Förderung von autistischen Kindern und Jugendlichen in Hamburg	Elterninitiative Autismus Hamburg und Autismus Hamburg e. V. Keine Publikationen von der Behörde für Schule und Berufsbildung sowie vom Landesinstitut für Lehrerbildung und Schulentwicklung
2011	Sachsen-Anhalt	Handreichung zur sonderpädagogischen Förderung in S.-A., 82-98.	Kultusministerium Sachsen-Anhalt, Referat 23
2011	Bayern	Informationsblätter des Mobilen Sonderpäd. Dienstes Autismus (MSD-A): MSD-Infobriefe ASS	Hrsg.: Staatsinstitut für Schulqualität und Bildungsforschung München
	Mecklenburg-Vorpommern	-	
	Niedersachsen	-	
	Saarland	-	
	Thüringen	-	

2. Interdisziplinär im Sinne Wulfs vorzugehen heißt auch zu bedenken, dass die Heilpädagogik als eigene Disziplin verschiedenen Paradigmen mit dort je immanenten Menschenbildern unterliegt. Ein Blick auf die Paradigmen(-wechsel) innerhalb der Heilpädagogik dürfte gleichzeitig mit einer Annäherung an die Menschenbildfrage einhergehen. In der Konsequenz bedeutet dies, dass zu prüfen ist, inwieweit die heilpädagogische Paradigmendiskussion auch in die Autismusforschung Einzug gefunden hat und inwieweit ein bestimmtes Paradigma ein bestimmtes Autismusbild zeichnet. Auf diese Weise lassen sich möglicherweise verschiedene Beschreibungen von Autismus und Umgangsweisen mit dem betroffenen Menschen im Rückblick verstehen und reflektieren.

> „Unreflektierte Paradigmata mit ihren jeweiligen divergierenden Menschenbildern, Modellen und apriorischen Annahmen über die Wirklichkeit bedingen (…) unreflektierte, konkurrierende heil- und sonderpädagogische Interventionen im jeweiligen Praxisfeld. Es ist deshalb gerade für die Heilpädagogik wichtig, sich der paradigmatisch geprägten Theorien und Handlungsmodelle bewußt zu sein und deren implizite Menschenbildannahmen zu enthüllen“ (Gerspach/Mattner 1997, 15).

„Es ist nicht so, wie der Außenstehende vielleicht annehmen möchte, dass man die vergangene Lebensfülle nur beobachtet, während man an der gegenwärtigen teilnimmt. Geschichte treiben heißt Brücken zwischen Vergangenheit und Gegenwart schlagen und beide Ufer beobachten und an beiden tätig werden."
In: Bernhard Schlink: Der Vorleser. Zürich 1995, S. 172.

* * *

3 Zu den Anfängen der Autismusforschung

Den Beginn der Geschichte des Autismus bei dem Schweizer Psychiater Eugen Bleuler (1857–1939) und nicht bei den Erstbeschreibern Leo Kanner (1896–1981) und Hans Asperger (1906–1980) zu verorten, hat verschiedene Gründe.

In Anlehnung an Sigmund Freud (1856–1939) erwähnt Bleuler den Begriff Autismus (griech.: *autos* = selbst; *ismos* = Zustand, Orientierung) erstmalig 1910 und führt diesen im Jahre 1911 in Abgrenzung von einer sexuellen Färbung und als Reduzierung des Terminus Autoerotismus in die medizinische Diskussion ein (vgl. Kumbier u. a. 2010, 55). Er umschreibt Autismus als *ein Symptom* der *Schizophrenien* bei Erwachsenen. Sowohl Kanner als auch Asperger beziehen sich rund 30 Jahre später auf die Bleulersche Definition (vgl. Nissen 2005, 467). Autismus als ein Symptom der Schizophrenie zu fassen hängt unmittelbar mit der *Frage nach einem generellen möglichen Zusammenhang von Schizophrenie und Autismus* zusammen. Genau diese Frage kann als *die* zentrale Frage der Autismusforschung in den 50er, 60er und 70er Jahren des letzten Jahrhunderts gedeutet werden, da die Mehrzahl der Publikationen in dieser Zeit zu klären versucht, ob *der* Autismus eine eigene nosologische Einheit, also eine Störung darstellt, und ob bzw. inwieweit eine diagnostische Abgrenzung von anderen Störungen, hierbei insbesondere von Störungen aus dem Formenkreis der Schizophrenien/Psychosen, möglich ist. Letztlich hat damit Bleuler die Autismusforschung nicht nur auf begrifflicher Ebene beeinflusst, sondern auch ihre Ausgangsfragestellung formuliert.

Autismus versteht Bleuler als „Loslösung von der Wirklichkeit zusammen mit dem relativen und absoluten Überwiegen des Binnenlebens" (Bleuler 1911, 52). Anhand situativ geprägter, aus der Praxis gewonnener Fallskizzierungen ergänzt er diese Definition um weitere Beschreibungen. So geht er u. a. davon aus, dass das *autistische Verhalten* nicht unmittelbar sicht- oder bemerkbar sein muss, dass sich aber in der kontinuierlichen Beobachtung der Menschen mit Schizophrenie zeige, „wie sehr sie immer eigene Wege suchen, und wie wenig sie die Umgebung an sich herankommen lassen" (ebd., 53).

In seiner erstmals 1916 erschienenen und von seinem Sohn Manfred Bleuler in 15. Auflage herausgegebenen Publikation „Lehrbuch der Psychiatrie" findet sich eine interessante Beschreibung zum *Verhalten* an Schizophrenie erkrankter Menschen, die dem Bereich der katatonen Symptome zugeordnet und die mit dem Begriff der *Stereotypien* konkretisiert wird. Stereotypien werden in diesem Zusammenhang unterteilt in verschiedene Formen: die Bewegungsstereotypien, die Haltungsstereotypien, die Stereotypien des Ortes, die sprachlichen Stereotypien und die Abänderungs-Stereotypien (vgl. Bleuler 1983, 428). Diese Typisierung, obgleich als Symptome der Schizophrenien beobachtet, beeindruckt durch ihre hohe Differenzierung und Aktualität. Die gegenwärtigen Beschreibungen stereotypen Verhaltens sind nicht allzu weit entfernt von diesen früheren. Stereotypien im weiteren Verlauf der Autismusforschung als ein Symptom des Autismus zu begreifen, dürfte letztlich auch ein Verdienst Bleulers sein, da er nachdrücklich aufmerksam macht auf diese Formen der Verhaltensbesonderheiten.[8]

Das von Bleuler als autistisch umschriebene Verhalten wird mit Gleichgültigkeit gegenüber der Umwelt gefasst. Diese Gleichgültigkeit hat ihren Ursprung in einem *autistischen Fühlen* (vgl. Bleuler 1911, 55), entweder in einer Hinwendung zu eigenen Wünschen, Vorstellungen und Phantasien, in der äußere Einflussfaktoren als störend erlebt werden oder aber in einer bewussten Entscheidung gegen eine Kontaktaufnahme mit der Umwelt, um bestimmte, unerwünschte Emotionen von vornherein zu vermeiden (vgl. ebd., 53). Gleichermaßen berichtet er von sichtbaren Formen des Autismus: „Nicht nur, daß sie sich um nichts in der Umgebung kümmern, sie sitzen beständig da mit abge-

8 In gekürzter Form sei seine Übersicht hier wiedergegeben. Die *Bewegungsstereotypien* umschreibt er exemplarisch mit: „Jahrzehntelanges Reiben der rechten Hand über dem linken Daumen; (...) mit dem Fuß an bestimmten Stellen auftappen; an einer bestimmten Stelle des Bettes klopfen. Einzelne Stereotypien haben den Charakter von widersinnigen Handlungen: sich die Haare an bestimmten Stellen ausreißen; (...) die Kleider zusammendrehen, die Knöpfe abreißen" (ebd., 428). Innerhalb der *Haltungsstereotypien* finden sich ungewöhnliche Körperhaltungen: „(...) sie ziehen die Knie bis an das Kinn heran; (...) blicken wochenlang auf den nämlichen Fleck" (ebd., 428f). Um die *Stereotypien des Ortes* zu umschreiben, nimmt Bleuler Bezug auf „Kranke, die sich an einem bestimmten Ort aufhalten wollen, die im Garten immer die nämlichen Wege gehen (...) oder die an bestimmten Stellen die Wand berühren, die hier abgegriffen wird" (ebd., 429). „Die *sprachliche Stereotypie*, die *Verbigeration* wiederholt immer die nämlichen Worte oder Sätze, oft ganz sinnlose. (...) Beim Musizieren findet man jahrelang andauernde Wiederholungen immer der gleichen Figur (...). Auch Gedanken und Wünsche und Halluzinationen können sich stereotypisieren. Ein Teil der Stereotypien hat einen verständlichen Inhalt (...). Die Kranken selbst aber sind sich einer Bedeutung gewöhnlich nicht bewußt, und direkte Auskunft darüber habe ich wenigstens während der Phasen, wo Stereotypien vorhanden waren, nie erhalten. Erst im Laufe einer therapeutischen Beziehung klärt sich die Bedeutung der Stereotypien" (ebd., 429; Herv. im Orig.). Schließlich wird von den Manieren, den *„Abänderungs-Stereotypien"* berichtet: „(...) die Speisen werden siebenmal auf die Gabel genommen und wieder heruntergeworfen, bevor sie in den Mund kommen; beim Ankleiden wird vor jeder einzelnen Teilbewegung das Tuch mehrfach gerieben; die Kranke geht dreimal um den Nachtstuhl herum, bevor sie sich setzt" (ebd., 431; Herv. im Orig.).

wandtem Gesicht, nur die leere Mauer betrachtend; oder sie schließen die Sinnespforten, ziehen die Schürze oder die Bettdecke über den Kopf, ja die zusammengekauerte Stellung (...) scheint darauf hinzudeuten, daß sie auch die ganze Sinnesfläche der Haut möglichst nach außen abzuschließen bestrebt sind“ (ebd., 53f). Interessanterweise spricht er von einer „autistischen Welt“ (vgl. ebd., 54), einer Umschreibung, die bis heute häufig Anwendung findet, die für die Betroffenen eine eigene Wirklichkeit wie auch eine Mischform zwischen realer und eigener Wirklichkeit darstellen kann (vgl. ebd., 55).

Das sich bewusst wie auch unbewusst vollziehende *autistische Denken* (ebd., 55) schließlich wird von individuellen affektiven Bedürfnissen und Wünschen bestimmt, die mit der Realität konform gehen, aber auch eigenen Gesetzmäßigkeiten folgen können. „Daneben denkt er in Symbolen, in Analogien, in unvollständigen Begriffen, in zufälligen Verbindungen. Wendet sich der gleiche Patient der Wirklichkeit zu, so kann er unter Umständen wieder scharf und logisch denken. Wir haben also ein realistisches und ein autistisches Denken zu unterscheiden, und zwar beim gleichen Patienten nebeneinander“ (ebd., 55).

Dass Bleuler den Begriff Autismus durch eine qualitative Dreiteilung in *autistisches Verhalten*, *autistisches Fühlen* und *autistisches Denken* versucht greifbar zu machen, ist insofern hervorzuheben, als bis heute, zumindest im weitesten Sinne, dieser Dreiteilung in den gängigen Klassifikationssystemen gefolgt wird. So entspricht die Beschreibung des „autistischen Verhaltens“ bei Bleuler dem aktuellen diagnostischen Kriterium der „begrenzten, stereotypen Verhaltensmuster, Interessen und Aktivitäten“ (nach ICD-10 für den Frühkindlichen Autismus und das Asperger-Syndrom), während das autistische Fühlen und Denken dem Bereich der „qualitativen Auffälligkeiten der gegenseitigen sozialen Interaktion“ (ebd.) zuzuordnen sein könnte. Die Dimension der „qualitativen Auffälligkeiten der Kommunikation“ findet sich im Zusammenhang mit Autismus bei Bleuler konsequenterweise nicht, da er Autismus beschreibt als „das Verhältnis zur Wirklichkeit“ (Bleuler 1911, 52), allerdings widmet er dem Bereich der veränderten Sprache und Schrift als „akzessorische Symptome“ der Schizophrenien ein eigenes Unterkapitel (ebd., 121ff). Einzelne Parallelen zu den später beschriebenen Sprach- und Kommunikationsbesonderheiten bei Autismus sind unübersehbar. Exemplarisch ausgewählte Zitate mögen dies knapp belegen:

> „Manche Patienten sprechen sehr viel, oft geradezu kontinuierlich. Meist wollen sie dabei der Umgebung gar nicht eine Mitteilung machen, noch überhaupt sich mit ihr verständigen, ihre Gedanken setzen sich in Reden um, ohne Beziehung zur Umgebung. (...) Viele Kranke reihen beständig Worte aneinander, sie reden, aber sagen nichts. Andere reden umgekehrt gar nicht (Mutismus)“ (ebd., 121). „Das *Motorische* der Sprache ist gewöhnlich intakt. Artikulationsstörungen (...) gehören nicht zum Bild der Schizophrenie. (...) Das *Formelle* der Ausdrucksweise kann alle denkbaren Abnormitäten zeigen, aber auch vollständig korrekt sein. Bei intelligenten Leuten finden wir oft eine ganz bestechende Redeweise. (...) Der Ton-

fall hat oft etwas Besonderes. (...) Berühmt sind die *Wortneubildungen* der Schizophrenie, die zum Teil zwar verständlich, aber selten ganz nach den gewöhnlichen Sprachregeln gebildet werden" (ebd. 124; Herv. im Orig.).

Daneben nutzen Bleuler u. a. die Begriffe der Echolalie und Echopraxie, um Sprache und Verhalten des von ihm beschriebenen Personenkreises fassbar zu machen (vgl. 1983, 432). Bleuler arbeitete in einer Zeit, in der sich die Fachdisziplin der Psychiatrie versuchte zu legitimieren und zu etablieren, einmal weil sie sich in ihren (modernen) Anfängen befand, in der eines der Hauptanliegen war, Störungen eindeutig zu klassifizieren, um Einheitlichkeit der Verständigung über die verschiedenen Störungen zu erreichen, aber auch weil sie sich um 1900 einer ersten „Antipsychiatrie-Bewegung" ausgesetzt sah, in der menschenunwürdige und ungerechtfertigte Behandlungsformen (scheinbar) „Geisteskranker" angeprangert wurden (vgl. Schott/Tölle 2006, 206ff). Für die klinische Arbeit wie auch die Forschung nimmt Bleuler als einer der Vertreter der „pluridimensionalen Psychiatrie" (vgl. ebd. 229) eine bedeutende Rolle ein. Dieser Ansatz wirkt bis heute unter der Perspektive des „biopsychosozialen Modells" (vgl. ebd. 229) in Theorie und Praxis psychiatrischer Arbeit und

„liegt in der Erkenntnis, dass Pluridimensionalität mehr bedeutet als Vielseitigkeit oder Pluralität. Es geht nicht nur darum, dass der Arzt bzw. Wissenschaftler verschiedene mögliche Perspektiven einnehmen kann, also nicht nur um Einstellungen des Psychiaters. Die *Dimensionen* des Menschseins und des Krankseins sind vielmehr als *gegeben* vorauszusetzen. Pluridimensionalität heißt, die verschiedenen Dimensionen zu erfassen, nachzuzeichnen und ihre Beziehungen zueinander zu erkennen und der Komplexität des seelischen Krankseins gerecht zu werden, statt sie zu verleugnen. (...) In der praktischen Arbeit gibt es keine Alternative zum pluridimensionalen Vorgehen. Die Arbeit mit dem Patienten umfasst unabdingbar medizinisches Erklären *und* psychologisches Verstehen (...)" (ebd., 229/230; Herv. im Orig.).

Gemäß dieser mehrdimensionalen Sicht nutzt Bleuler den Begriff „autistisch" nicht nur im Kontext der Arbeit zur Systematisierung der Symptome bei Schizophrenien, sondern auch zur Umschreibung „normalen" Verhaltens[9], das er bezugnehmend auf das Denken und die Arbeit manch seiner Kollegen bezeichnet

9 Das Problem der qualitativen Unterscheidung zwischen autistischem und normalem Verhalten im Verlauf der kindlichen Entwicklung thematisiert z. B. Skuse, um u. a. auf die Schwierigkeit einer gesicherten Autismusdiagnose aufmerksam zu machen: „(...) Es gibt also keinen Beweis dafür, dass irgendein Aspekt des autistischen Phänotyps sich qualitativ eindeutig von der normalen Entwicklung unterscheidet" (2010, 23).

als das „autistisch-undisziplinierte Denken in der Medizin“ (Bleuler 1919).[10] Rödler bemerkt, dass Bleuler das Wort stets „adjektivistisch“ gebraucht, um ein Verhalten rein phänomenologisch, nicht aber einzelne Menschen oder Gruppen von Menschen zu beschreiben (vgl. Rödler 2006, 259). Mit Ironie und Kritik geht es Bleuler in diesem Zusammenhang um die Offenlegung für ihn schwieriger, weil einseitiger Haltungen und Denkschemata von Medizinern in ihrer wissenschaftlichen Arbeit. Hierbei umschreibt er ein aus seiner Sicht besonders bei Medizinern vorfindbares Denken,

> „das keine Rücksicht nimmt auf die Grenzen der Erfahrung und das auf eine Kontrolle der Resultate an der Wirklichkeit und eine logische Kritik verzichtet, d. h. analog und in gewissem Sinne geradezu identisch ist mit dem Denken im Traume und dem des autistisch Schizophrenen, der, sich um die Wirklichkeit möglichst wenig kümmernd, im Größenwahn seine Wünsche erfüllt und im Verfolgungswahn seine eigene Unfähigkeit in die Umgebung projiziert. Es ist deshalb *das autistische Denken* genannt worden. Dieses hat seine besonderen von der (realistischen) Logik abweichenden Gesetze, es sucht nicht Wahrheit, sondern Erfüllung von Wünschen (...). Je mehr sich unsere Kenntnisse erweitern, um so kleiner wird beim Gesunden ganz von selbst das Gebiet des autistischen Denkens (...)“ (1919, 1; Herv. im Orig.).

Diese Bleulersche Einschätzung, „dass Mediziner für autistisch-undiszipliniertes Denken prädisponiert seien“ (Eggers 1978, 2), mag vielleicht aus heutiger Sicht zum Schmunzeln anregen, gleichwohl lässt sich dieser Aspekt bei Betrachtung mancher seriöser und zweifelsohne unabdingbar wichtigen und per se nicht infrage zu stellenden Forschungen zur ungeklärten Frage nach der Ätiologie des Autismus nicht ganz aus der Welt räumen. Ebenso ist es zunächst nicht zu hinterfragen, auch ungewöhnliche Wege des Verstehens einzuschlagen. So mag es aber für den in der praktischen Arbeit Tätigen mit Menschen mit Autismus oder für Betroffene selbst wohl doch ein wenig surreal erscheinen, wenn in den Medien beispielsweise von Versuchen an Mäusen berichtet wird, deren Stoffwechsel durch medikamentöse Präparate beeinflusst wurde, so dass sich autismusähnliche Symptome einstellten. Diese Forscher gelangten zwar zu dem Schluss, dass eine Übertragung auf Fragen zum Stoffwechsel von Kindern mit Autismus zunächst noch fragwürdig bleiben muss. Dennoch ist es einfach eine Verkürzung der Problematik, wenn es heißt:

> „Mäuse sind sehr soziale Tiere, wenn sie eine andere Maus sehen, gehen sie hin und beschäftigen sich mit ihr. Aber wenn die Tiere aus unserem Versuch die Wahl zwischen

---

10 Ähnlich auch Lempp, der in seiner Abschiedsvorlesung im Juli 1989 festhält, dass Akademiker, „was die reduzierte Sprache anbelange, die Kontaktarmut und die Konstanz der Umgebungsobjekte“, durchaus die Voraussetzungen für eine Autismusdiagnose erfüllen würden.

> Legoklötzchen und einer anderen Maus haben, dann interessieren sie sich für das unbelebte Objekt. (…) Wir müssen verträgliche Varianten von Suramin (Anm. K.S.: Suramin ist ein von Bayer Anfang des 20. Jahrhunderts entwickelter synthetischer Wirkstoff, der ursprünglich zur Behandlung der Schlafkrankheit eingesetzt wurde. Dieser wirkt hoch toxisch auf Zellen.) entwickeln. Die könnte man dann immer wieder geben, um den Stoffwechsel zu normalisieren und es den autistischen Kindern zu erleichtern, zu spielen und von den anderen Therapien zu profitieren" (Wildermuth 2014, 2f).

Schon 1976 äußert sich Spitz kritisch zu Tiermodellen:

> „Es ist jedoch nicht zulässig, Schlüsse, die aus Tierexperimenten gezogen werden, direkt auf die Psychologie des Menschen anzuwenden. Man sollte vorsichtig sein und muß es vermeiden, die psychischen Vorgänge einer Spezies (z. B. des Menschen) mit Einsichten zu erklären, die in Experimenten mit einer anderen Spezies gewonnen wurden. Besondere Vorsicht ist geboten, wenn die Experimente mit einer Spezies vorgenommen wurden, deren Organisation weniger komplex als die des Menschen ist" (1976, 31).

Ähnlich sieht es auch Piaget:

> „Man darf nicht den Fehler machen, zu glauben, daß es ausreicht, sich mit einer Ratte zu beschäftigen, wenn man etwas über den Menschen aussagen will" (Piaget, zit. nach Meinberg 1988, V).

Letztlich wird das „autistische Denken" von Bleuler als ein dem Menschen immanentes Denkschema beschrieben, dem er „eine physiologische Notwendigkeit" und „einen gewissen Nutzen, z. B. als Denkübung" (Bleuler 1919, 166) zuschreibt. Interessanterweise, in erweiterter Form und im Zusammenhang mit der Frage nach dem Geschlecht und dem Auftreten autistischer Verhaltensweisen findet sich bei Asperger ein daran anschließender Aspekt, wenn er die These aufstellt, dass es sich beim „Autistischen Psychopathen" um eine „Extremvariante der männlichen Intelligenz, des männlichen Charakters" (Asperger 1943, 129) handeln würde. Dieser These nachzugehen ist für Asperger insofern relevant, weil er in seiner Arbeit kein Mädchen beobachten konnte, das alle Symptome der „autistischen Psychopathie" in voller Ausprägung zeigte. Dies begründet er ebenfalls mit der Beschreibung spezifischen Denkens:

> „Schon innerhalb der normalen Variationsbreite finden sich typische Unterschiede zwischen Knaben- und Mädchenintelligenz: die Mädchen sind im allgemeinen die besseren Lerner, ihnen liegt das Konkrete, das Anschauliche, das Praktische, das saubere eifrige Arbeiten, dagegen liegt das Logische, die Fähigkeit zur Abstraktion, das präzise Denken und Formulieren, das eigenständige Forschen viel mehr in den Möglichkeiten der Knaben.

(…) Beim Autistischen Psychopathen ist dieses Verhalten ins Extreme gesteigert. Die Abstraktion (…) ist so weit vorgeschritten, daß die Beziehungen zum Konkreten, zu den Dingen und den Menschen, weitgehend verloren gegangen sind, die Anpassung an die Forderungen der Umwelt (…) ist nur in sehr herabgesetztem Maße erreicht“ (ebd., 129f).

3.1 Exkurs II – Zum Zusammenhang von Therapie und Ätiologie aus historischer Sicht

Im folgenden Exkurs sei auf ein letztes Zitat von Bleuler verwiesen, das sich auf ein grundsätzliches Problem zum Umgang mit der Diagnose Autismus beziehen lässt:

> „Es ist eine alte und selbstverständliche Konstatierung, daß je mehr Mittel gegen eine Krankheit empfohlen werden, um so gewisser keines wirkt; wenn man eines hätte, das mit einiger Sicherheit heilt, so wären die anderen von selbst verlassen“ (1919, 10).

Es wird nicht das Ziel verfolgt, die Geschichte der Therapie- Förder- und Interventionsmöglichkeiten bei Autismus grundlegend aufzuarbeiten (vgl. dazu auch Kap. 6 der vorliegenden Arbeit), obwohl die Frage nach einer geeigneten Therapie oder Förderung mit dem jeweils zugrunde gelegten Bild des autistischen Verhaltens zusammenhängt. Aber die Entscheidung über adäquate Therapieformen ist **1.** stets einzelfallbezogen und abhängig von der Haltung des Therapeuten, sie lässt **2.** nur allgemeine Annahmen über das jeweils zugrunde gelegte Autismusbild zu und würde **3.** im Wesentlichen wegführen und ablenken von der eigentlichen Absicht, nämlich die in der *Geschichte auffindbaren Beschreibungen des Autismus und autistischer Menschen* herauszuarbeiten. Diese Beschreibungen und Klassifikationen sind letztlich Basis aller weiteren Problemstellungen der Autismusforschung und daher sind sie auch Ausgangspunkt der vorliegenden Arbeit. Auf diesem Hintergrund wird die Komplexität der Fragen innerhalb der Autismusforschung vollends sichtbar, die in Abbildung 2 als Übersicht dargestellt sind. Streng genommen könnte für jede der inhaltlich künstlich, aber zur Veranschaulichung der Vielfalt, getrennten acht Säulen ein eigener historisch orientierter Zugriff bereichernd sein, da jeder Themenschwerpunkt eine eigene, wenn auch noch vergleichsweise junge Forschungsgeschichte aufweist.

Autismusforschung		
• (Differential-)Diagnose und Komorbidität	• institutionelle und strukturelle Rahmenbedingungen • Kindergarten/Vorschulförderung • Schule/schulische Förderung • Autismus und Wohnen • Autismus und Arbeit • rechtliche Grundlagen • Netzwerkarbeit • Anlaufstellen	• (Auto-)Biographieforschung
• Geschichte des Autismus • Beschreibung(en) der Symptomatik, und • Klassifikation(en)		• Therapie- und Interventionsforschung
• ätiologische Forschung		• Verlaufsforschung (Entwicklung und Prognose)
		• Autismus im internationalen Vergleich

Abbildung 2: Fragestellungen und Aufgaben der Autismusforschung

Um die Bedeutsamkeit des Bleuler-Zitats zu belegen, erscheint es sinnvoll, dem weiteren Verlauf der Geschichte angewandter Therapie- und Förderkonzepte und der damit unmittelbar zusammenhängenden Frage nach den Ursachen des Autismus an dieser Stelle vorzugreifen. Die mit Bleuler gezeichneten Anfänge der Forschung verweisen nämlich auf ihr vorläufiges Ende, indem sie auch auf gegenwärtige Probleme der Förderung verweisen. Daher erfolgt an dieser Stelle ein Zeitsprung von Bleuler hin zur Therapie- und Ätiologiediskusion – Bleuler wird auf diese Weise zum Ausgangs- und vorläufigem Endpunkt einer generellen Schwierigkeit der Autismusforschung, an den Symptomen orientiert Hilfe- und Förderformen entwickeln zu müssen.

1. Obgleich es eine große Vielzahl an Publikationen zu möglichen Interventionsformen bei Autismus gibt und kein Lehr- bzw. Einführungsbuch zum Thema Autismus nicht auch mögliche Förder- und Therapiekonzepte vorstellt, findet sich keine aktuelle Veröffentlichung, welche die Relevanz bzw. Anwendung der jeweiligen Therapieformen oder Konzepte in ihrer *zeitlichen Reihenfolge* aufarbeitet. Im Jahre 1991 unternimmt Dzikowski einen ersten Strukturierungsversuch mit dem Hinweis, dass im deutschen Sprachraum ca. 50 unterschiedliche Therapiemethoden existieren und es kaum möglich erscheint, „diese in eine halbwegs sinnvolle Systematik zu pressen, zu unterschiedlich sind die therapeutisch-methodischen Vorgehensweisen, ihre Anwendungshäufigkeit und die ätiologischen Grundgedanken" (1991, 67). Es kann aber angenommen werden, dass ein Blick auf die in einer bestimmten Zeit vorherrschenden Therapieformen Erklärungen dafür bietet, weshalb sich, im Bleuerschen Sinne, die heutige Therapiesituation als noch immer eher unbefriedigend beschreiben lässt. Dzikowski analysiert, dass die ersten Therapieversuche in der BRD in den 60er und 70er Jahren lerntheoretischen Ansätzen folgten (ebenso Schmidt 1991, 36f). Wesentlich war hierbei, zunächst überhaupt einmal nachzuweisen, dass Kinder und Jugendliche mit Autismus in der Lage sind zu lernen.

> „Historisch gesehen wurde auf diese Weise erreicht, daß autistisch Behinderte in den Kreis der ‚Förderungswürdigen' aufgenommen wurden, sich ‚Autismus' an Universitäten

> und anderen Ausbildungsstätten als Unterrichtsthema etablierte und ambulante wie schulische Einrichtungen gegründet werden konnten" (Dzikowski 1991, 66).

Zeitlich verläuft diese Entwicklung parallel zur „Ordnung des Sonderschulwesens in Deutschland", die in dem entsprechenden KMK-Gutachten von 1960, und in der Fortführung 1972 das Recht auf angemessene Bildung und Erziehung behinderter Kinder und Jugendlicher festhält (vgl. KMK 1960, 48, zit. nach Ellger-Rüttgardt 2008, 304), sowie zur Bildungsratsempfehlung („Empfehlungen der Bildungskommission des Deutschen Bildungsrates") von 1973 als einem Wendepunkt der Debatte um eine gemeinsame Erziehung behinderter und nicht-behinderter Kinder/Jugendlicher. Sicher ist es kein Zufall, dass der heutige Bundesverband zur Förderung von Menschen mit Autismus, autismus Deutschland e. V., ebenso in dieser Zeit, nämlich im Jahre 1970 in Lüdenscheid gegründet wurde und dass die erste deutschsprachige Autobiographie[11] einer Mutter über die ersten 12 Lebensjahre ihres Sohnes Dirk 1971 erscheint.[12]

In den 80er Jahren setzt nach Dzikowski eine Therapieentwicklung ein, die sich durch *Methodenvielfalt* auszeichnet – dieser Trend ist bis heute nicht abgebrochen.

2. Dieser Gedankengang Bleulers verweist auf den wichtigen Zusammenhang zwischen möglichen Ursachen des Autismus und daraus ableitbaren Interventionsformen. So besteht in der Literatur bis heute Einigkeit darüber, dass, solange die Ursachen des Autismus ungeklärt sind, auch die Behandlung „nur" symptomorientiert sein kann und, je nach angenommener Ursache, theoriengeleitet erfolgt. Die Mehrzahl der Autoren verbindet also das Problem der ungeklärten Ursache mit jenem einer adäquaten Form der Behandlung.

> „Dementsprechend gibt es auch keine einheitliche Beurteilung ätiologischer Gesichtspunkte. Vielmehr scheint jeder Autor seine eigene ‚Verursachungstheorie' zu haben. Damit einher gehen zahllose therapeutische Ansätze und Konzepte" (Dzikowski/Vogel 1988, 14). „(...) Autistisches Verhalten ist als die gemeinsame Endstrecke verschiedener Verursachungswege erkannt, und das erschwert eine – ohnehin notwendigerweise mehrdimensionale – Therapieforschung zusätzlich, muß sie doch versuchen, für jeden ätiologischen

---

11 Thieme, Gerda (Pseudonym): Leben mit unserem autistischen Kind. Möglichkeiten und Grenzen einer Hilfe im Elternhaus. Ein Bericht über die ersten 12 Lebensjahre. Lüdenscheid 1971. Hrsg.: Hilfe für das autistische Kind e. V. sowie: Crummenerl, Elvira: Buchbesprechung: Dirk: ein Kind im eigenen Gefängnis. In: Leben und Erziehen, Heft 9/71.

12 Ebenso im Jahre 1971 findet sich in einer Publikation des Verbands: Hilfe für das autistische Kind e. V. eine kurze alltagsbezogene Beschreibung von Dietrich, dem autistischen Sohn der damaligen Vorsitzenden der Elterninitiative, Elvira Crummenerl. Dirk und Dietrich sind ein und dieselbe Person, oder anders: Elvira Crummenerl verfasste unter dem Pseudonym Gerda Thieme diese erste autobiographische Publikation.

> Pfad spezifische Therapieschritte mit denen aufgrund der Entwicklungsdefizite gemeinsamen zu kombinieren“ (Schmidt 1991, 32).
>
> „Die Vielgestaltigkeit der therapeutischen Konzepte (...) steht derjenigen der theoretischen Ätiologieansätze in nichts nach; die Unsicherheit therapeutischen Handelns ist unmittelbare Folge der Ätiologienvielfalt“ (Sautter 1995, 29).

Auf diese Weise wird verständlich, weshalb es möglich sein konnte und ist, dass eine kaum überschaubare Vielzahl an Förder- und Therapieangeboten nebeneinander entstehen und umgesetzt werden konnte und kann.

Zur Erstellung einer allgemeinen zeitlichen Chronologie vorgelegter Therapien und Förderkonzepte wurden folgende Wege gewählt: In einem ersten Schritt wurde auf ein vom Bundesverband autismus erarbeitetes Artikelverzeichnis der Zeitschrift autismus für den Zeitraum von 1976 bis 2008 zurückgegriffen (vgl. Internetseite des Bundesverbands autismus; Riddiford 2008), die seit ihrem Ersterscheinen 1976 zweimal im Jahr herausgegeben wird. Anhand der publizierten Artikel lässt sich rückschließen auf die (praktische) Relevanz und Anwendung eines Therapieverfahrens oder Förderkonzepts in der jeweiligen Zeit.

Daneben wurden in einem zweiten Schritt alle Artikel der Zeitschrift autismus ab 2009 ergänzend gesichtet (Tab. 3). In Tabelle 4 findet sich eine Zusammenstellung der genannten Therapien in den Tagungsberichten des Bundesverbands, um weitere Ergänzungen vornehmen zu können.

In einem dritten Schritt wird diesen Übersichten Tabelle 5 mit den jeweiligen Ansätzen zur Autismusätiologie gegenübergestellt, um einmal den oben angesprochenen Zusammenhang von Ursachen und Behandlungsformen, aber auch den zutreffenden Inhalt des Bleuer-Zitats zu belegen. Dieses Vorgehen gibt keinen vollständigen Überblick über die angewandten und bis heute eingesetzten Interventionen, aber es gibt doch einen Eindruck davon, welche Ansätze und förderbezogenen Themen *in der Verschränkung von Theorie und Praxis* zu welcher Zeit wichtig waren und sind.

Tabelle 3: Zeitliche Übersicht über angewandte Therapien und (Förder-)Konzepte bei der Diagnose Autismus im schulischen und vor-, nach- und außerschulischen Bereich; publiziert in der Zeitschrift autismus

Jahr	Therapieform/(Förder-)Konzept	Autor
1976	Das Bremer Projekt	Cordes
1977	Spieltherapie Häusliche Förderung Kunsttherapie Leben und Arbeiten mit autistischen Kindern und Jugendlichen	Scholz-Küppers; Siebert Zöller; Sluyterman van Langeweyde Wellendorf Wagner-Riddiford
1978	Elternarbeit und Eltern als Co-Therapeuten	Wepil; Innerhofer/Peterander
1980	Musiktherapeutische Methoden	Witt
1981	TEACCH	Horn

1982	Festhalten nach Tinbergen/Welch Elternerfahrungen mit Festhalten Behandlung massiver autoaggressiver Verhaltensweisen	Prekop Antons-Brandi Geiger
1983	Anleitung Festhalten Erfahrungen mit Festhalten Anwendung und Probleme einer medikamentösen Behandlung	Prekop Steiner Wing, L.
1984	Modifizierte Form der Festhaltetherapie Megavitamin-Therapie	Rohmann/Hartmann; Kehrer Rimland
1985	Diskussionen um die Megavitamin-Therapie Tomatis-Therapie	Blohm; Martinius Greiser
1986	Computereinsatz bei Autismus Störungen der Sensorischen Integration Förderung mit bildnerischen und audio-visuellen Mitteln	Bernard-Opitz Dzikowski Lichtenberg
1987	Erfahrungen Tomatis-Methode Studie und Kontroverse zur Festhaltetherapie Ernährung und medizinische Behandlungen	Müller; Kraft Nieß; Burchard Wing, L.
1989	Festhaltetherapie	Burchard; Kischkel
1990	Computergestützte Förderung	Bernard-Opitz
1991	Leben und Arbeiten von autistischen Erwachsenen	Shapiro
1992	Entwurf: Auditives Integrationstraining (Kongressbericht) Tanztherapie	Gillingham Wilczek
1993	FC	Attwood; Nagy; Wepil
1994	Fortsetzung FC-Diskussion Gehörtraining nach Berard	Arndt; Bunk; Nagy Rosenkötter; Nyffenegger
1995	FC und Mathematik Sport im Rahmen der Therapie Melatonin – Hilfe bei Schlafstörungen	Huß Wissemann/Gralla/Zimmer/Heck David
1996	FC Pro und Contra Verschiedene Berichte über (integrative) Schulversuche in der BRD	Cordes; Sellin; Kehrer; Nagy Spanik; Böhm; Koch; Westphälinger; Diederich; Schröder; Hausotter; Maas; Leppert
1997	Shiatsu-Massage mit aut. Erwachsenen Wirksamkeit TEACCH Musiktheater Soziale Integration	den Hartog Mesibov Schäfer; Sellin Gustke
1998	Diskussion Delphin-Therapie Reittherapie Hörtraining (Auricula), Teil 1 Familienorientierung/Zusammenarbeit Eltern und Fachleute	Remschmidt/Schultz/Spitaler/Franken Schröder; Hochhaus Nyffenegger/Dixon/Meier Eckert
1999	Intensive Verhaltensintervention Toilettentraining Festhaltetherapie Hörtraining (Auricula), Teil 2 Integration und Autismus in Berlin	Wendeler; Lynch Koch Frieboth Nyffenegger Frantz; Schirmer

	Neuromedizin, Psychopharmaka Sekretin-Studie	Busse Poustka
2000	Ausdauertraining bei Autismus Fallbeschreibung: Anwendung Lovaas Integration in eine Grundschule Teil 1 Schulische und pädagogische Förderung	Küfner/Schlechnin/ Evertsbusch Ohne Angabe des Autors Jentsch/ Hertzsch U. a. Rumpler; Nieß, Finck, Wilczek
2001	Lovaas-Therapie Beispiel einer Eingliederung einer Frau mit Autismus in eine WfbM Vorberufliche Förderung in einem BBW Ablösung vom Elternhaus; Kooperation zwischen Heim und Eltern Elternarbeit bei autistischen Erwachsenen	Krautter Helmes Zieger; Schleglmann Klauß Doben
2002	PECS VT nach Lovaas Intensive Frühtherapie FC in Schulen Integration in eine Grundschule Teil 2 BvB, Einzelförderung	Buchenau/Lechmann Früh Arens-Wiebel Nagy; Uebelacker Jentsch/Amlang/Hertzsch Ofori Attah
2003	Diskussion FC Vorstellung eines psycho-educativen Trainingsprogramms Lebensmittelallergie Stoffwechselstörungen bei Autismus	Uebelacker; Nagy; Kolde; Engels-Daniel; Röttgen-Papkalla; Schnabel; Probst Probst Dose Raabe; Faraji
2004	Akupunktur Delphin-Therapie TEACCH im Wohnheim Autismus und Beruf	Scholz Hennings Deckers U. a. Kaminski; Dalferth
2005	Frühe Therapie und Förderung Kommunikationsaufbau im Kleinkindalter mit körper- und VT-Verfahren ABA Sensomotorisches Basistraining (Kiphard) Elternarbeit in der Frühförderung Therapeutisches Reiten Psychomotorische Praxis Aucouturier (PPA) Leben und Arbeiten von Erwachsenen mit Asperger-Syndrom und HFA Erfahrungen mit kasein- und glutenfreier Diät	Dzikowski Arens-Wiebel Schramm Amlang/Richter Schatz/Schellbach Schulz Kokemoor Lindner Reue
2006	Erfahrungsberichte VT/ABA Musikworkshop für Menschen mit Asperger-Syndrom Möglichkeiten VT Bedarf an assistierender Hilfen	Bönsch; Johnson Anrich Amlang Wollny/Matoni
2007	Förderung sozialer Kompetenzen nach TEACCH Pferde als Schlüssel in der Begleitung Rolle der Eltern in der Autismustherapie AUREA (berufliche Rehabilitationsmaßnahme zur Erst- und Wiedereingliederung autistischer Menschen) AUTISTA (Kompetenznetzwerk)	Tuckermann/ Häußler Görs Eckert Holtze Seifert

2008	Designstudie: Gerät zur Tiefendruckanwendung Coaching für Jugendliche mit Asperger-Syndrom Lichttherapie und Lamatherapie als Fördermaßnahme Wohnen im Alter Ambulantes Wohnen Wohnprojekt für Menschen mit Asperger-Syndrom Wo leben Menschen mit Autismus? Wohnen im Heim	Herzog Schneider Höke Preißmann Gödecker Klauß Dalferth; Baumgartner Müller-Teusler
2009	Schwierigkeiten und Chancen FC Mifne-Methode: Diagnose und Behandlung von Kommunikationsstörungen im Kleinkindalter Ein Schulbegleitungs-Modell Inklusive Schule	Antons Nashef Gier/Selter Küpperfahrenberg
2010	Rhythmisch-musikalische Erziehung als therapeutische Intervention Potsdamer Elterntraining zur Frühförderung autistischer Kinder (PEFA) Förderung der Wahrnehmung Inklusion 30 Tipps für Lehrkräfte Persönliches Budget	Kessler-Kakoulidi Frost Köhl; David Küpperfahrenberg Knorr Dalferth
2011	ABA Frühe Förderung nach autismusspezifischer VT Stationäres Wohnen und Inklusion Erfahrungsbericht: Ambulantes Wohnen („Autismus-Alltags-Assistenz") Autismus und Schule Autismus und Berufsbildung Autismusspezifische Weiterbildung für Eltern	Bernard-Opitz Sewing Dallmann Willems Dohmen Piasecki Pastewka/Issa/Kempf/Scherrer
2012	Autismus und Berufsbildung Soziale und berufliche Förderung FC Gestütztes Malen Asperger-Syndrom und (Schul-)Sport	Piasecki Heitmann Nagy Lobisch Sommerkamp
2013	Schulische Inklusion Schulbegleitung Autismus und Arbeit Integrative Leichtathletik Freizeitgruppe für Erwachsene Checkliste Schulische Förderung	Hamann; Schinhofen; Zimpel; Stelter; Klein Selter; von Einem Behrendt; Reyer Kirschner/Gebhardt Sickmann Eckert/Sempert
2014	Inklusion und Arbeitswelt Einzelfallbericht über Erfahrungen mit der Squease-Weste Autismus-Therapie Schulbegleitung	Bungart Mayr-Vons Steinhaus; Rickert-Bolg; Döringer/Müller; Rittmann Kißgen u. a.

2015	Heilbarkeit Autismus	Bölte
	Glück und Lebenszufriedenheit	Preißmann
	ABA und Autismus	Buchenau-Schlömer; Werner
	Multifamilientherapie Asperger-Syndrom	Nashef; Mohr
	Teleberatung/ Lern- und Verhaltensprogramme	Bernard-Opitz
	Förderung der Theory of Mind	Bauers
	Meerschweinchen als Co-Therapeuten	Köster
	Darstellendes Spiel	Hamann
2016	Positive Verhaltensunterstützung	Theunissen
	Barrierefreiheit	Kessel
	Neurofeedback	Krombholz/Teschke
	Kunsttherapie	von Essen
2017	Soziale Kompetenz im Arbeitsleben	Banafsche
	Lebensqualität	Hestermann
	Autismus und Arbeit/Beruf	Wilhelm; Grösel; Dalferth; Heuer
	Positive Verhaltensunterstützung	Theunissen
	FC	Nagy

Aus den Tabellen 3 und 4 (vgl. Tab. 4, S. 48) wird ersichtlich, dass keiner der genannten Förderansätze definitiv keine Anwendung mehr findet. Gilt die Festhaltetherapie, die vorwiegend in den 80er Jahre erprobt und diskutiert wurde, heute als überholt und in ihren Ansätzen als widerlegt, so wird sie doch, wenn auch kritisch, bis heute im Zusammenhang mit der Behandlung autistischer Symptomatiken genannt.

Alle anderen Möglichkeiten der Förderung und Begleitung haben sich zwar inhaltlich weiterentwickelt, entsprechen aber in ihrem Kern den Grundsätzen ihrer ersten Anwendungsversuche. Am deutlichsten dürfte dies am Beispiel aller verhaltensorientierten Interventionen sein (Bremer Projekt, Lovaas/ABA).

Dennoch lassen sich tendenziell Behandlungstrends erkennen:

Während in den 1970er und 80er Jahren insgesamt ein Methodenmix vorherrschend war (abgesehen von einer gewissen Dominanz der Festhaltetherapie und verhaltenstherapeutischer Maßnahmen), also die Suche nach Möglichkeiten der Begleitung autistischer Kinder und Jugendlicher und ihrer Eltern, werden mit Ende der 80er Jahre und in den 90er Jahren gehäuft jene Ansätze thematisiert, welche die Förderung der Wahrnehmung (z. B. Sensorische Integration, Tomatis-Methode, Förderung der visuellen und auditiven Wahrnehmung, tiergestützte Ansätze) betreffen.

Daneben ist die Geburtsstunde der intensiven Diskussion um die Facilitated Communication (FC), dt. Gestützte Kommunikation in den 1990er Jahren zu verorten. Diese hat bis heute an Relevanz und Wirkung nicht verloren. Beispielsweise wird im Jahre 2002 eine „Resolution zur Gestützten Kommunikation" (Biermann/Bober/Nußbeck 2002) von 44 namhaften Professorinnen und Professoren aus der BRD unterzeichnet. Bis heute erscheinen nicht nur in der Zeitschrift des Bundesverbands autismus, sondern in allen einschlägigen Fachzeitschriften eine ganze Reihe an Publikationen zum Thema, denen allesamt die Frage nach der Wirksamkeit und Glaubwürdigkeit der Methode gemeinsam ist.

Daneben fällt auf, dass aktuelle Publikationen die generelle Frage nach möglichen geeigneten Förderformen ergänzen um Fragen nach dem *Förderort*: So ist rein zeitlich erkennbar, dass sich die Autismusforschung in den letzten Jahren immer stärker öffnet für weitere Kontexte wie Autismus und Schule, Autismus und Arbeit sowie grundlegende Strömungen, insbesondere der Sonderpädagogik wie Integration und Inklusion.

Zudem wird die Zielgruppe einer möglichen Förderung und/oder Therapie stärker differenziert, und zwar lebensaltersbezogen, indem die Bereiche der Frühförderung, schulischen Förderung, Förderung in einer Gruppe und Förderung im beruflichen Leben unterschieden werden. Eine Differenzierung der Zielgruppe nach Art der Diagnose ist hingegen nicht eindeutig erkennbar.

Ein vergleichsweise neues Feld bieten die Ansätze zur Förderung der sozialen Kompetenz autistischer Menschen, die besonders in den letzten rund 10 Jahren einen Boom erleben, was auch an der großen Anzahl der Publikationen zum Thema sichtbar wird (vgl. u. a. Baker/Bernard-Opitz/Abel 2014; Cholemkery/Freitag 2014; Goetschel 2012; Häußler u. a. 2003; Häußler/Tuckermann/ Lausmann 2011; Herbrecht/Bölte/Poustka 2008; Herbrecht/Poustka 2007; Jenny 2010; Matzies-Köhler 2011; Paschke-Müller u. a. 2013; Schuster 2010; Schuster/Matzies-Köhler 2011). Theoretisch greifen diese wiederum auf historisch vertraute Konzeptionen zurück, indem sie sich in ihrer Umsetzung u. a. an verhaltenstherapeutischen Elementen oder auch dem TEACCH-Ansatz orientieren. Dieser recht neue Trend belegt die Öffnung der Autismus- bzw. Therapieforschung gegenüber anderen Disziplinen, da soziale Kompetenztrainings in der Sonderpädagogik schon seit den 90er Jahren intensiv diskutiert und umgesetzt werden (vgl. u. a. Dosen 1997; Fiedler 2007; Knopf 2005; Lingg/Theunissen 1993; Nußbeck/Biermann/Adam 2008; Sarimski 2001), hierbei wiederum in Rückgriff auf traditionelle verhaltenstherapeutisch und kognitionspsychologisch orientierte Ansätze (vgl. zur Geschichte der Verhaltenstherapie u. a. Nissen 2005, 413ff).

Erklärbar ist diese Hinwendung zum Bereich der sozialen Kompetenzen möglicherweise dadurch, dass Menschen mit Autismus selbst zunehmend Auskunft über ihre Unsicherheiten in diesem Bereich geben und damit den Bedarf, aber auch ihre Ressourcen sichtbar machen. Mit Aufnahme des Asperger-Syndroms in die ICD-10 1993 und das DSM-IV 1994 wird der Fokus auf soziale Schwierigkeiten zusätzlich erhöht.[13] Der Perspektivenwechsel auf Menschen mit

13 Herbrecht und Bölte verweisen darauf, dass gerade bei jenen Menschen aus dem Autismusspektrum, die über hohe verbale und kognitive Fähigkeiten verfügen, überwiegend mit der Diagnose Asperger-Syndrom oder High-Functioning-Autismus, ihre sozialen Schwierigkeiten im Vergleich zu ihren sonstigen Kompetenzen in einem besonderen Maße auffallen und ihre persönlichen sozialen Beziehungen sowie ihre berufliche Situation und gesellschaftliche Integration be-

Autismus dürfte ebenfalls Einfluss nehmend sein, denn eine Förderung, die bei den Stärken einer Person ansetzt, gestaltet sich logischerweise in einer anderen Form als eine Therapie, die Defizite versucht auszugleichen oder zu beheben (vgl. Golan/Baron-Cohen 2010, 135). Daneben ist es mit der Zeit möglich geworden, auf Erfahrungen in der Anwendung sozialer Trainingskonzepte bei anderen Personenkreisen mit psychiatrischen Diagnosen, wie hyperkinetische Störungen, aggressiv-dissoziale Störungen, affektive Störungen oder Angststörungen, zurückzugreifen. Zusätzlich ist diesen Trainingsprogrammen in der Praxis gemeinsam, dass sie gut umsetzbar und je nach Person modifizierbar sind. Theoretisch werden sie in der Sonderpädagogik durchaus auch kritisch diskutiert, und zwar einmal in Bezug auf die Begriffsbestimmung der Kompetenz (Kompetenz als Konstrukt vs. Kompetenz als Eigenschaftszuschreibung; vgl. dazu u. a. Fiedler 2007, 14ff) sowie hinsichtlich der Frage nach den Ursachen von (vermeintlich) sozial inkompetenten Verhaltensweisen. Ein hypothetisches Ursachengeflecht droht aus dem Blick zu geraten, wenn innerhalb eines Trainings ausschließlich sozial erwünschtes Verhalten fokussiert wird, ohne die Rahmenbedingungen für das jeweilige Verhalten zu berücksichtigen. Das jeweilige Verhalten kann möglicherweise, wenn für sich zwar auffällig, im Gesamtkontext als sinnvoll einzuordnen sein. Auf dieses Problem haben für Menschen mit geistiger Behinderung besonders Lingg/Theunissen (1993) sowie Dosen (1997) aufmerksam gemacht. Interessant könnte es sein, ein Sozialtraining für jene Personen zu realisieren, die mit Menschen mit Autismus zu tun haben – eine Verhaltensänderung wäre ja auch denkbar von der anderen Seite aus.

Einige förderbezogene Themen sind von Beginn an bis heute besonders wichtig, zumindest wenn davon ausgegangen wird, dass die Häufigkeit der Thematisierung eines Inhalts für seine Relevanz spricht. Dies betrifft die Themen der Rolle der Eltern (was nur logisch ist, existiert doch der Bundesverband durch die Initiative von Eltern), der Früherkennung und Frühförderung, der schulischen Förderung, Arbeit und Beruf, FC sowie Erfahrungsberichte zu verschiedenen Interventionen von Eltern oder Betroffenen selbst.

Insgesamt ist erkennbar, dass trotz bestimmter zeitlicher Schwerpunktsetzungen der Bundesverband prinzipiell *sämtliche* zur Verfügung stehenden Therapie- und Förderansätze aufgreift und seinen Mitgliedern zugänglich macht. Auf dem Hintergrund der Therapiediskussion bei Autismus kommt dem Bundeverband also mindestens eine zweifache Funktion zu:

1. Dieser ist als Spiegel fachwissenschaftlicher Diskussionen und Paradigmen interpretierbar, indem er sich mit den jeweils in einer bestimmten Zeit rele-

---

sonders beschweren (vgl. 2009, 333f). (Auto-)Biographien autistischer Menschen untermalen dies und legitimieren damit Angebote zur Förderung sozialer Kompetenzen.

vanten Fragestellungen auseinandersetzt und diese bezieht auf Menschen mit Autismus. Ihm kommt also eine aufklärerische Funktion zu. Das ist insofern hervorzuheben, als dies ein hohes Maß an Aufmerksamkeit und Transferfähigkeit voraussetzt. Warum? Nach Dzikowski gibt es, und das hat sich mit Ausnahme des TEACCH-Ansatzes, bis heute nicht grundlegend geändert, nur zwei Therapieformen speziell für autistische Kinder (Aufmerksamkeits-Interaktions-Therapie und Festhaltetherapie), alle anderen Interventionen fanden zunächst bei anderen Behinderungen und/oder Störungen Anwendung und wurden dann auf Kinder mit Autismus übertragen (vgl. Dzikowski 1991, 67). Damit schreibt der Bundesverband nicht nur die Geschichte des Autismus (fort), sondern parallel auch die Geschichte der Begleitung und Betreuung von Menschen mit Behinderung.

2. Die zeitlichen Übersichten zeigen, dass der Bundesverband vermutlich bewusst auf den Versuch einer Systematisierung der Interventionsmöglichkeiten verzichtet und alle zur Verfügung stehenden Ansätze nebeneinander darstellt. Dies könnte darin begründet liegen, dass
   a) den Betroffenen eine jeweils möglicherweise geeignete Therapieform nicht vorenthalten werden soll und die Entscheidung über die Eignung eines Verfahrens stets einzelfallbezogen sein muss und auch nur sein kann,
   b) weiterhin keine gesicherte Aussage darüber möglich ist, welche Förderungsform allein generell die besten Ergebnisse erzielen kann[14] und dass

---

14 Während Mediziner in aller Regel evidenzbasierte Verfahren anwenden, also jene, deren Wirksamkeit klinisch und quantitativ nachgewiesen werden konnte, wie zum Beispiel lerntheoretische Modelle (vgl. Poustka u. a. 2012), greifen pädagogisch orientierte Fachdisziplinen durchaus auch auf alternative, wenig(er) erprobte Interventionen zurück. Dieser Sachverhalt verdeutlicht den generellen Streit zwischen naturwissenschaftlich-empirischer und humanistischer Medizin/Psychologie/Pädagogik. Dieser Streit kann und soll hier nicht vertieft werden. Folgendes Zitat mag aber diesen grundsätzlichen Disput präzisieren:
„Schließlich ist es (…) wichtig zu betonen, dass die Auswahl geeigneter Förderziele und -methoden in der Autismus-Therapie nicht allein von wissenschaftlichen Fragen der Wirksamkeit bzw. Machbarkeit bestimmt sein darf, sondern auch ethische Werte und Fragen des Menschenbildes in die Betrachtung einbezogen werden müssen. Ein rein medizinisches Menschenbild orientiert sich an der Normalität und formuliert klare Kriterien von ‚gesund' und ‚nicht gesund'. Von Menschen mit Autismus wissen wir jedoch, dass Symptome wie Blickkontaktvermeidung, Stereotypien und Rituale, die als Teil der Störung oder Krankheit definiert sind, durchaus eine positive bzw. regulierende und damit adaptive Funktion haben können. Die Beantwortung der Frage, ob überhaupt und wie es dieses Verhalten durch gezielte Interventionen zu verändern gilt, bedarf einer anderen Annäherung als aus der rein medizinisch-wissenschaftlichen Sicht und muss unter der Einbeziehung der Perspektiven der Betroffenen erfolgen" (Döringer/Müller 2014, 20).
Verhaltenstherapeutisch orientierte Ansätze werden aktuell in der Autismusliteratur als am ehesten wirksam beschrieben, gleichermaßen unterliegen sie großer Kritik, da die möglicherweise erreichbaren Lernerfolge drohen können nicht im Verhältnis zu stehen zur Art der Beziehungsgestaltung und zum zeitlichen und monetären Aufwand. Schon 1976 (im Orig. 1970) diskutiert O'Gorman verhaltenstherapeutische Maßnahmen in der Behandlung autistischer Kinder kontrovers (vgl. O'Gorman 1976, 124ff). Und 1991 hält Dzikowski fest, „daß rückblickend die verhaltenstherapeutischen Techniken von heute erwachsenen autistischen Menschen eher negativ beurteilt werden.

c) die Symptomvielfalt eine Therapievielfalt (vgl. dazu auch Dzikowski/ Arens 1988, 1990) erfordert.

So konstatiert Dzikowski:

> „Ich würde mir wünschen, daß sich auch im Bereich der Behandlung autistischer Menschen noch weit mehr als heute die Erkenntnis durchsetzt, daß eine Therapiemethode allein der Verschiedenartigkeit der autistischen Symptomatik nicht gerecht wird, sondern mehrere, unterschiedliche Ansätze nebeneinander – und dann in auf den Einzelfall spezifisch zugeschnittener Zusammenstellung – Verwendung finden" (1991, 72f).

Gleichermaßen argumentiert Schmidt:

> „Die größten Fortschritte sind in den letzten Jahren (...) erzielt worden (...) durch die Integration verschiedener Maßnahmen" (1991, 39f).

Was hier in den 1990er Jahren festgehalten wurde, gilt bis heute unverändert. Ein jüngst erschienener Beitrag zur Frage nach der Effizienz von Autismus-Therapien in den Autismus-Therapiezentren belegt diese These für die Gegenwart autistischer Menschen und rechtfertigt damit, dass der Gedanke des Autismus-Spektrums zukünftig einhergehen wird und muss mit einem bereitzustellenden Spektrum an Behandlungsmöglichkeiten:

> „Allerdings ist eine rein verhaltenstherapeutische Ausrichtung der Förderung und Therapie von Menschen mit ASS aus Sicht der Autismus-Therapiezentren angesichts der unterschiedlichen Förderbedarfe, die es in der Praxis abzudecken gilt, aber auch auf der Grundlage des aktuellen Standes der Interventionsforschung nicht angezeigt. Stattdessen gilt es, ein breites Spektrum an wissenschaftlich begründeten und in der Praxis als hilfreich erwiesenen Methoden flexibel und zugleich systematisch einzusetzen. Ziel ist dabei stets, eine optimale Passung zwischen dem Bedarf des einzelnen Kindes/Jugendlichen und Erwachsenen sowie seines Bezugssystems auf der einen Seite und der methodischen Ausrichtung des Angebotes auf der anderen Seite herzustellen" (Döringer/Müller 2014, 14).

Die bereits von Asperger geforderte ‚kühle, sachliche Art des Verkehrs' der Pädagoginnen und Pädagogen wird als Strenge und Unnachgiebigkeit interpretiert" (Dzikowski 1991, 66). In diesem Sinne lautet ein Titel in der Zeitschrift Zeit Wissen der ZEIT: „Bloß nicht zu nett sein! Brauchen autistische Kinder besonders einfühlsame Eltern? Nein, meinen manche Experten: Sie brauchen *klare Befehle und hartes Training.* Dem kleinen Johan aus Bremen hat eine Therapie aus den USA geholfen, die viele als seelenlose Dressur kritisieren" (Zeit Wissen, Heimbach 2013, 64; Herv. im Orig.). In diesem Beitrag wird auf anschauliche Weise das Für und Wider der VT dargestellt, ebenso z. B. durch Rödler mit dem treffenden Titel „Verhaltensmodifikation zwischen Dirigismus und Entwicklungsförderung" (2006) und aktuell bei Rickert-Bolg (2014).

Tabelle 4: Zeitliche Übersicht über angewandte Therapien und (Förder-)Konzepte bei der Diagnose Autismus im schulischen und vor-, nach- und außerschulischen Bereich; publiziert in den Tagungsberichten des Bundesverbands autismus Deutschland e. V.

1. Bundestagung: Dezember **1972** in **Lüdenscheid** (ohne Arbeitstitel).
2. Bundestagung: **1973** in **Lüdenscheid**: „Therapie des frühkindlichen Autismus." (Tagungsbericht erschienen 1976).
3. Bundestagung: 01. bis 02. Mai **1976** in **Hamburg** (ohne Arbeitstitel, aber Dokumentationen in: autismus Oktober 1976, Nr. 2).
4. Bundestagung: 24. bis 25. November **1978** in **Frankfurt am Main**: „Therapie und schulische Förderung autistischer Kinder in England, USA und Deutschland." (Tagungsbericht erschienen 1979).
5. Bundestagung: 06. bis 08. November **1981** in **Baunatal**: „Die Zukunft des jugendlichen und erwachsenen Autisten."
6. Bundestagung: **1984** in **Düsseldorf**: „Therapeutische Ansätze in Theorie und Praxis."
7. Bundestagung: 15. bis 17. Februar **1991** in **Düsseldorf**: „Soziale Rehabilitation autistischer Menschen. Möglichkeiten und Grenzen."
8. Bundestagung: 18. bis 20. November **1994** in **Baunatal**: „Autismus und Familie."
9. Bundestagung: 27. bis 01. März **1998** in **Magdeburg**: „Mit Autismus leben – Kommunikation und Kooperation."
10. Bundestagung: 01. bis 03. März **2002** in **Trier**: „Autismus und Gesellschaft."
11. Bundestagung: 16. bis 18. September **2005** in **Leipzig**: „Autismus im Wandel – Übergänge sind Herausforderung."
12. Bundestagung: 05. bis 07. September **2008** in **Nürnberg**: „Autismus – der individuelle Weg."
13. Bundestagung: 07. bis 09. Oktober **2011** in **Hamburg**: „Inklusion von Menschen mit Autismus."
14. Bundestagung: 24. bis 26. Oktober **2014** in **Dresden**: „Autismus im Spektrum von Forschung und Gesellschaft."
15. Bundestagung: 09. bis 11. Juni **2017** in **Dortmund:** „Lernen – Arbeit – Lebensqualität."

Bundestagung: Jahr und Ort	**Therapieform/(Förder-)Konzept; Schwerpunktsetzung**	**Autor**
1.: 1972 Lüdenscheid	Möglichkeiten und Grenzen eines sensomotorischen Intelligenzvortrainings bei autistischen Kindern	Kiphard
	VT bei autistischen Kindern	Kehrer
	Sprachfördernde Spiele bei sprachentwicklungsgestörten Kindern	Löwe
	Grundlagen und Praxis einer Sprachanbahnung bei autistischen Kindern	Schmidt
	Eltern als Therapeuten ihrer Kinder	Wilhelm
2.: 1973 Lüdenscheid	Tagungsbericht (1976) nicht verfügbar.	
3.: 1976 Hamburg	Ohne Tagungsbericht; Dokumentationen in: autismus Oktober 1976, Nr. 2	
4.: 1978 Frankfurt a. M.	Tagungsbericht (1979) nicht verfügbar.	
5.: 1981 Baunatal	Tagungsbericht (1982) nicht verfügbar; Dokumentationen in: autismus 1982, Nr. 13	
6.: 1984 Düsseldorf	Keine Angaben zum Tagungsbericht.	

7.: 1991 Düsseldorf	Leitlinien therapeutischer Arbeit	Janetzke
	Therapieansätze – Strukturen, Ergebnisse, Kritik	Dzikowski
	Früherkennung und Frühförderung autistischer Kinder	Warnke
	Schulische Förderung	Finck
	Möglichkeiten der sozialen Rehabilitation autistischer Menschen: Leben, Arbeit, Freizeit	Cordes
	Ausbildung und Arbeit	Dalferth
	Medikamentöse Behandlung	Martinius
	Integration autistischer Menschen	Feuser
8.: 1994 Baunatal	Heimerziehung und Kooperation mit der Familie	Klauß
	Kommunikationsprobleme – Familie vs. Rest der Welt	Hoehne
	FC	Schubert/Zöller
	Symbolische Kommunikation	Ganghofer
	Sprachanbahnung	Janetzke
	Schule – Konsequenzen aus erweiterten Kommunikationsmöglichkeiten	Finck; Wohlleben
	Grundlagen der päd. Arbeit mit autistischen Menschen	Rödler
	Krisenintervention	Remschmidt/Dose
	Medikamentöse Therapie bei frühkindlichem Autismus	Warnke
9.: 1998 Magdeburg	Frühdiagnostik und Frühtherapie	Wohlleben
	Was hat sich in der Therapie autistischer Störungen bewährt?	Remschmidt
	FC	Basler-Eggen
	Therapie – Erwartung und Wirklichkeit	Hoehne
	Möglichkeiten unterstützte Beschäftigung	Dalferth
	Psychopharmaka	Dose
	Elterntrainingsprogramm in Orientierung an TEACCH	Probst
	FC	Nagy; Kerckhove
	Kommunikation über Musik und Bewegung	Scholze/Amlang
	Aufbau Sprachverständnis und Sprachkompetenz	Nieß
	TEACCH	Häußler
	Sozialtraining	Ruppert/Gersbacher
	AURICULA	Nyffenegger/Greiner
	Spieltraining	Amorosa
	Freizeitgestaltung in der Gruppe	Müller
10.: 2002 Trier	Frühförderung – Übergang in die Schule	Wohlleben
	Schulische Förderung/KMK-Empfehlung	Rumpler
	Berufliche Förderung und Eingliederung	Dalferth
	Frühdiagnostik und Frühförderung	Herpertz-Dahlmann
	Medikamentöse Therapie	Dose
	CALM-Training	Beutenmüller
	Wohnformen für Menschen mit Autismus	Haverkamp
	FC	Nagy
	Soziale Integration	Nieß; Hoehne
	Förderung sozialer Kompetenzen auf Basis von TEACCH	Häußler

	VT – Lovaas	Früh
	PECS	Lechmann
	Bildnerisches Gestalten	Weckeßer
	Gluten- und caseinfreie Ernährung	Mehl
11.: 2005 Leipzig	Früherkennung Autismus	Herpertz-Dahlmann
	Lovaas	Noller
	Verhaltensmodifikation	Rödler
	Konsequente Erziehung bei Autismus	Sinzig
	UK (elektronische Hilfen) im Alltag	Hallbauer
	FC	Griesshaber/Tieck; Sellin
	Schule und Autismus	Maaß/Rumpler
	Therapiemanual für Kinder und Jugendliche mit Asperger und High-Funct. Autismus	Lechmann/Eckert
	Förderung sozialer Kompetenzen	Häußler
	Übergänge ins Arbeitsleben	Dalferth/Vogel
	Entwicklung von Handlungsmotivation (TEACCH)	Schatz/Schellbach
12.: 2008 Nürnberg	Integration und Teilhabe	Evers-Meyer
	Früherkennung und Frühförderung von autistischen Störungen in den Niederlanden	van Engeland
	Die Spezialisten- Der Job für Dich!	Sonne
	Medikamentöse Behandlungsmöglichkeiten bei autistischen Störungen in Krisenzeiten	Dose
	Medizinische Betreuung autistischer Menschen aus Sicht von Angehörigen – ein Erfahrungsbericht	Namisio
	Verwirklichung des Rechts auf Bildung und soziale Teilhabe – Empfehlungen und Beispiele guter Praxis der Autismus-Arbeitsgruppe des Europarates	Lang
	Früherkennung und Frühförderung	Noterdaeme
	Integrative Förderung in der Regelschule	Gödecker
	ABA	Cordes, R.
	Besondere Wege der Kommunikation	Kitzinger
	Affolter als Hilfe zur Förderung sozialer und kommunikativer Fähigkeiten von Jugendlichen	Scherrer Tuckermann/Häußler
	Förderung kommunikativer Fähigkeiten als zentraler Bestandteil eines Sozialkompetenz-Trainings	Dalferth
	Bedeutung der beruflichen Rehabilitation für die Lebensqualität	Bein-Wierzbinski
	Wahrnehmung durch gezielte Bewegungsförderung	Wegenke
	FC	
13.: 2011 Hamburg	UN-Behindertenrechtskonvention und Rechtsansprüche von Menschen mit Autismus	Hüppe; Aichele; Frese
	Inklusion	Rödler; Lob-Hüdepohl
	„Asperger-Forum“	Steinhaus u. a.
	Stand der Therapieforschung und diagnostische Leitlinien	Freitag
	FC	Janz/Klauß; Schmalenbach; Koch/Lang/Noebel

	Frühe Diagnostik und Behandlung von ASS	Noterdaeme
	Multimodale Therapiemodell in der Autismustherapie am Beispiel Hamburger Autismus Institut	Rittmann
	Frankfurter Frühinterventionsprogramm	Valerian/Wilker
	Kunsttherapie	von Essen
	Autism Europass Access Tool (Autism E-PAT) – Ein Instrument zur Förderung der Teilhabe	Güthoff/Moldenhauer Schatz/Schellbach
	Inklusion und Familie	Müller-Teusler; Prim;
	Autismus und Wohnen	Gödecker Küpperfahrenberg
	Autismus und Schule (gemeinsames Lernen)	Neugebauer; Schabert
	WfbM und Autismus	Dalferth
	Inklusion durch Arbeit	
14.: 2014 Dresden	Früherkennung des Autismus	Noterdaeme
	Diagnostik der ASS	Kamp-Becker; Freitag; Sappok; Vllasaliu/ Freitag/Vogeley
	Autismus und ADHS	Sinzig
	Frühförderung nach dem Konzept „Kleine Wege“ (TEACCH)	Schatz/Schellbach Snippe
	Evidenzbasierte Sprachtherapie	Buchenau-Schlömer/
	ABA	Offergeld-Schnapka
	Gruppentraining für Erwachsene mit High-Functioning-Autismus	Rittmann
	Medikation	Dose
	Schulische Förderung resp. Inklusion	Eckert; Knorr; Theunissen
	Berufsausbildung und Begleitung allg. Arbeitsmarkt	Dalferth
	Menschen mit Asperger-Syndrom auf dem Arbeitsmarkt	Seng
	auticon	Müller-Remus
	Lebenszufriedenheit	Rickert-Bolg
	(Ambulante) Betreuung von Menschen mit Autismus	Terinde/Schweigstill; Becker
	Wünsche und Bedürfnisse älterer Eltern von erwachsenen Kindern mit Behinderung	Burtscher
	Sozialkompetenz	Zimpel

Tabelle 5 (S. 52) verdeutlicht vollends, dass die in der Geschichte des Autismus auffindbaren zahlreichen Therapieansätze einer nahezu unüberschaubaren Anzahl an Erklärungsversuchen zur Ursache des Autismus gegenüberstehen. In der Aufstellung Dzikowskis finden sich ca. 60 Ätiologietheorien (vgl. Dzikowski 1996, 37).

Die Tabelle könnte insofern infrage gestellt werden, als sie sich überwiegend an Quellen orientiert, die sich intensiv Mitte der 90er Jahre mit der Ätiologie befasst haben, dass also die Forschungsbemühungen der letzten beiden Jahrzehnte unberücksichtigt seien. Bei Sichtung der aktuellen Literatur wird aber deutlich, dass ein eindeutiger Forschungstrend erkennbar ist.

Tabelle 5: Zeitliche Einordnung und Überblick über die theoretischen Ansätze zur Ätiologie in allgemeiner Zuordnung zu den therapeutischen Vorgehensweisen (in Orientierung an Dzikowski 1996; Sautter 1995)

Zeitraum	***hereditärer/genetischer Ansatz***	***organologischer Ansatz/chemisch-biochemische Verursachungstheorien***	***kognitionspsychologischer Ansatz/Verursachungstheorien der Informations-/Wahrnehmungsstörungen***	***psychogener Ansatz***	***Verursachungstheorien im Zusammenhang mit anderen Erkrankungen***	***polyätiologischer Ansatz***
40er/50er Jahre	Kanner; Asperger					
60er Jahre	Judd/Mandell	Bönisch; Friedman	Ornitz/Ritvo	Bettelheim		Bosch
70er Jahre	Nissen; Folstein/Rutter	Rimland; Ritvo; Lempp; Delacato; Lake/Ziegler; Hutt; Darby	Frith; Hermelin; Freeman u.a.; Baum	Bettelheim; Mahler; Tomatis; O'Gorman	Weber/Schmidt; Eggers; Stubbs u.a.; Chess	Feuser; Kehrer
80er Jahre	v. Gontard; Gillberg	Rosenblum u.a.; Coleman; Seegmiller; Warren; Todd; Gualtieri/Hicks; Eichhorn/Goetze/Klein; Jantzen; Hermle/Oepen; Kischkel; Courchesne; Humphreys; Rumsey	Hartmann/Rohmann; Sievers; Innerhofer/Klicpera; Dalferth; Dacheneder	Benezon; Tinbergen/Tinbergen; Prekop; Ophir; Siegel; Tustin	Humphreys	Feuser; Nissen; Holtzapfel u.a.; Kehrer; Weber
90er Jahre bis heute	Baron-Cohen; Bölte; Bundesverband autismus; Freitag; Heubrock/Petermann; Kamp-Becker; Klauck; Kusch/Petermann; Poustka; Remschmidt/Martin; Rutter Remschmidt; Bernard-Opitz; Noterdaeme; Vogeley; Dose	Panksepp/Lensing	Frith; Dirlich-Wilhelm/Schreibman			
Störung	kognitive Verursachungsmomente, aber auch gemüthafte Beeinträchtigungen	kognitiv verursachte Wahrnehmungsstörung: wahrnehmungsmäßige Verbindung zur Umwelt gestört affektiv-emotionale Besonderheiten sind Folgeerscheinungen	kognitiv verursachte Wahrnehmungsstörung: wahrnehmungsmäßige Verbindung zur Umwelt gestört affektiv-emotionale Besonderheiten sind Folgeerscheinungen	affektiv verursachte Wahrnehmungsstörung: affektiv-emotionale Verbindung zur Umwelt gestört kognitive Besonderheiten sind Folgeerscheinungen	Ursache und Symptomatik der Primärstörung stehen im Vordergrund; autistisches Verhalten als komorbides Symptom	zentrale Persönlichkeitsstörung: Ich-Behinderung beim Aufbau von Ich-Welt und Umwelt
therapeutische Ansätze	medikamentöse Therapien verhaltensmodifikatorische Therapien psychologisch begründete therapeutische Elemente, z.B. zum Umgang mit Sonderinteressen	verhaltensmodifikatorische Therapien sensomotorische Therapien medikamentöse Therapien	kognitiv orientierte Übungstherapien verhaltensmodifikatorische Therapien sensomotorische Therapien	psychoanalytische Therapien psychologisch begründete Therapien, z.B. Festhaltetherapie (Aufbau von personaler Annäherung und von sozialen Bindungen)		Kombination verschiedener Therapieformen je nach vermuteter ätiologischer Gewichtung, auch z.B. spiel- oder musiktherapeutische Ansätze

Seit Mitte der 90er Jahre konzentriert sich die Ursachenforschung nämlich primär auf die Frage, ob Autismus genetisch bedingt sei. Klauck (2009) erstellt eine differenzierte Übersicht über Studien zur Genetik. So nennt die Autorin für den Zeitraum von 1994 bis 2008 über 80 Studien, die sich allesamt, mit jeweils verschiedenen Populationen, verschiedenen Forschungsschwerpunkten und -zugängen, in verschiedenen Regionen mit der Frage nach einer möglichen genetischen Verursachung auseinandersetzen. Daneben bearbeitet sie rund 30 Publikationen, in denen über Autismus und Genetik nachgedacht wird. Einen quantitativen Höhepunkt – gemessen an der Fülle der publizierten Studien zur Genetik – findet sich in den Jahren von 2002 bis 2008 mit rund 80 Literaturangaben. Die hohe Anzahl der Studien dieser Forschungsrichtung untermalt die aktuell in weiten Teilen einvernehmliche Annahme innerhalb der Autismusforschung, dass Autismus primär genetisch verursacht, wenn auch weiterhin nicht belegt sei (vgl. Freitag 2009, 108). „Die molekulargenetischen Untersuchungen der letzten 15 Jahre an einer Fülle von Patientenkollektiven mit ASS haben verschiedene genetische Risikofaktoren als ursächlich vorgestellt, ohne bisher zu einem gesicherten Ergebnis gelangt zu sein“ (Klauck 2009, 87).

Zusätzlich werden zwar auch weitere Faktoren als Autismus (mit-)bedingend untersucht und angenommen, z. B. Umweltfaktoren wie Virusinfektionen in der Schwangerschaft, bestimmte Medikamente in der Schwangerschaft, Geburtskomplikationen und komorbide Erkrankungen/Störungen/Behinderungen oder Vitamin- und Mineralstoffmangel, aber auch eine Beteiligung des Immunsystems, Impfungen, neuroanatomische, neurochemische und neurophysiologische Befunde (vgl. Freitag 2009, 108ff) sowie neuropsychologische Aspekte und solche, die im Rahmen der funktionellen Bildgebung gefunden werden (Schlagworte: „Theory of Mind“, „exekutive Funktionen“, „zentrale Kohärenz“ und „Spiegelneurone“). Letztere sind erst in den letzten 20 Jahren in den Fokus der Autismusforschung gerückt sind (vgl. Dziobek/Bölte 2009), allerdings stets „nur“ als begleitende mögliche Ursachen, nicht als hauptsächlich den Autismus auslösende Umstände.

> „Autismus hat nicht nur eine einzelne Ursache (...). Forscher gehen heute davon aus, dass verschiedene Gene, wahrscheinlich im Zusammenwirken mit Umweltfaktoren, zum Autismus beitragen“ (Broschüre der Autism Society of America: „Next Steps: A Guide for families New to Autism“, 2, zit. nach Dodd 2007, 23).

Ähnlich auch der Bundesverband autismus:

> „Die Ursachenforschung hat bislang noch nicht zu allgemein verbindlichen Ergebnissen geführt. Zusammenfassend sind als primäre Ursache genetische Faktoren anzusehen, während Umwelteinflüsse Auswirkungen auf den Verlauf haben können“ (Homepage des Bundesverbands autismus, 2014).

Sautter fasst die Forschungssituation folgendermaßen zusammen:

> „Was wir haben, sind eine – mittlerweile längst nicht mehr überschaubare – Menge von Einzelbefunden, die häufig auf der Basis minimaler Stichproben zustandekamen bzw. -kommen; die zwar unterschiedlichste Ätiologieannahmen ermöglichen, oft aber nur bei einem Teil der jeweiligen Stichproben beobachtet werden können; die sich teils zwar entsprechen, häufiger sich aber widersprechen und so keine Hilfe auf der Suche nach möglichen Entstehungsbedingungen und Entstehungsverläufen dieser Seinsform bieten" (1995, 28).

Trotz dieser immensen Forschungsbemühungen in den letzten 20 Jahren bleibt die Frage nach der/den Ursache(n) für autistisches Verhalten also weiter unbeantwortet, und so schließt sich der Kreis in zweifacher Hinsicht: einmal in Bezug auf das Bleuer-Zitat, das ja Ausgangspunkt für diesen Exkurs war, aber auch im Blick auf die Autismusforschung selbst, die mit Kanner und Asperger Autismus als genetisch bedingt annahm und heute nach (Um-)Wegen in die organologischen, biologischen, biochemischen, kognitionspsychologischen, wahrnehmungsverarbeitungsorientierten, psychogenen und polyätiologischen Verursachungstheorien zurückgekehrt ist zu ihrem „Ursprung", ohne diesen je ganz aus den Augen verloren zu haben. Diese „Abzweigungen" müssen weiter Berücksichtigung finden als mit bedingende und erklärende Elemente, solange die Ursache des Autismus unergründet bleibt.

Was Nissen für die (Ideen-)Geschichte der Kinder- und Jugendpsychiatrie festhält, ist auch übertragbar auf die Geschichte der Autismusforschung:

> „Für die Kinder- und Jugendpsychiatrie (...) ist Geschichte deshalb nicht allein als Ideengeschichte von Bedeutung, sie ist immer auch eine Geschichte ihrer Fehler und Irrtümer. Auch für die Kinder- und Jugendpsychiatrie, die wie alle anderen Fachgebiete auf Kreativität und Innovationen angewiesen ist, besteht die Gefahr, neue, tatsächlich jedoch längst widerlegte Hypothesen als Novitäten zu präsentieren oder bewährte Therapien allzu rasch zu verwerfen, wenn sie dem modischen Zeitgeist nicht entsprechen" (Nissen 2005, 15).

3.2 Von der Autismusforschung vermutete und rekonstruierte Erstbeschreibungen von Menschen mit autistischen Verhaltensweisen

In aktuellen Einführungswerken zum Thema Autismus finden sich Verweise über im Rückblick anzunehmende klinische und noch eher unsystematische Beschreibungen über beobachtete Kinder mit vermutlich autistischen Verhaltensweisen. Die Quellen sind eher rar, was zum einen darauf zurückzuführen sein kann, „daß bis ins 19. Jahrhundert kaum ausführliche schriftliche Berichte über psychische Störungen im Kindes- und Jugendalter vorlagen oder zu wenig beachtet wurden, und zum andern (…), daß eine präzise Interpretation der auf die multiplen Ursprünge unseres Faches hinweisenden psychiatrischen, pädiatrischen, neurologischen, heilpädagogischen oder psychologischen Texte oft problematisch ist" (Nissen 2005, 13). Diese Beschreibungen sind zeitlich vor Bleuler einzuordnen und werden im Folgenden knapp genannt. Insgesamt haben diese Verweise und Publikationen eher marginalen Einfluss auf die Autismusforschung genommen. Sie sind aber im Kontext der Frage von Interesse, ob es „den Autismus" schon immer gab und dieser aufgrund mangelnder begrifflicher Zuordnungen unentdeckt blieb oder aber ob „der Autismus" eine Zeiterscheinung ist bzw. weshalb die Diagnose Autismus mit Blick auf die Geschichte in ihrer Häufigkeit einen deutlichen Anstieg zeigt.

1721: Gerhardt Nissen verweist auf den im Jahr 1721 geborenen Jungen Christian Heineken, der als ‚Knabe von Lübeck' schon zu Lebzeiten bekannt ist und als Wunderkind gilt. Er kennt alle Geschichten des Neuen und des Alten Testaments, die Dynastiefolge der Assyrer, Perser, Griechen, Römer und der europäischen Länder, unterhält sich fließend auf Dänisch, Lateinisch und Französisch. Das Kind wurde nur vier Jahre alt. In seinem kurzen Leben verweigert es feste Nahrung, wird von einer Amme versorgt, verlangt immerfort nach frischer Wäsche und gewaschen zu werden. Es wird angenommen, dass aus heutiger Sicht die Diagnose Asperger-Syndrom bzw. High-Functioning-Autismus gestellt werden würde (vgl. Nissen 2002, 272).

1747: Im Jahr 2000 erscheint in England eine Publikation von Uta Frith (deutsche Kognitionswissenschaftlerin und führende Autismusforscherin aus London) und Robert Allan (Rab) Houston (englischer Sozialhistoriker aus Schottland). Sie analysieren den Fall „Hugh Blair". Es handelt sich um einen 39-jährigen Mann, der Sohn eines schottischen Großgrundbesitzers war. Seine Heiratsfähigkeit wurde im Jahr 1747 gerichtlich in Edinburgh überprüft. Seinerzeit wurde er als „Narr" eingestuft, seine Ehe wurde wegen seiner angenommenen geistigen Behinderung annulliert. In ihrer Publikation rekonstruieren sie u. a. unter Einbezug aktueller Autismustheorien und sozialhistorischer Überlegungen, dass es sich um einen autistischen Mann gehandelt haben muss (vgl. Bölte 2009, 23; Frith/Houston 2000; Wolff 2004, 202).

1749: Von König Christian VII (1749–1808), König von Dänemark und Norwegen, der als so genannter „geisteskranker" wie auch ausgesprochen begabter Mensch in die Geschichte einging, nimmt der Kopenhagener Facharzt für Kinder- und Jugendpsychiatrie Ole Sylvester Jørgensen an, dass aus heutiger Sicht die Diagnose Asperger-Syndrom gestellt werden würde (vgl. Jørgensen 2002, 78ff).

1784: Ole Sylvester Jørgensen nimmt Bezug auf die Autobiographie des dänischen Chirurgen Carl Friedrich Reiser (1718–1786) aus dem Jahr 1784, die 1944 von dem Psychiater Paul Reiter in Form einer Psychobiographie aufgearbeitet wurde, diagnostisch aber nicht vollends eingeordnet werden konnte. Jørgensen nimmt, Reiter zitierend, an, dass bei Reiser die Diagnose Asperger-Syndrom zutreffend wäre (ebd. 2002, 75ff).

1799: Jean Marc Gaspard Itard (1774–1838), französischer Arzt und Taubstummenlehrer dokumentiert seine fünfjährige Zeit mit „Victor“, dem so genannten „Wilden von Aveyron“, einem 11 bis 12-jährigen Jungen, der 1799 nahezu nackt, vollkommen vernachlässigt und verwildert im Wald aufgegriffen und u. a. von Itard in sein Haus aufgenommen und betreut wurde. Itards Beschreibungen veranlassten einige Autoren, u. a. John und Lorna Wing sowie Uta Frith (vgl. Wolff 2004, 203) dazu, anzunehmen, dass Victor auch autistische Verhaltensweisen zeigte (vgl. Walter 2007, 18). Kanner selbst war der Fall „Victor“ bekannt, erwähnt aber nicht die Möglichkeit einer Autismusdiagnose (vgl. Wolff 2004, 203).

1809: John Haslam (1764–1844), Apotheker am Bethlam-Hospital („Bedlam“) in London, geht in seinen „Beobachtungen über Wahnsinn und Melancholie“ im Kapitel mit dem Titel „Fälle von geisteskranken Kindern“ auf einen fast 7-jährigen Jungen ein, der eine Reihe von autismustypischen Verhaltensweisen aufweist. In den 60er Jahren wird von Vaillant diskutiert, ob es sich tatsächlich um einen Jungen mit der Diagnose Frühkindlicher Autismus handelte oder eher die Vermutung naheliegen könnte, dass die Diagnose einer „geistigen Behinderung“ infolge einer Enzephalitis zutreffender sei (vgl. Wolff 2004, 202).

1879: Die im Jahr 1879 erschienene Publikation „The Pathology of Mind“ von Henry Maudsley (1835–1918), Pionier der britischen Psychiatrie, enthält das Kapitel: „Zum Wahnsinn im frühen Leben“. U. a. geht er hier auf einen 13 Jahre alten Jungen mit der im Rückblick zu vermuteten Diagnose Asperger-Syndrom ein. Kanner war diese Schrift vertraut (vgl. ebd., 202).

1887: In seinem Lehrbuch „Die psychischen Störungen des Kindesalters“ (1887) beschreibt Hermann Emminghaus (1845–1904), ein deutscher Psychiater und Universitätsprofessor, zu dessen Ehren u. a. eine Station der Kinder- und Jugendpsychiatrie der Universitätsklinik in Freiburg benannt wurde, Kleinkinder mit einer von Geburt an bestehenden „‚Unfähigkeit, in abstrakten, von der Sinnlichkeit ganz losgelösten Begriffen zu denken‘. Sie würden schon als Säuglinge ‚matt und leer‘ blicken. Sie würden die Stimme der Mutter nicht erkennen. Beim Anblick der Mutter würden die Kinder nicht lächeln und ‚kein Zeichen der Zuneigung, der Freude‘ zeigen. Sie könnten offenbar keine Gehörreize wahrnehmen und keine ‚phonetischen und mimischen Äußerungen‘ von sich geben“ (Nissen 2005, 467).

1917: Darr und Worden (Maryland/USA) beschreiben im Jahre 1951 den Fall „Jane", eine 1917 geborene 32-jährige Frau mit akuter Psychose, von der die Autoren annehmen, dass sich ein ursprünglich vorliegender Frühkindlicher Autismus (klinische Diagnose im Alter von vier Jahren) im Verlauf der Zeit entwickelte in eine begrenzt selbstständige, aber stets labile Lebensführung. Sie gehen davon aus, dass am Beispiel dieser Patientin ein möglicher Verlauf einer autistischen Symptomatik aufgezeigt werden kann (vgl. Darr/Worden 1951).

1920: Bruno Bettelheim (1903–1990) äußert 1977 die Vermutung, dass die 1920 in Indien von Joseph Amrito Lal Singh aufgefundenen Wolfskinder, die „Mädchen von Midnapore, Amala und Kamala" möglicherweise rückblickend als autistisch diagnostizierbar seien (vgl. Sautter 1995, 13). Singh nahm die beiden Mädchen in das von ihm geleitete Waisenhaus auf und hielt seine Beobachtungen in einem Tagebuch fest.

1922: Von dem US-amerikanischen Psychologen Lightner Witmer (1867–1956) wird im Jahre 1922 ein knapp dreijähriger Junge beschrieben, dessen beobachtete Kontaktlosigkeit, Veränderungsangst, Stereotypien und Sprachlosigkeit heute den Verdacht einer Autismusdiagnose zulassen würden. Allerdings zeigte er auch autismusuntypische Verhaltensweisen, wie, dass er nicht nur Menschen scheinbar nicht beachtete, sondern auch Gegenstände (vgl. ebd., 14).

1926: Der in Heidelberg tätige Kinderpsychiater August Homburger (1873–1930) geht in seiner Monographie „Psychopathologie des Kindesalters" bei der Beschreibung ‚schizoid-psychopathischer' Kinder auf ‚stille, scheue, zurückgezogene, nur für sich selbst lebende Kinder' (ebd., 467) ein, deren Verhaltensweisen er umschreibt als „Abwendung vom äußeren Leben bei starker Zuwendung zu den Vorgängen im eigenen Innern" (Nissen 2005, 467).

1926: Grunja Jefimowna Sucharewa (1891–1981), Mitbegründerin der Kinder- und Jugendpsychiatrie in Russland, beschreibt 1926 sechs Jungen im Alter von 10 bis 13 Jahren, die sie im Rahmen ihrer Tätigkeit an der psychoneurologischen Kinderklinik in Moskau beobachtete und deren Verhalten sie mit dem Begriff der „schizoiden Psychopathie" zusammenfasste. Amorosa, die sich u. a. mit dem Beitrag von Sucharewa auseinandersetzt, hält fest:

> „Die ausführliche Beschreibung der Fälle erlaubt eine gewisse diagnostische Einordnung. Fälle 1, 3, 4, 5 und 6 klingen wie Beschreibungen von Kindern mit einem Asperger-Syndrom. Als typisch wird eine motorische Ungeschicklichkeit bei den Kindern beschrieben. Alle Kinder sind intellektuell durchschnittlich oder überdurchschnittlich begabt, zeigen wenig oder gar kein Interesse am Spiel mit anderen Kindern, können sich schlecht in die Gruppe einordnen und zeigen wenig Interesse an anderen Menschen. Die Kinder sind

musikalisch. Als ein Symptom aller Kinder wird eine ‚autistische Einstellung' beschrieben (…)" (Amorosa 2010, 13).

1938: Amorosa verweist darauf, dass Hans Asperger bereits im Jahre 1938 einen Jungen im Alter von 7,6 Jahren unter Einführung der Bezeichnung der „autistischen Psychopathie" in seinem Beitrag: „Das psychisch abnorme Kind" folgendermaßen beschrieb: „Innerhalb dieser wohl charakteristischen Gruppe von Kindern, die wir wegen der Einengung ihrer Beziehungen zur Umwelt, wegen der Beschränkung auf das eigene Selbst (autos) ‚autistische Psychopathen' nennen, gibt es nun freilich wieder recht verschiedene, auch recht verschieden zu bewertende Menschen" (ebd., 13). Daneben geht sie davon aus, dass Kanner diese Publikation Aspergers bekannt war (vgl. ebd., 13f).

Neben diesen vermuteten und rekonstruierten Fällen vor Bleuler findet sich in der Autismusforschung eine weitere Form der hypothesengeleiteten Rekonstruktion von „Fällen": Hierbei handelt es sich um Persönlichkeiten der Geschichte, die aus heutiger Perspektive dem Autismus-Spektrum zuzuordnen sein könnten. Diese sind in Tabelle 6 aufgelistet. Es hat nicht nur Unterhaltungswert darüber nachzudenken, wer möglicherweise mit heutigem Erkenntnisstand als autistisch wahrgenommen worden wäre. Vielmehr wird mit dieser Perspektive die These unterstrichen, dass autistische Verhaltensweisen historisch nachweisbar und damit dem Menschsein zugehörig sein können.

Tabelle 6: Persönlichkeiten mit einer im Rückblick vermuteten Diagnose aus dem Autismus-Spektrum (vgl. Simonik/Vitkova 2008, 67f; Bölte 2009, 17)

Wissenschaftler	**Staatsmänner**	**Philosophen**	**Schriftsteller**	**Komponisten**	**Künstler**
Hans Asperger (1906–1980)	Carl XII von Schweden (1682–1718)	Baruch de Spinoza (1632–1677)	Hans Christian Andersen (1805–1875)	Belá Bartók (1881–1945)	Wassily Kandinsky (1866–1944)
Alexander Graham Bell (1847–1922)	Christian VII von Dänemark (1749–1808)	Immanuel Kant (1724–1804)	Isaac Asimov (1920–1992)	Ludwig van Beethoven (1770–1827)	Michelangelo (1475–1564)
Henry Cavendish (1731–1810)	Thomas Jefferson (1743–1826)	Friedrich Nietzsche (1844–1900)	Jane Austen (1775–1817)	Anton Bruckner (1824–1896)	Vincent van Gogh (1853–1890)
Charles Darwin (1809–1882)	Lenin (1870–1924)	Henry Thoreau (1817–1862)	Emily Dickinson (1830–1886)	Glenn Gould (1932–1982)	Alfred Hitchcock (1899–1980)
Thomas Alva Edison (1847–1931)		Ludwig Wittgenstein (1889–1951)	Franz Kafka (1883–1924)		Gustav Mahler (1860–1911)
Albert Einstein (1879–1955)			H. P. Lovekraft (1890–1937)		Wolfgang Amadeus Mozart (1756–1791)
Henry Ford (1863–1947)			George Orwell (1903–1950)		Richard Strauss (1864–1949)
Oliver Heaviside (1850–1925)			George Bernard Shaw (1856–1950)		Andy Warhol (1928–1987)
Carl Jung (1875–1961)			Mark Twain (1835–1910)		
Isaac Newton (1642–1727)					
Srinivasa Ramanujan (1887–1920)					
Bertrand Russell (1872–1970)					
Nikola Tesla (1856–1943)					
Alan Turing (1912–1954)					

„Je mehr Erkenntnisse gewonnen werden, umso mehr verdichtet sich jedoch das Gefühl, dass die Erforschung dieser Störung erst am Anfang steht.“
In: Judith Sinzig: Frühkindlicher Autismus. Heidelberg 2011, S. 6.

* * *

4 Zu den Erstbeschreibern des Autismus: Leo Kanner und Hans Asperger

Am 13.06.**1896** wird **Leo Kanner**[15] in Klekotow/Österreich-Ungarn (heutige Ukraine) geboren. Von 1913 bis 1919 studiert er in Berlin Medizin, 1921 promoviert er an der Universität in Berlin. An der Charité ist er von 1920 bis 1923 Assistent. Im Jahr 1924 wandert er in die USA aus und erhält dort eine Assistentenstelle am State Hospital in Yankton, Süddakota. Ab 1930 baut er als Direktor die Abteilung für Kinder- und Jugendpsychiatrie am John Hopkins Hospital in Baltimore/Maryland auf, um dort ab 1933 als Professor für Psychiatrie und ab 1948 bis zu seiner Emeritierung 1959 als Professor für Pädiatrie tätig zu sein. 1935 wird von Kanner das erste amerikanische Lehrbuch mit dem Titel „Child Psychiatry“ publiziert. 1943 beschreibt er unter dem Titel „Die autistischen Störungen des affektiven Kontakts“ acht Jungen und drei Mädchen im Alter von 2;4 bis 9 Jahren bei Erstvorstellung. Am 03.04.**1981** stirbt Kanner im Alter von 85 Jahren (vgl. Nissen 2005, 477ff).

Hans Asperger[16] wird am 18.02.**1906** in der Nähe von Wien geboren. Er studiert in Wien Medizin, wird 1931 promoviert, arbeitet im Anschluss als Assistent in der Wiener-Universitäts-Kinderklinik und übernimmt 1932 die Leitung der Heilpädagogischen Abteilung der Universitäts-Kinderklinik in Wien. **Clemens von Pirquet** (1874–1929), auf den der Allergiebegriff zurückgeht und dessen Nachfolger **Franz Hamburger** (1874–1954) sind seine Lehrer (vgl. ebd. 2005, 466). 1941 wird Asperger Oberarzt der Heilpädagogischen Abteilung. 1943 reicht er seine Habilitationsschrift: „Die autistischen Psychopathen im Kindesalter“ ein, in der er vier Jungen im Alter von 6 bis 8;5 Jahren bei Erstvorstellung beschreibt. 1957 folgt er dem Ruf nach Innsbruck als Vorstand der dortigen Universitäts-Kinderklinik, 1962 kehrt er nach Wien zurück und hat bis zu seiner

15 Ausführlich rekonstruiert Silberman die Biographie Kanners, womit er einen hochinteressanten Beitrag für die Autismusforschung leistet (Silberman 2016, 153ff).

16 Erst nach Abschluss und Einreichen des Manuskripts erscheint die Publikation „Aspergers Kinder“ der Historikerin Sheffer, in der sie die Geschichte der Psychiatrie im Nationalsozialismus und die Rolle bzw. Beteiligung Aspergers in dieser Zeit untersucht (Sheffer 2018). Daher kann sie an dieser Stelle leider keine Berücksichtigung finden.

Emeritierung 1977 den Lehrstuhl für Pädiatrie und die Leitung der Universitäts-Kinderklinik Wien inne (vgl. ebd., 466). Am 21.10.**1980** stirbt er im Alter von 75 Jahren.

In der einschlägigen Autismusliteratur (vgl. Bölte 2009, 21ff) wird immer wieder auf Kuriositäten hingewiesen:

So sind sich Kanner und Asperger nie begegnet und verfassen ihre Arbeiten in gegenseitiger Unkenntnis.[17] Kanners erste Publikation zum Thema erscheint 1943, Aspergers nur ein Jahr später, allerdings streng genommen gleichzeitig, da er diese als Habilitationsschrift ebenfalls im Jahr 1943 an der Universität zu Wien einreicht.[18] Beide sind Europäer, sie beschreiben zeitgleich aus klinischer Sicht ein vergleichbares Phänomen, das sie beide mit dem Begriff des Autismus greifbar machen wollen und sie sterben in nur sehr kurzen Abständen. Beide gelten als Pioniere der Kinder- und Jugendpsychiatrie, der eine in den USA, der andere in Europa, da sie sich explizit der Persönlichkeit und Lebenssituation junger Menschen mit Verhaltensauffälligkeiten widmen. Hierbei beziehen sie sich zwangsläufig zu Teilen auf vorhandene Erkenntnisse der Psychiatrie des *Erwachsenen*bereichs, was insofern bemerkenswert ist, als sich aus heutiger Sicht die Lage wiederum umkehrt: Während in der Nachkriegszeit Beschreibungen von Kindern und Jugendlichen aus psychiatrischer Sicht eher rar und wenig verallgemeinerbar waren, zeigt sich gegenwärtig Forschungsbedarf für die Beschreibung, Diagnosestellung und Unterstützung des Autismus im Erwachsenenalter. Vogeley hält diesbezüglich (vor Erscheinen des DSM-V) fest:

> „Bemerkenswert ist, dass es keine spezifischen diagnostischen Kriterien für das Erwachsenenalter gibt, sondern nur für das Kindesalter. Bisher wird also von den diagnostischen Klassifikationssystemen der ‚International Classification of Disease' (ICD-10) und ‚Diagnostic and Statistical Manual' (DSM-IV) ignoriert, dass Erstdiagnosen auch im Erwachsenenalter gestellt werden. Das kann mit bedeutsamen Unterschieden einhergehen, weil Erwachsene ja über Lernstrategien und Kompensationsmechanismen ihr konkretes Verhalten verändern können. Trotzdem kann aber hinter dem Verhalten auch weiterhin das autistische Erleben deutlich werden" (2012, 95).

---

17 Silberman deckt einige Indizien dafür auf, dass zumindest Kanner Kenntnis gehabt haben muss von Asperger und seinen Überlegungen. Er schließt nicht aus, dass Kanner ein kalkuliertes Interesse daran hegte, durch Annahme der gegenseitigen Unkenntnis beider wichtiger Forscher selbst als Erstbeschreiber in die Geschichte einzugehen, und zwar aus dem einfachen Grund, die eigene Reputation zu stärken (vgl. Silberman 2016, 168ff, 177ff)!

18 Kumbier/Domes u. a. machen darauf aufmerksam, dass Asperger den Begriff der „Autistischen Psychopathie" erstmals schon am 03.10.1938 in einem Fortbildungsvortrag und auch in nachfolgenden Jahren in Vorträgen der Wiener Medizinischen Gesellschaft für Kinderheilkunde und der Wiener Gesellschaft für Heilpädagogik verwendet (vgl. 2010, 58).

Dieser Tatbestand ist daher als ein weiterer, eigentlich sonderbarer festzuhalten: Die Geschichte des Autismus nimmt ihren Ausgang in der Abgrenzung von adoleszenten devianten Biographien, ihren Beschreibungen und Klassifikationen und endet im Heute wiederum in dem Bemühen, aber in umgekehrter Richtung, ausgehend von der kindlichen autistischen Symptomatik diese von Erscheinungs- und Erlebensformen im Erwachsenenalter zu trennen bzw. zu differenzieren.

Die phänomenologisch orientierten und differenzierten Beobachtungen Kanners und Aspergers sind hinlänglich rezipiert, in Tab. 7 findet sich eine Übersicht.

Tabelle 7: Gegenüberstellung von Kanner und Asperger (vgl. Bosch 1962, 1ff; Rödler 1983, 13ff; Sautter 1995, 46ff; Steindal 1996, 22ff; Walter 2007, 38ff; Sinzig 2011, 80)

Kanner **Frühkindlicher Autismus** **(Psychotische Störung)**	**Asperger** **Autistische Psychopathie** **(Psychopathie)**
Diagnostische Einordnung	
• Frühkindlicher Autismus als ein Syndrom, als eine abgrenzbare nosologische Einheit, die sich am ehesten den Schizophrenien zuordnen lässt • Geschlechterverhältnis: Jungen zu Mädchen: 4:1 • Diagnosezeitpunkt ca. im Alter von 2 bis 3 Jahren	• „Psychopathen im Kindesalter“ als eine Sondergruppe abnormer Kinder mit schwersten Beziehungsmängeln sowie Kinder mit nur leichten Auffälligkeiten im Bereich der Kontaktaufnahme • nur Jungen • Diagnosezeitpunkt ca. im Alter von 7 bis 10 Jahren
Beginn und Verlauf	
• ab Geburt, beobachtbar im 1. Lebensjahr • nimmt zunächst einen Rückzug von der sozialen Umwelt an; präzisiert später diese Auffassung, indem er festhält, dass es sich eher um eine „from the start more or less firmly intrenched autistic aloneness“ handele • sich im Verlauf der Entwicklung verändernde Verhaltensauffälligkeiten, die lebenslang erheblich erschwerend bleiben	• ab Geburt, weniger beobachtbar im 1. Lebensjahr, aber auffallend ab dem 2. Lebensjahr • eher gleichbleibende Verhaltensauffällig-keiten, aber lebenslänglich bestehend
Symptome Bezug zur personalen und dinglichen Umwelt	
• Kardinalsymptom 1: extreme Abkapselung von der personalen Umwelt: Isolierung: Umgebung wird (scheinbar) ignoriert oder nicht wahrgenommen, lassen sich (scheinbar) nicht stören, Kontaktstörungen quantitativ sichtbar • instrumenteller Gebrauch anderer Personen eher häufig: Menschen oder einzelne ihrer Körperteile als Objekte • Kardinalsymptom 2: Beharren auf Gleicherhaltung der dinglichen Umwelt (räumlich und zeitlich): Veränderungsangst	• Einengung des Bezugs zur personalen Umwelt – Fehlen jeglicher affektiven Begleiterscheinung des Verhaltens, Gegenwart anderer wird als Störfaktor erlebt, Kontaktstörungen qualitativ sichtbar • kaum bis kein instrumenteller Gebrauch anderer Personen • starke Heimwehreaktionen als Ausdruck von Veränderungsangst

<table>
<tr><th colspan="2">Sprache</th></tr>
<tr><td>• erheblich retardierte Sprechentwicklung, ca. 30% der Kinder bleiben ohne aktiven Gebrauch der Verbalsprache (seltene Ausnahme: einzelne Äußerungen in extremen psychischen Belastungssituationen)
• Eindruck, Kinder seien taubstumm
• bei den Kindern mit Sprache, zahlreiche Besonderheiten, wie: (verzögerte) Echolalie, pronominale Umkehr, Analogien, Wortneuschöpfungen
• kommunikative Funktion der Sprache nicht wahrnehmbar, keine spontane Satzbildung
• auffallend monotone, computerhaft wirkende, gepresste Artikulation,
• Vermeidung von Blickkontakt</td><td>• Sprachentwicklung sehr früh, häufig vor dem Laufenlernen
• Besonderheiten in Wortwahl, Morphologie und Grammatik
• häufig besondere Originalität der Sprache, „Spontanreden“
• gehäuft auffallende Wortneuschöpfungen
• kommunikative Funktion der Sprache der nicht wahrnehmbar
• monotone, computerhaft wirkende, gepresste Artikulation
• Vermeidung von Blickkontakt</td></tr>
<tr><th colspan="2">Motorik</th></tr>
<tr><td>• bemerkenswerte feinmotorische Geschicklichkeit, oft auch grobmotorisch unauffällig, aber häufig Bewegungsstereotypien, bizarre Bewegungsabläufe, z. B. Fingerspiele vor den Augen, rhythmische Bewegungen mit dem Kopf oder Oberkörper
• häufig motorische Unruhe
• meist Gehen vor Sprechen (sofern Sprachentwicklung erkennbar)
• häufig Zehenspitzengang</td><td>• motorische Ungeschicklichkeit, Bewegungsstereotypien, bizarre Bewegungsabläufe, z. B. abrupte, eckige, verkrampfte, plumpe Bewegungen, fehlendes Körperschema
• meist Sprechen vor Gehen
• eher selten Zehenspitzengang</td></tr>
<tr><th colspan="2">Intelligenz</th></tr>
<tr><td>• wirkt oft erheblich retardiert, sehr uneinheitliches Intelligenzprofil</td><td>• eher durchschnittlich bis überdurchschnittlich, allerdings häufig nicht im alltäglichen Handeln</td></tr>
<tr><th colspan="2">Emotionalität</th></tr>
<tr><td>• disharmonisch wirkendes Gefühlsleben, zwischen Wutausbrüchen und apathisch erscheinendem Verhalten, massive Ängste
• eingeschränkte Theory of Mind-Fähigkeiten</td><td>• disharmonisch wirkendes Gefühlsleben, erhöhte passive Empfindlichkeit, Depressionsneigung, angstvolles Verhalten
• eingeschränkte Theory of Mind-Fähigkeiten</td></tr>
<tr><th colspan="2">Interessen</th></tr>
<tr><td>• teilweise Sonderinteressen, je nach intellektuellen Möglichkeiten auf unterschiedlichem Niveau</td><td>• häufig Sonderinteressen, die mit Beharrlichkeit und Ideenreichtum verfolgt werden, lexikalisches Wissen, das eher selten funktional oder logisch verknüpft werden kann</td></tr>
<tr><th colspan="2">Spielverhalten</th></tr>
<tr><td>• stereotyper, nicht zweckentsprechender oder konstruktiver oder am Aufforderungscharakter orientierter Umgang mit Spielzeug
• kein soziales Spiel mit anderen Kindern
• eher Erwachsenen als Kindern zugetan
• kein Rollenspiel</td><td>• häufig auf Sonderinteressen gerichtetes Spiel, in diesem Sinne stereotyper, nicht zweckentsprechender oder am Aufforderungscharakter orientierter Umgang mit Spielzeug
• wenig bis kein bzw. unbeholfen wirkendes soziales Spiel mit anderen Kindern
• kein Rollenspiel
• kein bis geringes Regelverständnis</td></tr>
</table>

äußeres Erscheinungsbild	
• meist eher unauffällig, häufig ausgesprochen hübsch, zuweilen auch auffallende Ausprägung einzelner Gesichtspartien, meist altersentsprechende Körperproportionen	• meist wohlgestaltetes Antlitz („Prinzengesicht"), zuweilen auch auffallende Ausprägung einzelner Gesichtspartien, „charaktervoll", meist altersentsprechende Körperproportionen

Kanner und Asperger entwerfen als erste ein je eigenes Autismusbild, überhaupt *die* ersten Bilder, die den Namen Autismus tragen und bis heute als aktuell gelten. Es handelt sich um zwei Autismusbilder mit unterschiedlicher Gestalt, mit unterschiedlichen Ausprägungen. Dies dürfte damit zu erklären sein, dass sich auf der einen Seite die von Kanner und Asperger beobachteten Kinder auf dem gesamten Spektrum autistischer Verhaltensweisen bewegen, dass also je verschiedene Personenkreise bei ihnen vorstellig wurden. Auf der anderen Seite führt die *Art und Weise* der Beobachtung und Beschreibung, also die Form des Zugriffs zu jeweils anderen Schwerpunktsetzungen der Einordnung des Verhaltens.

Diese Bilder entstehen durch die Annahme, dass trotz der Uneinheitlichkeit der beobachteten Verhaltensweisen diese Kinder zu einer einheitlichen Gruppe zusammenfassbar sind. Kanner und Asperger geben den Bildern ihre Gestalt.

Kanner ordnet den Frühkindlichen Autismus den Psychosen zu, Asperger spricht von einer Autistischen Psychopathie. Damit nimmt Kanner an, dass Autismus einhergeht mit einer Störung der Persönlichkeitsentwicklung, die Idee der tiefgreifenden Entwicklungsstörung im heutigen Sinne ist angedacht. Während Kanner das Verhalten der Kinder als explizit abweichend, von außen wenig bis kaum logisch verstehbar einordnet (ohne diesem per se aus subjektiver Sicht seine Sinnhaftigkeit zu entziehen), fasst Asperger das autistische Verhalten als zwar ungewöhnlich, unüblich und skurril, aber doch verstehbar. Asperger geht von einer „Charaktervariante" aus (vgl. Walter 2007, 62) – das ist wichtig: Wird die Autistische Psychopathie doch 1994 in der ICD-10 und 1996 im DSM-IV den tiefgreifenden Entwicklungsstörungen zugeordnet und damit von einer Persönlichkeitsstörung abgegrenzt[19]. Maria Asperger Felder, geb. 1946 in Wien und als Kinder- und Jugendpsychiaterin in Zürich wirkend, definiert das nach ihrem Vater benannte Syndrom ebenfalls nicht als Krankheit oder *Persönlichkeits*störung, sondern als „ein Anderssein, als eine Besonderheit. Autismus ist ganz klar keine Krankheit, sondern eine Störung (…)" (Asperger Felder 2014, 1). Und an anderer Stelle:

> „Autismus ist eine angeborene Persönlichkeitsstruktur. Sie zeichnet sich durch eine ganz besondere Art aus, in der Autisten die Welt wahrnehmen und ihre Erfahrungen verarbeiten.

19 vgl. zur Unterscheidung von Persönlichkeitsstörungen und tiefgreifenden Entwicklungsstörungen Remschmidt/Kamp-Becker 2006, 13.

> Autismus ist ein grundlegendes Anderssein. Je nach der Schwere der autistischen Störung und den damit verbundenen Schwierigkeiten im Alltag können diese Menschen allerdings Auffälligkeiten entwickeln, die Krankheitswert haben. Sie können mit vermehrtem Rückzug, mit Verweigerung oder mit Aggression reagieren. Im Erwachsenenalter führt die permanente Überforderung oft zu Depressionen" (Asperger Felder 2013, 1).

Kanners Beschreibungen finden im Vergleich zu Asperger in der Welt deutlich früher Beachtung, was u. a. damit zusammenhängt, dass er im Gegensatz zu Asperger in englischer Sprache publiziert. Daneben und vermutlich ebenfalls aus diesem Grund findet das von ihm beschriebene Erscheinungsbild deutlich früher Einzug in die Klassifikationssysteme **ICD** (Internationale Statistische Klassifikation der Krankheiten und verwandter Gesundheitsprobleme, herausgegeben von der WHO) und **DSM** (Diagnostisches und Statistisches Handbuch Psychischer Störungen, herausgegeben von der American Psychiatric Association). Da in keiner deutschsprachigen Publikation *alle* historisch aufeinander aufbauenden Beschreibungen des Autismus in der ICD und dem DSM in *einer* Übersicht dargestellt sind, soll diesem Defizit im folgenden Abschnitt 4.1 Abhilfe geschaffen werden (was der Leserin und dem Leser Recherchearbeit erleichtert), wobei die diagnostischen Kriterien für das Asperger-Syndrom unter 4.3 aufgeführt sind.

4.1 Autismus in den Klassifikationssystemen ICD und DSM

Während in der **ICD-8** von **1968** Autismus unberücksichtigt bleibt, wird im **DSM-I** von **1952** (nicht verfügbar) und **DSM-II**, das im Original im Jahre **1968** erscheint (dt. Übersetzungen liegen jeweils nicht vor), Autismus weiterhin der kindlichen Schizophrenie zugeordnet (vgl. Kamp-Becker/Bölte 2011, 8) bzw. entspricht dieser. Dies könnte erklärbar machen, weshalb insbesondere im anglo-amerikanischen Raum dieser Einschätzung entsprochen wird. Europäische und russische Autoren trennen tendenziell Autismus von der kindlichen Schizophrenie (vgl. hierzu die umfassende Übersicht bei Eggers 1978, 6ff).

Autismus als kindliche Schizophrenie im DSM-II (1968)
(DSM-II 1968, 35)

295.8 Schizophrenia, childhood type

This category is for cases in which schizophrenic symptoms appear before puberty. The condition may be manifested by autistic, atypical, and withdrawn behavior; failure to develop identify separate from the mother's; and general unevenness, gross immaturity and inadequacy in development. These developmental defects may result in mental retardation, which should also be diagnosed.

(This category is for use in the United States and does not appear in ICD-8. It is equivalent to "Schizophrenic reaction, childhood type" in DSM-I.)

Im März **1977** erscheint in der BRD die **ICD-9**. Der Frühkindliche Autismus wird hier nach wie vor den typischen kindlichen Psychosen zugeordnet; ebenfalls in der 2. rev. Aufl. der **ICD-9** von März **1986**, in der die Kriterien jenen der ersten Auflage entsprechen.

Autismus als kindliche Psychose in der ICD-9 (1977) (Remschmidt/Schmidt/Klicpera 1977, 38ff) **und ICD-9 (1986)** (Remschmidt/Schmidt 1986, 39ff)

299.0 Frühkindlicher Autismus (Kindlicher Autismus, Infantile Psychose, Kanner-Syndrom)

Ein Syndrom, das entweder von Geburt an besteht oder fast ausschließlich in den ersten 30 Monaten beginnt. Die Reaktionen auf akustische und manchmal auch visuelle Eindrücke sind abnorm, und es gibt gewöhnlich große Schwierigkeiten hinsichtlich des Verstehens der Sprache. Die Sprache tritt verspätet auf und ist, wenn sie sich entwickelt, charakterisiert durch Echolalie, Vertauschen der Pronomina, einfache grammatikalische Struktur und die Unfähigkeit, abstrakte Begriffe zu gebrauchen. Der Gebrauch von verbaler und Gebärdensprache ist im zwischenmenschlichen Kontakt beeinträchtigt. Die Kontaktstörungen sind vor dem 6. Lebensjahr besonders ausgeprägt und umfassen eine gestörte Entwicklung des Blickkontaktes, der zwischenmenschlichen Bindungen und des kooperativen Spielens mit anderen Kindern. Häufig besteht rituelles Verhalten, das abnorme Gewohnheiten, Widerstand gegen Veränderungen, Bindung an seltsame Objekte und stereotype Spielmuster umfassen kann. Die Fähigkeit zum abstrakten oder symbolischen Denken und zum phantasiereichen Spielen ist herabgesetzt. Die Intelligenz kann zwischen schwerer intellektueller Behinderung und durchschnittlicher Begabung variieren. Die Leistungen sind meist besser bei Aufgaben, die Auswendiglernen oder visuomotorische Fähigkeiten verlangen, als bei solchen, die symbolische oder sprachliche Leistungen erfordern. (…)

299.1 Desintegrative Psychose (Hellersche Demenz, Hellersches Syndrom)

Bei diesen Störungen folgt auf eine normale oder nahezu normale Entwicklung während der ersten Lebensjahre ein Verlust an sozialen und sprachlichen Fähigkeiten, der mit einer schweren emotionalen Verhaltens- und Kontaktstörung einhergeht. Meist findet dieser Verlust der Sprache und der sozialen Kompetenz über einen Zeitraum von einigen Monaten statt und wird vom Auftreten von Hyperaktivität und Stereotypien begleitet. In den meisten Fällen besteht eine intellektuelle Behinderung, diese ist aber nicht notwendigerweise mit der Störung verbunden. Der Zustand kann einer eindeutigen Hirnkrankheit folgen – wie z. B. Masern, Enzephalitis – kann aber auch bei Fehlen jeder erkennbaren organischen Hirnkrankheit oder Hirnschädigung vorkommen. Zusätzliche ICD-Kategorien sind zu benutzen, um damit verbundene neurologische Erkrankungen zu kennzeichnen.

299.8 Andere typische Psychosen des Kindesalters

Eine Reihe von atypischen kindlichen Psychosen, die einige, aber nicht alle Merkmale des frühkindlichen Autismus zeigen können. Die Symptomatik kann stereotyp wiederholte Bewegungen, Hyperaktivität, Selbstverletzungen, verlangsamte Sprachentwicklung, Echolalie und Kontaktstörungen umfassen. Solche Störungen können bei Kindern jeden Intelligenzniveaus vorkommen, sind aber bei intellektuell Behinderten besonders häufig.

1984 erscheint das **DSM-III** in der BRD, in den USA 1980. Erstmalig wird der Frühkindliche Autismus als eigene diagnostische Entität den massiven Entwicklungsstörungen zugeordnet. Das Asperger-Syndrom bleibt unberücksichtigt. Die eher eng gefassten Kriterien orientieren sich an Rutter (vgl. Rutter 1978 in Tinbergen/Tinbergen 1984, 17f).

Frühkindlicher Autismus als massive Entwicklungsstörung im DSM-III (1984) (Koehler/Saß 1984, 95ff)

299.0 Frühkindlicher Autismus, voll ausgebildetes Syndrom

A. Beginn vor dem Alter von 30 Monaten.
B. Grundlegender Mangel an Reaktion auf andere Menschen (Autismus).
C. Große Defizite in der Sprachentwicklung.
D. Wenn die Sprache vorhanden ist, sind eigentümliche Sprachmuster, wie etwa prompte oder verzögerte Echolalie, metaphorische Sprache und Pronomen-Umkehr zu beobachten.
E. Bizarre Reaktionen auf verschiedene Aspekte der Umgebung, zum Beispiel Widerstand gegen Veränderungen, eigentümliche Interessiertheit an bzw. Beziehung zu belebten oder unbelebten Objekten.
F. Fehlen von Wahnphänomenen, Halluzinationen, Lockerung der Assoziationen und Zerfahrenheit wie bei Schizophrenie.

299.01 Frühkindlicher Autismus, Residualzustand

A. Es bestand früher eine Störung, welche die Kriterien des Frühkindlichen Autismus erfüllte.
B. Das gegenwärtige klinische Bild entspricht nicht mehr allen Kriterien des Frühkindlichen Autismus, aber Symptome der Störung bestehen gegenwärtig noch, etwa Eigentümlichkeiten der Kommunikation und soziale Unbeholfenheit.

Das **DSM-III-R** wird in der BRD **1989** (Orig. 1987) herausgegeben. Das Asperger-Syndrom weiterhin nicht beachtend, wird der Begriff des Frühkindlichen Autismus durch die Bezeichnung Autistische Störung ersetzt, um die Entwicklungsdimension der Diagnose und das Andauern der Symptomatik über die frühkindliche Lebensphase hinaus hervorzuheben. Insgesamt sind die Kriterien, die an die von Wing entworfene Verhaltenstriade erinnern (vgl. Wing/Gould 1979), weniger eng als im DSM-III (vgl. Volkmar 1993, 4).

Autistische Störung als tiefgreifende Entwicklungsstörung im DSM-III-R (1989) (Wittchen u. a. 1989, 59ff)

299.0 Autistische Störung

Mind. acht der folgenden sechzehn Punkte treffen zu, wobei mind. zwei aus Gruppe A, einer aus Gruppe B und einer aus Gruppe C stammen müssen. Beachte: Ein Kriterium gilt *nur* dann als erfüllt, wenn das Verhalten für die Entwicklungsstufe des Betroffenen abnorm ist.

A. Qualitative Beeinträchtigung der zwischenmenschlichen Beziehungen, die sich wie folgt manifestiert: (Die in Klammern gesetzten Beispiele sind so angeordnet, daß die zuerst genannten eher auf jüngere oder stärker behinderte Personen und die letzteren auf ältere oder weniger behinderte Personen anzuwenden sind).

1. Deutlich mangelndes Bewusstsein für die Existenz oder Gefühle anderer (behandelt z. B. eine Person wie ein Möbelstück; bemerkt nicht den Kummer anderer; hat offensichtlich keine Vorstellung vom Verlangen anderer nach Privatsphäre)
2. Kein oder abnormes Verlangen nach Trost bei Kummer (zeigt selbst bei Krankheit, Verletzung oder Müdigkeit keinen Wunsch nach Trost; sucht auf stereotype Weise Trost, sagt z. B. ‚Käse, Käse, Käse' bei einer Verletzung)
3. Kein oder beeinträchtigtes Nachahmungsverhalten (winkt z. B. nicht zum Abschied; ahmt nicht die häuslichen Aktivitäten der Mutter nach; imitiert zusammenhanglos und mechanisch Aktivitäten anderer)
4. Zeigt kein oder abnormes soziales Spielverhalten (nimmt z. B. nicht aktiv an einfachen Spielen teil; spielt lieber allein; benutzt andere Kinder beim Spielen nur als ‚mechanische Hilfen')
5. Starke Beeinträchtigung der Fähigkeit zum Anknüpfen von Freundschaften mit Gleichaltrigen (zeigt z. B. kein Interesse am Anknüpfen von Freundschaften mit Gleichaltrigen; zeigt trotz Interesse am Anknüpfen von Freundschaften wenig Verständnis für Regeln zwischenmenschlicher Beziehungen, liest beispielsweise einem uninteressierten Gleichaltrigen Telefonbücher vor)

B. Qualitative Beeinträchtigung der verbalen und nonverbalen Kommunikation sowie der Phantasie, was sich wie folgt manifestiert: (Die Reihenfolge der Punkte ist so gewählt, dass die zuerst genannten eher auf jüngere oder stärker behinderte Personen und die letzteren auf ältere oder weniger behinderte Personen zutreffen).
   1. Kommunikation weder durch Plappern als Kommunikationsversuch, Gesichtsausdruck, Gestik, Mimik noch durch Sprechen
   2. Deutlich abnorme nonverbale Kommunikation – im Hinblick auf Gesichtsausdruck, Körperhaltung, Gesten oder auch Blickkontakt, um zwischenmenschliche Beziehungen anzuknüpfen oder zu gestalten (erwartet z. B. nicht, umarmt zu werden, sträubt sich gegen Umarmung, blickt oder lächelt bei Kontakten mit anderen Personen diese nicht an, grüßt Eltern oder Besucher nicht, hat in sozialen Situationen einen starren Blick)
   3. Fehlen von phantasievollen Aktivitäten wie Spielen von Erwachsenen- und Phantasierollen oder Tieren; mangelndes Interesse an phantastischen Geschichten
   4. Deutliche Auffälligkeiten beim Sprechen, einschließlich Lautstärke, Tonhöhe, Betonung, Geschwindigkeit, Rhythmus und Intonation (z. B. monotoner Ausdruck, fragenartige Melodie oder hohe Tonlage)
   5. Deutliche Auffälligkeiten in Form oder Inhalt des Sprechens, z. B. stereotyper oder wiederholter Gebrauch von Sprachformen (z. B. sofortige Echolalie oder mechanisches Wiederholen von Fernsehwerbung); Verwendung von ‚du', wenn ‚ich' gemeint ist (verwendet z. B. ‚Möchtest du Keks', um zu sagen ‚Ich möchte einen Keks'); idiosynkratischer Gebrauch von Worten oder von Sätzen; häufig irrelevante Bemerkungen (spricht z. B. plötzlich über Zugfahrpläne während eines Gesprächs über Sport)
   6. Deutliche Beeinträchtigung der Fähigkeit zum Anknüpfen oder Führen einer Konversation mit anderen, trotz ausreichenden Sprachvermögens (hält z. B. ungeachtet der Bemerkungen von Seiten anderer lange Monologe über ein Thema)

C. Deutlich beschränktes Repertoire von Aktivitäten und Interessen, was sich wie folgt manifestiert:
   1. Stereotype Körperbewegungen, z. B. Handbewegungen in alle Richtungen, Drehen des Körpers, starke Nickbewegungen, komplexe Bewegungen des ganzen Körpers
   2. Beharrliche Beschäftigung mit Teilen oder Objekten (z. B. Beschnüffeln oder Beriechen von Objekten, ständiges Befühlen der Oberfläche von Materialien, Drehen der Räder von Spielzeugautos oder Vorliebe für ungewöhnliche Objekte (besteht z. B. darauf, ein Stück Schnur herumzutragen)
   3. Deutliches Unbehagen über Änderungen in der alltäglichen Umgebung (wenn z. B. eine Vase von ihrem üblichen Platz entfernt wird)

4. Besteht ohne nachvollziehbaren Grund darauf, daß wiederkehrende Aktivitäten immer exakt gleich ausgeführt werden (besteht z. B. darauf, daß beim Einkauf immer derselbe Weg eingehalten wird)
5. Deutlich eingeschränkte Interessensphäre und Beschäftigung mit einem engen Interessengebiet (interessiert sich z. B. lediglich für die Aneinanderreihung von Objekten oder die Sammlung von Fakten über Meteorologie oder hält sich für eine Phantasiegestalt)

D. Beginn im Kleinkindalter oder in der Kindheit (Bestimme, ob Beginn in der Kindheit (nach Vollendung des 3. Lebensjahres))

299.80 Nicht Näher Bezeichnete Tiefgreifende Entwicklungsstörung

Diese Kategorie sollte verwendet werden, wenn die Entwicklung von zwischenmenschlichen Beziehungen und von verbalen und nonverbalen Kommunikationsfähigkeiten qualitativ beeinträchtigt ist, wenn jedoch die Kriterien einer Autistischen Störung, einer Schizophrenie, einer Schizotypischen oder einer Schizoiden Persönlichkeitsstörung nicht erfüllt sind. Bei einigen Betroffenen zeigt sich ein deutlich eingeschränktes Repertoire von Aktivitäten und Interessen, bei anderen ist dies jedoch nicht der Fall.

In der **ICD-10** von **1994** (WHO 1993) werden die Subkategorien des Autismus: Frühkindlicher Autismus, Atypischer Autismus, Rett-Syndrom, Andere desintegrative Störung des Kindesalters, Überaktive Störung mit Intelligenzminderung und Bewegungsstereotypien, das Asperger-Syndrom sowie sonstige tiefgreifende Entwicklungsstörungen, unterschieden. Alle Formen werden erstmalig den tiefgreifenden Entwicklungsstörungen zugeordnet. Hinsichtlich der diagnostischen Kriterien entsprechen die vierte und fünfte, jeweils vollständig überarbeitete und erweitere Auflage der **ICD-10**, in der BRD erschienen **2001** und **2009** (WHO 1996) der 1994er Version, neu ist die Ergänzung diagnostischer Leitlinien sowie allgemeiner Hinweise zur jeweiligen Diagnose(stellung).

Frühkindlicher Autismus als tiefgreifende Entwicklungsstörung in der ICD-10 (1994; 2001; 2009) (Dilling u. a. 1994, 179ff; Remschmidt/Schmidt/Poustka 2001, 23ff; Remschmidt/Schmidt/Poustka 2009, 21ff)

F84 Tiefgreifende Entwicklungsstörungen

F84.0 Frühkindlicher Autismus

A. Vor dem dritten Lebensjahr manifestiert sich eine auffällige und beeinträchtigte Entwicklung in mind. einem der folgenden Bereiche:
   1. rezeptive oder expressive Sprache, wie sie in der sozialen Kommunikation verwandt wird;

2. Entwicklung selektiver sozialer Zuwendung oder reziproker sozialer Interaktion;
3. funktionales oder symbolisches Spielen.

B. Insgesamt müssen mind. sechs Symptome von 1., 2. und 3. vorliegen, davon mind. zwei von 1. und mind. je eins von 2. und 3.:
1. Qualitative Auffälligkeiten der gegenseitigen sozialen Interaktion in mind. drei der folgenden Bereiche:
   a) Unfähigkeit, Blickkontakt, Mimik, Körperhaltung und Gestik zur Regulation sozialer Interaktionen zu verwenden;
   b) Unfähigkeit, Beziehungen zu Gleichaltrigen aufzunehmen, mit gemeinsamen Interessen, Aktivitäten und Gefühlen (in einer für das geistige Alter angemessenen Art und Weise trotz hinreichender Möglichkeiten);
   c) Mangel an sozio-emotionaler Gegenseitigkeit, die sich in einer Beeinträchtigung oder devianten Reaktion auf die Emotionen anderer äußert; oder Mangel an Verhaltensmodulation entsprechend dem sozialen Kontext; oder nur labile Integration sozialen, emotionalen und kommunikativen Verhaltens;
   d) Mangel, spontan Freude, Interessen oder Tätigkeiten mit anderen zu teilen (z. B. Mangel, anderen Menschen Dinge, die für die Betroffenen von Bedeutung sind, zu zeigen, zu bringen oder zu erklären).
2. Qualitative Auffälligkeiten der Kommunikation in mind. einem der folgenden Bereiche:
   a) Verspätung oder vollständige Störung der Entwicklung der gesprochenen Sprache, die nicht begleitet ist durch einen Kompensationsversuch durch Gestik oder Mimik als Alternative zur Kommunikation (vorausgehend oft fehlendes kommunikatives Geplapper);
   b) relative Unfähigkeit, einen sprachlichen Kontakt zu beginnen oder aufrechtzuerhalten (auf dem jeweiligen Sprachniveau), bei dem es einen gegenseitigen Kommunikationsaustausch mit anderen Personen gibt;
   c) stereotype und repetitive Verwendung der Sprache oder idiosynkratischer Gebrauch von Worten oder Phrasen;
   d) Mangel an verschiedenen spontanen Als-ob-Spielen oder (bei jungen Betroffenen) sozialen Imitationsspielen.
3. Begrenzte, repetitive und stereotype Verhaltensmuster, Interessen und Aktivitäten in mind. einem der folgenden Bereiche:
   a) umfassende Beschäftigung mit gewöhnlich mehreren stereotypen und begrenzten Interessen, die in Inhalt und Schwerpunkt abnorm sind, es kann sich aber auch um ein oder mehrere Interessen ungewöhnlicher Intensität und Begrenztheit handeln;
   b) offensichtlich zwanghafte Anhänglichkeit an spezifische, nicht funktionale Handlungen oder Rituale;

c) stereotype und repetitive motorische Manierismen mit Hand- und Fingerschlagen oder Verbiegen, oder komplexe Bewegungen des ganzen Körpers;
d) vorherrschende Beschäftigung mit Teilobjekten oder nicht funktionalen Elementen des Spielmaterials (z. B. ihr Geruch, die Oberflächenbeschaffenheit oder das von ihnen hervorgebrachte Geräusch oder ihre Vibration).

C. Das klinische Bild kann nicht einer anderen tiefgreifenden Entwicklungsstörung zugeordnet werden, einer spezifischen Entwicklungsstörung der rezeptiven Sprache (F80.2) mit sekundären sozio-emotionalen Problemen, einer reaktiven Bindungsstörung (F94.1), einer Bindungsstörung mit Enthemmung (F94.2), einer Intelligenzminderung (F70-F72), mit einer emotionalen oder Verhaltensstörung, einer Schizophrenie (F20) mit ungewöhnlich frühem Beginn oder einem Rett-Syndrom (F84.2).

Atypischer Autismus in der ICD-10 (1994; 2001; 2009) (Dilling u. a. 1994, 181ff; Remschmidt/Schmidt/Poustka 2001, 24ff; Remschmidt/Schmidt/Poustka 2009, 24ff)

F84.1 Atypischer Autismus

A. Vorliegen einer auffälligen und beeinträchtigten Entwicklung mit Beginn im oder nach dem dritten Lebensjahr (die Kriterien entsprechen denen des Autismus, abgesehen vom Manifestationsalter).
B. Qualitative Auffälligkeiten der gegenseitigen sozialen Interaktion oder der Kommunikation oder begrenzte, repetitive und stereotype Verhaltensmuster, Interessen und Aktivitäten (die Kriterien entsprechen denen für Autismus, abgesehen von der Zahl der gestörten Bereiche).
C. Die diagnostischen Kriterien für Autismus (F84.0) werden nicht erfüllt.

Der Autismus kann untypisch in Bezug auf das Erkrankungsalter (F84.10) oder in der Symptomatologie (F84.11) sein. Diese beiden Typen können für Forschungszwecke mit einer fünften Stelle differenziert werden. Autistische Syndrome mit atypischem Erkrankungsalter und atypischer Phänomenologie sollten mit F84.12 kodiert werden.

F84.10 Autismus mit atypischem Erkrankungsalter

A. Das Kriterium A. für Autismus (F84.0) wird nicht erfüllt. D. h., die auffällige und beeinträchtigte Entwicklung wird erst im oder nach dem dritten Lebensjahr deutlich.
B. Die Kriterien B. und C. für Autismus (F84.0) werden erfüllt.

F84.11 Autismus mit atypischer Symptomatologie

A. Das Kriterium A. für Autismus ist erfüllt. D. h. Vorliegen einer auffälligen und beeinträchtigten Entwicklung vor dem dritten Lebensjahr.
B. Qualitative Auffälligkeiten der gegenseitigen sozialen Interaktion oder der Kommunikation oder begrenzte, repetitive und stereotype Verhaltensmuster, Interessen und Aktivitäten (die Kriterien für Autismus sind erfüllt abgesehen von der Zahl der beeinträchtigten Bereiche).
C. Das Kriterium C. für Autismus wird erfüllt.
D. Das Kriterium B. für Autismus F84.0 wird nicht vollständig erfüllt.

F84.12 Autismus mit atypischem Erkrankungsalter und atypischer Symptomatologie

A. Das Kriterium A. für Autismus wird nicht erfüllt. D. h., die auffällige und beeinträchtigte Entwicklung wird erst im oder nach dem dritten Lebensjahr deutlich.
B. Qualitative Auffälligkeiten der gegenseitigen sozialen Interaktion oder der Kommunikation oder begrenzte, repetitive und stereotype Verhaltensmuster, Interessen und Aktivitäten (die Kriterien entsprechen denen des Autismus abgesehen von der Zahl der beeinträchtigten Bereiche).
C. Das Kriterium C. für Autismus wird erfüllt.
D. Das Kriterium B. für Autismus (F84.0) wird nicht vollständig erfüllt.

Rett-Syndrom in der ICD-10 (1994; 2001; 2009) (Dilling u. a. 1994, 182; Remschmidt/Schmidt/Poustka 2001, 26f; Remschmidt/Schmidt/Poustka 2009, 26f)

F84.2 Rett-Syndrom

A. Eindeutig normale pränatale und perinatale Periode *und* eindeutig normale psychomotorische Entwicklung während der ersten fünf Monate *und* normaler Kopfumfang bei der Geburt.
B. Abnahme des Kopfwachstums zwischen dem 5. Lebensmonat und dem 4. Lebensjahr *und* Verlust der erworbenen zielgerichteten Handbewegungen zwischen dem 5. und 30. Lebensmonat, verbunden mit einer gleichzeitigen Kommunikationsstörung und beeinträchtigten sozialen Interaktionen *und* Auftreten von kaum koordiniertem, unsicheren Gang und/oder Rumpfbewegungen.
C. Entwicklung einer schwer gestörten expressiven und rezeptiven Sprache mit einer schweren psychomotorischen Verlangsamung.
D. Stereotype Handbewegungen (wie Händewringen oder Waschbewegungen), die mit oder nach dem Verlust zielgerichteter Handbewegungen auftreten.

Andere desintegrative Störung des Kindesalters in der ICD-10 (1994; 2001; 2009) (Dilling u. a. 1994, 182f; Remschmidt/Schmidt/Poustka 2001, 27f; Remschmidt/Schmidt/Poustka 2009, 27ff)

F84.3 Andere desintegrative Störung des Kindesalters

A. Eindeutig normale Entwicklung bis zu einem Alter von mind. zwei Jahren. Für die Diagnose werden das Vorliegen normaler altersgemäßer Fertigkeiten in der Kommunikation, in sozialen Beziehungen, im Spiel und im Anpassungsverhalten im Alter von zwei Jahren oder später verlangt.

B. Endgültiger Verlust vorher erworbener Fertigkeiten mit Beginn der Störung. Die Diagnose verlangt einen klinisch deutlichen Verlust von Fertigkeiten (und nicht nur eine Unfähigkeit, sie in bestimmten Situationen anzuwenden) in mind. zwei der folgenden Bereiche:
   1. expressive oder rezeptive Sprache
   2. Spielen
   3. soziale Fertigkeiten oder adaptives Verhalten
   4. Darm- oder Blasenkontrolle
   5. motorische Fertigkeiten.

C. Qualitativ auffälliges soziales Verhalten in mind. zwei der folgenden Bereiche:
   1. qualitative Auffälligkeiten der gegenseitigen sozialen Interaktion (wie für Autismus definiert)
   2. qualitative Auffälligkeiten der Kommunikation (wie für Autismus definiert)
   3. begrenzte, repetitive und stereotype Verhaltensmuster, Interessen und Aktivitäten einschließlich motorischer Stereotypien und Manierismen
   4. allgemeiner Interessenverlust an Objekten und an der Umwelt insgesamt.

D. Die Störung kann nicht einer der anderen tiefgreifenden Entwicklungsstörungen, einer erworbenen Aphasie mit Epilepsie (F80.6), einem elektiven Mutismus (F94.0), einer Schizophrenie (F20) oder einem Rett-Syndrom zugeordnet werden.

Überaktive Störung mit Intelligenzminderung und Bewegungsstereotypien in der ICD-10 (1994; 2001; 2009) (Dilling u. a. 1994, 183f; Remschmidt/Schmidt/Poustka 2001, 29f; Remschmidt/Schmidt/Poustka 2009, 29f)

F84.4 Überaktive Störung mit Intelligenzminderung und Bewegungsstereotypien

A. Schwere motorische Überaktivität mit mind. zwei der folgenden Aktivitäts- und Aufmerksamkeitsproblemen:
   1. anhaltende motorische Ruhelosigkeit mit Laufen, Springen und anderen Bewegungen des ganzen Körpers

2. deutliche Schwierigkeit, sitzen zu bleiben: die Betroffenen bleiben höchstens wenige Sekunden ruhig sitzen, außer sie sind mit einer stereotypen Tätigkeit beschäftigt (siehe Kriterium B.)
3. exzessive Aktivität in Situationen, die eigentlich Ruhe erfordern
4. sehr schnelle Aktivitätswechsel, so daß einzelne Tätigkeiten weniger als eine Minute dauern (gelegentliche längere Zeitabschnitte mit bevorzugten Aktivitäten sind nicht ausgeschlossen, auch sehr lange Perioden stereotyper Aktivitäten können mit diesem Phänomen, das zu anderen Zeiten vorliegt, vereinbar sein).

B. Repetitives und stereotypes Verhalten mit mind. einem der folgenden Merkmale:
1. fixierte und häufig wiederholte motorische Manierismen: dies können komplexe Bewegungen des ganzen Körpers sein oder Teilbewegungen wie Schlagen mit den Händen
2. exzessives und nichtfunktionales Wiederholen von stereotypen Aktivitäten, wie Spielen mit einem einzigen Objekt (z. B. fließendes Wasser) oder ritualisierte Aktivitäten (allein oder unter Einbeziehung anderer Menschen)
3. wiederholte Selbstbeschädigung.

C. IQ unter 50.

D. Kein Vorliegen des autistischen Typs sozialer Beeinträchtigung, d. h., das Kind muß mind. drei der folgenden Verhaltensweisen zeigen:
1. entwicklungsgemäßer Gebrauch von Augenkontakt, Ausdruck und Haltung zur Regulation sozialer Interaktion
2. entwicklungsgemäße Beziehungen zu Gleichaltrigen mit gemeinsamen Interessen, Aktivitäten etc.
3. Kontaktaufnahme mit anderen Personen; wenigstens gelegentliche Suche nach Trost und Zuneigung bei anderen
4. manchmal wird die Freude anderer geteilt. Andere Formen sozialer Beeinträchtigung, wie z. B. ungehemmtes Zugehen auf Fremde, sind mit der Diagnose vereinbar.

E. Die Kriterien für Autismus (F84.0, F84.1), für die desintegrative Störung des Kindesalters (F84.3) oder für hyperkinetische Störungen (F90) werden nicht erfüllt.

F84.8 Sonstige tiefgreifende Entwicklungsstörungen in der ICD-10 (1994; 2001; 2009) (Dilling u. a. 1994, 185; Remschmidt/Schmidt/Poustka 2001, 32; Remschmidt/Schmidt/Poustka 2009, 32)

F84.9 Nicht näher bezeichnete tiefgreifende Entwicklungsstörung in der ICD-10 (1994; 2001; 2009) (Dilling u. a. 1994, 185f; Remschmidt/Schmidt/Poustka 2001, 32; Remschmidt/Schmidt/Poustka 2009, 32)

Dies ist eine Restkategorie für Störungen, die die allgemeine Beschreibung für tiefgreifende Entwicklungsstörungen erfüllen, bei denen aber unzureichende Informationen oder widersprechende Befunde eine eindeutige Zuordnung zu einer anderen F84-Kategorie nicht erlauben.

F88 Sonstige Entwicklungsstörungen (Dilling u. a. 1994, 186; nicht aufgenommen in der ICD-10 von 2001 und 2009)

F89 Nicht näher bezeichnete Entwicklungsstörung (Dilling u. a. 1994, 186; nicht aufgenommen in der ICD-10 von 2001 und 2009)

Das **DSM-IV** aus dem Jahre **1996** (Orig. 1994) nähert sich insgesamt inhaltlich an die ICD-10 an. Zudem erfährt es eine Erweiterung durch Aufnahme der Rett-Störung, der Desintegrativen Störung im Kindesalter und der Asperger-Störung. Die jeweiligen den tiefgreifenden Entwicklungsstörungen zugeordneten Diagnosen werden beschrieben einmal hinsichtlich ihrer grundlegenden diagnostischen *Merkmale*, *möglicher zugehöriger Merkmale* und *Störungen* (differentialdiagnostische Überlegungen sowie *mögliche Komorbidität*), besonderer *Alters- und Geschlechtsmerkmale*, ihrer *Prävalenz*, ihres *Verlaufs* und einer *möglichen familiären Disposition*. Die *diagnostischen Kriterien* finden sich in anschließender Übersicht. Sowohl im DSM-IV als auch in der ICD-10 wird also angenommen, „dass der Autismus – oder die tiefgreifende Entwicklungsstörung – eine heterogene Störung ist und dass es offenbar eine Reihe von Subtypen gibt, zu denen das Asperger-Syndrom gehört“ (Attwood 2012, 46). Die Kriterien des **DSM-IV-TR** von **2003** (Orig. 2000) entsprechen jenen des DSM-IV von 1996.

Autistische Störung als tiefgreifende Entwicklungsstörung im DSM-IV (1996) und DSM-IV-TR (2003) (Saß/Wittchen/Zaudig 1996, 59ff; Saß u. a. 2003, 103ff)

299.00 Autistische Störung

A. Es müssen mind. sechs Kriterien aus 1., 2. und 3. zutreffen, wobei mind. zwei Punkte aus 1. und je ein Punkt aus 2. und 3. stammen müssen:
   1. qualitative Beeinträchtigung der sozialen Interaktion in mind. zwei der folgenden Bereiche:
      a) ausgeprägte Beeinträchtigung im Gebrauch vielfältiger nonverbaler Verhaltensweisen wie beispielsweise Blickkontakt, Gesichtsausdruck, Körperhaltung und Gestik zur Steuerung sozialer Interaktionen,
      b) Unfähigkeit, entwicklungsgemäße Beziehungen zu Gleichaltrigen aufzubauen,

   c) Mangel, spontan Freude, Interessen oder Erfolge mit anderen zu teilen (z. B. Mangel, anderen Menschen Dinge, die für die Betroffenen von Bedeutung sind, zu zeigen, zu bringen oder darauf hinzuweisen),
   d) Mangel an sozio-emotionaler Gegenseitigkeit;
2. qualitative Beeinträchtigungen der Kommunikation in mind. einem der folgenden Bereiche:
   a) verzögertes Einsetzen oder völliges Ausbleiben der Entwicklung von gesprochener Sprache (ohne den Versuch zu machen, die Beeinträchtigung durch alternative Kommunikationsformen wie Gestik oder Mimik zu kompensieren),
   b) bei Personen mit ausreichendem Sprachvermögen deutliche Beeinträchtigung der Fähigkeit, ein Gespräch zu beginnen oder fortzuführen,
   c) stereotyper oder repetitiver Gebrauch der Sprache oder idiosynkratische Sprache,
   d) Fehlen von verschiedenen entwicklungsgemäßen Rollenspielen oder sozialen Imitationsspielen;
3. beschränkte, repetitive und stereotype Verhaltensweisen, Interessen und Aktivitäten in mind. einem der folgenden Bereiche:
   a) umfassende Beschäftigung mit einem oder mehreren stereotypen und begrenzten Interessen, wobei Inhalt und Intensität abnorm sind,
   b) auffällig starres Festhalten an bestimmten nichtfunktionalen Gewohnheiten oder Ritualen,
   c) stereotype und repetitive motorische Manierismen (z. B. Biegen oder schnelle Bewegungen von Händen oder Fingern oder komplexe Bewegungen des ganzen Körpers),
   d) ständige Beschäftigung mit Teilen von Objekten.

B. Beginn vor dem dritten Lebensjahr und Verzögerungen oder abnorme Funktionsfähigkeit in mind. einem der folgenden Bereiche:
   1. soziale Interaktion,
   2. Sprache als Kommunikationsmittel oder
   3. symbolisches oder Phantasiespiel.

C. Die Störung kann nicht besser durch die Rett-Störung oder die Desintegrative Störung im Kindesalter erklärt werden.

299.80 Rett-Störung im DSM-IV (1996) und DSM-IV-TR (2003) (Saß/Wittchen/Zaudig 1996, 108ff; Saß u. a. 2003, 109ff)

A. Jedes der folgenden Merkmale muss zutreffen:
   1. offensichtlich normale pränatale und perinatale Entwicklung,
   2. offensichtlich normale psychomotorische Entwicklung in den ersten fünf Lebensmonaten,
   3. normaler Kopfumfang bei der Geburt.

B. Beginn aller nachfolgenden Beeinträchtigungen nach einer Zeitspanne normaler Entwicklung:
   1. Verlangsamung des Kopfwachstums im Alter zwischen 5 und 48 Monaten,
   2. Verlust von zuvor erworbenen zielgerichteten Fertigkeiten der Hände im Alter zwischen 5 und 30 Monaten mit einer nachfolgenden Entwicklung stereotyper Handbewegungen (z. B. Händewringen oder Händewaschen),
   3. Verlust der zwischenmenschlichen Kontaktaufnahme in der Anfangsphase der Störung (wobei sich soziale Interaktionen häufig später entwickeln),
   4. Auftreten von schlecht koordinierten Rumpf- oder Gangbewegungen,
   5. stark beeinträchtigte Entwicklung der expressiven und rezeptiven Sprache mit starker Retardierung im psychomotorischen Bereich.

299.10 Desintegrative Störung im Kindesalter im DSM-IV (1996) und DSM-IV-TR (2003) (Saß/Wittchen/Zaudig 1996, 110ff; Saß u. a. 2003, 110ff)

A. Eine offensichtlich normale Entwicklung bis zu einem Alter von mind. zwei Jahren, die sich durch altersgemäße verbale und nonverbale Kommunikation, soziale Beziehungen, Spiel- und Anpassungsverhalten manifestiert.
B. Ein klinisch bedeutsamer Verlust von zuvor erworbenen Fertigkeiten (vor dem 10. Lebensjahr) in mind. zwei der folgenden Bereiche:
   1. expressive oder rezeptive Sprache,
   2. soziale Fertigkeiten oder Anpassungsverhalten,
   3. Darm- oder Blasenkontrolle,
   4. Spielverhalten,
   5. motorische Fertigkeiten.
C. Auffälligkeiten der Funktionsfähigkeit in mind. zwei der folgenden Bereiche:
   1. qualitative Beeinträchtigung der sozialen Interaktion (z. B. Beeinträchtigung von nonverbalen Verhaltensweisen, Unfähigkeit, Beziehungen zu Gleichaltrigen aufzubauen, Mangel an sozio-emotionaler Gegenseitigkeit),
   2. qualitative Beeinträchtigungen der Kommunikation (z. B. verzögertes Erlernen oder Fehlen von gesprochener Sprache, Unfähigkeit, ein Gespräch zu beginnen oder fortzuführen, stereotyper und repetitiver Sprachgebrauch, kein vielfältiges Rollenspiel),
   3. restriktive, repetitive und stereotype Verhaltensmuster, Interessen und Aktivitäten, einschließlich motorische Stereotypien und Manierismen.
D. Die Störung kann nicht durch eine andere spezifische Tiefgreifende Entwicklungsstörung oder Schizophrenie besser erklärt werden.

299.80 Nicht Näher Bezeichnete Tiefgreifende Entwicklungsstörung (einschließlich Atypischer Autismus) im DSM-IV (1996) und DSM-IV-TR (2003) (Saß/Wittchen/Zaudig 1996, 115; Saß u. a. 2003, 118)

Diese Kategorie sollte Anwendung finden, wenn eine schwere und tiefgreifende Beeinträchtigung der Entwicklung reziproker sozialer Interaktion oder verbaler und nonverbaler Kommunikationsfähigkeiten vorliegt oder wenn stereotype Verhaltensweisen, Interessen und Aktivitäten auftreten, wenn die Kriterien einer spezifischen Tiefgreifenden Entwicklungsstörung, Schizophrenie, Schizotypischen Persönlichkeitsstörung oder Vermeidend-Selbstunsicheren Persönlichkeitsstörung jedoch nicht erfüllt sind. So beinhaltet diese Kategorie den ‚Atypischen Autismus'. Hier sind die Kriterien der Autistischen Störung aufgrund des höheren Alters bei Störungsbeginn, der atypischen oder nicht voll ausgeprägten Symptomatik oder aller dieser Punkte nicht erfüllt.

Im **DSM-V** von **2015** (Orig. 2013) wird Autismus *nicht* mehr subkategorisiert: Die im DSM-IV und DSM-IV-TR den tiefgreifenden Entwicklungsstörungen zugeordneten Diagnosen Frühkindlicher Autismus, Atypischer Autismus, High-Functioning-Autismus, Nicht Näher Bezeichnete Tiefgreifende Entwicklungsstörung, Desintegrative Störung im Kindesalter und das Asperger-Syndrom werden nun unter dem Begriff der **Autismus-Spektrum-Störung** (**ASS**) zusammengefasst. Die übergeordnete Kategorie der tiefgreifenden Entwicklungsstörungen wird ersetzt durch **Störungen der neuronalen und mentalen Entwicklung**. Sie „umfassen eine Gruppe von Störungen, die gebunden an umschriebene Entwicklungsphasen auftreten. Sie manifestieren sich erstmals bereits früh, oft vor dem Schuleintritt. Charakteristischerweise weisen die Kinder Entwicklungsdefizite auf, die zu Beeinträchtigungen im persönlichen, sozialen, schulischen oder beruflichen Funktionsniveau führen" (Falkai/Wittchen 2015, 39). Zur Kategorie der Störungen der neuronalen und mentalen Entwicklung zählen neben der Diagnose der Autismus-Spektrum-Störung: Intellektuelle Beeinträchtigung/Entwicklungsstörung (Allgemeine Entwicklungsverzögerung, Nicht näher Bezeichnete Intellektuelle Beeinträchtigung), Kommunikationsstörungen (Sprachstörung, Artikulationsstörung, Redeflussstörung mit Beginn in der Kindheit (Stottern), Soziale (Pragmatische) Kommunikationsstörung, Nicht Näher Bezeichnete Kommunikationsstörung), Aufmerksamkeitsdefizit-/Hyperaktivitätsstörung (Andere Näher Bezeichnete Aufmerksamkeitsdefizit-/Hyperaktivitätsstörung, Nicht Näher Bezeichnete Aufmerksamkeitsdefizit-/Hyperaktivitätsstörung), Spezifische Lernstörung, Motorische Störungen (Entwicklungsbezogene Koordinationsstörung, Stereotype Bewegungsstörung, Tic-Störungen (Andere Näher Bezeichnete Tic-Störung, Nicht Näher Bezeichnete Tic-Störung), Andere Störungen der neuronalen und mentalen Entwicklung (Andere Näher Bezeichnete Störung der Neuronalen und Mentalen Entwicklung, Nicht Näher Bezeichnete Störung der Neuronalen und Mentalen

Entwicklung). Autismus wird u. a. gedeutet als eine „neuropsychiatrische Entwicklungs- und psychiatrische Basisstörung" (Tebartz von Elst/Biscaldi-Schäfer/Riedel 2014).

Zur Diagnosestellung einer Autismus-Spektrum-Störung werden *Zusatzcodierungen* hinzugezogen. Diese beziehen sich auf die Bestimmung von *Schweregraden* der Symptomatik. Hierbei wird dem Problem Rechnung getragen, dass die Ausprägung der Symptomatik *kontextabhängig* und *zeitlich* variieren kann. Die Festlegung eines Schweregrads verweist laut DSM-V nicht unmittelbar auf den möglichen jeweiligen Förderbedarf einer Person, sondern intendiert zunächst eine Beschreibung der Situation des Menschen. „Die deskriptiven Schweregradkategorien sollten nicht dazu verwendet werden, um den Anspruch auf und die Bereitstellung von Therapie- und anderen Unterstützungsmaßnahmen zu begründen. Diese können nur auf einer individuellen Ebene und im Hinblick auf die persönlichen Prioritäten und Ziele begründet werden" (ebd., 66). Diese Einschränkung ist insofern wichtig, als damit Innen- *und* Außensicht auf die autistische Symptomatik berücksichtigt wird. Eigenbeurteilung *und* Fremdbeurteilung der individuellen Situation können auf diese Weise in der Praxis innerhalb des diagnostischen Prozesses miteinander verbunden werden. Grundsätzlich verfolgt diese Prämisse daher eine Berücksichtigung, im besten Fall Stärkung des „Patienten" und/oder seiner Eltern als nicht nur passiver Empfänger einer Hilfe, sondern mit- und selbstbestimmende, aktive Größen, als „Experten in eigener Sache". Im Anschluss an die diagnostischen Kriterien der Autismus-Spektrum-Störung im DSM-V findet sich in der vorliegenden Arbeit eine tabellarische Übersicht über die im DSM-V festgelegten Schweregrade bei ASS (Tab. 8).

Das Problem der Intelligenzmessung bei Menschen mit Autismus soll mithilfe der Zusatzcodierung „mit oder ohne begleitende intellektuelle Beeinträchtigung" insofern Beachtung finden, als die Einschätzung der verbalen *und* nonverbalen Fähigkeiten als erforderlich eingestuft wird, ebenso des aktiven *und* passiven Gebrauchs der Sprache sowie des Sprachverständnisses (vgl. ebd., 66).

Daneben sieht das DSM-V vor, andere mögliche Diagnosen, entweder genetisch bedingt (z. B. Down-Syndrom), (hirn-)organisch bedingt (z. B. Epilepsie) oder umweltbedingt (z. B. fetales Alkoholsyndrom) als weitere Zusatzcodierung aufzunehmen, ebenfalls andere Entwicklungs- oder Verhaltensstörungen (z. B. ADHS) (vgl. ebd., 67f).

Des Weiteren ist es u. a. neu, dass die bisher separat beschriebenen Bereiche der Kommunikation und Interaktion in *Kriterium A* als ein Bereich zusammengefasst werden. In *Kriterium B* werden mögliche Wahrnehmungsbesonderheiten des Personenkreises aufgenommen. *Kriterium C* macht aufmerksam auf den Zusammenhang zwischen Lebensalter, Entwicklung und Symptomatik, also auf die Tatsache, dass die Symptomatik je nach Alter, sozialer Anforderung und Lebenssituation variiert und sich mit fortschreitendem Lebensalter verändern, tendenziell mildern kann (vgl. ebd., 72f). Auf diese Weise werden explizit Erwachsene mit autistischer

Symptomatik mit dem Begriff der Autismus-Spektrum-Störung in das DSM-V einbezogen – der Begriff bedeutet daher eine Loslösung von einer ausschließlich innerhalb der Kinder- und Jugendpsychiatrie relevanten Diagnose. In *Kriterium D* wird die Frage nach der möglichen Beeinträchtigung des Menschen in den verschiedenen Funktionsbereichen aufgegriffen. Auf die Bedeutung der Nutzung mehrerer und verschiedener Informationsquellen innerhalb des diagnostischen Arbeitens wird deutlich verwiesen (vgl. ebd., 68). Wenngleich Kriterium D *Kontextfaktoren* für das Verstehen der individuellen Situation miteinbezieht, was ja an die ICF, die International Classification of Functioning, Disability and Health (2001) erinnert, geschieht dies nicht in der Konsequenz wie in der ICF. Das DSM-V dient (weiterhin) der Klassifikation einer Störung. Die Grundlegung eines biopsychosozialen Modells in der ICF[20] durch mehrdimensionale Codierung von Stärken und Schwächen sowie möglichen benachteiligenden oder erschwerenden Faktoren eines Menschen (vgl. Fischer 2003, 309; Fornefeld 2004, 48; Meyer 2005, 171; Schuntermann 2005, 11) ist im DSM-V nicht umgesetzt. Es intendiert zwar ebenfalls eine möglichst mehrdimensionale Beschreibung des Menschen, immer aber mit dem Fokus auf eine mögliche Störung/Diagnose. Die Zielrichtungen unterscheiden sich also: In der ICF werden nicht Menschen mit Behinderung klassifiziert, sondern ihre möglichen Probleme (vgl. Seidel 2003, 252). Im DSM-V werden weiterhin Menschen klassifiziert, aber auch ihre Probleme. Während die ICF universell, also nicht „nur" auf Personen mit Behinderung anwendbar ist (vgl. DIMDI 2016), bezieht sich das DSM-V auf einen vorab als wenigstens abweichend definierten und durch seine Anwendung dann klassifizierten Personenkreis.

Das Verhältnis zwischen ICF und DSM entspricht weitgehend jenem zwischen ICF und ICD, die ja beide von der WHO herausgegeben werden, insofern, als sich die ICF u. a. auf die Bedingungen, Folgen von Krankheit/Störung/Behinderung/Gesundheit hinsichtlich der Aspekte der Körperfunktionen, Aktivitäten und Teilhabe (vgl. ebd.) und sich die ICD-10 wie auch das DSM-V auf die Klassifikation der Krankheit/Störung/Behinderung/Gesundheit selbst beziehen. Das DIMDI schätzt das Verhältnis zwischen ICF und ICD-10 als sich ergänzend ein, weil es beide Klassifikationssysteme ermöglichen würden, „ein umfassendes Bild der Gesundheit eines Menschen oder einer Population" (vgl. ebd.) zu erstellen. Dies gilt analog für ICF und DSM.

Interessant wäre es zu prüfen, welche Bilder eines Menschen mit Autismus und seiner Lebenslage entstehen würden, würden tatsächlich alle Klassifikations-

20 Auf der Homepage des Deutschen Instituts für Medizinische Dokumentation und Information heißt es dazu: „Die ICF ist dank des zugrundeliegenden biopsychosozialen Modells nicht primär defizitorientiert, also weniger eine Klassifikation der ‚Folgen von Krankheit'. Vielmehr klassifiziert sie ‚Komponenten von Gesundheit': Körperfunktionen, Körperstrukturen, Aktivitäten und Partizipation (Teilhabe) sowie Umweltfaktoren" (www.dimdi.de/static/de/de/klassi/icf/index.htm).

systeme für ihn und seine Situation Anwendung finden. Es ist anzunehmen, dass jeweils unterschiedliche Autismusbilder ein und derselben Person beschrieben, klassifiziert und codiert werden würden, weil das jeweils dem Klassifikationssystem zugrunde gelegte Menschenbild das jeweils im Ergebnis gezeichnete Bild des Autismus vorab konstituiert. So nimmt das DSM-V, ein Spektrum voraussetzend, was ja durchaus eine Mitberücksichtigung der „Norm", der Gesundheit eines Menschen bedeutet, dennoch per se an, dass die autistische Symptomatik einer Störung gleichkommt, das gleiche gilt für die ICD-10. Beiden gemein ist das Anliegen, eine Störung zu klassifizieren. Daher kommen sie nicht umhin, defizitorientiert zu arbeiten. Das Ziel der ICF ist ja gerade umgekehrt. Daher ist es fraglich, ob sich die in ihren Grundsteinen unterschiedlichen Systeme tatsächlich ergänzen oder ob sie weitere Instrumente für weitere, sich letztlich widersprechende Autismusbilder darstellen.

Diagnostische Kriterien der Autismus-Spektrum-Störung nach DSM-V
(Falkai/Wittchen 2015, 64ff)

A. Anhaltende Defizite in der sozialen Kommunikation und sozialen Interaktion über verschiedene Kontexte hinweg. Diese manifestieren sich in folgenden aktuell oder in der Vergangenheit erfüllten Merkmalen (die Beispiele sind erläuternd, nicht vollständig):
   1. Defizite in der sozial-emotionalen Gegenseitigkeit. Diese reichen z. B. von einer abnormen sozialen Kontaktaufnahme und dem Fehlen von normaler wechselseitiger Konversation sowie einem verminderten Austausch von Interessen, Gefühlen oder Affekten bis hin zum Unvermögen, auf soziale Interaktion zu reagieren bzw. diese zu initiieren.
   2. Defizite im nonverbalen Kommunikationsverhalten, das in sozialen Interaktionen eingesetzt wird. Diese reichen z. B. von einer schlecht aufeinander abgestimmten verbalen und nonverbalen Kommunikation bis zu abnormem Blickkontakt und abnormer Körpersprache oder von Defiziten im Verständnis und Gebrauch von Gestik bis hin zu einem vollständigen Fehlen von Mimik und nonverbaler Kommunikation.
   3. Defizite in der Aufnahme, Aufrechterhaltung und dem Verständnis von Beziehungen. Diese reichen z. B. von Schwierigkeiten, das eigene Verhalten an verschiedene soziale Kontexte anzupassen, über Schwierigkeiten, sich in Rollenspielen auszutauschen oder Freundschaften zu schließen, bis hin zum vollständigen Fehlen von Interesse an Gleichaltrigen.

   Bestimme den aktuellen Schweregrad:
   Der Schweregrad basiert auf Beeinträchtigungen der sozialen Kommunikation sowie eingeschränkten, repetitiven Verhaltensmustern.

B. Eingeschränkte, repetitive Verhaltensmuster, Interessen oder Aktivitäten, die sich in mind. zwei der folgenden aktuell oder in der Vergangenheit erfüllten Merkmalen manifestieren (die Beispiele dienen der Erläuterung und sind nicht vollständig):
   1. Stereotype oder repetitive Bewegungsabläufe, stereotyper oder repetitiver Gebrauch von Objekten oder von Sprache (z. B. einfache motorische Stereotypien, Aufreihen von Spielzeug oder das Hin- und Herbewegen von Objekten, Echolalie, idiosynkratischer Sprachgebrauch).
   2. Festhalten an Gleichbleibendem, unflexibles Festhalten an Routinen oder an ritualisierten Mustern verbalen oder nonverbalen Verhaltens (z. B. extremes Unbehagen bei kleinen Veränderungen, Schwierigkeiten bei Übergängen, rigide Denkmuster oder Begrüßungsrituale, Bedürfnis, täglich den gleichen Weg zu gehen oder das gleiche Essen zu sich zu nehmen).
   3. Hochgradig begrenzte, fixierte Interessen, die in ihrer Intensität oder ihrem Inhalt abnorm sind (z. B. starke Bindung an oder Beschäftigen mit ungewöhnlichen Objekten, extrem umschriebene oder perseverierende Interessen).
   4. Hyper- oder Hyporeaktivität auf sensorische Reize oder ungewöhnliches Interesse an Umweltreizen (z. B. scheinbare Gleichgültigkeit gegenüber Schmerz/Temperatur, ablehnende Reaktion auf spezifische Geräusche, Strukturen oder Oberflächen, exzessives Beriechen oder Berühren von Objekten, visuelle Faszination für Licht oder Bewegungen).

   Bestimme den aktuellen Schweregrad:
   Der Schweregrad basiert auf Beeinträchtigungen der sozialen Kommunikation und eingeschränkten, repetitiven Verhaltensmustern.

C. Die Symptome müssen bereits in der frühen Entwicklungsphase vorliegen (Sie manifestieren sich möglicherweise aber erst dann, wenn die sozialen Anforderungen die begrenzten Möglichkeiten überschreiten. In späteren Lebensphasen können sie auch durch erlernte Strategien überdeckt werden.).
D. Die Symptome verursachen in klinisch bedeutsamer Weise Leiden oder Beeinträchtigungen in sozialen, beruflichen oder anderen wichtigen Funktionsbereichen.
E. Diese Störungen können nicht besser durch eine Intellektuelle Beeinträchtigung (Intellektuelle Entwicklungsstörung) oder eine Allgemeine Entwicklungsverzögerung erklärt werden. Intellektuelle Beeinträchtigungen und Autismus-Spektrum-Störungen treten häufig zusammen auf. Um die Diagnosen Autismus-Spektrum-Störung und Intellektuelle Beeinträchtigung gemeinsam stellen zu können, sollte die soziale Kommunikationsfähigkeit unter dem aufgrund der allgemeinen Entwicklung erwarteten Niveau liegen.

Beachte: Bei Personen mit einer gesicherten DSM-IV-Diagnose einer Autistischen Störung, einer Asperger-Störung oder einer Nicht Näher Bezeichneten Tiefgreifenden Entwicklungsstörung sollte die Diagnose der Autismus-Spektrum-Störung gestellt werden. Bei Personen, die deutliche Defizite in der sozialen Kommunikation haben, deren Symptome jedoch ansonsten nicht die Kriterien der Autismus Spektrum-Störung erfüllen, sollte die Diagnose Soziale (Pragmatische) Kommunikationsstörung erwogen werden.

Bestimme, ob:
Mit oder ohne Begleitende Intellektuelle Beeinträchtigung
Mit oder ohne Begleitende Sprachliche Beeinträchtigung
In Verbindung mit einer Bekannten Körperlichen Erkrankung, Genetischen oder Umweltbedingung (**Codierhinweis**: Verwende eine zusätzliche Codierung, um den dazugehörigen medizinischen oder genetischen Krankheitsfaktor zu kennzeichnen.)
In Verbindung mit einer Anderen Störung der Neuronalen und Mentalen Entwicklung oder einer
Anderen Psychischen oder Verhaltensstörung (**Codierhinweis**: Verwende zusätzliche Codierung(en), um den (oder die) dazugehörigen medizinischen oder genetischen Krankheitsfaktor(en) zu kennzeichnen.)
Mit Katatonie (…) (**Codierhinweis**: Codiere zusätzlich F06.1 Katatonie in Verbindung mit Autismus-Spektrum-Störung, um das Vorhandensein einer komorbiden Katatonie anzuzeigen.)

Tabelle 8: Schweregrade bei Autismus-Spektrum-Störungen nach DSM-V (Falkai/Wittchen 2015, 67)

Schweregrad	Soziale Kommunikation	Restriktive, repetitive Verhaltensweisen
Schweregrad 3 Sehr umfangreiche Unterstützung erforderlich	Starke Einschränkungen der verbalen und nonverbalen sozialen Kommunikationsfähigkeit verursachen schwerwiegende funktionelle Beeinträchtigungen, eine sehr begrenzte Initiierung sozialer Interaktionen und eine minimale Reaktion auf soziale Angebote von anderen. Eine Person mit Autismus-Spektrum-Störung verfügt z. B. über wenige Worte verständlicher Sprache, initiiert nur selten Interaktionen, und wenn sie dies tut, dann in ungewöhnlicher Form mit der Absicht, die eigenen Bedürfnisse zu erfüllen. Diese Person reagiert nur auf sehr direkte Kontaktaufnahme.	Unflexibilität des Verhaltens, extreme Schwierigkeiten im Umgang mit Veränderungen oder andere restriktive/repetitive Verhaltensweisen mit ausgeprägten Funktionsbeeinträchtigungen in allen Bereichen. Zeigt großes Unbehagen bzw. hat große Schwierigkeiten, den Fokus oder die Haltung zu verändern.

Schweregrad 2 Umfangreiche Unterstützung erforderlich	Ausgeprägte Einschränkungen in der verbalen und nonverbalen sozialen Kommunikationsfähigkeit. Die sozialen Beeinträchtigungen sind auch mit Unterstützung deutlich erkennbar, reduzierte Initiierung von sozialen Interaktionen oder abnormale Reaktionen auf soziale Angebote von anderen. Eine Person spricht z. B. in einfachen Sätzen, sie verfügt über eine eigenartige nonverbale Kommunikation und die Interaktion beschränkt sich auf begrenzte Spezialinteressen.	Unflexibilität des Verhaltens, Schwierigkeiten im Umgang mit Veränderungen oder andere restriktive/repetitive Verhaltensweisen treten häufig genug auf, um auch für den ungeschulten Beobachter offensichtlich zu sein, und sie beeinträchtigen das Funktionsniveau in einer Vielzahl von Kontexten. Zeigt Unbehagen und/oder hat Schwierigkeiten, den Fokus oder die Handlung zu verändern.
Schweregrad 1 Unterstützung erforderlich	Die Einschränkungen in der sozialen Kommunikation verursachen ohne Unterstützung bemerkbare Beeinträchtigungen. Schwierigkeiten bei der Initiierung sozialer Interaktionen sowie einzelne deutliche Beispiele von unüblichen oder erfolglosen Reaktionen auf soziale Kontaktangebote anderer. Scheinbar vermindertes Interesse an sozialen Interaktionen. Die Person ist z. B. in der Lage, in ganzen Sätzen zu sprechen und sich jemandem mitzuteilen, aber ihre Versuche zu wechselseitiger Konversation misslingen, ihre Bemühungen, Freundschaften zu schließen, wirken merkwürdig und sind in der Regel erfolglos.	Unflexibilität des Verhaltens führt zu deutlichen Funktionsbeeinträchtigungen in einem oder mehreren Bereichen. Schwierigkeiten, zwischen Aktivitäten zu wechseln. Probleme in der Organisation und Planung beeinträchtigen die Selbstständigkeit.

4.2 Zur Aktualität von Kanner und Asperger

In den Hand- und Lehrbüchern zum Thema Autismus werden Kanner und Asperger als Erstbeschreiber genannt. Eher selten wird aber auf ihre Aktualität Bezug genommen.

Sowohl Leo Kanner als auch Hans Asperger vermuten, dass Autismus angeboren sei. Damit nimmt die Ätiologieforschung als ein Element der Autismusforschung ihren Ausgang bei der Annahme einer genetischen Verursachungstheorie, die im Verlauf der Geschichte zunächst an Bedeutung verlor. Mittlerweile erlebt sie, wenn auch im Verlauf der Geschichte nie vollends aufgegeben, in den letzten rund 30 Jahren eine Renaissance. Kanners Beobachtung einer zuweilen vorherrschenden emotionalen Kälte als ein möglicher verstärkender Umweltfaktor in den Familien autistischer Kinder wird von ihm selbst in späteren Jahren verworfen. Asperger interpretiert das autistische Verhalten als eine „Extremvariante der männlichen Intelligenz, des männlichen Charakters“ (Asperger 1944, 129) und deutet eine „Überintellektualisierung“ der Umwelt als ein mitverursachendes Moment der autistischen Symptomatik.

Die Frage, die bis heute die Autismusforschung grundsätzlich bewegt (vgl. Kamp-Becker/Bölte 2011, 8), nämlich ob Kanner und Asperger zwei verschiedene oder lediglich in ihrer Ausprägung variierende Zustandsbilder umschreiben, ist nicht eindeutig zu beantworten (vgl. Ghazziuddin u. a. 1992; Rutter/Schopler 1992; Steindal 1996, 11). Einerseits gibt es klare quantitative und qualitative Unterschiede, andererseits finden sich eine ganze Reihe an Schnittpunkten. In der ICD-10 von 1994 (WHO 1993) wird von einer Störung ‚unsicherer nosologischer Prägnanz' ausgegangen mit großer Ähnlichkeit zum Kanner-Autismus (vgl. Steindal 1996, 11). Asperger selbst geht davon aus, dass es sich um zwei verschiedene Personengruppen handelt, dass aber „auch viele Gemeinsamkeiten in zahlreichen Wesenszügen zu finden sind“ (1968, 204f). Festzuhalten bleibt allerdings, dass *aktuell* von Übergängen ausgegangen wird und mit DSM-V beide Formen zu einem Autismusbild verschmelzen. Dass die im heutigen Sinne verstandene Idee des Autismus-Spektrums letztlich bei Kanner und Asperger angedacht ist, zeigt sich durch folgende Aspekte:

Die von Kanner herausgearbeiteten Kardinalsymptome der Selbstisolation und der Veränderungsangst stellen die zentrale Größe der Diagnosestellung dar. Oder anders: Alle Kinder mit einer Autismusdiagnose zeigen dieses Verhalten, wenn auch in unterschiedlicher Ausprägung. Variabilität besteht bei Vorkommen, Häufigkeit und Intensität der so genannten Sekundärsymptome. „Alle über die beiden Kardinalsymptome hinausgehenden Verhaltensbesonderheiten autistischer Kinder werden von Kanner als ursächlich von den Hauptsymptomen angesehen. (…) Das Spektrum der möglichen sekundären Verhaltensbesonderheiten macht darum auch die große individuelle Verschiedenheit autistischer Kinder aus“ (Rödler 1983, 16). Somit entwirft Kanner zwar *ein* klinisches Bild *einer* Störung, die aber in sich, und das wird von ihm per se vorausgesetzt, höchst variabel und nur einzelfallbezogen greifbar wird und der ein *Spektrum* möglicher Verhaltensbesonderheiten zugrunde liegt. Dieser Sachverhalt wird mit Einführung der Begriffe des **High-Functioning-Autismus**[21] und des **Low-Functioning-Autismus** vollends deutlich: Der erste Begriff bezieht sich als Subkategorie auf Menschen, welche die Diagnosekriterien des Frühkindlichen Autismus nach DSM und ICD erfüllen und in einzelnen Funktionsbereichen explizit Stärken und (teilweise überragende) Fähigkeiten aufweisen. Der zweite Terminus meint Personen mit der Diagnose Frühkindlicher Autismus mit geistiger Behinderung, die schwer von der autistischen Symptomatik betroffen sind, wobei hier sugge-

21 Zuerst angewandt wurde der Begriff **1981** von DeMyer und Kollegen in den USA.

riert wird, und genau das macht Begriffe dieser Art schwierig, dass eine geistige Behinderung Stärken und Kompetenzen einer Person ausschließen würde.

Diese beiden Begriffe sind in ihrem heutigen Sinne *genau so* bei Kanner angedacht, wenngleich sie *heute* eher im Blick auf die Situation Erwachsener mit Autismus diskutiert werden (vgl. u. a. Vogeley 2012; Ebert u. a. 2013; Tebartz van Elst 2013). Gleichermaßen verweisen sie wiederum auf das Problem von Begrifflichkeiten: Praktisch droht aufgrund der Überschneidungen die Gefahr, den Begriff High-Functioning-Autismus und Asperger-Syndrom synonym zu verwenden (vgl. Tsai 1992, 11ff; Sinzig 2011, 4; Attwood 2012, 56f; Theunissen 2015, 169), als Unterscheidungsmerkmale gelten: bessere motorische Fähigkeiten, eine schlechtere Sprachentwicklung und ein insgesamt schwierigerer Entwicklungsverlauf bei Personen mit der Diagnose High-Functioning-Autismus (vgl. Gillberg 1998, 200ff; Sinzig 2011, 4). Der Begriff Low-Functioning-Autismus bedeutet streng genommen eine (negative) Verstärkung der ohnehin schon mit Schwere belasteten Diagnose Frühkindlicher Autismus, weil mit diesem Verhaltensauffälligkeiten und (noch) schlechtere Prognosen, also stigmatisierende und diskriminierende Faktoren, verbunden sind (vgl. Theunissen 2015, 258). Auf diesem Hintergrund ist es angemessen und u. a. Theunissen zuzustimmen, zugunsten des Spektrumgedankens auf weitere (also über die bestehenden hinausgehenden) „Subkategorien des Autismus" (vgl. ebd., 169) zu verzichten. Aus dieser Sicht bilden der Frühkindliche Autismus und das Asperger-Syndrom die Pole eines Kontinuums (Wing 1981; Tantam 1988a; Steindal 1996, 12).

Der Spektrumsgedanke ist also schon bei Kanner aktuell, allerdings wiederum mit anderer Schwerpunktsetzung als bei Bleuler und Asperger: Während Kanner die Symptome des Autismus, wie mannigfaltig sie auch seien, als deviant einstuft, wird bei Bleuler und Asperger der Autismus selbst als eine Möglichkeit des menschlichen Handelns eingeordnet. Es handelt es sich daher streng genommen um zwei spektrale Ebenen:

Ebene 1 fasst das autistische Verhalten und (!) Erleben als Form des Menschseins, als eine Eigenschaft, es ist eine Möglichkeit innerhalb des Spektrums menschlichen Handelns. Sinzig unterscheidet in diesem Zusammenhang zwischen der Spektrums-/Kontinuumstheorie und dem Konzept der Dimensionalität (Sinzig 2011, 3f). Ebene 1 kann mit dem aktuellen Begriff der Dimensionalität, mit dem des „broader autism phenotype" (Kamp-Becker/Bölte 2011, 29) gleichgesetzt werden. Dieser Ebene lassen sich Bleuler und Asperger zuordnen (wobei sie gleichzeitig den Spektrumsgedanken aus störungsbezogener Sicht mitdenken, aber eben nicht nur), ebenso (auto-)biographische wie geisteswissenschaftlich verstehende Zugänge.

Ebene 2 fasst Autismus von vornherein als eine Störung, innerhalb derer sich aber vielzählige Möglichkeiten des autistischen Erlebens und Verhaltens zeigen können. „Das alternative Konzept der Autismus-Spektrum-Störung sieht die autistischen Beeinträchtigungen dagegen auf einem Kontinuum oder Spektrum angesiedelt. So stehen nicht bestimmte Merkmale als Abgrenzungskriterien im Mittelpunkt, sondern der Grad der Ausprägung dieser Merkmale, um Autismus zu beschreiben“ (ebd. 2011, 28). Auf dieser Ebene findet sich Kanner, ebenso der gegenwärtige Begriff der Autismus-Spektrum-Störung wie im DSM-V sowie naturwissenschaftlich-medizinische orientierte Zugänge.

Streng genommen aber lassen sich diese beiden Ebenen nur künstlich trennen: Praktisch, insbesondere bei Betrachtung des DSM-V wird deutlich, dass die Idee des Spektrums und jene der Dimensionalität unmittelbar zusammenhängen – von einer Spektrum-Störung auszugehen klammert Dimensionen des Autistisch-Seins nicht aus. Es hängt von der Beobachtung und Haltung des Diagnostikers und des Betroffenen selbst ab, das jeweilige Verhalten in seiner Schwere entsprechend einzuordnen und zu kategorisieren.

> „Kategoriale und dimensionale Diagnostik muss sich nicht ausschließen. Die Anwesenheit einer Dimension schließt nicht aus, dass ein bestimmter Ausprägungsgrad eines Merkmals mit qualitativen Veränderungen verknüpft ist (...). Auch Subtypisierungen und der Gedanke eines Kontinuums können integriert werden“ (Poustka u. a. 2008, 13).

Theunissen und Paetz weisen in diesem Zusammenhang darauf hin, dass die Begriffe Autismus-Spektrum und Autismus-Spektrum-Störung nicht das gleiche meinen, „da letztere Bezeichnung eine Defizitorientierung impliziert und unterstellt, dass Autismus per se eine psychische Störung sei. (...) Dem Begriff des Autismus-Spektrums liegt ein Konzept zu Grunde, das Autismus als Behinderungsart im Sinne eines Formenkreises versteht, mit welchem vielfältige Ausprägungsvarianten assoziiert werden können: ‚Alle einem Autismus-Spektrum (...) zugehörigen Personen teilen (...) eine Reihe von gemeinsamen Eigenschaften, die in ihrer Ausprägung aber unterschiedlich und somit individuell zu betrachten sind. Ein Autismus-Spektrum beschreibt folglich eine Vielfalt, welche vor allem die Individualität der unter diesem Begriff vereinten Personengruppe reflektiert‘“ (2015, 41f).

Was hier besprochen wird, die Frage nach *dem* Autismus als einer Eigenschaft des Menschen oder als einer Störung ist eine der Leitfragen der Autismusforschung: Diese beiden Sichtweisen, die geisteswissenschaftliche und die naturwissenschaftlich-empirische, bestimmen die jeweilige Definition und letztlich auch den (therapeutischen) Umgang mit den Betroffenen. Im weiteren Verlauf der Arbeit wird sich zeigen, dass sich ein großer Teil der mit dem Thema Autismus befassten Autorinnen und Autoren einer dieser beiden Sichtweisen zuordnen lassen und dass es nur wenige Ausnahmen gibt, die versuchen, beide Perspektiven miteinander zu verbinden.

Hierauf immer wieder deutlich zu verweisen, ist für die Herausarbeitung verschiedener Autismusbilder deshalb höchst relevant, weil das Bild einer Störung und das Bild vom Menschen mit einer spezifischen Eigenschaft und/oder Störung maßgeblich sein eigenes Bild und die Vorstellung des Umgangs mit ihm konstituiert. Anders: Während die eine Sicht, vorwiegend naturwissenschaftlich-empirisch intendiert, ein beobachtbares Verhalten zu klassifizieren und zu pathologisieren, Grenzen festzulegen zwischen Normalität und Abweichung, Gesundheit und Krankheit (Autismus-Spektrum-*Störung*), ist Merkmal der geisteswissenschaftlichen Sicht, Verhalten als subjektiv sinnvoll verstehen zu wollen, als Kategorie der Komplexität des Menschlichen mit all seinen Übergängen zu fassen (Autismus-Spektrum). Autistische Verhaltensweisen, die sich „in ‚verdünnter Form' in der allgemeinen Bevölkerung wiederfinden" (Sinzig 2011, 4), können also – je nach Haltung und Perspektive – innerhalb des Autismus-Spektrums einen Platz finden, und zwar *ohne* als Störung zu gelten, sondern als *eine* Möglichkeit menschlichen Handelns. Ebenso können sie dem Autismus-Spektrum als Störverhalten immanent sein.

Gibt es also autistisches Verhalten „in verdünnter Form" innerhalb der Bevölkerung diesseits eines Autismus-Spektrums? Aus kategorialer Sicht ist diese Frage mit Ja zu beantworten, aus dimensionaler Sicht mit Nein.

Auf Grundlage einer breiten Interpretation des Autismus-Spektrums wie bei Theunissen wird der Personenkreis, der sich innerhalb des Spektrums bewegt, deutlich vergrößert: Das Autismus-Spektrum umfasst *alle* Kategorien und Dimensionen autistischen Verhaltens und macht sehr deutlich, dass es der subjektiven Deutung und Selbstwahrnehmung, ja auch dem persönlichen Leidensdrucks unterliegt, ob es als störend, als Störung kategorisiert oder aber als eine Handlungsoption des Menschen wahrgenommen wird. Kompliziert ist die Auseinandersetzung mit dem Begriff deshalb, weil *alles* möglich ist:

- Das autistische Verhalten kann *von außen* als Störung eingeordnet sein und gleichzeitig *von außen* als sinnvoll,
- es kann *von außen* als Störung gedeutet sein und *von innen* (vom Betroffenen selbst) als sinnvoll,
- es kann *von außen* als „nur" ungewöhnlich eingeordnet sein, aber *von innen* als höchst belastend und isolierend,
- es kann von außen *und* von innen als Störung, als Abweichung definiert sein,
- es kann überhaupt nicht eindeutig definiert sein, weder von außen noch von innen, weil es zum Beispiel nur temporär, nur situativ, nur als ein Einzelsymptom oder komorbide auftritt,
- weil es entwicklungsbedingt einem Wandel in Art und Ausprägung unterliegt, kann es unterschiedlichen Deutungsmustern zu verschiedenen Zeitpunkten folgen.

Kari Steindal, Autismusexpertin aus Oslo, beschreibt dies so:

> „Niemand kann genau angeben, wo die Grenze zwischen Normalität und Asperger-Syndrom zu ziehen ist. Man geht davon aus, daß der Übergang zur normalen Variationsbreite fließend ist (...). Auch in der Normalbevölkerung finden wir Züge und Verhaltensweisen, wie wir sie vom Asperger-Syndrom kennen. Einzelne sind sehr steif und pedantisch, einige sind merkwürdig und egozentrisch, manche sind ‚Einsiedler'. Wir können Personen finden, die übertrieben mit Details beschäftigt sind oder völlig von ihren Spezialinteressen in Beruf oder Hobby vereinnahmt werden. In wissenschaftlichen oder künstlerischen Berufen ist diese Fähigkeit zur Vertiefung eine große Stärke und kein Zeichen von Gestörtheit. Dies darf uns aber nicht dazu verleiten, die Probleme zu bagatellisieren, wenn Personen mit Asperger-Syndrom oder ihre Familien signalisieren, daß sie Hilfe benötigen. Wir kennen einige Kinder, die sich auf der Grenze zwischen dem Asperger-Syndrom und der Normalität befinden, bei denen es vielleicht nicht immer richtig ist, eine Diagnose zu stellen. (...) Wir dürfen (...) die Hilfe nicht von der Diagnose abhängig machen. Wenn eine Person soziale und kommunikative Schwierigkeiten hat, so bedarf sie derselben Art von Hilfsmaßnahmen wie diejenige mit einer klaren Diagnose" (1996, 21).

Im Gegensatz zu Kanner, dem es im klassischen Sinne um eine überwiegend klinische Beschreibung eines Phänomens geht, finden sich bei Asperger neben einer klinischen Annäherung an den Personenkreis Hinweise auf ein seinem entworfenen Autismusbild immanentes Menschenbild: Dieses wird sichtbar durch Betrachtung seiner *Methode*, innerhalb derer ebenso die Idee der Dimensionalität *und* des Autismus-Spektrums vorweggenommen wird, und seiner deutlich *ressourcenorientierten Sicht* – beide Punkte, Methode und Sicht verweisen auf die Aktualität Aspergers. Oder anders: Nicht so sehr die von ihm beschriebene Symptomatologie, die zwar bis heute weitgehend Gültigkeit beanspruchen kann, begründet seine Aktualität, vielmehr die *Art und Weise der Darstellung* der Kinder und Jugendlichen mit autistischer Symptomatik verweist, abgesehen von einigen zeitgenössischen und heute fremd anmutenden Formulierungen, auf Aspergers Gegenwartsbezug: Obgleich er *über* diese Kinder schreibt, wird deutlich, dass er *eigentlich für* sie schreibt. Obwohl er als erster das später nach ihm benannte Störungsbild erkennt und als Autistische Psychopathie klassifiziert, spricht er sich gegen Klassifikationsversuche aus. Auf diesem Hintergrund ist sein methodisches Vorgehen begreifbar: Anhand der jahrelangen Beobachtung von vier Kindern und der Darstellung ihrer Biographie und Verhaltensauffälligkeiten, anhand also, wie in dieser Zeit gängige Praxis, einer induktiven Herangehensweise, geht es ihm um das Verstehen des menschlichen Seins als Ganzes. Damit richtet er sich gegen eine „systematisch-charakterologische Arbeitsweise" (Asperger 1944, 81). Sich gegen Klassifikationssysteme, vorab festgelegte Merkmalskataloge und (künstlichen) Testsituationen aussprechend (vgl. ebd., 82), wechselt er – hinsichtlich der Perspektive auf den Menschen – von einer induktiven zu einer deduktiven Methode: Die gesamte Persönlichkeit des Menschen in den Blick nehmend, erlaubt Rückschlüsse auf einzelne Wesensmerkmale. Eine Typenbildung, also Klassifikation, erfolgt aus der Auseinandersetzung mit dem Wesen, der Persönlichkeit, der Individualität des Einzelnen, innerhalb derer durch Vergleiche Gemeinsamkeiten eines bestimmten Kindertypus beschreibbar werden. „Hält man sich an ein von vornherein festgelegtes Schema, so wird man verlernen, auch solche Züge zu sehen und richtig zu beurteilen, die vielleicht wesentlich sind, dem Bilde seine eigentümlichen, individuellen Züge geben, aber eben in dem festen System nicht vorkommen" (ebd., 79).

Das autistische Verhalten eines Kindes wird damit zu *einem* Element des kindlichen Seins[22], es ist nicht das ausschließliche und auch nicht das führende

---

22 Mit dieser These wird u. a. der Auffassung Boschs teilweise widersprochen, der zur Methodik Kanners und Aspergers festhält: „Sowohl Kanner als auch Asperger gehen von einem naturwissenschaftlichen Denkmodell aus. Bei beiden scheint mir die Frage nach dem Wesen des Autismus (...) nicht radikal vollzogen zu sein. (...) Es ist berechtigt und notwendig, wie Kanner es tut, im Rahmen einer naturwissenschaftlich-biologischen Krankheitslehre die Phänomene autistischen Lebens zu Symptomen zu reduzieren und hinter diesen Symptomen ‚Grundstörungen', also Funktionsstörungen innerhalb des Naturobjekts Mensch zu suchen. Autismus wird dadurch definiert als klinisches Syndrom. Man muß aber auch sehen, daß sich einer solchen Betrachtungsweise das Wesen des Autismus als spezifische Abwandlung des menschlichen Daseins verschließt. In der klinischen Beschreibung, die unter dem Leitbild eines solchen Syndroms erfolgt, werden sich die Beobachtungen um diese Grundstörung herum gruppieren als mehr oder weniger direkte Ableitungen von diesen. Die notwendige Isolierung der einzelnen Symptome gegeneinander und die Reduktion des beobachteten Kranken auf ein Symptomschema wird durch eine intuitive empirische Deskription des Verhaltens ergänzt. Diese Deskription, so zutreffend sie auch sein mag, bleibt jedoch bezüglich ihres Aussagewerts über den Autismus theoretisch ungenutzt. Das gleiche Vorgehen ist bei Asperger zu beobachten. Auf der einen Seite steht die charakterologische Konzeption des autistisch durchorganisierten Charakters mit seiner dadurch bedingten eingeengten Beziehung zur Umwelt und auf der anderen Seite eine von intuitiver Schau geleitete sehr reichhaltige Deskription typischen autistischen Verhaltens und Erlebens, die aber auf das Wesen autistischen Daseins hin nicht mehr befragt worden ist. (...) Zwar sieht man (...) angesichts der ausgezeichneten klinischen Schilderungen Aspergers die beschriebenen Patienten plastisch vor sich und erinnert sich ähnlicher Fälle, aber das, was nun eigentlich autistisch bei ihnen ist, was ihre Daseinsentfaltung als eine autistische kennzeichnet, scheint doch nicht mit befriedigender Schärfe herausgearbeitet zu sein" (Bosch 1962, 49f). In Bezug auf Kanner ist Boschs Einschätzung zuzustimmen. Asperger allerdings wird in der vorliegenden Arbeit, wie oben gezeigt wird, von Bosch abweichend interpretiert, und zwar deshalb, weil er die von ihm beschriebene Symptomatik zwar als eine Personengruppe zusammenfasst, dennoch aber von vornherein auf die Nähe zur Norm, auf Parallelen zum gesunden, aber in der Alltagssprache schrulligen, introvertierten Menschen verweist. Wenngleich er dem Syndrom, das er selbst nicht als Syndrom bezeichnet, seinem Namen gibt, fasst er dieses als ein Element des menschlichen Lebens. Er beschreibt einen „Typus von Kindern" (Asperger 1943, 83), im Zentrum steht aber nicht nur eine störungsbezogene Perspektive. Vielmehr spricht er von einem „Menschenschlag" (ebd., 112), womit das autistische Verhalten und Erleben als eine dem Menschsein zugehörige Form vorausgesetzt wird. Die Frage nach dem Wesen des Autistischen ist nicht Aspergers Ausgangspunkt, sondern sein Ergebnis: Die Beschäftigung mit dem Wesen dieses einen Menschen führt ihn zum Wesen des Autismus. Und wenngleich dieses Wesen durch differenzierte Verhaltensschilderungen als autistisch zusammengefasst wird, bleibt es tatsächlich diffus, als es zwar einheitlich und konstant beobachtbar, nicht aber generalisierbar ist. Nicht der (Verdacht) auf Autismus leitet Aspergers Beobachtungen, sondern dieser eine Mensch, der ihn auf das Autistische im Menschen verweist. Daher scheint es zulässig, Bosch zu widersprechen und anzunehmen, dass Asperger Autismus als eine

Kriterium, um dieses eine Kind zu verstehen. Der Weg zur Erkenntnis einer „einheitlichen Grundstörung" (ebd., 84) nimmt also seinen Ausgang bei Einzelfällen, die unter Verzicht auf spezifische Test-/Erhebungs-Beobachtungsverfahren möglichst intuitiv die Ganzheit ihres Seins erlebt und beschreibt.

> „Die Erfahrung hat uns gezeigt, daß das Streben, Persönlichkeiten nach vorher festgelegten Gesichtspunkten zu erfassen, den Blick einengt, die Gefahr in sich birgt, daß man gerade das Einmalige – und damit das Wesentliche dieses Menschen übersieht" (ebd., 82).

Damit ist es Asperger gelungen, ein einheitliches Bild zu beschreiben ohne Einheitlichkeit vorauszusetzen – er verbindet eine naturwissenschaftlich-empirisch orientierte Sicht mit einer verstehend-deutenden Sicht, zwei Sichtweisen, die sich im weiteren Verlauf der Autismusforschung gegenüberstehen und konkurrieren werden. Er selbst greift einer möglichen Kritik an seiner Methode vorweg, indem er fragt:

> „Wenn man (...) unter Verzicht auf jede vorgegebene systematische Betrachtungsweise den einzelnen Menschen ins Auge faßt und sein Wesen nach seinen Ausdruckserscheinungen, nach seinem Verhalten in der realen Situation zu deuten sucht – steht man bei dieser Art von Beurteilung nicht vor lauter Einzelpersönlichkeiten, die miteinander gar nichts zu tun haben, untereinander nicht vergleichbar sind, sich nicht ordnen und nicht einordnen lassen? Bedeutet darum eine solche Wesensschau nicht letztlich einen Verzicht auf Wissenschaftlichkeit, die ja die Ordnung nach Ähnlichkeiten und Verschiedenheiten fordert? Dem ist nicht so. Wenn wir uns bemühen, die kindliche Persönlichkeit als eine durchorganisierte Einheit zu sehen (...)., so sehen wir doch die einzelnen Kinder nicht als isolierte, mit anderen nicht vergleichbare Wesen. Wenngleich ein jeder Mensch einmalig und im Zentralen seiner Persönlichkeit unwiederholbar ist, so ordnen sich doch, wenn man mit unseren Augen sieht, immer wieder einzelne Charaktere zu Gruppen, zu Typen, die nicht nur in der sie durchorganisierenden Idee Beziehungen zeigen, sondern auch in zahlreichen Einzelheiten ihres Äußeren und ihrer Verhaltensweisen (...) übereinstimmen" (ebd., 83f).

Form des menschlichen Daseins zugehörig deutet und eine naturwissenschaftliche mit einer verstehenden Sicht verbindet – geht es ihm doch letztlich eben nicht um die ausschließliche Klassifikation, diese ist ein Element seines Zugangs, sondern um das Verstehen des Menschen in seinem Sein.

4.3 Zum Bild des autistischen Kindes bei Asperger

Es ist erforderlich, auf das von Asperger gezeichnete Autismusbild skizzenhaft einzugehen, insbesondere auf seine ressourcenorientierte Sicht auf das Kind, um auch in dieser Hinsicht nachzuweisen, dass die heutige, fast gängige Stärken-Perspektive historisch erklärbar ist. Hierbei handelt es sich um einen weiteren Beleg für die These einer Geschichte des Autismus, die zirkuliert: Die Deutung Aspergers führt nicht nur zur Etablierung einer Störung, sondern entsprechend auch zu einer (medizinisch orientierten) eher defizitären, eben störungsbezogenen Sicht auf das Kind. Wenngleich Aspergers Schriften zunächst vergleichsweise eher wenig Beachtung finden und erst durch die in die englische Sprache übertragene Zusammenfassung von **Lorna Wing** im Jahr **1981** (Wing 1981)[23] und einer **1991** erstmals erschienenen Publikation von **Uta Frith**, in der sie u. a. auch Aspergers Originalbeitrag von 1944 ins Englische übersetzt, einem breiteren Publikum bekannt werden (seither gibt es mehr als 2.000 Arbeiten und weit mehr als 100 Fachbücher zum Asperger-Syndrom (vgl. Attwood 2012, 47), werden die von Asperger beschriebenen Kinder schon in den 50er bis 70er Jahren als eine eigene Gruppe anerkannt (vgl. u. a. van Krevelen 1963; 1971). Mit Aufnahme in die Klassifikationssysteme DSM und ICD etabliert sich das Asperger-Syndrom als Störung vollends. Heute, eine eigene Personengruppe voraussetzend, wird mit dem Asperger-Syndrom, wie auch bei Asperger selbst, eine ganze Reihe an Stärken, Potentialen verbunden, die einer Diagnosestellung nicht widersprechen, jedoch die klassifikatorische Eindimensionalität der Perspektive auf die Betroffenen zunehmend verdrängen. In Tabelle 9 sind die von Asperger herausgearbeiteten Stärken und Schwächen der von ihm beobachteten Kinder zusammengefasst. Bei Betrachtung wird deutlich, dass Asperger zwar ein Autismusbild entwirft, das aber in sich von vornherein mehrperspektivisch angelegt ist: „Auch bei diesen Menschen beweist der Satz seine Wahrheit, daß in jedem Charakter Vorzüge und Mängel Ausfluß derselben Wesenszüge sind, daß Positives und Negatives zwei Seiten sind, die man nicht ohne weiteres von einander trennen kann, von denen man nicht nur die gute annehmen und die schlechte austreiben kann" (Asperger 1944, 135).

23 **1981** beschreibt **Wing** 34 Menschen mit Autismus im Alter von 5 bis 35 Jahren, die eher den Beschreibungen Aspergers als jenen Kanners entsprechen. Sie führt als erste, ein Jahr nach Aspergers Tod, und nahezu zeitgleich mit Einführung des Begriffs des High-Functioning-Autismus den *Begriff* des Asperger-Syndroms 1981 als eigene diagnostische Kategorie innerhalb eines angenommenen Autismus-Spektrums in die Fachdiskussion ein (vgl. Attwood 2012, 45).

Tabelle 9: Zum Bild des autistischen Kindes bei Asperger (vgl. Asperger 1944; 1960; 1968)

Kinder mit „autistischer Psychopathie"	
Stärken	Schwächen
• Autistische Intelligenz: spontanes Produzieren, originelles, nicht aber mechanisiertes Lernen • originelle Sprache • Originalität des Erlebens: erstaunliche, ungewöhnliche Wahrnehmung der Umwelt, tw. komplexe, erstaunliche Sonderinteressen • originelle Lösungen, z. B. bei Rechenaufgaben, „apart-gescheite Antworten" • reifes Kunstverständnis und differenziertes Stilgefühl • hohe Selbstreflexion: Kinder sind sich selbst ein Problem • sichere, klarsichtige Einschätzung anderer Menschen • gute Abstraktionsfähigkeit • starke Heimwehreaktionen verweisen auf gleichzeitig hohe Emotionalität • gefühlsintensive Bindung an einzelne Menschen und/oder Tiere • Wortwitz • häufig gute berufliche Leistungen auf einem Spezialgebiet • gute Entwicklungs- und Anpassungsfähigkeiten	• Kontaktstörung, mangelnder Blickkontakt, geringe Mimik und Gestik, Bewegungsstereotypien • ungewöhnliche Sprache und Sprachmelodie, wird nicht zum Zweck der Kommunikation angewandt • Versagen in der Schule beim Erlernen von außen herangetragener, „gängiger" Methoden zur Lösung einer Rechenaufgabe • starke Heimwehreaktionen bei Trennung von Zuhause • Essens- und Schlafschwierigkeiten • Hilflosigkeit gegenüber praktischem Leben, motorische und soziale Ungeschicklichkeit • Störung der aktiven Aufmerksamkeit: „von innen her abgelenkt" • Einengung der Beziehungen zur Umwelt intuitive Situationsanpassung gestört • „autistische Bosheitsakte" • fehlendes Scham- und Schuldgefühl • disharmonische Entwicklung der Sexualität • über- bzw. unterempfindlicher Geschmackssinn, Berührungssinn, auditiver Sinn • ausgeprägter Egozentrismus, allerdings weder bewusst oder gewollt, sondern als Ergebnis eines Defekts im Verständnis für andere • mangelndes Gefühl für (natürliche) Distanz • ungewöhnliche Objektbeziehungen und scheinbar sinnlose Sammelleidenschaft • mangelnde Körperpflege • Humorlosigkeit

Aufgrund seiner Sichtweise auf das Kind würde Asperger die heute gängige Form der systematischen Klassifikation wohl ablehnen. Gleichermaßen legt er für diese, wiederum aufgrund seiner Sichtweise auf das Kind, einen Grundstein. Bei Berücksichtigung der Zuordnung des Asperger-Syndroms in den Klassifikationssystemen DSM und ICD wird deutlich, was gemeint ist: Asperger selbst legt einen eher weiten Autismusbegriff zugrunde, der innerhalb der Klassifikationen zunehmend enger ausgelegt wird, um im Heute wieder tendenziell im Aspergerschen Sinne reinterpretiert zu werden. Die bisherige Historie endet bei ihren Anfängen, zumindest hinsichtlich ihres Bildes von Menschen mit Asperger-Syndrom. Denn: Mit dem Begriff der Autismus-Spektrum-

Störung wird gerade nicht mehr unterschieden zwischen den Subkategorien Frühkindlicher Autismus, Asperger-Syndrom, Atypischer Autismus und Desintegrativen Störung. Das autistische Verhalten lässt sich nicht qualitativ oder kategorial, sondern quantitativ bzw. dimensional unterscheiden (vgl. Kamp-Becker/Bölte 2011, 29). Und um dies tun zu können, und hier sind wir konkret zurück bei Aspergers Anliegen, ist es zwingend erforderlich, genau hinzuschauen, vom Einzelfall und nicht von einem vorab definierten Klassifikationsbild des Autismus auszugehen. Im DSM-V wird explizit auf die Notwendigkeit der Nutzung mehrerer Informationsquellen sowie der qualifizierten Verhaltensbeobachtung hingewiesen (vgl. ebd. 2011, 31). Und auch in Bezug auf die konkrete, beobachtbare Symptomatologie lässt sich festhalten, dass Asperger bis heute höchst aktuell ist.

Das heißt: Indem sich Asperger nicht festlegt auf eine Methode, sich nicht auf eine der beiden Seiten (naturwissenschaftlich-empirisch oder geisteswissenschaftlich) schlägt, sondern versucht, beide Perspektiven bei der Beschreibung des Personenkreises zu integrieren, kann er als Wegbereiter der Autismusforschung eingeordnet werden. Zu klassifizieren und zu typologisieren schließt nicht aus, gleichermaßen vom Einzelfall her verstehen zu wollen. Das heißt: Es ist möglich, Autismus als eine (Lebens-)Form des Menschen zu deuten *und* als eine Störung – das hängt ab von der Perspektive. Damit wird auch Walter widersprochen, der Aspergers Beschreibungen als nicht methodisch abgesichert einschätzt (vgl. Walter 2007, 48) – methodische Offenheit ist aber, und hierhin wird Aspergers Bedeutung gesehen, dringend und zwingend erforderlich, um eine Annäherung an die Komplexität des Autismusbegriffs und die Situation autistischer Menschen erreichen zu können. Hervorzuheben ist, dass Aspergers Hypothese, autistisches Verhalten als Extremvariante der männlichen Intelligenz und des männlichen Charakters zu deuten, aktuell wieder im Zusammenhang mit der „Extreme male brain"-Theorie des Autismus (vgl. Baron-Cohen/Knickmeyer/Belmonte 2005) Beachtung findet (vgl. Kumbier/Domes/Herpertz-Dahlmann/Herpertz 2010, 58).

Remschmidt und Kamp-Becker erarbeiten 2006 eine Übersicht über die im Verlauf der Geschichte entstandenen Variationen diagnostischer Kriterien für das Asperger-Syndrom. Damit problematisieren sie einerseits die Unvergleichbarkeit der Beschreibungen des Personenkreises (vgl. Remschmidt/Kamp-Becker 2006, 22), untermalen aber andererseits die hier verfolgte These, dass das Bild des autistischen Menschen nicht nur komplex ist aufgrund der Mehrdimensionalität des Begriffs Autismus selbst, sondern abhängt von der Haltung, der Beobachtung(sgabe) und Schwerpunktsetzung des jeweiligen Diagnostikers bzw. des durch ihn entworfenen Klassifikationssystems. So werden für das Asperger-Syndrom eigene oder von Asperger (leicht) abweichende diagnostische Kriterien aufgestellt u. a. von (vgl. ebd., 22ff):

- **Wing (1981)**, die nicht zwischen den Diagnosen Frühkindlicher Autismus und Asperger-Autismus unterscheidet, allerdings im Gegensatz zu Asperger annimmt, dass eine retardierte Sprachentwicklung möglich sei, ebenso wie eine leichte geistige Behinderung.
- **Gillberg und Gillberg (1989; Gillberg 1991; 2002)** – in enger Orientierung an Asperger, legen fest, dass Symptome aus allen sechs Bereichen (s. Kasten unten) vorliegen müssen; neun von 20 Symptomen müssen zutreffen. Voraussetzung einer klinischen Diagnose ist das Vorliegen des ersten Kriteriums sowie vier weiterer. Die Begriffe Asperger-Syndrom und High-Functioning-Autismus werden nicht differenziert.
- **Tantam (1988)** orientiert sich ebenfalls an den Kriterien Aspergers, indem er die hohe Sprachkompetenz, die mangelnde Fähigkeit zur Anpassung an soziale Zusammenhänge, nonverbale Besonderheiten (z. B. Blick, Mimik), den Wunsch nach sozialem Kontakt bei gleichzeitiger Unbeholfenheit zur konkreten Beziehungsgestaltung, motorische Ungeschicklichkeit und Sonderinteressen von Personen mit der Diagnose Asperger-Syndrom, hervorhebt.
- **Szatmari u. a. (1989)** grenzen die Diagnose Asperger-Autismus von der Diagnose Kanner-Autismus ab. Es müssen alle vier Kriterien erfüllt sein; insgesamt sechs der 22 Symptome.
- **Klin u. a. (2005)** orientieren sich wiederum stark an Asperger.

Zur Vollständigkeit finden sich im Folgenden einmal die diagnostischen Kriterien von Gillberg und Gillberg sowie Szatmari u. a. und Klin u. a., aber auch jene in der ICD-10 und dem DSM-IV. Diese Übersicht wird ergänzt durch eine in Remschmidt/Kamp-Becker publizierte Tabelle, die einen Vergleich der jeweiligen diagnostischen Kriterien zum Asperger-Syndrom auf einen Blick ermöglicht (Tab. 10). Insgesamt weichen die Fortführungen der Klassifikation tendenziell nur gering von Asperger ab.

Diagnostische Kriterien nach Gillberg/Gillberg 1989; Gillberg 1991; 2002
(vgl. Remschmidt/Kamp-Becker 2006, 23; Attwood 2012, 47)

---

1. Soziale Beeinträchtigung (extreme Ichbezogenheit) (mind. zwei der folgenden Merkmale):
   a) Schwierigkeiten im Kontakt mit Gleichaltrigen
   b) Gleichgültigkeit im Kontakt mit Gleichaltrigen
   c) Schwierigkeiten, soziale Signale zu verstehen
   d) sozial und emotional unangemessenes Verhalten
2. Eingegrenzte Interessen (mind. eins der folgenden Merkmale):
   a) Ablehnung anderer Aktivitäten
   b) repetitives Festhalten
   c) mehr mechanisch als bedeutungsvoll

3. Zwanghaftes Bedürfnis nach bekannten Routinen und Interessen (mind. eins der Folgenden):
   a) bezüglich aller Aspekte des alltäglichen Lebens
   b) und anderer Menschen
4. Sprachauffälligkeiten (mind. drei der Folgenden):
   a) verzögerte Sprachentwicklung
   b) oberflächlich perfekte expressive Sprache
   c) formal pedantische Sprache
   d) auffällige Prosodie, eigentümliche stimmliche Auffälligkeiten
   e) Einschränkungen im Sprachverständnis einschließlich Fehlinterpretation von wörtlichen/implizierten Bedeutungen
5. Probleme in der nonverbalen Kommunikation (mindestens eins der Folgenden):
   a) eingeschränkter Gebrauch der Gestik
   b) ungeschickte Körpersprache
   c) eingeschränkter mimischer Ausdruck
   d) unangemessener mimischer Ausdruck
   e) eigentümlicher, starrer Blick
6. Motorische Ungeschicklichkeit:
   a) schlechte Leistungen bei Untersuchungen des neurologischen Entwicklungsstands

Diagnostische Kriterien nach Szatmari u. a. 1989 (vgl. Remschmidt/Kamp-Becker 2006, 24)

---

1. Soziale Isolation (mind. zwei der folgenden Auffälligkeiten):
   a) keine engen Freunde
   b) vermeidet Kontakt
   c) kein Interesse, Freundschaften zu schließen
   d) Einzelgängertum
2. Eingeschränkte soziale Interaktion (mind. eins der Folgenden):
   a) geht nur aus eigenen Interessen/Bedürfnissen auf andere zu
   b) ungeschickte soziale Kontaktaufnahme
   c) einseitige Reaktionen auf Gleichaltrige
   d) Schwierigkeiten im Erkennen von Gefühlen anderer
   e) Desinteresse an Gefühlen anderer
3. Eingeschränkte nonverbale Kommunikation (mind. eins der Folgenden):
   a) eingeschränkte mimische Ausdrucksfähigkeit
   b) Emotionen können nicht am Gesichtsausdruck des Kindes abgelesen werden
   c) Unfähigkeit, mit den Augen zu kommunizieren
   d) vermeidet es, andere anzuschauen
   e) kein Gebrauch der Hände, um den Ausdruck zu untermalen

   f) umfangreiche und ungeschickte Gesten
   g) geht zu nah an andere Menschen heran
4. Sprachauffälligkeiten (mind. vier der Folgenden):
   a) auffällige Betonung
   b) großer Sprachumfang
   c) nicht-kommunikativer Gebrauch der Sprache
   d) kein Zusammenhang zur Konversation
   e) idiosynkratischer Gebrauch von Wörtern
   f) stereotyper Gebrauch von Sprache

Asperger-Syndrom als tiefgreifende Entwicklungsstörung in der ICD-10 (1994; 2001; 2009) (Dilling u. a. 1994, 185; Remschmidt/Schmidt/Poustka 2001, 31f; Remschmidt/Schmidt/Poustka 2009, 31f)

F84.5 Asperger-Syndrom

A. Es fehlt eine klinisch eindeutige allgemeine Verzögerung der gesprochenen oder rezeptiven Sprache oder der kognitiven Entwicklung. Die Diagnose verlangt, daß einzelne Worte bereits im zweiten Lebensjahr oder früher und kommunikative Phrasen im dritten Lebensjahr oder früher benutzt werden. Selbsthilfefertigkeiten, adaptives Verhalten und die Neugier an der Umgebung sollten während der ersten drei Lebensjahre einer normalen intellektuellen Entwicklung entsprechen. Allerdings können Meilensteine der motorischen Entwicklung etwas verspätet auftreten und eine motorische Ungeschicklichkeit ist ein häufiges (aber kein notwendiges) diagnostisches Merkmal. Isolierte Spezialfertigkeiten, oft verbunden mit einer auffälligen Beschäftigung, sind häufig, aber für die Diagnose nicht erforderlich.
B. Qualitative Beeinträchtigungen der gegenseitigen sozialen Interaktion (entsprechend den Kriterien für Autismus).
C. Ein ungewöhnlich intensives umschriebenes Interesse oder begrenzte, repetitive und stereotype Verhaltensmuster, Interessen und Aktivitäten (entspricht dem Kriterium für Autismus, hier sind aber motorische Manierismen, ein besonderes Beschäftigtsein mit Teilobjekten oder mit nicht-funktionalen Elementen von Spielmaterial ungewöhnlich).
D. Die Störung ist nicht einer anderen tiefgreifenden Entwicklungsstörung, einer schizotypen Störung (F21), einer Schizophrenia simplex (F20.6), einer reaktiven Bindungsstörung des Kindesalters oder einer Bindungsstörung mit Enthemmung (F94.1 und F94.2), einer zwanghaften Persönlichkeitsstörung (F60.5) oder einer Zwangsstörung (F42) zuzuordnen.

Alle tiefgreifenden Entwicklungsstörungen werden in der ICD-10 und im DSM-IV von Achse II auf Achse I verschoben. Dies wird in der Autismusforschung insgesamt positiv bewertet, da auf Achse II langfristige, stabile Störungen mit eher schlechter Prognose und auf Achse I jene Diagnosen zugeordnet sind, die bei frühzeitiger symptomorientierter Intervention eine Besserung erfahren können (vgl. Attwood 2012, 52). Wie kompliziert der praktische Umgang mit diagnostischen Kriterien ist, zeigen exemplarisch Kritikpunkte an den DSM-IV-Kriterien für das Asperger-Syndrom, z. B. hinsichtlich

- des Kriteriums D., das keinen klinisch bedeutsamen allgemeinen Sprachrückstand festlegt. Attwood fragt, was genau „klinisch bedeutsam" heißt. Daneben verweisen sowohl Asperger selbst als auch z. B. Gillberg auf sprachliche Besonderheiten, so dass Attwood fordert, dass eine frühe Sprachverzögerung gerade kein Ausschluss- sondern Einschlusskriterium zur Diagnosestellung sein sollte (vgl. ebd., 54).
- Kriterium E., das sich u. a. auf Selbsthilfefertigkeiten und das Anpassungsverhalten des Kindes bezieht, entspricht keineswegs der praktischen Erfahrung und dem Selbsterleben Betroffener und ihrer Angehörigen. Gerade im Bick auf die praktische Bewältigung des Alltags auf Handlungsebene ist zusätzliche Hilfe häufig erforderlich (vgl. ebd., 54).
- Es fehlen: der ungewöhnliche Gebrauch der Sprache, insbesondere hinsichtlich der Artikulation und der Prosodie, Hinweise auf die sensorischen Wahrnehmungsbesonderheiten und häufige motorische Ungeschicklichkeit (vgl. ebd., 55).
- Es werden Merkmale (über-)betont, die bei Kindern mit Asperger-Syndrom – praktisch – selten, nur zeitweilig bis gar nicht beobachtbar sind, wie stereotype und repetitive motorische Manierismen (vgl. ebd., 55).

Die DSM-IV-Kriterien für das Asperger-Syndrom von 1996 (Orig. 1994) bleiben in der **DSM-IV-TR**-Version von **2003** (WHO 2000) unverändert.

Asperger-Störung als tiefgreifende Entwicklungsstörung im DSM-IV (1996) und DSM-IV-TR (2003) (Saß/Wittchen/Zaudig 1996, 113ff; Saß/Wittchen/Zaudig/Houben 2003, 113ff)

299.80 Asperger-Störung

A. Qualitative Beeinträchtigungen der sozialen Interaktion, die sich in mind. zwei der folgenden Bereiche manifestieren:
   1. ausgeprägte Beeinträchtigung im Gebrauch multipler nonverbaler Verhaltensweisen wie beispielsweise Blickkontakt, Gesichtsausdruck, Körperhaltung und Gestik zur Regulation sozialer Interaktionen,
   2. Unfähigkeit, entwicklungsgemäße Beziehungen zu Gleichaltrigen aufzubauen,

3. Mangel, spontan Freude, Interessen oder Erfolge mit anderen zu teilen (z. B. Mangel, anderen Menschen Dinge, die für die Betroffenen von Bedeutung sind, zu zeigen, zu bringen oder darauf hinzuweisen),
4. Mangel an sozio-emotionaler Gegenseitigkeit.

B. Beschränkte repetitive und stereotype Verhaltensmuster, Interessen und Aktivitäten in mind. einem der folgenden Bereiche:
1. umfassende Beschäftigung mit einem oder mehreren stereotypen und begrenzten Interessen, wobei Inhalt und Intensität abnorm sind,
2. auffällig starres Festhalten an bestimmten nicht-funktionalen Gewohnheiten oder Ritualen,
3. stereotype und repetitive motorische Manierismen (z. B. Biegen oder schnelle Bewegungen von Händen oder Fingern oder komplexe Bewegungen des ganzen Körpers),
4. ständige Beschäftigung mit Teilen von Objekten.

C. Die Störung verursacht in klinisch bedeutsamer Weise Beeinträchtigungen in sozialen, beruflichen oder anderen wichtigen Funktionsbereichen.

D. Es tritt kein klinisch bedeutsamer allgemeiner Sprachrückstand auf (es werden z. B. bis zum Alter von zwei Jahren einzelne Wörter, bis zum Alter von drei Jahren kommunikative Sätze benutzt).

E. Es treten keine klinisch bedeutsamen Verzögerungen der kognitiven Entwicklung oder der Entwicklung von altersgemäßen Selbsthilfefertigkeiten im Anpassungsverhalten (außerhalb der sozialen Interaktionen) und bezüglich des Interesses des Kindes an der Umgebung auf.

F. Die Kriterien für eine andere spezifische Tiefgreifende Entwicklungsstörung oder für Schizophrenie sind nicht erfüllt.

Diagnostische Kriterien nach Klin u. a. 2005 (vgl. Remschmidt/Kamp-Becker 2006, 24f)

---

1. Störungen in der sozialen Interaktion in der frühen Kindheit
2. Soziale Motivation ist vorhanden, eine wortreiche Ausdrucksweise und pragmatische Defizite
3. Umschriebene (sozial beeinträchtigende) Sonderinteressen liegen vor, die das Ansammeln von Fakten und Informationen betreffen
4. Beginn der Störung: Versuche der Kontaktaufnahme, die aber ungeschickt sind; formale Sprache unauffällig oder frühzeitig einsetzend (‚altkluge Sprache'), aber pragmatische Defizite; ‚So-tun-als-ob-Spiel' kommt vor, aber mit ungewöhnlichen Inhalten (z. B. eher Sonderinteressen)
5. Aktuelle Auffälligkeiten in der sozialen Interaktion
6. Präzedenz-Regel: Asperger-Syndrom vor Frühkindlichem Autismus, d. h., werden ebenfalls die diagnostischen Kriterien für den Frühkindlichen Autismus erfüllt, so ist die Diagnose Asperger-Syndrom zu stellen.

Tabelle 10: Vergleich diagnostischer Kriterien zum Asperger-Syndrom (vgl. Remschmidt/Kamp-Becker 2006, 27f, mod. nach Bonus/Assion 1997)

Kriterium	*Asperger 1944/1968*	*Wing 1981*	*Tantam 1988*	*Gillberg 1989/1993*	*Szatmari 1989*	*ICD-10 1994*	*DSM-IV 1994*	*Klin u.a. 2005*
Störung der sozialen Interaktion	+	+	+	+	+	+	+	+
Eingeengte, stereotype, sich wiederholende Interessen	+	+	+	+	+	+	+	+
Störung der nonverbalen Kommunikation	+	+	+	+	+	+	+	+
Motorische Ungeschicklichkeit	+	(+)	+	+	-	+ kein notwendiges Kriterium	-	◆
Sprachauffälligkeit	+	+	+	+	+	◆	-	◆
Sprache dient nicht der Kommunikation	+	+	+	-	+	◆	-	+
Störung des Verständnisses der Sprache	+	+	-	+	+	◆	-	+
Spezialinteressen	+	(+)	-	-	-	+ oft aber kein notwendiges Kriterium	-	+
Sprachbeginn/Sprachentwicklung	Früh, oft vor dem Laufen lernen	Normal bis spät	-	Verzögerung der Sprachentwicklung	Kene abweichende Sprachentwicklung	Keine Verzögerung der Sprache	Nicht klinisch signifikant verzögert	Keine Verzögerung der Sprache
Intelligenz	Normal bis hochintelligent	Leichte geistige Retardierung möglich	Hochentwickelte Persönlichkeit, hohe Intelligenz möglich	Leichte geistige Retardierung möglich	Normal intelligent	Selbsthilfefähigkeit, adaptives Verhalten und Neugier an Umgebung sollten in den ersten drei Lebensjahren normaler intellektueller Entwicklung entsprechen	Keine klinisch signifikante Verzögerung der kognitiven Entwicklung oder der Entwicklung altersentsprechender Selbstständigkeit, Anpassungsverhalten , Neugier gegenüber Umwelt während Kindheit	-

„Es kommt mir mehr und mehr so vor, als wäre die Vergangenheit ein noch viel ungesicherterer, weniger verbürgerter Ort als die Zukunft. Das, was hinter mir liegt, soll das Gesicherte sein, das Abgeschlossene, das Gewesene, das nur darauf wartet, erzählt zu werden, und das vor mir soll die sogenannte zu gestaltende Zukunft sein? Was, wenn ich auch meine Vergangenheit gestalten muss? Was, wenn nur aus einer durchdrungenen, gestalteten Vergangenheit so etwas wie eine offene Zukunft entstehen kann?"
In: Joachim Meyerhoff: Wann wird es endlich wieder so, wie es nie war. Köln 2013, S. 348.

* * *

5 Zur Autismusforschung in den 1950er bis 1970er Jahren – zur Etablierung einer Forschungsrichtung

Bis Ende der 70er Jahre wird innerhalb der Autismusforschung, die von der Psychiatrie dominiert wird, im Wesentlichen die Frage diskutiert, ob *Autismus als eigene nosologische Einheit* oder aber als eine *(Unter-)Form der kindlichen Schizophrenie* bzw. Psychose des Kindesalters zu sehen ist. Diese Diskussion bringt eine ganze Reihe an verschiedenen Sichtweisen *auf* den Personenkreis und Abhandlungen *über* den Personenkreis hervor, ebenso die bis heute vorherrschende Frage nach einem kategorial-systematisierenden oder dimensional-phänomenologischen Verständnis von Gesundheit und Krankheit. Insgesamt sind in diese Zeit die Anfänge der eigentlichen Autismusforschung als Disziplin mit eigenem Forschungsgegenstand zu verorten, die die Überlegungen Bleuers, Kanners und Aspergers aufgreift und erweitert. Das Verhältnis zwischen Kannerschem und Aspergerschem Autismus spielt eine noch eher marginale Rolle, ebenso die Frage nach möglichen Formen der Therapie oder (heil-)pädagogischen Begleitung[24].

Hauptproblem ist hierbei, dass es in Deutschland bis Ende der 70er Jahre kaum Erfahrungen oder Literatur zur Thematik gibt.

So konstatiert beispielsweise Sammeck:

> „Die Situation der sechziger und siebziger Jahre in Deutschland ist die, daß zwar mehr als in den fünfziger und frühen sechziger Jahren über frühkindlichen Autismus veröffentlicht

24 Ende der 60er Jahre und mit Beginn der 70er Jahre nehmen die Beiträge zur Therapie autistischer Menschen sukzessiv zu (vgl. u. a. Lovaas 1966; Bettelheim 1967; Schopler 1967; Alvin 1973; Benenzon 1973; Lange/Neuhäuser 1974; Weihs 1974; Kind 1975).

worden ist, das Interesse an dem Syndrom und den Problemen, vor die es den Kliniker stellt, jedoch noch vergleichsweise geringer ist als in England, Japan und den USA. Wie in ganz Kontinentaleuropa besteht in Deutschland außerdem noch vielfach Unklarheit über das Syndrom als solches. Darüber hinaus herrscht (...) Uneinigkeit bezüglich der diagnostischen Kriterien" (1973, 9).

Kehrer verweist 1978 auf den Informationsmangel[25] zum Thema Autismus, der neben all den anderen Erschwernissen zur weiteren Verunsicherung der Betroffenen beiträgt (Kehrer 1978, VII). Nissen geht aus von einer „babylonischen Sprachverwirrung" (Nissen 1971, 304), wenn es um die Bestimmung des Autismusbegriffs und der Beschreibung autistischer Kinder geht.

Papiere aus der Gründungszeit des heutigen Bundesverbands autismus Deutschland e. V. verdeutlichen, was gemeint sein könnte mit „all den anderen Erschwernissen" in dieser Zeit. Exemplarisch finden sich im Folgenden einige Auszüge, um die konkrete Situation von Familien mit einem autistischen Kind und den Aufwand der Gründung des heute etablierten Verbands zu veranschaulichen. Die Gründung wurde im Wesentlichen durch die damalige erste Vorsitzende des Vereins, **Elvira Crummenerl** (1927–2012), die wiederum bis 1963 Gründungsvorsitzende der Lebenshilfe in Lüdenscheid war, vorangetrieben:

1969: *Aufruf – erschienen in: „Die Sprachheilarbeit", „DPWV-Nachrichten" und „Hörgeschädigte Kinder"*

„Für viele Behinderte wurde in Deutschland in den letzten Jahren Hilfe geschaffen. Ein Kind blieb bisher vergessen: **das autistische Kind**. Obwohl es sehen und hören, denken und auf mitmenschliches Verhalten reagieren und antworten lernen könnte, muß es wie blind und taub und ohne Beziehung leben – isoliert auf sich selbst bezogen – wenn es keine fachliche Hilfe erfährt. (...) Ich rufe daher alle Eltern autistischer Kinder und alle Fachleute, die helfen möchten, auf mit der Bitte, ihre Anschrift mitzuteilen. Autistische Kinder sind bildungsfähig und sie haben Anspruch auf Hilfe. Wird sie ihnen nicht gewährt, werden sie zu Verlorenen, die sie nicht zu sein brauchten" (Crummenerl 1969; Herv. im Orig.).

1970a: *Hilfe für Kinder in Ketten – in: Lüdenscheider Nachrichten*

„In einem kleinen Kreis von Fachleuten und Eltern wurde vor wenigen Tagen in Lüdenscheid der Verein „Hilfe für das autistische Kind" gegründet. Der Gründung war eine Diskussion vorausgegangen, in der die Vorgeschichte der Vereinsgründung sowie notwendige Überlegungen über die Vereinsarbeit diskutiert wurden. Der Satzungsvorschlag wurde angenommen und betroffene Eltern als

---

25 Heute hat sich die Situation umgekehrt, allerdings mit dem gleichen Effekt: Die Informationsflut/-überflutung bewirkt in aller Regel ebenfalls eine Verunsicherung und Überforderung.

Vorsitzende und Schriftführer gewählt. Der Verein hat seinen Sitz in Lüdenscheid, seine Bemühungen werden sich aber nicht nur auf den hiesigen Kreis erstrecken, sondern das ganze Bundesgebiet erfassen, da der Autismus (...) und seine Auswirkungen in Deutschland noch so gut wie unbekannt ist" (Crummenerl 1970).

1970b: *„Das gefangene Ich" – in: Lüdenscheider Nachrichten*

„Autismus braucht nicht Schicksal zu bleiben, denn autistische Kinder sind bildungsfähig (...). Sie können ansprechbar werden, lernend in ihre Umwelt hineinwachsen und als glückliche Kinder unter uns leben. Noch aber fehlt es in Deutschland an Möglichkeiten, dies zu verwirklichen. Die siebziger Jahre sollten auch hier die so dringend notwendige Lösung bringen. Um dabei mitzuwirken, haben wir uns zusammengeschlossen, denn es geht um unsere Kinder. (...) Auch das autistische Kind darf nicht länger ausgeschlossen bleiben. Können Sie uns helfen? Kennen Sie Eltern, die ein autistisches Kind haben? Bitte, zeigen Sie ihnen diesen Bericht oder schreiben Sie uns" (Crummenerl 1970).

1971: *Offener Brief des Vereins an das Bundesgesundheitsministerium*

„Die derzeitige Situation von Familien mit autistischen Kindern erfordert vordringliche und umfassende Hilfsmaßnahmen. Es darf nicht zunächst die Ursachenforschung abgewartet werden, bevor etwas unternommen wird. Autistische Kinder sind bildungsfähig und haben das gleiche Recht auf angemessene Förderung wie alle anderen Behinderten auch. Hilfsmaßnahmen müssen zur Verhütung massiver Folgebehinderungen unmittelbar erfolgen. Diese Kinder sind da, sie leben mitten unter uns und haben einen Rechtsanspruch auf eine menschenwürdige Entwicklungsmöglichkeit."

Überwiegend sind es in dieser Zeit die Fachdisziplinen der Medizin und speziell Psychiatrie, die die Forschungsbemühungen zum Thema Autismus vorantreiben. U. a. die jahrelangen, von 1954 (vgl. Walter 2007, 168) bis in die 80er Jahre vorgelegten Forschungsergebnisse von **Doris Weber** (u. a. Weber 1966; 1970; 1982; 1983; 1985), Fachärztin für Psychiatrie und Neurologie und Fachärztin für Kinder- und Jugendpsychiatrie und -psychotherapie, Leiterin des Instituts für ärztlich-pädagogische Jugendhilfe der Philipps-Universität Marburg und Leiterin der Erziehungsberatungsstelle des Vereins für Erziehungshilfe Marburg, repräsentieren exemplarisch den Forschungsbedarf und die Vielzahl der zu bearbeitenden Fragen und häufig unsicheren, vorläufigen Antworten. So vermutet sie: „Das besondere Interesse für diese Störung erklärt sich wohl daraus, daß diese Kinder ein buntes Bild seltsamer Verhaltensweisen zeigen und außerdem aus der Tatsache, daß sich die vielen, den Arzt und den Forscher bedrängenden Probleme immer wieder einer Lösung entziehen" (1970, 13), und räumt ein, 1985 anzunehmen, dass es sich beim Asperger-Syndrom und beim Frühkindlichen

Autismus um zwei getrennte klinische Syndrome handelt. Demgegenüber ging sie aber früher (Weber 1966), u. a. in ihrer Habilitationsschrift „Der frühkindliche Autismus unter dem Aspekt der Entwicklung" (1970) von Übergängen aus (Weber 1985, 272; Lösche 1992, 7), und zwar insbesondere deshalb, weil die Symptome beider Störungsbilder entwicklungsbedingt einem Wandel unterliegen und sich daher annähern könnten, aber auch weil sie Autismus als Syndrom, nicht aber als klinisches Bild definierte (vgl. Rödler 1983, 154; Walter 2007, 168).

Die (Heil-)Pädagogik befasst sich kaum mit autismusspezifischen Fragen – lediglich ein Beitrag aus den Niederlanden von **Prinsen** im Jahre **1954** bemüht sich ausgehend von der Vorstellung von Fallbeispielen und Beobachtungen des Autors von insgesamt 15 Kindern um die Entwicklung eines Autismusbildes, das Autismus u. a. als eine Form der *Schwererziehbarkeit* (Prinsen 1954, 2) begreift. Aus dieser Annahme werden heilpädagogische Behandlungsrichtlinien abgeleitet. Dass das Verhältnis zwischen Medizin und (Heil-)Pädagogik in dieser Zeit (und bis heute) komplementär ist, zeigt folgende Bemerkung von Prinsen: „Wir müssen schließlich noch darauf hinweisen, daß der Heilpädagoge sich davor hüten soll, auf eigene Faust gegen den Autismus vorzugehen[26] und immer erst nach erfolgter medizinisch-psychiatrischer Indikation handeln darf. Denn die Differenzial-Diagnose ist ausschließlich dem Arzt vorbehalten und der Pädagoge hat sich bei der Behandlung immer wieder mit ihm zu verständigen" (ebd., 8). Fragmente von Prinsens Beschreibungen seien an dieser Stelle deshalb knapp wiedergegeben, weil sie vorweggreifen, was sich im Verlauf der nächsten Jahre innerhalb der Autismusforschung immer deutlicher abzeichnen wird: Einer eher defizitorientierten Sicht steht eine eher kompetenzorientierte Sicht auf den Menschen mit Autismus gegenüber – diese Sichtweisen bestimmen ein jeweils spezifisches Autismusbild und es mag erstaunen, dass mit dem Beitrag von Prinsen schon sehr früh Ideen zur Begleitung vorgestellt werden, die in der Literatur bis in die 70er Jahre kaum Berücksichtigung finden und doch bis heute als aktuell und hilfreich eingestuft werden können. So hält Prinsen u. a. fest:

> „Man bekommt den Eindruck, daß innerhalb des Autismus verschiedene Bilder angetroffen werden (...)" (ebd., 3).
>
> „Recht auffällig ist, daß diese Kinder viel länger als es üblich ist, in erster Linie Tastwesen bleiben. (...) Übrigens fehlt ihnen vieles, was zum richtigen Kinde gehört: das Aufgeschlos-

26 Dass es Prinsen wohl nicht primär darum geht, *gegen* den Autismus vorzugehen, sondern, ausgehend vom Ziel einer im Idealfall selbstständigen Bewältigung des Lebens, Möglichkeiten zur Kontaktaufnahme und Beziehungsgestaltung *mit* Autismus zu erarbeiten, wird an anderer Stelle deutlich: „Da nun der Kontakt fehlt, wird es unser erstes Bestreben sein müssen, in irgendeiner Weise eine sozio-affektive Beziehung hervorzurufen. (...) Nur durch beharrliche, wohlwollende Liebe, das große Prinzip jeder Erziehung, wird man hier etwas erreichen können. Wenn das Kind erst eine Person gefunden hat, die ihm ‚zum Angelpunkt seiner Welt' geworden ist, so ist schon vieles gewonnen" (Prinsen 1954, 8; 10).

sene, Frohe und jugendliche Frische. (...) Dabei sind sie ausgezeichnete Formwahrnehmer, sie verstehen es, die schwierigsten Legepuzzles sehr schnell zu lösen. Wenn man dazu noch ihr starkes mechanisches Gedächtnis in Rechnung zieht, so ist es ohne weiteres klar, daß sie stur in ihrem Formalismus befangen sind" (ebd., 5ff).

Für eine heilpädagogische Begleitung wird u. a., was wohl bis heute als hilfreich und als gängige Praxis gelten kann, empfohlen:

„1. Einfache Aufträge sind hier am Platz, wie z. B.: Mach die Tür auf (...). Dies ist ohne Ende abzuwechseln, wenn nur dem individuellen Entwicklungsgrad des Kindes Rechnung getragen wird.
2. Man lehre die Kinder die Aufmerksamkeit auf den Inhalt eines Bildes zu richten, damit sie auch Verständnis für das soziale Moment bekommen: z. B. Bilderreihen ordnen von jung-alt, faul-fleißig, lachen-weinen. Dabei ist wieder wichtig, sie die Bedeutung verschiedener Gesichtsausdrücke angeben, sie selbst den mimischen Ausdruck nachahmen zu lassen (Benutzung eines Spiegels).
3. Angabe von Ursache (Grund) und Wirkung (Folge) in einfachen Sätzen oder Illustrationen. (...)
4. Rezitieren emotional gefärbter Gedichte.
5. Das Rollenspiel. Anfangs sollte man äußerst einfach vorgehen, weil es autistischen Kindern schwer fällt, sich in eine andere Person hineinzudenken (...).
6. Jedes Zusammenspiel in der Gruppe, wo sie lernen, Verständnis für andere zu haben und sich nach und nach bestimmten Regeln unterzuordnen.
7. Für größere Kinder dürfte das Tagebuch ein geeignetes Mittel sein, sich aussprechen zu lernen" (ebd., 10).

Wie schwierig die Annäherung an Kinder mit Autismus sein kann, zeigen durchaus missverständliche Formulierungen und Schlussfolgerungen Prinsens, wenn er z. B. annimmt, dass autistische Kinder in Ruhe gelassen werden wollen (ebd., 4), sie eine Begegnung nicht wünschen und sich einer anderen Person nicht öffnen wollen (ebd., 4). Prinsens Beitrag zeigt, dass die Beschreibung autistischer Kinder durchaus auf einfühlsame und treffende Weise geschieht, dass aber Erklärungsversuche für das beobachtete Verhalten unsicher und letztlich subjektiv bleiben. Dass er aber überhaupt den Aspekt der Erziehung in der Begleitung autistischer Kinder bereits 1954 thematisiert, ist hervorzuheben, finden sich doch in der BRD bis in die 1970er Jahre nahezu keine konkreten, praxisorientierten Beiträge zu dieser Frage, schon gar nicht aus heil-/sonderpädagogischer Sicht.

Im Zuge einer zunehmenden Professionalisierung pädagogischer Berufe, ist die von Prinsen aufgegriffene Idee, Erziehung und Bildung mit Liebe in Verbindung zu bringen, in Vergessenheit geraten oder wird als pathetisch, antiquiert und unprofessionell abgetan. Ein Zitat des französischen Schriftstellers **Daniel Pennac** (geb. 1944) aus seinem lesenswerten Buch „**Schulkummer**" veranschaulicht aber, weshalb es lohnenswert wäre, Erziehung, Bildung und Liebe nicht als sich ausschließende, sondern als sich bereichernde, ja notwendige Elemente innerhalb einer (Lern-)Gemeinschaft wahrzunehmen – dieser Gedanke gilt selbstverständlich für die Begleitung autistischer Kinder ebenso wie für alle anderen Kinder auch – (Nicht-)Wollen und (Nicht-)Können sind definitiv voneinander zu unterscheiden (vgl. dazu auch die Diskussion zum TEACCH-Ansatz).

> „‚Los, du weißt doch alles, ohne etwas gelernt zu haben: Was sind die Mittel und Wege zu unterrichten, ohne auf *das alles* vorbereitet zu sein? Gibt es eine Methode?'
> ‚Methoden gibt es nun wirklich genug, ja genau genommen gibt es nur Methoden! Ihr macht ja nichts anderes, als euch hinter euren Methoden zu verschanzen, während ihr insgeheim sehr wohl wisst, dass eine Methode nicht ausreicht. Ihr fehlt etwas.'
> ‚Und was fehlt ihr?'
> ‚Das kann ich nicht sagen.'
> ‚Warum?'
> ‚Es ist ein großes Wort.'
> ‚Schlimmer als Empathie?'
> ‚Tausendmal. Es ist ein Wort, das du in der Schule oder an der Uni oder solchen Orten nicht aussprechen kannst…'
> ‚Wie lautet es nun?'
> ‚Nein wirklich, ich kann es nicht…'
> ‚Mach schon, komm!'
> ‚Geht nicht, sag ich dir! Wenn du das Wort im Zusammenhang mit Bildung aussprichst, wirst du gelyncht.'
> ‚…'
> ‚…'
> ‚…'
> ‚Liebe'" (Pennac 2009, 276f; Herv. im Orig.).

Da die Beschreibungen des Autismus in dieser Phase der Forschung höchst heterogen sind, und zwar einmal aufgrund unterschiedlicher Gewichtungen der beobachteten als autistisch umschriebenen Symptomatik (vgl. Rödler 1983, 251) sowie aufgrund der wissenschaftstheoretischen Ausrichtung des jeweiligen Autors, sollen verschiedene Autismusbilder im Folgenden herausgearbeitet werden. Die ersten, allerdings wie gezeigt werden kann, bis heute weitgehend weiterhin bestehenden Sichtweisen auf Autismus finden ihren Grundstein in den 50er bis 70er Jahren des letzten Jahrhunderts. Daher ist es erforderlich, Klassifikationsversuche, d. h. jeweils konstruierte Autismusbilder exemplarisch ausgewählter Autoren, im Einzelnen zu besprechen. Diese Vorgehensweise ermöglicht es, die Geschichte der Beschreibung des Autismus nachzuzeichnen, aber auch nachzuweisen, dass die *heutige Beschreibung* des Personenkreises, historisch erklärbar, sich teilweise weiterentwickelt, teilweise aber auch stagniert hat. Zudem kann gezeigt werden, dass die Idee des Autismus-Spektrums als eine logische Konsequenz der Geschichte zu deuten ist.

Zur Systematisierung werden die Darstellungen nach ihrem Erscheinungsjahr sortiert und abschließend in einer Übersicht zusammengefasst. Diese Herangehensweise unterscheidet sich von der üblichen insofern, als die Autoren nicht ausschließlich inhaltlich, sondern auch *zeitlich* aufeinander bezogen werden, was einen Gesamtüberblick über die Geschichte des Autismus erleichtern soll.

Auch wenn dies die Lesbarkeit nicht erleichtert, finden sich Bezüge zu jeweils aktuellen Frage-/Problemstellungen der Autismusforschung. Auf diese Weise sollen Vergangenheit und Gegenwart verquickt werden, um zu belegen, dass die Auseinandersetzung mit der Geschichte des Autismus nicht nur aufgrund eines historischen Forschungsinteresses lohnenswert ist, sondern auch weil angenommen wird, dass die Geschichte konkrete Antworten, zumindest aber Erklärungen bereithält für ein Verstehen des „Jetzt". Die Auswahl der vorgestellten Autoren ist nicht zufällig, sondern es geht darum, anhand der jeweiligen Sichtweisen sowohl zeitlich als auch inhaltlich ein breites Spektrum gängiger Beschreibungen des Autismus in dieser Zeit abzubilden und zu problematisieren. Wenngleich nicht primär intendiert, gewissermaßen als Nebeneffekt dieser Herangehensweise, erfolgt eine (kritische) Würdigung einzelner Wissenschaftler, die sich zeitlebens mit dem Thema Autismus auseinandergesetzt haben – einige dieser Menschen sind im Verlauf des Schreibens dieser Arbeit verstorben. Dieser Umstand verweist zusätzlich auf die Aktualität der Geschichte und ermöglicht außerdem, wenn auch in einem bescheidenen Rahmen, ein Weiterleben des Geistes der Vergangenheit, die in Bezug auf die in ihr wirksamen Personen als auch in Bezug auf ihre Gedanken der Gegenwart nah ist.

5.1 Autismus in den 1950er Jahren

Die Literaturlage in den 1950er Jahren in der BRD ist überschaubar. De facto existiert das Thema Autismus kaum. Gemeinsam ist den im Folgenden diskutierten Beiträgen, dass Anlass der Autoren stets in der Praxis beobachtete Verhaltensweisen von Kindern sind. Wie auch bei Kanner geht es um die Frage nach der *klinischen Einordnung* eines möglicherweise eigenen Störungsbildes und diese Frage wird ausgehend vom Einzelfall und der konkreten Auseinandersetzung und Begegnung mit dem Kind besprochen. Die Struktur der Beschreibungen orientiert sich an Kanner, die Inhalte sind deutlich deskriptiv und weitgehend wertneutral. Das Asperger-Syndrom findet nur geringe Berücksichtigung. Das Autismusbild in den 50er Jahren entspricht daher in weiten Teilen jenen Kanners, wobei die Frage nach der möglichen Beziehung zwischen Schizophrenie und Autismus wie auch bei Kanner aufgegriffen und in ersten Ansätzen kritisch betrachtet wird.

5.2 Sichtweisen in den 1950er Jahren

Dirk Arnold van Krevelen (1909–1979), Kinderpsychiater aus den Niederlanden beschäftigt sich ausgehend von der Fallbeschreibung eines Mädchens **1952** als erster in Europa mit den Schriften Kanners *und* Aspergers (vgl. van Krevelen 1952). Er unterscheidet das Asperger-Syndrom vom Frühkindlichen Autismus und nimmt an, dass es sich um Typen, nicht um Krankheitsbilder handelt (vgl. Friedemann 1960, 254). Daher bezeichnet er den Autismus auch als ein Syndrom und führt für den Frühkindlichen Autismus den Begriff „Autismus infantum“ ein, da dieser mit verschiedenen prä-, peri- und postnatalen Hirnstörungen korreliere (vgl. Rödler 1983, 43). Im Gegensatz zur Bleuerschen Definition des Autismus, fasst er diesen nicht primär als einen Realitätsverlust, sondern als einen Verlust der zwischenmenschlichen Beziehungen (vgl. van Krevelen 1958, 89; Walter 2007, 64). Er verweist darauf, dass der Begriff Autismus als Bezeichnung eines Symptoms unproblematisch sei, wenn aber die einzelnen autistischen Verhaltensweisen den Diagnostiker verleiten, von Autismus zu sprechen, obgleich sie eigentlich eine eher marginale Rolle im Gesamtverhaltensrepertoire einer Person spielen und nicht den Kannerschen Kriterien entsprechen, dann kommt es zu einer Begriffsverwirrung und zu Ungenauigkeiten (vgl. van Krevelen 1958, 89). Mit dieser Haltung greift er die Zukunft vorweg. So konstatiert beispielsweise Kamp-Becker: „Der Begriff ‚autistische Züge‘ ist ein leider verbreiteter, jedoch unklarer und verwirrender Begriff. (…) Dieser (…) fördert (…) eine diagnostische Ungenauigkeit und verwischt die Abgrenzung zu anderen Störungsbildern oder gar der Normalität und sollte daher gemieden werden“ (Kamp-Becker 2015, 55).

Eine Auseinandersetzung mit der „Autistischen Psychopathie“ erfolgt durch van Krevelen und Kuipers **1962**. Sie gelangen zu dem Schluss, dass das Asperger-Syndrom im Wesentlichen durch fehlende Intuition und mangelnde Einfühlung gekennzeichnet sei (vgl. van Krevelen/Kuipers 1962, 24). Bezogen auf die Beziehungsgestaltung nennen die Autoren u. a. folgendes Typische für Asperger-Autisten: „From this the conclusion may be drawn that the autistic psychopath is not like the ‚early infantile autist‘ characterizes by absence of contact. His contact is ‚different‘, as judged by others, ‚queer‘, ‚peculiar‘, ‚enfant-terrible-like‘.“ (ebd., 27) Den autistischen Psychopathen sehen sie insgesamt als „not autistic, not psychopathic, but intuitively deficient – remembering the sentence of *Kanner*, that good psychiatry is still descriptive psychiatry“ (ebd., 29; Herv. im Orig.).

Kanner und Asperger folgend geht van Krevelen ebenfalls von genetischen Faktoren für das Zustandekommen des Autismus aus. Neben einer vererbbaren Komponente sieht er die organologisch erklärbaren Störungen der Oligophrenie, der postenzephalitischen Demenz, der Kindheitsschizophrenie und der prä-, peri- oder postnatalen Hirnstörung als Einflussfaktoren (vgl. Walter 2007, 64).

Rödler bemerkt, dass van Krevelen in späteren Schriften zu der Annahme gelangt, „daß die autistische Psychopathie eine vererbte Störung sei und daß diese auch bei frühkindlichen Autisten vorläge, daß bei letzteren jedoch noch ein hirnorganischer Defekt vorläge“ (Rödler 1983, 43).

Die These der Kühle der Mutter/Eltern als Grund für autistisches Verhalten lehnt er ab. Ohne explizit ein eigenes Autismusbild zu zeichnen, ist es doch bemerkenswert, dass van Krevelen die Gefahr einer möglichen Autismusdiagnose anspricht (vgl. van Krevelen 1958, 87), wenn diese kritiklos von psychogenen Faktoren hergeleitet wird (vgl. ebd., 92), und er hält fest:

> „Ich will besonders hervorheben, daß man mit der Diagnose des Autismus nicht vorsichtig genug sein kann (...). Sonst führt die Diagnose eine ‚iatrogene‘, d. h. durch den Arzt verursachte Störung des ganzen Familienlebens herbei, indem der Zustand des Kindes sich nicht bessert, derjenige der Eltern sich verschlechtert, weil der ihnen auferlegte Konflikt eine größere Last als Schicksal ihres ‚autistischen‘ Kindes bedeutet“ (ebd., 92).

In dem im Jahre **1953** erschienenen Beitrag „Zum Problem des frühkindlichen Autismus“ diskutieren die französischen Autoren **Stern** und **Schachter** die Frage, ob es sich bei der Diagnose Frühkindlicher Autismus um ein eigenes Krankheitsbild handelt oder ob diese eine Frühform der Schizophrenie darstellt. Ausgehend von dieser Frage stellen sie vier Kinder (zwei Mädchen und zwei Jungen) im Alter von vier bis sechs Jahren vor, die höchst heterogene, nur bedingt vergleichbare Verhaltensweisen aufweisen, die als autistisch zu bezeichnen sein könnten, zumindest dann, wenn per se angenommen wird, dass die Symptomatik in Art und Schwere abweichend sein kann. Hierbei sind drei Elemente wesentlich:

Einmal gelangen die Autoren zu der vorsichtigen und vorläufigen Einsicht, dass die beschriebene Symptomatik als *ein eigenes Krankheitsbild*, das sie „als den frühkindlichen Autismus nach Kanner“ (Stern/Schachter 1953, 118) bezeichnen, zu werten und damit von einer kindlichen Schizophrenie abzugrenzen sei, ebenso von den von Asperger beschriebenen Kindern.

Zweitens ist es aus heutiger Sicht bedeutsam, dass sie annehmen, und zwar ausschließlich ausgehend von ihren vier dokumentierten Fällen und ihrer Kenntnis um Kanners Beobachtungen, dass eine klinische Einordnung des Syndroms nicht nur deshalb schwierig ist, weil in dieser Zeit kaum Erfahrungswerte über und mit diesem Personenkreis vorliegen, sondern auch, da sowohl Anamnese als auch das konkret sichtbare Verhalten der Kinder stark variieren. Letztlich greifen sie damit dem heute gängigen Kontinuumsgedanken bzw. der Idee des Autismus-Spektrums vorweg, wenn sie formulieren:

> „Der ausgesprochenste Fall von Autismus ist wohl der Fall I; auch im Fall II stehen die autistischen Zeichen noch sehr deutlich im Vordergrunde. Im Fall III findet das Kind sicht-

bar einen Kontakt mit gewissen Erwachsenen, insbesondere dem Vater, aber auch mit der Mutter und einer Lehrerin, dagegen hat es keinen Kontakt mit anderen Kindern; im Fall IV ist etwas Ähnliches zu beobachten, aber in einem etwas schwächeren Maße, so daß sich hier also gewissermaßen eine Stufenfolge ergibt, vom Fall I zum Fall IV absteigend, aber selbst bei diesem besteht noch ein gewisser Autismus" (ebd., 117).

Franz Günther von Stockert (1899–1967), Direktor der Universitäts-Nervenklinik Rostock und Mitbegründer der Kinder- und Jugendpsychiatrie in Deutschland, ergänzt dieses differentialdiagnostische Problem, das sich ja nicht nur *innerhalb*, sondern auch *außerhalb* des Autismus-Spektrums findet, d. h., es bezieht sich einmal auf die (mögliche Nicht-)Abgrenzbarkeit zwischen Kanner und Asperger, aber auch auf das Verhältnis zwischen Autismus und anderen Zustandsbildern. So fragt er **1956** das Heller-Syndrom, den Aspergerschen und Kannerschen Autismus meinend, „ob es sich nicht letzten Endes bei den drei Krankheitsbildern um graduell verschiedene Erscheinungsbilder ein und derselben Krankheit handelt, oder ob die Kontakt- und Beziehungsstörung als besondere Reaktionsweise der frühkindlichen Altersstufe auf verschiedene pathogene Noxen aufzufassen ist" (von Stockert 1956, 224). Eine Antwort auf diese Frage findet sich bei von Stockert nicht, offenbar aber ordnet er den Autismus als eigenes psychiatrisches Krankheitsbild (vgl. ebd., 224) den Kinderpsychosen (vgl. ebd., 231) zu.

Drittens stehen Stern und Schachter vor dem Problem, eine Erscheinung greifbar machen zu wollen, die es vielleicht gar nicht gibt. Die Quellen- und Datenlage ist rar. Dies ist sich sehr deutlich vor Augen zu führen: Bis dato gibt es lediglich drei Menschen (Kanner, Asperger und van Krevelen), die Autismus als eigenes Syndrom beschrieben haben! Es stehen keine Diagnoseverfahren zur Verfügung und im **DSM-I**[27] (Orig. 1952) wird Autismus als kindliche Schizophrenie interpretiert („Schizophrenic reaction, childhood type"). Zusätzlich ist nicht auszuschließen, dass jene vier Kinder, auf die sich Schachter und Stern beziehen, zwar als autistisch zu bezeichnende Verhaltensweisen zeigen, diese aber ebenso als Folge ihrer kriegsbedingten traumatisierenden Erfahrungen in frühester Kindheit zu deuten sein könnten. Van Krevelen warnt u. a. bezugnehmend auf Stern und Schachter schon im Jahre **1958** vor der Gefahr der Autismusdiagnose als Modediagnose (vgl. van Krevelen 1958, 87), „wenn man unter den Begriff Autismus sehr verschiedene Zustandsbilder zusammenbringt, deren gemeinsames Kennzeichen darin liegt, daß die Pflege oder die Hingabe seitens der Mutter im frühen Lebensalter defizient war. So gehen z. B. *Stern* und *Schachter* vor, wenn sie eine Reihe Fälle veröffentlichen, die sie unter den Namen Autismus zusammenfassen, während es fraglich ist, ob

27 Einen besonderen Dank an Herrn Hardy Buck, Mitarbeiter der Hochschulbibliothek in Reutlingen, der sich um die Beschaffung eines Exemplars des DSM-I sehr bemühte. Dieses ist aber zum Zeitpunkt der Recherchen deutschlandweit nicht verfügbar.

die beschriebenen Patienten tatsächlich autistisch waren – im Sinne *Kanners*" (ebd., 89; Herv. im Orig.). **1960** verweist van Krevelen auf die unterschiedlichen Bedeutungen des Autismus als „1. Symptom, 2. Charakterabwegigkeit, Syndrom, 3. schizophrener Prozeß, 4. Durchgangsstadium." (Friedemann 1960, 258) und plädiert auf diesem Hintergrund für eine rein klinische Verwendung des Begriffs (vgl. ebd., 258).

Die erste nicht-übersetzte, also erste deutschsprachige Publikation nach Kanners Erstbeschreibung erfolgt im Jahre **1955** durch **Erich Popella**, Klinik für Psychiatrie und Neurologie der Friedrich-Schiller-Universität Jena. Bezugnehmend auf Kanner, van Krevelen, Stern und Schachter, Asperger und eigene Beobachtungen an zwei Kindern, einem Jungen im Alter von 2;10 Jahren bei Aufnahme und einem Mädchen im Alter von 6;1 Jahren bei Aufnahme, geht er ebenfalls der Frage nach der diagnostischen Einordnung des Syndroms nach. Sehr deutlich zeigen sich anhand seiner Schilderungen die Probleme der Zeit: Sowohl Klassifikation als auch ätiologische Einordnung der beobachteten Verhaltensweisen erfolgen vorsichtig und vorläufig. Kontaktmangel, verzögerte und ungewöhnliche Sprachentwicklung, Affektverhalten mit einer Tendenz zum Mutismus und verzögerten Reaktionen, Beharren in einer ‚statischen' Welt; Intelligenzminderung und motorische Besonderheiten (vgl. Popella 1955, 270) lassen den Autor zur Einsicht gelangen, dass die Annahme einer *eigenen kindlichen Erkrankung*, und zwar einer *Entwicklungsstörung* gerechtfertigt sei, zumindest aber eine „Abtrennung von anderen kindlichen Schwachsinnsformen bzw. psychotischen Erkrankungen" (ebd., 271). Mit van Krevelen und im Gegensatz zu Kanner sieht Popella *keine* Beziehung zur Schizophrenie, da er die psychischen Traumatisierungen in früher Kindheit, die auch seine beiden Fälle aufweisen, als nicht ausreichend für eine Erklärung der als sehr *tiefgreifend* zu beschreibenden Störungen einschätzt und zudem keine „intakte prämorbide Persönlichkeit" (ebd., 270) als Voraussetzung für eine Schizophreniediagnose erkennbar sei. Hervorzuheben ist, dass die bis heute gängige Kategorie der „Tiefgreifenden Entwicklungsstörung" hier in ihrem Grundstein angedacht und formuliert ist.

5.3 Autismus in den 1960er Jahren

Eine vergleichsweise geringe Anzahl an Publikationen nähern sich in Fortführung der Literatur in den 1950er Jahren, ausgehend von der Vorstellung von einzelnen Kindern mit einer (vermuteten) Autismusdiagnose, eher vorsichtig und beschreibend der Thematik, d. h., die Autoren nehmen konkrete Fallbeispiele, die ihnen in ihrer klinischen Praxis begegnen, zum Anlass, um über Autismus zu referieren (vgl. Hartmann 1964; Gross/Schlange 1965; Frye 1968). Darüber hinaus entfaltet sich in den 60er Jahren ein Streit über die Frage, wie der *Begriff Autismus* fassbar gemacht werden könne und ob bzw. wie *Autismus als angenommene Störung* abzugrenzen sei von anderen Erscheinungsbildern.[28] Dieser Streit nimmt bis Ende der 1970er Jahre eine hegemoniale Rolle innerhalb der Autismusforschung ein und ist wohl auch der in dieser Zeit starken Kontroverse zwischen eher empirisch-naturwissenschaftlich und eher geisteswissenschaftlich orientierten Zugängen innerhalb der Wissenschaftstheorie geschuldet. Tabelle 11 soll die wesentlichen Differenzen vereinfachend veranschaulichen, weil sie sich auf die Autismusforschung übertragen lassen. Dementsprechend diskutiert z. B. Spiel die *Schizophrenie im Kindesalter* und die damit einhergehenden Fragen nach der differentialdiagnostischen Einordnung auf dem Hintergrund der in dieser Zeit vorherrschenden beiden Schulmeinungen, der ärztlich-medizinischen, organischen und der psychogenetischen Auffassung von Auffälligkeiten. Während erstere ausgeht von einem im Menschen entstehenden, fortschreitenden ‚Krankheitsgeschehen', setzt die zweite bei biographischen, intra- und extrapsychischen Prozessen an, um aus diesen heraus einen verstehenden Zugang zu den Problemen des Menschen zu finden, und deutet diese als „Persönlichkeitsreaktion" (Spiel 1967, 183). Was Spiel in Bezug auf die kindliche Schizophrenie wissenschaftstheoretisch versucht zu begründen, nämlich zugunsten einer „wissenschaftlichen Exaktheit" (ebd., 187) klassische Kriterien zu formulieren, wird auch für die Autismusforschung zentrales Anliegen.[29] So lassen sich die im weiteren Verlauf im Zeitraum der 60er bis 70er Jahre zu besprechenden Beiträge, wenn auch zu großen Teilen der psychiatrischen Fachrichtung entsprungen, in der Tendenz einer diesen beiden Denk-

28 So fragt beispielsweise der Schweizer Psychiater **Friedemann** (1902–1981): „Sollen wir Kinder als ‚autistische Psychopathen' (…) bzw. als ‚autistic' (…) bezeichnen?", und hält fest: „Als Wissenschaftler haben wir nun aber die Pflicht, uns mit den verschiedenen Begriffen auseinanderzusetzen, die Asperger und unabhängig von ihm Kanner benutzen" (1960, 249f). Und an anderer Stelle wird dokumentiert: „W. Villinger stellt fest, daß Einigkeit über die Auffassung der Begriffe ‚autistischer Psychopath' (Asperger) und ‚autistic child' (Kanner) noch nicht erzielt ist. Er weist noch einmal auf die Verschiedenheit dieser beiden Begriffe hin. Auch bei ganz normalen Kindern finden sich autistische Züge und Verhaltensweisen, die mitunter nur zeitweise auftreten (…)" (ebd., 260).

29 Zweifelsohne wäre es ein lohnenswertes Unterfangen, die wissenschaftstheoretischen Entwicklungen der Medizin, Psychologie und Pädagogik jener der Autismusforschung gegenüberzustellen, um zu prüfen, inwieweit eine (Denk-)Strömung oder ein forschungsbezogenes Paradigma die Autismusforschung beeinflusst oder von dieser aufgegriffen wird. Ein Nachzeichnen dieser Entwicklungen kann aber in der vorliegenden Arbeit, will sie nicht von ihrem eigentlichen Thema wegführen, nur ausgehend von der Autismusforschung selbst und damit eher begrenzt erfolgen. Daneben wird sie, wie gezeigt werden konnte, in einem postmodernen Sinne interpretiert insofern, als sie Disziplingrenzen aufweicht, verschiedene Denkschemata und Erklärungsansätze in sich vereint. Kurzum: eine Geschichte der Wissenschaftstheorie des Autismus kann hier nur angedeutet bleiben und sicher wäre diese am ehesten zu bewältigen durch die Zusammenarbeit von Vertretern *aller* sich in der Autismusforschung bewegenden Disziplinen.

strömungen zuordnen. Die medizinische Sichtweise[30] lässt sich *in sich* differenzieren in eine Sicht, die versucht, auffällige Verhaltensweisen kategorial abzugrenzen. Diese Sicht bedient sich einer *erklärenden*, „objektiven" und objektivierbaren Sprache, die zu zuweilen neutralen, eher aber defizitorientierten Angaben über den Personenkreis führen. Die andere Sicht bezieht sich auf den Menschen mit Autismus verbunden mit dem Versuch, ihn zu *verstehen*:

> „Wer die Frage zu beantworten hat, wie er sich die Entstehung psychischer Störungen vorstellt, wird rasch sein Menschenbild zu erkennen geben. Der reine Naturwissenschaftler verengt seine Sicht auf das Kind, um es als logisch aufgebaute ‚Maschine' zu erkennen, die objektiv messbare Verhaltensweisen zeigt; aus einem geisteswissenschaftlichen Blickwinkel wird das Kind als werdendes Subjekt mit Bedürfnissen, Zielen, Wünschen und Verzweiflungen in seiner menschlichen Existenz wahrgenommen" (Resch/Fegert 2012, 116).

Nur wenige Autoren bewältigen die schwierige Gratwanderung der Verknüpfung beider Perspektiven. In den 1960er und 1970er Jahren sind es besonders Bosch und Lempp, denen es eindrucksvoll gelingt, beide Ansätze als sich ergänzende Sichtweisen zu einem Ganzen zu vereinen.

30 Für den *Behinderungsbegriff* weist Kastl nach, dass es aus soziologischer Sicht streng genommen keine dezidiert medizinische Sichtweise gibt und geben kann (vgl. Kastl 2010, 48ff). Dennoch, wenngleich mittlerweile in Frage zu stellen (vgl. ebd. 2010, 52ff), werden in der vorliegenden Arbeit das soziale und das medizinische Modell vereinfachend gegenübergestellt, weil eine solche Gegenüberstellung historisch relevant ist und weil eine Problematisierung dieser Paradigmata und ihr Verhältnis zueinander mit einer grundlegenden Klärung der Frage einhergehen müsste, welcher Begriff Autismus adäquat fassen kann. Ist Autismus eine Störung, eine Behinderung, ein Syndrom, eine Schädigung, eine Krankheit? Die Beantwortung der Frage ist disziplinabhängig und umstritten. Es handelt sich um einen Scheinkonsens Autismus als psychische Störung zu definieren, was z. B. deutlich wird bei der bis heute in der Praxis streitbaren Frage nach der adäquaten sozialrechtlichen Einordnung des Autismus als seelische Behinderung *oder* als Mehrfachbehinderung (vgl. Remschmidt/Frese 2006a; 2006b; Stellungnahme des Bundesverbandes autismus 2008; Frese 2015). Da alle Begriffe historisch Anwendung finden, werden sie auch in der vorliegenden Arbeit tangiert, allerdings nicht vollends geklärt – es geht um den Begriff des Autismus und nicht um eine metatheoretische Zuordnung des Begriffs zu anderen (häufig synonym angewandten und teilweise uneinheitlich definierten) Begriffen.

Tabelle 11: Gegenüberstellung der geisteswissenschaftlichen und naturwissenschaftlichen Perspektive (in Anlehnung an Danner 1994, 34ff)

Geisteswissenschaftlich orientierte Perspektive	Naturwissenschaftlich orientierte Perspektive
• *qualitative*, verstehende Zugänge, z. B. Hermeneutik als Methode der Geisteswissenschaften • *induktive* Herangehensweise: Erhebung des Besonderen zum Allgemeinen durch Verstehen • qualitatives Denken intendiert u. a. das Verstehen und Einfühlen • Vergegenwärtigen und Rekonstruieren des Einmaligen • das Betroffensein, ein Gefühl, als wichtige Voraussetzung für den Verstehensprozess mit dem Ziel der Vertiefung des Verständnisses für das Seelenleben/die Innenwelt • Gegenstand der Forschung sind *Objekte der inneren Wahrnehmung*, z. B. Gedanken, Gefühle	• *quantitative*, statistische Erhebungen als Methode der Naturwissenschaften • *deduktive* Herangehensweise: Erhebung des Allgemeinen zum Besonderen • quantitatives, objektives Denken intendiert u. a. das Erklären von Erscheinungen und Objekten • der Objektivitätsgrad der Erkenntnis nimmt mit dem Zurücktreten des Gefühls und der erhöhten rationalen Erklärung zu • Gegenstand der Forschung sind *Objekte der äußeren Wahrnehmung*, z. B. Herleiten von Tatsachen aus Ursachen

Dem Streit zwischen empirisch-naturwissenschaftlicher und geisteswissenschaftlicher (Autismus-)Forschung lässt sich die bis dato anhaltende Diskussion (vgl. Denner 2008, 15; Engbarth 2003, 10) um kategoriale (*qualitative* Unterscheidung von Norm und Abweichung) vs. dimensionale Beschreibungen (lediglich *quantitative* Unterschiede zwischen psychischer Gesundheit und Krankheit) von Menschen mit Autismus gegenüberstellen, und dies soll an dieser Stelle passieren, wenn auch zeitlich vorgegriffen, um zu zeigen, dass das *heutige Verständnis* dieser beiden Perspektiven ihren Ursprung findet in den 50er bis 70er Jahren des letzten Jahrhunderts.[31]

Oder anders: Menschen mit Autismus waren und sind gefangen in einem bestimmten Bild, das von ihnen gezeichnet wurde und wird: Während die empirisch-naturwissenschaftlich orientierte Sicht das Autismusbild scharf konturiert und damit im weiteren Verlauf der Autismusgeschichte für die Menschen selbst einerseits eine ganze Reihe an Hilfe-, Behandlungs- und Fördermöglichkeiten realisieren, überhaupt auf sie aufmerksam machen konnte, andererseits sie aber

31 Hierbei kann und wird nicht auf das in der Sonderpädagogik wichtige Problem der Diagnostik eingegangen, obgleich es der Sache nach auf dasselbe Problem abzielt insofern, als die kinder- und jugendpsychiatrische *Standarddiagnostik* (vgl. Lempp 2011, 4ff; Fegert/Eggers/Resch 2008, 145ff) einer sonderpädagogischen verstehenden *Förderdiagnostik* gegenübersteht (vgl. Lingg/Theunissen 2000, 26ff; Bundschuh 2005, 58f; Sautter 2005; Trost 2003/2005).

wohl auch aus- und begrenzt(e) auf ihr autistisches (Gestört-)Sein[32], zeichnet der eher verstehende Zugang zum Personenkreis *Übergänge* in andere (Menschen-) Bilder, befreit sie also von einem *bestimmten* Autismusbild, damit aber auch, zumindest besteht diese Gefahr, vom Anspruch auf spezifische Hilfen.[33]

Diese Übergänge entlasten einerseits den Autisten als Person, belasten andererseits dafür die Umwelt bzw. die Beziehung zwischen Autist und Umwelt, was wohl innerhalb der Diskussion um die psychogenetischen Ansätze und der damit korrelierenden Schuldfrage der Mutter am ehesten sichtbar wird, aber auch in auf dem Symbolischen Interaktionismus basierenden (vgl. u. a. Bleidick 1999; Cloerkes 2001/2007; Goffman 1967; Mead 1968; Moosecker 2004, 105ff; Morel 1997; Werning u. a. 2002, 57ff) sowie materialistisch orientierten Ansätzen (vgl. z. B. Jantzen 2007; Moser/Sasse 2008, 67).

Die *empirisch-naturwissenschaftliche Sicht* fasst Autismus als individuelle Kategorie, was dem personorientierten/medizinischen Paradigma in der Sonderpädagogik entspricht (vgl. dazu u. a. Cloerkes 2001, 9; Cloerkes 2007, 5; Bleidick/ Hagemeister 1998; Moser/Sasse 2008, 56f; zur Unterscheidung von medizinischem und sozialem Modell Kastl 2010, 48ff).

(Heil-)pädagogisches Handeln geht in diesem Kontext mit dem Anspruch der Behandelbarkeit des Menschen einher, die störungsbezogene Perspektive erfordert eine Linderung oder gar Aufhebung des Defizitären.

Die *geisteswissenschaftliche Perspektive* definiert Autismus als soziale Kategorie – die Gestaltung der Beziehung und damit das individuelle Erleben des Kindes, Jugendlichen und Erwachsenen stehen im Vordergrund. Nach Kobi „ist nicht eine diagnostizierte Behinderung ausschlagggebend, sondern die hiermit

32 Allerdings ist hier wiederum zu trennen von einem äußeren und einem inneren Autismusbild: Das hier in der naturwissenschaftlichen Perspektive gezeichnete Autismusbild wird *von außen* an den Menschen herangetragen, während das Wissen um die Diagnose beim Betroffenen selbst *von innen* durch seine subjektive Wahrnehmung gedeutet wird als entlastende, befreiende Erklärung für die eigene Biographie und/oder aber als eine Form der Stigmatisierung.

33 In diesem Kontext ist auf das in der Sonderpädagogik diskutierte und ohne weiteres auf die Autismusforschung übertragbare „**Etikettierungs-Ressourcen-Dilemma**" (vgl. u. a. Bleidick 1995; Hofmann 2007; Kornmann 1994) zu verweisen: So wie eine Diagnose Zuschreibung sein kann, so ist sie auch Voraussetzung ihrer eigenen Aufhebung. „Der Begriff der Behinderung selbst ist kontingent (…). Er hat Vorteile und Nachteile, verleiht Schutz und Hilfe und diskriminiert zugleich" (Bleidick/Ellger-Rüttgardt 2008, 104). Einem Menschen mit Handicap müssen erst schriftlich „offiziell" benachteiligende, lebenserschwerende Bedingungen in verschiedenen Bereichen aufgrund seiner Störung/Behinderung attestiert werden, ehe eine Minderung oder Aufhebung durch Kosten- und Leistungsträger zu erreichen ist. Im Blick auf eine Autismusdiagnose ist dieses Problem aktuell ganz besonders sichtbar z. B. bei Beantragung einer Schulbegleitung. „Kategorisierungen im Vorfeld pädagogischer Arbeit sind leider so lange notwendig, wie Ressourcen zu organisieren sind. Das ‚Etikettierungs-Ressourcen-Dilemma' besteht darin, dass ohne die Zuschreibung ‚lernbehindert' oder ‚verhaltensgestört' keine besonderen Lehrerstunden zugewiesen werden" (Hofmann 2007, 282).

unter Umständen verbundene beobachtete oder erlebte soziale Ausgrenzung" (Moser; Sasse 2008, 46). Und Haeberlin hält fest:

> „Wenn wir in unserer pädagogischen Ungeduld individuelle Entwicklung manchmal nicht wahrnehmen können, dann liegt der Grund nicht im ‚Behinderten', sondern in *uns*, die den anderen Menschen immer noch nicht in einem So-Sein erkennen und als Partner mit einer eigenen Ganzheit akzeptieren können" (Haeberlin 2005, 35; Herv. im Orig.).

(Heil-)pädagogisches Handeln findet auf diesem Hintergrund seinen Ausgang im Verstehen des Anderen und in einer Beschäftigung mit ausgrenzenden Erfahrungen innerhalb einer dialogischen Beziehung (vgl. Moser/Sasse 2008, 52).

In Tabelle 12 werden jeweilige Stärken und Schwächen des personorientierten Paradigmas zusammenfassend gegenübergestellt, womit gleichzeitig Stärken und Schwächen des verstehenden Zugangs angesprochen sind.

Tabelle 12: Stärken und Schwächen des personorientierten Paradigmas für Menschen mit Autismus und ihr Umfeld

Mögliche Vorteile des personorientierten Paradigmas	**Mögliche Nachteile des personorientierten Paradigmas**
• Objektivation von Entscheidungen formeller/organisatorischer Art • internationale Vergleichbarkeit und Verständigung in der Diagnostik • interdisziplinäre Ergänzung und Zusammenarbeit • medizinische Diagnose als Voraussetzung für adäquate Interventionen • Bereitstellung monetärer Mittel für Therapie- und Fördermaßnahmen bei eindeutiger Diagnose	• Adressaten psychiatrischer/sozialer Dienstleistungen erscheinen als krank, schwach, beeinträchtigt, hilfe- und behandlungsbedürftig • Diagnose als Gefahr der Etikettierung und Stigmatisierung • Betroffene als passive Empfänger von Instruktionen und/oder Hilfen • Diagnose als Zweck zur (Wieder-)Herstellung von Funktionen, Korrektur und Kompensation • tendenzielle Defizitorientierung; Gefahr der Vereinfachung komplexer Sachverhalte, z. B. sozialer Kontext

Erst heute zeichnet sich innerhalb der Autismusforschung[34] ab, wie sehr sich beide Perspektiven bereichern können ohne sich zu widersprechen. Und das Heute verweist auf die Ausgangsfrage zurück: Innerhalb der kategorialen Mo-

34 Allerdings nicht nur in der Autismusforschung: Kastl plädiert zur Bestimmung des Behinderungsbegriffs für eine Verbindung sozialwissenschaftlicher und medizinischer Sichtweisen (Kastl 2010, 115ff).

delle gibt es nicht „‚ein bisschen krank/gestört‘, nur variierende Schweregrade und Subtypisierungen“ (Bölte 2009, 35), gleichermaßen entsprechen diese Modelle nicht (mehr) „dem konventionellen organisch begründeten Verständnis von Erkrankung in der Medizin“ (ebd., 35), weil sie vom Verhalten eines Menschen ausgehen. Da es aber durchaus „ein bisschen autistisch“[35] gibt, das Autistisch-Sein sich als eine dem Menschsein zugehörige Kategorie erweist, öffnet sich die Psychiatrie zunehmend dimensionaler Ansätze, die davon ausgehen, „dass Eigenschaften bei allen Menschen vorkommen (...) und sich lediglich hinsichtlich ihrer Ausprägung interindividuell unterscheiden“ (ebd., 41). Von der Spektrums- bzw. Kontinuumstheorie ist also der Ansatz der Dimensionalität abzugrenzen – in diesem Zusammenhang etabliert sich derzeit der Begriff des „broader phenotype“ (vgl. Sinzig 2011, 3f). Bölte verweist auf Versuche, Autismus dimensional greifbar zu machen, gibt aber auch den Hinweis, dass es bisher nicht möglich sei, „Autismus mit einer normalverteilten Persönlichkeitsdimension gleichzusetzen, (...) weil sich die Wissenschaft bisher mit ASS ausschließlich als klinisches Phänomen beschäftigt hat und kein genügend anschauliches, glaubwürdiges, geprüftes Konzept für den Normbereich vorliegt“ (Bölte 2009, 41). Auf diesem Hintergrund mag es erstaunen, dass sich die Autismusforschung erst gegenwärtig mit Dimensionen des Autismus auseinandersetzt, sind diese doch, wie schon in früheren Kapiteln angeklungen, aus historischer Sicht von einer Vielzahl an Autoren beginnend mit Bleuler und Asperger mitgedacht. Gleichermaßen ist die kategoriale Abgrenzung des Autismus von Beginn an durch dimensionale Elemente bestimmt (auch in den gängigen Klassifikationssystemen), weil die verhaltensbasierte Beschreibung nicht umhinkommt, diese durch quantitative *und* qualitative Aspekte individuumsbezogen zu konkretisieren. Becker beschreibt dies folgendermaßen:

> „Klassifikationssysteme sind an sich kategorial angelegt, denn sie müssen Symptome festlegen, die es erlauben, zwischen krankhaften und nicht-krankhaften Zuständen zu unterscheiden. Gleichzeitig enthalten sie aber auch dimensionale Kriterien, d. h. solche, über die der Diagnostiker auf der Grundlage seiner Expertise entscheiden muss, weil sie sich nicht objektiv bestimmen lassen“ (2014, 17).

Dementsprechend ist das jeweils konstituierte Autismusbild und die im Einzelfall jeweils gestellte Autismusdiagnose nicht nur abhängig von den Symptomen

35 Beispielhaft sei verwiesen auf einen Kurs einer Volkshochschule in Baden-Württemberg, der sich „der hohen Kunst des Small Talk“ widmet. Als Inhalte des Seminars werden u. a. genannt: „Aspekte erfolgreicher Gesprächsführung, Körpersprache und selbstbewusstes Auftreten (...). Wie beginne und beende ich Gespräche? Welche Themen eignen sich und welche nicht (...)“(VHS Nördlicher Breisgau, 14)? Es handelt sich nicht um ein Training explizit für Menschen mit Autismus, sondern dieser Kurs richtet sich allgemein an Interessierte!

und Verhaltensweisen einer Person, sondern auch vom Diagnostiker selbst, der diese auf Basis seiner Beobachtungsgabe und Deutung, also auf Grundlage seines Menschenbildes, kategorial einordnet. In dem sich als Fortführung des „Vier-Männer-Buches“ (vgl. Eggers u. a. 2012, Vorwort zur 2. Aufl.) verstehenden Lehrbuchs „Psychiatrie und Psychotherapie des Kindes- und Jugendalters“ halten Eggers u. a. demgemäß fest:

> „Die Kinder- und Jugendpsychiatrie ist nach wie vor trotz der an den Universitäten betriebenen Grundlagenforschung eine Erfahrungswissenschaft und ist als solche in erster Linie hermeneutischer Natur. Kinder- und jugendpsychiatrische Erkenntnistätigkeit wurzelt deshalb in der Begegnung mit unseren Patienten und ihren Angehörigen“ (Eggers u. a. 2004, Vorwort zur 1. Aufl.).

Verstehen und *Erklären* sind darum zwei sich ergänzende und nicht per se widersprechende Zugänge zur Annäherung an das Erleben von (autistischen) Menschen.

5.4 Sichtweisen in den 1960er Jahren

Der Begründer der österreichischen Kinder- und Jugendneuropsychiatrie und an der Wiener Psychiatrisch-neurologischen Universitätsklinik tätige Walter Spiel setzt sich 1961 u. a. mit den Diagnosen Frühkindlicher Autismus und Asperger-Syndrom auseinander.

Für den Frühkindlichen Autismus ist es ihm ein Anliegen, in *enger Orientierung* an Kanner darauf zu verweisen, dass die Diagnose nicht nur schwer zu stellen, sondern auch höchst selten sei.[36] Das bis heute bestehende Problem der Einordnung der jeweiligen Symptome besteht also von Beginn der Autismusgeschichte an: Werden Symptome eher weit gefasst, erhöht sich die Anzahl der Diagnosen, entspricht die Klassifikation den eher engen Kriterien nach Kanner, minimiert sie sich. Diese Frage ist insofern bis heute höchst aktuell, als alle epidemiologischen Studien zur Prävalenz u. a. genau mit dieser Schwierigkeit konfrontiert sind und daher eine Vergleichbarkeit der Ergebnisse häufig erschwert ist.

Im *Gegensatz* zu Kanner spricht sich Spiel *gegen* eine Zuordnung zum Formenkreis der Schizophrenien aus und vermutet eine „anlagebedingte Störung bzw. Unmöglichkeit, mit der Umwelt und insbesondere mit Personen in emotionell getragenen Kontakt zu treten. Wir glauben, daß die Ursache für diese Un-

---

36 U. a. gibt er den Hinweis, dass Stutte in 10 Jahren unter 23 Autisten nur zehnmal die Diagnose Frühkindlicher Autismus fand, Harbauer unter 36.500 klinisch beobachteten Fällen nur einen einzigen Fall (vgl. Spiel 1961, 91).

fähigkeit organischer Natur im weitesten Sinn des Wortes ist und diese Fälle somit nicht zur Schizophrenie gehören" (Spiel 1961, 94).

Spiel arbeitet in seiner Publikation fünf stationär beobachtete Fälle mit der Diagnose Frühkindlicher Autismus auf. Diese fünf sind die einzigen gesichert diagnostizierten Kinder, die Spiel in den letzten 15 Jahren seiner Tätigkeit kennenlernt. Die durchschnittlichen Aufnahmezahlen der Kinderabteilung (alle Fälle unter dem 14. Lebensjahr) beträgt ca. 300 im Jahr, dies entspricht laut Spiel einer Gesamtzahl an 3.000 berücksichtigten Fällen, denn vor 1950 waren die Kinder noch auf Erwachsenenstationen untergebracht. Mit diesen Angaben belegt Spiel die These einer eher seltenen Diagnose (vgl. ebd., 91).

Die Beschreibungen der fünf Kinder (vier Jungen, ein Mädchen) im Alter von 2;6 bis 6 Jahren sind mit einer Reihe an personenbezogenen Attributen versehen, die sich in dieser Form nicht in den früheren eher phänomenologisch orientierten Publikationen von Bleuler, Kanner und Asperger finden – exemplarisch seien wenige dieser Formulierungen aufgegriffen, da sie ein Autismusbild (mit-)konstituieren, das bis heute existiert. Ein 3-jähriger Junge „hatte ein stumpfes Wesen und kein Lächeln" (ebd., 92), ein bei Erstvorstellung 6-jähriger Junge „macht einen völlig autistisch idiotischen Eindruck" (ebd., 93).

Bei den neun gefundenen Fällen mit der Diagnose Asperger-Syndrom ist diese Beschreibungsform umso eindrücklicher von Spiel in einer Tabelle (vgl. Tab. 13) zusammengefasst, die aus heutiger Perspektive ein Abbild der frühen medizinisch-defizitorientierten Sicht auf den Menschen verdeutlicht. Bezogen auf das Asperger-Syndrom ist Spiels Faszination für diesen Personenkreis im wörtlichen Sinne zwischen den Zeilen regelrecht spürbar – er gelangt zu den Schlüssen, dass

- es sich beim Frühkindlichen Autismus und dem Asperger-Syndrom um zwei verschiedene Zustandsbilder handeln muss,
- das Asperger-Syndrom trotz Ähnlichkeiten zur schleichenden Schizophrenie zweifelsohne von dieser bzw. schizophrenen Psychose abzugrenzen sei,
- die Abgrenzung zu schizoiden Zustandsbildern dagegen nicht möglich sei bzw. noch offenbleiben müsse (Spiel verweist hier auf Stutte (1959) und Stockert (1951), die das Asperger-Syndrom als Sonderform des schizoiden Charakters sehen),
- acht der neun Fälle überdurchschnittlich begabt seien, wenn auch zuweilen in einer skurrilen Form,
- eine familiäre (Vor-)Belastung anzunehmen sei,
- psychogene Faktoren eine Rolle spielen beim Zustandekommen der Störung (vgl. ebd., 98).

Tabelle 13: Übersicht über die von Spiel beobachteten Fälle mit der Diagnose Asperger-Syndrom (Spiel 1961, 97)

Nr.	♂ ♀	Alter	Symptome	Eltern/ Erziehung	Beob. Zeit	Schicksal	IQ	Organ. Befunde
1	♂	5 J.	kalt berechnender Charakter, aggressiv, schwer erziehbar, verschrobene Ideen	Vater +	8 J.	kein Beruf, lebt vom Markensammeln, geringer Schulerfolg	100	
2	♂	8 J.	zunehmender Außenseiter, introvertiert, unbelehrbar, erziehungsschwierig, Jazzfan, philosophiert	Künstler abnorm	3 J.	Berufswunsch Philosoph, bleibt Außenseiter, guter Mittelschüler	95	
3	♂	7 J.	Heimkind, paranoid, hetzt alle auf, sadistische Bosheitsakte, Tierquäler, schwer erziehbar	? ?	8 J.	keinen Beruf ausgelernt, ausgeklügelte Diebereien, kriminell	120	Dysrhyt. EEG
4	♀	11 J.	verdeckter, hinterhältiger Charakter, jahrelang sadistische Tagebuchphantasien, Mordversuch	Vater +	3 J.	eiskalte Scheinanpassung, Perversion	130	
5	♂	6 J.	Bruder = 6. Fall; Zwilling, eigenwillig, leptosom, erziehungsschwierig, kalte Führernatur, sehr verhalten	Vater/ Mutter abnorm	6 J.	relativ guter Schüler, anl. Verhaltensschwierigkeiten kommt Homosexualität zutage	110	
6	♂	8 J.	Bruder von Fall 5; Zwilling, sehr phantasiebegabt, eigenwillig, leptosom, Mitläufer	Vater/ Mutter abnorm	6 J.	guter Schüler, homosexuell mit seinem Bruder	120	
7	♂	8 J.	phantasiebegabt, versponnener Musiker, isoliertes Interesse für Klavier, schulschwierig	? ?	3 J.	Künstlernatur, sichere Musikbegabung, unterdurchschnittlicher Schulerfolg	130	
8	♂	9 J.	introvertiert, schrullig, läuft weg, egozentrisch, eigenwillig, Geschwisterkonflikt	außerehelich ?	8 J.	bleibt ein Schizoider nach der Pubertät, voll angepasst, Beruf Notenstecher	100	EEG Theta-Delta bds. temp.
9	♂	11 J.	Heimkind, verwahrlost, kalt berechnend, spinntisiert, Diebereien	außerehelich Mutter abnorm	10 J.	Sonderling, will ein perfektes Verbrechen, 6 Diebstähle, eine Unterschlagung	?	

Den Frühkindlichen Autismus und das Asperger-Syndrom als eigene Störungsbilder verstehend, widerspricht Spiel zufolge nicht der Möglichkeit, dass sich Autismus als ein Symptom anderer psychischer Störungen zu zeigen vermag. U. a. 1966 bezieht er sich, Kanner und Asperger unberücksichtigt lassend, in diesem Zusammenhang auf sogenannte schizoid-autistische Zustandsbilder und diskutiert Erscheinungsformen der schizophrenen Psychose und des schizoiden Charakters, denen (auch) autistische Verhaltensweisen zugehörig seien (Spiel 1966). Ein Jahr später greift er den Kannerschen Autismus im Zuge der Diskussion um die kindlichen Schizophrenien nochmalig auf, um eine erneute Abgrenzung vorzunehmen und hält fest:

„Seit Jahren wird immer wieder diskutiert, was der Kannersche Autismus wirklich ist. (...) *Kanner* selbst diskutiert (...) die Zugehörigkeit dieses Zustandsbildes zur Schizophrenie. Wir sind aber der Meinung, daß man doch dabei bleiben sollte, die Schizophrenie als eine Krankheit aufzufassen. Eine Schizophrenie ‚ab ovo' kann es nicht geben. Wir halten an der Vorstellung fest, daß eine Psychose eine Persönlichkeit ‚befällt', sie zerstört und abwandelt. (...) Wir sind daher der Meinung, daß es sich bei diesem Zustandsbild um einen pränatal erworbenen Hirnschaden handelt, der die Unfähigkeit zur Zuneigung und zur Kontaktaufnahme bedingt (...). Wir glauben nicht, daß man diese Fälle der Schizophrenie zuordnen soll" (Spiel 1967, 185; Herv. im Orig.).

Seine differentialdiagnostischen Überlegungen zum Asperger-Syndrom von 1961 bestätigt Spiel sechs Jahre später, wenn er festhält:

„Was z. B. das Symptom des Autismus betrifft, so kommt dieser im Rahmen der Schizophrenie vor, aber auch bei konstitutionell psychopathischen Bildern (siehe Asperger), bei der Neurose und bei hirnorganischen Fällen. Dieses Symptom zu verabsolutieren und aus jedem Autismus eine Schizophrenie zu machen, erscheint uns unzulässig" (ebd., 186).

Gerhard Bosch (1918–2011), Mitbegründer der deutschen Kinder- und Jugendpsychiatrie, Neffe des Nobelpreisträgers für Chemie Carl Bosch (1874–1940) und fachlich wie auch menschlich ausgesprochen geschätzter Kinder- und Jugendpsychiater, war von 1962 bis 1980 erster ärztlicher Direktor der Rheinischen Landesklinik für Kinder- und Jugendpsychiatrie (heute LVR-Klinik **Viersen**, Fachbereich Psychiatrie, Psychosomatik und Psychotherapie des Kindes- und Jugendalters). Seine Nachfolge als ärztliche Leitung ab 1980 ist **Helga Färber**, dann von 1983 bis 2004 **Wilhelm Rotthaus**, seit 2005 **Ingo Spitczok von Brisinski**[37]. Bosch zu Ehren wird Mitte der 80er Jahre das frühere, der Klinik zugehörige „Übergangsheim" umbenannt in „Gerhard-Bosch-Haus", das sich in den 90er Jahren schrittweise auf Jungen mit sexueller Delinquenz spezialisiert.

1962 befasst sich Bosch in seiner Habilitationsschrift aus phänomenologisch-anthropologischer Sicht mit der Sprache von Kindern mit Frühkindlichem Autismus (Bosch 1962).[38] Damit ergänzt er die in den 60er Jahren vorherrschende

37 Einen Dank an Herrn Prof. Dr. Ingo Spitczok von Brisinski, der mir einige Quellen zum Schaffen und Leben von Gerhard Bosch zur Verfügung gestellt hat. Ihm ist auch der Verweis auf die beiden 1998 erschienenen Biographien Boschs zu verdanken, die einen Einblick in Boschs Leben und Schaffen, aber auch in die Geschichte der Kinder- und Jugendpsychiatrie und an ihr beteiligten Persönlichkeiten des Faches, gewähren (vgl. Bosch 1998a; 1998b).

38 Für die Autismusforschung wäre es bereichernd, würde diese Monographie nochmals neu aufgelegt werden. Es handelt sich um eine einfühlsame, verstehende *und* erklärende Zugänge verschränkende Sicht auf den Personenkreis. Der Erfolg dieser Publikation, sie wurde 1970 mit einem Vorwort von Bettelheim ins Englische übertragen und fand auch in den USA, in Japan und in der Sowjetunion große Resonanz (vgl. Spitzczok von Brisinski 2008, 6), ist sicher nicht nur

naturwissenschaftliche Sicht um eine geisteswissenschaftlich-verstehende und bestimmt Autismus als eine Form des menschlichen Lebens (vgl. Eggers 1978, 3; Spitczok von Brisinski 2008, 6), vermutend, dass erst das Zusammenspiel mehrerer Faktoren das Zustandekommen einer autistischen Symptomatik erklärbar macht (vgl. ebd., 8). 40 Jahre später publiziert er 2004 gemeinsam mit Bölte eine Nachuntersuchung von zwei Patienten mit Frühkindlichem Autismus und einem Patienten mit der Diagnose Asperger-Syndrom aus seiner Habilitationsschrift (Bölte/Bosch 2004), 2005 erscheint ein weiterer Beitrag zu seinem Thema „Autismus und Sprache" (vgl. Bosch/Spitczok von Brisinski 2005; Spitczok von Brisinski 2008).

Ein bipolares Denken im Sinne einer Kategorisierung in „Gestört vs. Nicht-Gestört-Sein", „Normal vs. Nicht-Normal-Sein", „Behindert vs. Nicht-behindert-Sein" ist Bosch fremd, wenn er festhält: „Bitte bedenken Sie stets, dass die Kinder und Jugendlichen und wir Teil derselben Schöpfung sind" (Spitczok von Brisinski/Bosch jun. 2011, 84)! Und für Kinder mit Autismus betont er:

> „Wenn wir ein autistisches Kind in seinen Beschäftigungen beobachten, und einmal von der ärgerlichen Beunruhigung absehen, die die nicht gelingen wollende Kommunikation in uns hervorgerufen hat, dann müssen wir zugestehen, daß mancherlei an diesem so befremdenden Kinde durchaus mit uns vergleichbar ist. Das Kind geht und ruht auf dem gleichen Boden wie wir, atmet die gleiche Luft, nimmt die gleiche Nahrung zu sich und hat sich insgesamt biologisch dem gleichen Lebensraum angepaßt, in dem auch wir uns als Lebewesen aufhalten. Es unterliegt dem gleichen Rhythmus von Tag und Nacht, Schlafen und Wachen, dem Jahreswechsel, es entwickelt sich, wächst und altert" (Bosch 1962, 52).

Mit dieser Maxime entfernt er sich von jeder Form der Mythologisierung des Autismus und auch er fasst den Autismus als eine abgewandelte Form des Menschseins auf (vgl. Spitzczok von Brisinski/Bosch jun. 2011, 87f). Damit intendiert er, Verständnis für Autismus bzw. Menschen mit Autismus aufzubauen. Aussagen zur therapeutischen und/oder pädagogischen Begleitung finden sich zu diesem Zeitpunkt nicht[39] (vgl. Rödler 1983, 123), wohl aber u. a. in einer späteren Schrift (Bosch 1980, 350ff).

Den Frühkindlichen Autismus vom Asperger-Syndrom abgrenzend, schließt er nicht aus, dass dennoch Übergänge zwischen beiden Formen möglich sind.

---

damit erklärbar, dass es die erste monographische Befassung mit diesem Thema war, sondern vor allem damit, dass der Zugang von vornherein mehrperspektivisch erfolgt und sich eben nicht nur auf eine Seite einer bestimmten wissenschaftstheoretischen Sichtweise schlägt. Bewusst wird Bosch ausführlich zitiert, um den Geist seiner Gedanken möglichst originalgetreu nachempfinden zu können.

39 vgl. zum *Sprach*aufbau eines autistischen Mädchens mithilfe eines Konditionierungsmodells und eines kognitivistischen Modells z. B. Innerhofer 1979.

Rödler spricht hier von einer Verschmelzung zu einer homogenen Gruppe (vgl. Rödler 1983, 123). Den Spektrumsgedanken vorweggreifend hält er hierzu fest:

> „Wir zögern nicht, in unserem Sinne die von Asperger, Kanner (...) und anderen mitgeteilten Fälle als ‚autistisch' zu bezeichnen. Es entsteht auch auf Grund unserer Bestimmung keine Schwierigkeit, alle Übergänge von einem schwersten Autismus bis zur leichten Schwäche in der Entwicklung dieser Bereiche anzunehmen" (Bosch 1962, 118).

In seiner eigenen klinischen Praxis von 1952 bis 1960 beobachtete er 13 Kinder mit der Diagnose Frühkindlicher Autismus. Fünf der Kinder beschreibt er in seiner Publikation. Er intendiert, „eine vorläufige Ordnung der auffälligsten Phänomene kindlichen autistischen Daseins zu schaffen" (ebd., 3). Abgesehen von einer historischen Aufarbeitung der Vorarbeiten zum Autismus bei Erwachsenen (vgl. ebd., 44ff), einer Rezeption von Kanners und Aspergers Schriften (vgl. ebd. 1ff, 49ff) und einer intensiven Beschäftigung mit der Sprache autistischer Kinder, bringt Bosch eine explizit *stärkenorientierte Perspektive* in die Diskussion um den Personenkreis ein. Diese erschließt sich bei Betrachtung des zunächst eher schwächenbezogenen Autismusbildes.

Die beobachtbaren Defizite der Kinder ergeben sich aus ihrer (scheinbaren) Unnahbarkeit, Verschlossenheit und Unansprechbarkeit, die mit Sprachbildern wie ‚Abgrund', ‚Kluft' oder ‚Glaswand' umschrieben werden (vgl. ebd., 52). Aufgrund dieser Verhaltensweisen scheint eine Kontaktaufnahme mit dem autistischen Kind verunmöglicht.

> „Die ‚Glaswand', der Eindruck der ‚anderen Welt' des autistischen Kindes taucht bei dem Beobachter dann auf, wenn er sich bemüht, dem Kinde als einem menschlichen Partner zu *begegnen* und dabei betroffen wird durch das Ausbleiben von Antworten, von Möglichkeiten des Begegnens beim Kinde" (ebd., 52; Herv. im Orig.).

Die beschriebenen Defizite stehen daher, so Bosch, nicht unmittelbar in einem Zusammenhang mit dem Verhalten des Kindes, sondern mit „unerfüllte(n) Entwicklungserwartungen und Hoffnungen der Eltern" bzw. des Umfelds. So spricht er von „enttäuschend erfahrenen Kindern" (ebd., 58), die „aber nicht reine Mängelwesen" sind (ebd., 58). Die beschriebenen Erschwernisse beziehen sich daher letztlich auf die *innerhalb der Interaktion* erfahrenen Verhaltensbesonderheiten, wie z. B. fehlender Blickkontakt, lebhafte Zuwendung oder Freude, aktives, lebhaftes, interessiertes Ergreifen, Betasten und Hantieren (vgl. ebd., 58). Das Kind für sich ist nicht defizitär. Sein Verhalten wird als solches erlebt. Daneben nennt er eine ganze Reihe an positiven Attributen autistischer Kinder, wie Genügsamkeit und Geduld, „mit der sie in ihrem Bettchen liegen, mit Fädchen, Bändern oder den eigenen Fingern herumspielen. Sie wenden zwar aktiv keine Zärtlichkeiten anderen zu, nehmen diese aber offenbar nicht ungern hin" (ebd., 58). Entscheidend ist, dass Bosch eine besondere Gebundenheit der Kinder an bestimmte familiäre Situationen herausstellt und von einer, ähnlich wie Mahler, „symbiotischen Beziehung" spricht (vgl. ebd., 58). Im Gegensatz zu Mahler sieht er allerdings keinen Rückfall in diese Form der Verbundenheit, sondern diese als per se gegeben, und zwar auf Seiten des Kindes *und* der Mutter. Die von der Außenwelt beobachtbaren Verhaltensbesonderheiten finden ihren Ausgang im Ausbleiben der Überwindung dieser symbiotischen Bindung (vgl. ebd. 59; Bosch 1958, 17).

> „Ausgehend vom a priori des ‚Mitseins', als dessen früheste Konkretisierung die Symbiose aufgefaßt wird, stellt sich die Lösung aus eben dieser Symbiose und die Gewinnung einer Distanz gegenüber anderen Menschen als eine Voraussetzung für die Möglichkeit des Begegnens und Gegenübertretens dar. Diese scheint ihm aber gerade bei autistischen Kindern nicht gegeben" (Rödler 1983, 120).

Damit macht Bosch auf die vorhandene Bindungsfähigkeit des autistischen Kindes aufmerksam.

> „Bei der Analyse dieser Fälle ergab sich bezüglich der Qualität der Beziehung zur Mitwelt, daß von einem völligen Beziehungsmangel, einer eigentlich autistischen Isolierung weder im Sinne einer primären Beziehungslosigkeit (...) noch im Sinne eines Rückzuges die Rede sein konnte. Sieht man nämlich (...) nicht nur auf die Mängel, das Ausbleiben des Erwarteten, sondern auf die Qualität des Vorhandenen, so kann als tragende Lebensform eine Einbettung in eine enge, unreflektierte Bindung an die das Kind umsorgende und betreuende Mitwelt beobachtet werden. Diese Bindung läßt sich als eine Fortdauer der säuglingshaften Bindung mit ihrem Angewiesensein auf ein noch nicht persönlich erlebtes Sorgendes deuten" (Bosch 1964, 295).

Diese von Bosch gemeinte Form der Bindung ist also in einem besonderen Maße durch Abhängigkeit und (Für-)Sorge durch eine gleichbleibende Person, in der Regel die Mutter, bestimmt. Die Mutter, bezieht sie sich auf dieses Bedürfnis des Angewiesenseins ihres Kindes, geht vollends auf- bzw. ein in und auf diese symbiotische Bindung, so dass sie selbst durch das autistische Verhalten ihres Kindes geprägt wird. Damit widerspricht er Kanner in zweierlei Hinsicht: Die These der kontaktarmen „Kühlschrankmutter" hinterfragt er zugunsten der Frage nach den Folgen einer „Lebenseinheit in inniger, wechselseitiger Abhängigkeit" (1962, 58).

Zudem kann die Verbindung des Kindes mit Autismus zu anderen Menschen nicht, zumindest nicht ausschließlich, als eine rein sachliche charakterisiert werden, und zwar deshalb nicht, weil im Verlaufe ihrer Entwicklung eine Vielzahl der Kinder Beziehungen zu (ausgewählten) Menschen aufbauen. So ist Bosch zufolge eine Versachlichung der Beziehung zwar möglich, in jedem Fall ist diese aber nicht die einzige Form. Stattdessen muss angenommen werden, „daß bei den autistischen Kindern *Früh- und Vorformen personaler Beziehung vorliegen, aus denen bei günstigen Verläufen*, wenn auch eingeengt und spärlich, *sich echte personale Beziehungen* bis hin zur Freundschaft und Liebe entfalten können" (ebd., 103; Herv. im Orig.). Damit zeichnet Bosch ein Autismusbild, das Autismus als Störung *und* als Seinsform interpretiert, das autistisches Verhalten selbst als sinnvoll und verstehbar deutet. Die Störung wird nicht im Kind verortet, sondern innerhalb der Interaktion zwischen Kind und Umwelt.

1964 fällt die Publikation „Über den Autismus" insofern aus dem Rahmen, als sich **Hans Schneider**, Privatdozent für Psychiatrie an der Universität Bern, um eine *reine Bestimmung des Begriffs Autismus im Bleuerschen Sinne*[40] bemüht, ohne auf Kanner oder Asperger Bezug zu nehmen. Wenngleich Schneider im Ergebnis *Autismus der Schizophrenie zuordnet* und er sich damit gegen die kategoriale Bestimmung einer eigenen Störung ausspricht, es ihm also gerade nicht um die Etablierung eines eigenen, neuen Störungsbildes geht, sind genau deshalb einige seiner Gedanken aufgreifenswert, da sie wiederum ein eigenes Autismusbild zeichnen.

1. In seinen Überlegungen ist eine deutliche Hinwendung zum Individuum fassbar, womit er sich gegen eine störungsbezogene Perspektive wendet. So ist es ihm wichtig, dass nicht eine Störung ein bestimmtes Verhalten hervorruft, sondern dass es stets der Mensch ist, der sein Tun bestimmt. Ausgehend von dieser These sei die naturwissenschaftlich orientierte Psychopathologie nicht in der Lage, den Begriff Autismus in seinem Wesen greifbar zu machen:

> „Wendungen wie ‚der Autismus benützt, soweit es ihm paßt...' gehören einer vergangenen Zeit an, da es stets der Mensch ist, der denkt und handelt, der etwas benützt und dem etwas paßt, und nicht eine in ihm selbstherrlich waltende Kraft, heiße sie ‚Komplex' oder ‚Autismus'. Die naturwissenschaftliche Sprache wird dem Gegenstand ihrer Betrachtung nicht gerecht, wenn dieser Gegenstand, wie der Mensch, mehr ist als bloße Natur. Der Autismus, der den ganzen Menschen und nicht nur seine biologische

40 Ebenso nimmt zwei Jahre zuvor der deutsche Psychiater **Heinrich Kranz** (1901–1979) in der Festschrift für seinen Vorgesetzten, dem Heidelberger Psychiater **Kurt Schneider** (1887–1967), einflussreich auf dem Gebiet der Schizophrenieforschung und Mitverfechter des mit Beginn des 20. Jahrhunderts vorherrschenden naturwissenschaftlichen Verständnisses, also, der Annahme, dass ein psychisches Zustandsbild krankhaft sei, weil es kausal, körperlich erklärbar sei (Schlagwort „Psychopathologie"), Bezug auf den Bleuerschen Autismusbegriff und diskutiert diesen auf dem Hintergrund seiner Verwandtschaft mit der Schizophrenie bzw. den endogenen Psychosen (Kranz 1962). Für vorliegendes Anliegen ist dieser Beitrag nicht weiterführend, für die Ideengeschichte der Schizophrenie allerdings durchaus.

Seite betrifft, kann deshalb mit naturwissenschaftlichen Methoden nicht verstanden werden" (Schneider 1964, 2).

Und:

„Ein derartiges Versagen der psychopathologischen Forschung muß am Gegenstand liegen. Der Autismus entzieht sich offenbar einer näheren Bestimmbarkeit, wenn mit der üblichen klinisch-psychiatrischen Fragestellung an ihn herangetreten wird. Der Grund liegt wohl darin, daß Eugen Bleuler intuitiv einen Sachverhalt sah, der eine bestimmte menschliche Existenzweise bezeichnet. Es ist deshalb unmöglich, den Autismus mit den in der Psychopathologie üblichen ‚kategorialen' Begriffen hinreichend zu erfassen. Er muß ‚existenziell' gesehen werden (...)" (ebd., 12).

2. Schneider diskutiert Bleulers Annahme, dass autistisches Verhalten eine zum Menschsein zugehörige Größe sei, vor dem Hintergrund der Frage, wie denn ein klinisches Bild einer Störung gezeichnet werden könne, wenn diese nicht klar von „normalem" Verhalten abzugrenzen sei. Hierbei geht es ihm auch um eine Klärung von Autismus als einem Symptom der Schizophrenie oder als konstitutioneller, psychopathischer Eigenschaft (ebd., 6). Durch Rezeption verschiedener Psychiater, die sich in Anschluss an Bleuler mit dem Autismusbegriff beschäftigen[41], gelangt Schneider zu der Annahme, dass „Autismus als Sammelbegriff" (ebd., 3) eine willkürliche Betrachtung des Menschen nach sich ziehe, so dass grundverschiedene Menschen mit grundverschiedenen Verhaltensweisen ohne Berücksichtigung ihrer im Menschsein begründbaren Verschiedenheit mit ein und derselben Diagnose aus dem schizophrenen Formenkreis etikettiert werden (vgl. ebd., 3). Ihm ist es also ein Anliegen aufzuzeigen, „daß nicht alles, was aus dem Rahmen fällt, von gleicher Art zu sein braucht" (ebd., 4). Die Wichtigkeit dieser Überlegung wird 14 Jahre später (ohne auf Schneider, wohl aber auf Bleuler Bezug zu nehmen) von Eggers untermalt, der den Frühkindlichen Autismus nicht als der kindlichen Schizophrenie zugehörig einordnet (vgl. Eggers 1978, 21), und dennoch das gleiche Problem anspricht:

„Hiernach wäre der Autismus also ein ubiquitäres Symptom, ein Sammelbegriff, der ganz verschiedene Formen und Schweregrade sozialer Verhaltensweisen umfasst. Es bleibt

---

41 Bezug nimmt er u. a. auf die Arbeiten von Kretschmer (1940), Lange (1923), Binder (1930), Hoffmann (1923), Beringer (1932), Staehelin (1923), Gruhle (1929), Berze (1925), van der Hoop (1925) und Schneider, C. (1930), die allesamt den Zusammenhang zwischen Autismus und Schizophrenie bzw. schizoider Persönlichkeit mit jeweils unterschiedlicher Schwerpunktsetzung diskutieren, und zwar zeitlich gesehen deutlich *vor* Kanner und Asperger, und deren Auseinandersetzung mit der Thematik Schneider zufolge evident mache, dass das psychopathologische Denken ohne Klärung seiner begrifflichen Voraussetzungen in „Verirrungen und Verwirrungen" (Schneider 1964, 7) führe.

unreflektiert, ob es sich bei den verschiedenen autistischen Seinsformen um qualitative oder lediglich um quantitative Unterschiede ein- und derselben Weise des Weltbezuges handelt. Konkret gefragt: sind das Einzelgängertum eines Individualisten, das phantastische Wunschdenken eines Tagträumers, die narzisstische Introversion eines Neurotikers oder die kaum nachfühlbare Abwendung des Depressiven von der Realität mit dem Autismus des schizophrenen Psychotikers vergleichbar" (ebd., 2)?

3. Dieses Abgrenzungsproblem vertieft Schneider anhand eines konkreten Beispiels, um die Unbestimmtheit und Unbestimmbarkeit des Begriffs Autismus zu untermalen. Es sei wegen seiner Prägnanz und seiner Parallelität zu den Bleuerschen Ausführungen zum medizinisch-undisziplinierten Denken im Folgenden zitiert:

> „Man sollte meinen, beim Autisten finde sich autistisches, beim weltzugewandten Menschen dagegen realitätsangepaßtes Denken. Realitätsangepaßtes Denken kann aber nichts anderes heißen, als ein Denken, das den gedachten Gegenstand möglichst rein erfaßt. Dieser Forderung kommt wohl das mathematische Denken am nächsten. Im Vollzug mathematischer Operationen, als einem dem Denkgegenstand optimal angepaßten Denken, wo trieb- und wunschbedingte Einflüsse weitgehend ausgeschaltet sind, kann aber eine ‚Loslösung von der Wirklichkeit' stattfinden, die als autistisch zu bezeichnen wäre. Andererseits vermag ein ‚nach außen' gekehrter Mensch, den niemand autistisch heißen würde, Gedanken zu haben, die ihre Herkunft Wünschen und Befürchtungen verdanken, ohne daß sich der Betreffende Rechenschaft darüber gibt. Es sei nur an die Rolle des Aberglaubens erinnert. Wenn auf diese Weise von autistischem Denken bei einem Autisten gesprochen wird, und von einem nicht-autistischen Denken bei einem Autisten gesprochen wird, verlieren wir jede Möglichkeit, den Begriff Autismus genauer zu erfassen" (ebd., 4).

4. Schneider setzt voraus, dass die Psychopathologie den Begriff Autismus nicht zu erhellen vermag (vgl. ebd., 11). Auf Basis eines kurzen Exkurses zu phänomenologisch orientierten Zugängen, die aber nach Schneider, abgesehen vom Beitrag von Bosch, zu keinen weiteren definitorischen Erweiterungen führen, sieht er in der Methode der Daseinsanalyse nach Ludwig Binswanger eine Chance der Bestimmbarkeit. Hier geht er von der Forderung Binswangers aus, den starren Begriff des Autismus als Kardinalsymptom der Schizophrenie aufzulösen „durch seine Rückverwandlung in den Fluß des Geschehens des menschlichen Daseins" (ebd., 13). Diese Forderung erscheint zunächst paradox: Wie etwas bestimmen, wenn es aufgelöst wird? Schneider versucht zu zeigen, dass ein Begriff nicht per se auf einen Menschen übertragen werden darf, ohne vorab zu prüfen, welche konkreten Inhalte mit diesem Begriff verbunden sind und inwieweit diese dann zutreffend sind für diesen einen Menschen. Damit deckt er ein grundsätzliches Problem seiner Zeit auf: Was unter Autismus konkret und im

Einzelfall zu verstehen ist, ist noch unklar. Meist, so weist Schneider nach, wird Autismus mit allen Formen der Kontaktstörungen assoziiert, so dass, so die Folgerung Schneiders, die jeweils beobachtbare Kontaktschwäche im Einzelnen angeschaut und definiert werden muss, um in einem zweiten Schritt zu prüfen, inwiefern die Kontaktschwäche auf weitere mögliche Erschwernisse verweist. Hierbei ist zu bedenken, dass es ihm nicht um den Autismus im Kannerschen oder Aspergerschen Sinne geht, sondern um den schizophrenen Autismus. Daher fordert er letztlich:

> „Deshalb sollte (...) jede ‚Kontaktschwäche' näher bezeichnet werden, der Autismus aber der einmaligen, mit nichts anderem verwandten Vereinzelung eines Menschen in der Schizophrenie vorbehalten werden" (ebd., 13).

Das hier Interessante ist Schneiders Erkenntnis, dass das Wort Autismus „Gesundes" und „Krankes" zu umschreiben vermag, was erklärt, weshalb Schneider auf den Binswangerschen daseinsanalytischen Denkansatz Bezug nimmt. So erweist sich der Begriff zur Umschreibung eines Symptoms der Schizophrenie als vollkommen ungeeignet und verwässernd. So wird auch o. g. Forderung nach einer Vermeidung der starren Verwendung des Begriffs verständlich: Dieser ist in sich, auf rein begrifflicher Ebene, aber auch wie sich Autismus in der individuellen Ausprägung menschlicher Existenz zur Erscheinung bringt, höchst variabel:

> „Unser Vorhaben galt somit zwei Zielen: Erstens den Autismus von wie auch immer gearteten, nichtschizophrenen ‚Realitätsflüchtigkeiten' zu scheiden und zweitens ihn, für die Schizophrenie reserviert, in seinen Wesensmerkmalen herauszustellen. Unter Autismus verstehen wir deshalb immer den schizophrenen Autismus, der nicht ‚kategorial', sondern nur ‚existenziell' erfaßbar ist" (ebd., 43).

Mit Minkowski (1885–1972), russisch-französischer Psychiater, der schon 1927 die daseinsanalytische Betrachtungsweise in das klinische Denken integriert und der u. a. auch mit den Schriften Bleulers vertraut ist, geht Schneider also davon aus, „dass es sich bei dem autistischen Verlust des Kontaktes mit der Wirklichkeit nicht nur um ein Symptom, sondern um eine *abgewandelte Lebensform* handelt, d. h. Ausdruck einer veränderten Daseinsweise ist" (Eggers 1978, 3; Herv. im Orig.).

Die differenzierten sowie deutlich deskriptiv-verstehend und biographisch orientierten Darstellungen dreier Fälle mit der Diagnose „autistische Schizophrenie" belegen, weshalb Schneider ohne Bezug zu Kanner und Asperger bleibt. Es geht ihm um den Personenkreis mit einer Diagnose aus dem schizophrenen Formenkreis und der Rolle des Autismus innerhalb dieses Komplexes. Seine Argumentation würde er selbst unterlaufen, würde er den Autismus kategorial greifen wollen.

Letztlich gelingt Schneider keine Begriffsbestimmung des Autismus. Seine Leistung liegt aber gerade darin begründet, wahrzunehmen, dass dies gar nicht möglich ist, dass es *den* Autismus nicht gibt. Schneiders Gedanken sind insofern zukunftsweisend, als sie aufmerksam machen auf eine Perspektive, die sich löst von einem störungssuchenden und -empfindenden Blick hin zu einer Akzeptanz des Autistisch-Seins als So-Sein.

Fischer, der sich im Gegensatz zu Schneider und wohl als erster in der BRD **1965** umfassend mit den Schriften Kanners und ihren Wirkungen auseinandersetzt und seine Publikation mit der Bitte um Durchsicht Kanner selbst vorgelegt hat, findet, was die Nosologie betrifft, zu einem mit Schneider vergleichbaren Ergebnis:

> „So legt die Pathogenese des KANNERschen Syndroms wie seine Psychopathologie es nahe, dieses Krankheitsbild nosologisch dem schizophrenen Formenkreis zuzurechnen und es mit Kanner als eine Frühform der Schizophrenie zu verstehen“ (Fischer 1965, 189; Herv. im Orig.).

Dies ist insofern bemerkenswert, als Fischer explizit, Boschs Ansatz aufgreifend, auf das Problem des jeweiligen Zugangs zum Begriff Autismus aufmerksam macht:

> „Man gelangt zu einem neuen Ordnungsprinzip und damit auch zu anderen Grenzziehungen, wenn man nicht mehr – wie KANNER – den frühkindlichen Autismus als Krankheitsbild klinisch beschreiben, sondern mithilfe philosophischer Einsichten und Denkmittel das ‚Wesen des Autismus als spezifische Abwandlung menschlichen Daseins' verstehbar machen will“ (ebd., 169; Herv. im Orig.).

Dennoch sind Schneider und Fischer hinsichtlich der Frage der Nosologie kaum voneinander entfernt – Schneider unabhängig von Kanner und Fischer in enger Orientierung an Kanner.

Auch **Hans Bürger-Prinz** (1897–1976), seinerzeit Direktor der Psychiatrie und Nervenklinik in Hamburg, und **Eberhard Schorsch** (1935–1991), in den 80er Jahren bekannt geworden durch seine Leitungsfunktion an der Abteilung für Sexualforschung der Psychiatrie und Nervenklinik in Hamburg und damit einhergehenden Gutachtertätigkeiten bei forensischen Fällen vor Gericht sowie seine Publikationen zur Thematik, schließen sich fünf Jahre später der Argumentation Schneiders an und vermuten eine „prinzipielle phänomenale Vergleichbarkeit des schizophrenen und frühkindlichen Autismus“ (Bürger-Prinz/Schorsch 1969, 458). Zum Autismusbegriff führen sie u. a. aus:

> „(…) aus einer wie man annehmen könnte, thematisch umrissenen Definiertheit ist er durch Dehnung, Übertragungen nicht nur ‚randunscharf', sondern in seinem Bedeutungsgehalt selbst so vage geworden, daß er zwar vieles zu beschatten vermag, aber nicht mehr dazu taugt, ein präzise umgrenztes Feld der Psychopathologie zu decken (…). Der Begriff ist vielmehr zu reservieren für das spezifisch Schizophrene bzw. frühkindliche Fehlen eines sozialen Bezugssystems" (ebd., 455).

Die durchaus beobachtbaren Unterschiede beider Erscheinungsbilder, die für andere Autoren[42] als wesentliches Abgrenzungskriterium zwischen kindlichem Autismus und kindlicher Schizophrenie herangeführt werden, stellen für Bürger-Prinz und Schorsch ein verbindendes Element dar, insofern als „es sich einmal um ein fehlendes Angelegtsein des Ich-Raumes, das andere Mal um eine Fragmentierung und Auflösung einmal vorhandener Strukturen handelt. Wir definieren den Begriff des Autismus als einen bis in die Fundamente reichenden Defekt des entweder primär nicht angelegten bzw. rudimentär konstituierten oder sekundär zerstörten, fragmentierten Ich-Systems" (ebd., 458f).

Der Schweizer Kinder- und Jugendpsychiater **Jakob Lutz** (1903–1998) vertieft die Begriffe des Ich-Raumes bzw. Ich-Systems **1961/1968** und nähert sich dem Frühkindlichen Autismus, von ihm in Anlehnung an van Krevelen als „Autismus infantum" bezeichnet und damit das Asperger-Syndrom vernachlässigend, aus einer entwicklungspsychologischen Perspektive an. Die Symptome fasst er als „Störungen der Ichaktivität, des Ichbewußtseins und der Icheinprägung" (Lutz 1961, 283). Das Ich definiert er „als individuellen(r) Kern des menschlichen Wesens, der durch seine Aktivität die Denk-, Fühl- und Wirkensmöglichkeiten der Seele erst zu den seinigen macht; in dieser Tätigkeit wird er seiner selbst und der Welt bewußt, und – nun über die heute geltende naturwissenschaftliche Betrachtungsweise hinaus zur geisteswissenschaftlichen übergehend – seinen Zusammenhang mit geistigen Mächten ahnt" (ebd., 283). Autismus, polyätiologisch verstehend und den Frühkindlichen Autismus vom Asperger-Syndrom trennend (vgl. ebd., 282), zählt Lutz diesen zwar als eine eigene nosologische Einheit, aber dennoch „in den weitern Kreis der frühen schizophrenen Erkrankungen" (ebd., 281; Lutz 1968, 175). Unter Einbindung von Beobachtungen von insgesamt acht Kindern mit der Diagnose „Autismus infantum" findet sich 1968 eine differenzierte Fortführung seiner Überlegungen. Wesentlich sind folgende Annahmen:

---

42 So verweist z. B. Stutte im selben Jahr auf den Bedarf und die Schwierigkeit der Abgrenzung zwischen den endogenen Psychosen/der Schizophrenie und dem „Autismus infantum" (vgl. Stutte 1969, 913). Interessanterweise ordnet er dem „Autismus infantum" sowohl die Beschreibungen Kanners als auch Aspergers zu, trennt diese also nicht voneinander (vgl. ebd., 913).

1. Lutz fasst das Symptom der Beziehungsstörung als Ich-Aktivitätsstörung und führt aus:

> *„Wir haben eine erste Form der Beziehungsstörung zwischen dem Kinde und der Außenwelt vor uns, bedingt durch eine Aktivitätsstörung – hier eine Schwäche – des Ich, bei intakter Sinnesorganisation und einer primär nicht gestörten, funktionstüchtigen seelischen Fähigkeit des Erkennens"* (ebd., 164; Herv. im Orig.).
> „In den Bewegungsstereotypien sehen wir eine andere Form der Beziehungsstörung vor uns, diesmal nicht zwischen dem Kind und der Außenwelt, sondern gewissermaßen innerhalb seines Wesens: *Das zu schwache oder zu wenig aktive Ich gewährt dem Bewegungselement zu großen Spielraum, hält es zu wenig straff unter der Kontrolle. Die Folge ist ein Mangel an Geschlossenheit der autistischen Persönlichkeit"* (ebd., 165; Herv. im Orig.).

2. Die Beobachtung, dass Kinder mit Autismus nicht oder verspätet sich selbst mit „ich" benennen, führt Lutz ebenfalls auf o. g. Ich-Aktivitätsstörung zurück im Sinne eines „autistisch inaktiven Ich" (ebd., 166). Sowohl die Wahrnehmung einer Außen- und Innenwelt als auch die Du-Empfindung als Bedingung der Gegenüberstellung eines Ich fehlen autistischen Kindern (vgl., ebd., 166).

3. Auch die verzögerte, ausbleibende oder ungewöhnliche Sprache des Personenkreises lässt sich Lutz zufolge aus einer Ich-Aktivitätsstörung erklären, weil diese der Möglichkeit der Beziehungsanbahnung und des Beziehungsausbaus im Wege steht (vgl., ebd., 167). Interessant sind seine Ausführungen zur Sprache, insbesondere zu den Wortneuschöpfungen der Kinder, die er nicht als „eigenwillig", sondern als „eigenartig" wahrnimmt (vgl. ebd., 167), vor allem aber nicht als besonders originell oder kreativ deutet, sondern als „unbeherrschte Seitensprünge" (ebd., 168):

> *„Die naszierende Sprache kann darum betrachtet werden als Resultat einer zu schwach wirkenden Ordnungskraft des Ich. Wieder haben wir eine intrapsychische Beziehungsstörung vor uns. Erneut tritt uns – diesmal von der Sprachstörung aus – eine ungenügend geschlossene Persönlichkeit entgegen"* (ebd., 168; Herv. im Orig.).

Vergleichbares vermutet er über das Denken der Kinder: „Man kann die Originalität der denkerischen Einfälle ebenso auffassen als ungenügend angepaßte, zu stark autonome, nicht gezügelte Gestaltungen" (ebd., 172; Herv. im Orig.).

4. Das Symptom des Strebens nach Gleicherhaltung der Umwelt ist nach Lutz durch *„eine gewisse Schwäche des Einsatzes und der Auswirkung und der Beweglichkeit des Ich"* (ebd., 169; Herv. im Orig.) erklärbar:

> „Die Gleicherhaltungstendenz schützt das autistische Kind vor dem gänzlichen Verlust auch noch der letzten spärlichen, mühsam erworbenen Beziehungen zur Umwelt" (ebd., 170).

Hinsichtlich der Frage nach einem Autismusbild ist entscheidend, dass Lutz als einer der ersten seiner Zeit versucht, nicht ausschließlich ursächlich, nicht naturwissenschaftlich orientiert, sondern verstehend-beobachtend Erklärungen für autistische Verhaltensweisen zu finden. Wenngleich er Beschreibungen von acht Kindern stets exemplarisch und auf eindrückliche Weise in seine Überlegungen miteinfließen lässt, sind diese nicht Anlass, um über Autismus zu referieren, sondern ganz im Sinne des hermeneutischen Zirkels verweisen Theorie und Praxis aufeinander, die Kinder auf die Thesen und die Thesen zurück auf die Kinder. Lutz ist damit als ein Vertreter eines geisteswissenschaftlich orientierten Zugangs hervorzuheben und wird zu einem Gegenpol zur Auffassung u. a. Spiels. Dies schlägt sich auch sehr deutlich in der Sprache nieder, die bei Lutz über rein sachliche, objektive Informationen über seine Patienten hinausgeht und stets Deutungs- und Verstehensversuche enthält. Daneben nimmt er eine unbetont, anscheinend selbstverständlich wertschätzende Haltung seinen Patienten gegenüber ein – es sind Details, aber doch sichtbare Nuancen: So schreibt er z. B. von „unserer Marianne" (ebd., 163), womit er eine *Verbindung* zu Marianne ausdrückt. Er benennt Probleme autistischer Kinder und realisiert gleichermaßen eine aktuell anmutende ressourcenorientierte Perspektive, die ihm ausgehend vom individuellen Verhalten und feinsinnigen Beobachtungen Rückschlüsse auf das Autistisch-Sein erlauben. Letztlich ist damit auch bei Lutz die Idee des Autismus-Spektrums angedacht, weil er die Individualität der Kinder und die Vielgestaltigkeit ihrer autistischen Symptomatik herausarbeitet.

1967 sorgt die Publikation „Über Psychose und Schizophrenie im Kindesalter" von **Margaret S. Mahler** (1897–1985), ungarisch-amerikanische Kinderärztin und Psychoanalytikerin in der BRD für Beachtung, wobei sie schon zeitlich früher im anglo-amerikanischen Raum zur Thematik eine ganze Reihe an Beiträgen veröffentlicht (vgl. u. a. Mahler 1949; 1952; 1953; 1958; 1965; Lit.angaben aus Sammeck 1973). Die von ihr beschriebene „**Symbiotische infantile Psychose**" wird von Kanner als eigene Krankheitseinheit anerkannt (vgl. Sammeck 1973, 54). In der Folge findet diese allerdings im Rahmen der Autismusforschung nur noch geringe Aufmerksamkeit. Bis heute gilt Mahler „als die bedeutendste Begründerin der psychoanalytischen Interpretationsweise des Autismus (...)" (Walter 2007, 66). Hierbei sind folgende Aspekte relevant:

1. Mahler wendet sich aus einer *psychoanalytisch orientierten Perspektive* zufällig ausgewählten, also nicht in ihrer Entwicklung abweichenden Kindern und ihren Müttern zu (vgl. Rödler 1983, 45) und verlagert (wie auch Lutz und Bettelheim) ätiologisch den Schwerpunkt weg von organisch erklärbaren Auffälligkeiten hin zu einem Fokus auf die Ich-Entwicklung und ihre möglichen immanenten Störungen (vgl. Mahler 1978; Sammeck 1973, 67; Walter 2007, 66), die sie differenziert in einem Entwicklungsmodell beschreibt.[43]

Unter anderem bei Lutz findet sich folgende Definition:

> „Die *symbiotische Kinderpsychose* (...) ist eine seltene, aetiologisch noch ungeklärte, bei oft überverletzlichen Kleinkindern im Alter von 2–4 Jahren erstmals, nicht selten im Anschluß an eine Frustration akut auftretende Beziehungsstörung. Die kranken Kinder sind unfähig, sich aus der körpernahen Mutter-Kindeinheit herauszulösen und die Beziehungsfähigkeit zu erweitern; sie reagieren mit schweren Panikreaktionen, mit ‚überwältigender Trennungsangst', wenn sie von der Mutter separiert werden. – Im Unterschied zum früh auftretenden KANNER'schen Autismus erscheint die symbiotische Kinderpsychose erst, nachdem sich eine angeblich unauffällige, altersgerechte normale Beziehungsbildung und Persönlichkeitsentwicklung abgespielt haben (...)" (Lutz 1961, 283; Herv. im Orig.).

Im Gegensatz zu Bettelheim nimmt Mahler einen passiven Säugling an, der sich die Welt erst sukzessive aneignet (vgl. Rödler 1983, 44). Innerhalb dieser Aneignung kann es zu einem entwicklungsbezogenen Rückfall kommen, der autistische Verhaltensweisen zur Folge hat. Der Begriff Autismus umfasst bei Mahler im Gegensatz zu Kanner ein akutes Zustandsbild, eine Phase, in dem ein Kind eine autistische Symptomatik aufweist (vgl. Walter 2007, 66). Hierbei geht sie von einem „normalen/primären Autismus" aus, den alle Säuglinge in den ersten beiden Lebenswochen entwicklungsgemäß durchlaufen. Die Entwicklung verläuft dann deviant, wenn die nachfolgenden von ihr beobachteten Entwicklungsphasen nicht erfahren werden, wenn also das Kind in dieser ersten Phase verhaftet bleibt oder aber, wenn das Kind nach erfolgreicher fortlaufender Entwicklung zurückfällt in diese erste Phase. In diesem zweiten Fall spricht sie von einem „sekundären Autismus" (vgl. ebd., 76).

2. Mahler macht mit ihrem Ansatz auf das Problem der Differentialdiagnostik aufmerksam insofern als nur die sehr genaue Anamnese von Geburt an eine gesicherte Autismusdiagnose ermöglicht.

3. Sie ist wohl eine der ersten, die konkrete, an der Psychoanalyse orientierte Behandlungsmöglichkeiten für Kinder mit Autismus in die Diskussion einbringt. Wie gezeigt werden konnte, spielt die Frage nach geeigneten Förder- und Thera-

43 Eine Darstellung des Mahlerschen Ansatzes findet sich z. B. bei Dellisch 1983; Dornes 1996; Rödler 1983; 44ff; Schmauch 1985; Walter 2007, 67ff.

piemöglichkeiten für den Personenkreis in der bisher aufgegriffenen Literatur eher eine untergeordnete Rolle. Damit zeichnet Mahler letztlich ein optimistisches Autismusbild, da sie per se von einer gegebenen Lern- und Entwicklungsfähigkeit autistischer Kinder ausgeht. Auf diesem Hintergrund vermag es auch nicht zu verwundern, dass Kanner selbst eine Empfehlung für eine Therapie nach Mahler aussprach (vgl. ebd., 63).

Ebenfalls im Jahre **1967**, allerdings in Deutschland erst 10 Jahre später in übersetzter Fassung vorliegend, erscheint in den USA das Buch „The Empty Fortress: Infantile autism and the birth of the self" (dt.: „Die Geburt des Selbst") von **Bruno Bettelheim** (1903–1990). Bettelheim orientiert sich wie Mahler an der Psychoanalyse Freuds, gelangt aber insgesamt zu anderen Schwerpunktsetzungen und Konsequenzen bei der Beschreibung autistischer Kinder und ihrer möglichen Betreuung. Da sein Ansatz hinreichend rezipiert ist (vgl. u. a. Kaufhold 1994; Krumenacker 1998; Otto 1993; Rödler 1983, 58ff, Sutton 1996; Wesely 1997; Mai 2007; Walter 2007, 81ff), wird dieser lediglich im Blick auf (s)ein entwickeltes Autismusbild betrachtet. Ausgehend von seiner eigenen Biographie, die u. a. wesentlich geprägt wurde durch seine Zeit der Internierung im KZ Dachau und im KZ Buchenwald, entwickelt Bettelheim in seiner praktischen Arbeit als Leiter der Orthogenetischen Schule in Chicago/USA von 1944 bis 1969 (vgl. Wehrmann 1990) und in seinen später folgenden theoretischen Schriften eine Grundhaltung der Wertschätzung, des sanktionsfreien Umgangs und des Zutrauens seinen ihm anvertrauten Kindern gegenüber, aus der heraus *jedes* Kind nicht als (passiver) Empfänger von Hilfen, sondern als eigenaktiver, in seinen Entscheidungen freier und kompetenter Partner wahrgenommen wird[44]:

> „Die Erfahrungen der Aussichtslosigkeit, der Hilflosigkeit, des Ausgeliefertseins, der Mißhandlungen und der absoluten Perspektivlosigkeit wurden zusammen mit seinem fachlichen Wissen zur Grundlage seines Verständnisses von seelisch gestörten Kindern und seiner Bemühungen um sie. Er hatte erlebt, wie lebensnotwendig und lebenserhaltend das eigene Wollen, das Handeln aus eigenem, freien Antrieb ist" (Sautter 2002, 27).

Sein Axiom: „Ich hab's getan und mein Tun hat etwas verändert (…)" (Bettelheim 1977, 65), untermalt diese Haltung.

---

44 Es dürfte kein Zufall sein, dass diese Haltung Parallelen aufweist zu den reformpädagogisch orientierten Ideen von **Alexander Sutherland Neill** (1883–1973) innerhalb seiner Arbeit in der von ihm 1924 gegründeten Internatsschule Summerhill. Wenngleich sich Bettelheim und Neill nicht persönlich kannten, waren sie doch beide mit dem Psychoanalytiker **Wilhelm Reich** (1897–1957) freundschaftlich verbunden, der beide in ihrem Denken beeinflusste (vgl. dazu Böhm 1994, 496; Sautter 2002, 25). Bei der Frage nach Sanktionen in der Erziehung, die von beiden zugunsten einer sinnvollen Disziplinierung des Einzelnen abgelehnt werden, bezieht sich Bettelheim z. B. 1982 direkt auf Neill (vgl. Mai 2007, 43).

Die Zuordnung des Autismus zu den kindlichen Psychosen versucht er ätiologisch greifbar zu machen. Innerhalb dieser Versuche wurde und wird er, wie u. a. Sautter und Loeben-Sprengel nachweisen (vgl. Loeben-Sprengel 1981, 34; Sautter 1995), missverstanden als *der* Vertreter der psychogenetischen Ansätze, der der Mutter die Schuld am Autistisch-Sein ihres Kindes zuweisen würde. Tatsächlich wird der Begriff der „Kühlschrankmutter" bis heute mit Bettelheim assoziiert (vgl. z. B. Poustka 2015, 243), wenngleich Bettelheim an keiner Stelle sich dergestalt eindeutig äußert (vgl. Sautter 1995, 60f; Bettelheim 1977, 529f). Allerdings sind seine Ausführungen zur Rolle der Eltern, insbesondere der Mutter, als möglichem mitbedingenden Faktor für die Entstehung autistischer Verhaltensweisen durchaus missverständlich. Autismus interpretiert er als einen dynamischen, sich entwickelnden Prozess. Aufgrund angstauslösender Faktoren *in* der Umwelt – und nicht, wie Sautter (vgl. 1995, 64) bemerkt, *durch* die Umwelt, kommt es zu einem „Rückzug von der Welt", zu einem „Zusammenbruch der Kommunikation" (vgl. Bettelheim 1977, 94f, 103f). Da ja aber, wie Bettelheim selbst annimmt (vgl. ebd., 95), die (Um-)Welt des Säuglings wesentlich durch die Mutter repräsentiert ist, liegt der Rückschluss nahe, Bettelheim sieht die Mutter selbst als Ursache für die entstehenden Erschwernisse.[45]

---

45 Die Frage nach der Rolle der Mutter ist mit Beginn der Beschreibung des Autismus eine zentrale und wird mit Bettelheim verstärkt und kontrovers diskutiert. Ebenfalls **1967** hält **Hermann Städeli** (1923–2004), von 1961 bis 1992 Chefarzt des ostschweizerischen kinderpsychiatrischen Dienstes St. Gallen und der Beobachtungs- und Therapiestation „Sonnenhof" in Ganterschwil, u. a. bekannt mit Manfred Bleuler und Jakob Lutz, einen Vortrag an der Schweizerischen Gesellschaft für Kinderpsychiatrie in Lausanne. Er thematisiert, u. a. bezugnehmend auf Bosch und ausgehend von der Beschreibung von vier in seiner Praxis beobachteten Fallbeispielen die Frage nach *möglichen Ursachen der Beziehungsschwierigkeiten zwischen Mutter und ihrem Kind mit Frühkindlichem Autismus*. Sein Ausgangspunkt ist nicht das Kind, sondern die Mutter selbst. Er fragt: „Was ‚geschieht' mit den *Müttern*, welche ein autistisches Kind pflegen müssen" (Städeli 1968, 234; Herv. im Orig.)?

Er weist nach, dass das von außen sichtbare, als ungewöhnlich, kühl, psychotisch, gleichgültig, ängstlich oder abweisend wirkende Verhalten der Mutter als *eine* Reaktion auf die erschwerte Interaktion mit ihrem Kind zurückzuführen sein kann, dass ihr Verhalten also nicht die autistische Symptomatik mitbedinge, sondern als *eine* Strategie im Umgang mit den durch das Autistischsein hervorgerufenen Erschwernissen zu deuten sei. Das Unverständnis der Umwelt für das autistische Verhalten und in der Folge für das Verhalten der Mutter verstärkt ihre Schuldgefühle und ihr Gefühl des Versagens (vgl. ebd., 234ff). Dieser Verweis erscheint deshalb von Bedeutung, weil er zeigt, dass die Rolle der Mutter schon früh kontrovers diskutiert wird und dass es erstaunen muss, dass sich bis heute Mütter eines autistischen Kindes Vorurteilen und Schuldzuweisungen ausgesetzt sehen, sie aber zumindest als schwierig gelten, wenngleich, wie gezeigt wurde, schon in den 60er Jahren diese These widerlegt, zumindest nicht einseitig ausgelegt wird. Gleichermaßen und zeitgleich werden Mütter autistischer Kinder mit Erwartungen und Aufgaben überfrachtet, werden z. B. zu Co-Therapeuten stilisiert. Wünschenswert wäre der Ausbau einer Perspektive, die die Eltern stärkt, nicht (nur) für eine (therapeutische) Begleitung ihres Kindes, sondern für ein Leben mit ihrem Kind. Städeli gibt hier wichtige Denkanstöße, z. B.: Wie kann eine Mutter lernen umzugehen mit dieser „ungeheure(n) Diskrepanz zwischen der Pflegebedürftigkeit und dem Fehlen einer echten Beziehung (…)" (ebd., 235)? Wie der Umwelt erklären, dass das Antlitz des Kindes im Widerspruch stehen kann zu seinem durch das Aussehen erwarteten

In diesem Kontext verweist Bettelheim auf ein aktuelles Problem: Bezugnehmend auf Kanner, der den Autismus als angeborene Störung im Gegensatz zur kindlichen Schizophrenie annimmt, die sich durch einen sukzessiven Rückzug aus der Welt bestimmen lässt (vgl. ebd., 506f), stellt Bettelheim *die* Frage, die bis heute wie ein Damokles-Schwert über die mit und in der Welt des Autismus Befassten schwebt: „Warum verhält sich eine Person so und nicht anders" (ebd., 507)? Richtigerweise merkt Bettelheim an, dass sich diese Warum-Frage nicht stellt, wenn eine genetische Verursachung des Autismus angenommen wird. Ihre Antwort findet sich im Kind, in seiner genetischen Disposition. Werden aber nicht (ausschließlich) individuumszentrierte Faktoren für das Zustandekommen einer Störung vermutet, beginnt, und dies ist letztlich der Versuch Bettelheims, eine Suche nach Erklärungen, denen gemein ist, dass das Verhalten des Kindes einen Grund, eine Motivation hat, die es als Therapeut gilt zu entschlüsseln, zu verstehen (vgl. ebd., 507).

> „Psychoanalytische Theoriebildungen zum Autismus machen so u. a. die Lebenserfahrungen für die beobachtbare autistische Symptomatik verantwortlich, die demnach das Kind dazu zwingen, sich in einer symptomatischen Sprache mitzuteilen, die es verstehend zu entschlüsseln gilt" (Mattner/Gerspach 1997, 55).

Da Bettelheim ausgehend von den Beobachtungen eigener Fälle feststellt, dass Autismus nicht von Geburt an besteht, sondern sich erst in den ersten beiden Lebensjahren zeigt bzw. entwickelt, verknüpft er seine Entstehung mit Ereignissen in dieser Lebensphase (vgl. Bettelheim 1977, 513f). Demnach sind es primär frühkindliche Erfahrungen, die das autistische Verhalten erklärbar machen (vgl. ebd., 513), eine mögliche angeborene Disposition ist nach Bettelheim nicht auszuschließen, aber doch infrage zu stellen (vgl. ebd. 524f; 528). Mit dieser Annahme hinterfragt er die Kannersche These, dass Autismus und damit auch eine Unfähigkeit, Beziehungen zu Menschen aufzubauen, angeboren sei, und dass die kühle, sachliche, distanzierte Art der Eltern im Umgang mit ihrem Kind das autistische Verhalten zwar nicht auslösen, aber mitbedingen würde. Dazu hält Bettelheim fest:

Verhalten, seinem Sprachvermögen (vgl. ebd., 235)? Wie kann die Mutter ihr Kind vor der Umwelt, z. B. vor Stigmatisierungen, vor reizüberflutenden Wahrnehmungseindrücken, vor Über-/Unterforderungen beschützen, ohne es auszuschließen und ohne sich selbst zu isolieren? Wie kann sie von ihrer eigenen Überforderung und Überbeanspruchung entlastet werden? Wie aktuell Städelis verstehender Zugang ist, mag folgendes Zitat veranschaulichen: „Mütter autistischer Kinder sind sehr, sehr allein. Sie werden von der Umwelt, von ihren Ehegatten und ihren ärztlichen Beratern meistens im Stich gelassen und müssen die Erziehung ihrer Kinder gegen eine oft verständnislose Umwelt durchsetzen. (…) Die ungeheure Diskrepanz zwischen der echten mütterlichen Liebe, die jede Mutter eines autistischen Kindes, die ich kenne, gezeigt hat, und der autistischen Abkapselung dieses Kindes und der Erfolglosigkeit ihrer Bemühungen ist für jede Mutter beinahe unerträglich. Es gilt, mit der Mutter zusammen neue Wege aus diesen Spannungsfeldern herauszufinden (…)" (ebd., 239).

> „Es fällt schwer einzusehen, daß die ‚emotionale Struktur im Elternhaus eine dynamische Rolle bei der Entstehung des Autismus' spielen kann, wenn das Kind auf eine solche Struktur nicht reagiert, weil es ja keine Beziehungen zu Menschen eingeht. Die einzige Möglichkeit, diese beiden Feststellungen unter einen Hut zu bringen, besteht wohl in der Annahme, daß das Verhalten der Eltern es dem Kind nicht gestattet, aus seinem Schneckenhaus herauszukommen. Das heißt die einzige Möglichkeit, Kanners These – wonach das Elternhaus die Störung beeinflußt, das Kind aber gleichzeitig unfähig ist, zwischenmenschliche Beziehungen einzugehen – anzuerkennen, ist wohl die anzunehmen, daß es den Eltern nicht gelungen ist, bei ihrem Kind irgendwelche Reaktionen auszulösen, weshalb das Kind in seinem ursprünglichen autistischen Zustand geblieben ist" (ebd., 509f).

Ausschlaggebend ist hier, dass dem Kind mit Autismus eine grundsätzlich gegebene Kompetenz zur Beziehungsgestaltung, zur Kommunikation und Interaktion zugeschrieben wird, diese aber aufgrund erschwerender, die Entwicklung hemmender Bedingungen nicht entfaltet werden kann.

Für die Begleitung autistischer Kind schlägt Bettelheim daher keine typische Therapie vor, sondern zielt auf eine grundlegende (Neu-)Gestaltung der sozialen, personellen und räumlichen Umgebung des Kindes ab: Die besten Entwicklungschancen sieht Bettelheim dann gegeben, wenn das Kind in ein (sozial-)therapeutisches Milieu fernab jeglicher Einflüsse von außen integriert wird, das für das Kind ausschließlich positive Erfahrungen mit der Welt, den (Mit-)Menschen und im Lernprozess ermöglicht. Die Dauer der therapeutischen Begleitung kann Jahre in Anspruch nehmen (vgl. ebd., 121). Wie konkret solch ein Anliegen umgesetzt werden kann, verdeutlicht Bettelheim anhand dreier „Krankengeschichten" (vgl. ebd. 124ff).

Damit wird den Begleitpersonen eine hohe Verantwortung auferlegt: sich selbst zurücknehmend und sich gänzlich an den individuellen Bedürfnissen orientierend, gestalten sie *für*, und im Idealfall im weiteren Verlauf, gemeinsam *mit* dem Kind seine (Um-)Welt: Das jeweilige Kind und seine Erschwernisse verstehen wollend, sind sie Vermittler zwischen dem Kind und seiner Umgebung. Daneben agieren sie als stabiler, in seinem Handeln vorhersehbarer und damit verlässlicher Partner und gelangen durch Intuition und Empathie zu den situativ für das Kind angemessenen Entscheidungen. Da das Kind vollkommen in der Einrichtung lebt und jegliche Kontakte von außen, auch Besuche der Eltern, als therapiestörend vermutet werden, wird der Betreuer zur primären Bindungsperson (vgl. Sautter 1995, 63f).

So zeichnet Bettelheim ein Autismusbild, das Autismus als sinnvolle Möglichkeit in der Bewältigung der Welt deutet und das ebendiese Welt in den Fokus nimmt mit dem Ziel, diese als aushaltbar und positiv für den Einzelnen zu gestalten. Eine Begleitung des Kindes mit Autismus zielt nicht primär auf die Veränderung des (autistischen) Verhaltens ab, sondern auf eine Veränderung der Umwelt des Kindes, die ihrerseits von selbst, vertrauend auf die Kräfte und Ressourcen des Kindes, eine positive, erwünschte bis angepasste Änderung des kindlichen Verhaltens zu bewirken vermag. Auf diesem Hintergrund erklärt sich der Bettelheimsche Begriff der Milieutherapie:

> „Nicht therapeutische Einzelsitzungen im Sinne einer Methode allein können den Kindern und Jugendlichen Hilfe in ihrer seelischen Not sein, sondern eine insgesamt therapeutische Gestaltung des täglichen Lebens, das ‚therapeutische Milieu'. Die soziale und räumliche Umgebung muss den Betreuten Sicherheit und das Gefühl vollkommenen Angenommenseins vermitteln. (...) Milieutherapie heißt also, psychoanalytisch orientiert auf dem Hintergrund der Lebensgeschichte, der momentanen Ängste, Hoffnungen und Wünsche des jeweiligen Menschen im täglichen Lebensablauf deutend und verstehend eine Lebenswelt zu schaffen, in der es ihm ermöglicht wird, mehr und mehr an Lebenszutrauen und Lebenssicherheit und damit an Handlungsfähigkeit zu gewinnen (...)" (Sautter 2002, 30).

Auf die in dieser Zeit im Rahmen der „Antipsychiatriebewegung" aufkommende Problematisierung der „totalen Institution" (vgl. dazu u. a. Goffman 1973) reagiert Bettelheim u. a. folgendermaßen:

> „Um ein neues Leben beginnen zu können, muß die totale Extremsituation, die seine Autonomie zerstörte, ersetzt werden durch eine totale Lebenssituation, die das Kind meistern kann" (Bettelheim 1982, 136f). Die Beantwortung der Frage, ob es sich bei der Orthogenetischen Schule um eine totale Institution handelte, muss letztlich offen bleiben (eine Diskussion hierzu findet sich u. a. bei Mai 2007, 199 ff).

Festzuhalten bleibt: Bettelheim rückt nicht nur die Würde des einzelnen Kindes in den Vordergrund seiner Arbeit, sondern auch das Prinzip der „Einzelfallbezogenheit", der Berücksichtigung der Individualität des Kindes in seiner vollkommenen Konsequenz. In der Begleitung autistischer Kinder nimmt sein Ansatz daher eine Sonderrolle ein: Er wendet sich gegen jegliche Methode, gegen die Durchführung bestimmter Programme, er spricht sich auch gegen eine Begleitung der Familien und ihres Kindes aus. Für ihn bildet „nur" das Kind mit seinen Wünschen, Schwierigkeiten und Möglichkeiten den Maßstab allen Handelns (vgl. ebd., 31).

Vor diesem Hintergrund kann angenommen werden, dass mit und durch Bettelheim die Pädagogik als Disziplin nicht nur auf Handlungsebene, sondern auch auf theoretischer Ebene Einzug in die Autismusforschung findet.[46] Bei Betrach-

46 Wenngleich mit anderer Schwerpunktsetzung als in der vorliegenden Arbeit fragt auch Schäfer: „Bettelheim ein Pädagoge?" und arbeitet als explizit pädagogische Perspektiven u. a. Bettelheims

tung von Bettelheims biographischem Hintergrund mag dies nicht verwundern: Seine erste Ehefrau, Regina Altstadt, und seine zweite Ehefrau, Gertrud Weinfeld, waren Montessori-Erzieherinnen. Insbesondere aber seine Bekanntschaft mit **Anna Freud** (1895–1982), die wiederum in ihrem Denken stark durch **Maria Montessori** (1870–1952) beeinflusst war[47] (vgl. Mai 2007, 118), dürfte sein Denken angeregt haben. Bettelheim schätzte Montessori sehr. Und durch Anna Freud kam er überhaupt mit dem Thema Autismus in Berührung. Durch sie lernte er das autistische Mädchen kennen, das er gemeinsam mit seiner ersten Frau sieben Jahre lang psychoanalytisch in seinem eigenen Zuhause in Wien betreute. So finden sich, wie u. a. Mai nachweist, einige Elemente der Montessori-Pädagogik auch in seinem Konzept des therapeutischen Milieus (vgl. ebd. 119), wie z. B. die Kriterien zur Gestaltung des Raumes, die Rolle der Eltern und des Erziehers (vgl. ebd., 119ff).

Bettelheim als Wegbereiter der Pädagogik in die Autismusforschung zu deuten, erfolgt ausgehend von der Annahme, dass wiederum Montessoris Ansatz u. a. Parallelen aufweist zu **Jean-Jacques Rousseau**[48] (1712–1778). Wenngleich Bettelheim nicht gerade als Freund der „kindfremden Pädagogen" gilt (vgl. ebd., 74), finden sich in seinem Gedankengut, wohl über Umwege, nämlich über die Verbindung zu Anna Freud und damit auch indirekt zu Montessori, einige vergleichbare Elemente mit Rousseaus Ansätzen im „Émile". U. a. ist ihnen gemein, dass sie die Einflüsse von außen (Rousseau meint die gesellschaftlichen, aber auch familiären, Bettelheim die der unmittelbaren sozialen Umgebung) als schädigend einschätzen und das Handeln des Erziehers auf der einen Seite (Rousseau) und des Therapeuten auf der anderen (Bettelheim) letztlich dem Prinzip der „negativen Erziehung" folgt. So fordert Rousseau: „Was muß man tun, um diesen seltenen Menschen heranzubilden? Zweifellos viel: nämlich verhindern, daß etwas getan wird" (Rousseau 1995, 14). Und weiter: „Er (der Erzieher, Anm. der Verf.) darf keine Vorschriften geben, er muß sie finden lassen" (ebd., 26). „Darf ich nun die wichtigste und nützlichste Regel jeder Erziehung aufstellen? Sie heißt

---

Ansätze zur Gestaltung der personalen und sachlichen Umgebung sowie zur Rolle des Erziehers heraus (1991, 198f).

47 So lernten sich Anna Freud und Maria Montessori im Dezember 1930 persönlich in Wien kennen (vgl. Heiland 2000, 79). Und **Sigmund Freud** (1870–1952) bezeichnet seine Tochter in einem Brief an Montessori am 17. Dezember 1917 „als Anhängerin Montessoris" (Mai 2007, 118).

48 Dass Montessori beeinflusst ist durch **Edouard Séguin** (1812–1880) und **Jean Itard** (1774–1838), ist bekannt (vgl. Bergeest 2002, 241; Heiland 2000, 36ff). Innerhalb der Rousseauforschung besteht aber weitgehende Einigkeit darüber, dass Rousseau als Klassiker der Pädagogik maßgebliche, wenn auch nicht immer eindeutige Wirkung ausübte auf eine Vielzahl an Denkerinnen und Denkern, darunter auch Montessori (vgl. u. a. Heiland 1989, 87; Rang 1965, 344f, 348, 366, 425; Sturma 2001, 193). Daher ist der Bezug zu Rousseau nicht willkürlich, sondern soll zeigen, dass Bettelheims Denken, wenn auch nicht direkt, mit der Pädagogik verwurzelt ist, greift er doch auf seit der Aufklärung bestehende grundlegende, „klassische" pädagogische Ideen und Anliegen zurück.

nicht: Zeit gewinnen, sondern Zeit verlieren“ (ebd., 72). Diese Vorschläge sind nicht allzu sehr entfernt von Montessoris berühmtem Leitsatz: „Hilf mir, es selbst zu tun!“ und auch o. g. Worte Bettelheims: „Ich hab’s getan und mein Tun hat etwas verändert“, sind inhaltlich durchaus verwandt. Wie bei Rousseau der Erzieher über kein Eigenleben verfügt, sein Leben dem des Zöglings widmet, existiert der Therapeut bei Bettelheim ebenso nicht als Person, sondern nur in Beziehung zum Kind. Und schließlich arrangieren sie beide, ausgehend von Kind, seine (Um-)Welt, um es in die „echte“ Welt entlassen zu können.

Eine Vertiefung der These, Bettelheim als Wegbereiter der Pädagogik in die Autismusforschung zu deuten, wäre sicher lohnenswert. Hier möge dieser Verweis aber ausreichen, um zu zeigen, dass Bettelheim bis dato bestehende Disziplingrenzen öffnet und damit die Autismusforschung um eine weitere Perspektive auf ihren „Forschungsgegenstand“ bereichert. Diese Perspektive kann dann als pädagogisch orientiert ausgemacht werden, wird unter Pädagogik ganz allgemein die Gestaltung der Erziehungswirklichkeit und der Beziehung in ihr verstanden, die ihren Ausgang beim Kind und seiner Welt sucht. Bettelheim findet Antworten auf die Fragen der Pädagogik, die Böhm nach heuristischem Prinzip zusammenträgt: „Wer *ist* der Mensch? (…), was *soll* der Mensch werden? (…), *wie* kann Erziehung dem Menschen dabei helfen“ (Böhm 1994, 520; Herv. im Orig.)?

Innerhalb der Autismusforschung wurde Bettelheim aufgrund seiner These zur Ätiologie des Autismus scharf kritisiert. Seine psychoanalytisch orientierten Überlegungen, welche die Haltung dem Kind gegenüber ansprechen, wurden und werden nur noch vereinzelt beachtet (vgl. Tustin 1983; 2008). Zum Beispiel wird im Jahre 1978 der bis heute, auch in der Arbeit mit Menschen mit Autismus, aktive Tübinger Verein für Psychoanalytische Sozialarbeit gegründet, 1983 der Arbeitskreis für Psychoanalytische Pädagogik in Frankfurt und 1989 erscheint erstmalig das Jahrbuch für Psychoanalytische Pädagogik (vgl. Mai 2007, 58). In der gegenwärtigen Autismusliteratur findet er kaum mehr Erwähnung.

U. a. Bettelheims Schüler **Eric Schopler** (1927–2006), aus der BRD emigrierter US-amerikanischer Psychologe und von 1974 bis 1997 als Nachfolger von Kanner und gemeinsam mit **Michael Rutter** (geb. 1933) Herausgeber der führenden Fachzeitschrift „Journal of Autism and Developmental Disorders“ dürfte wesentlich an einer Weiterentwicklung von Ideen zur Begleitung autistischer Kinder und ihrer Familien beteiligt gewesen sein. In seiner **1964** an der Universität Chapel Hill im Bundesstaat North Carolina eingereichten Promotion beschäftigt er sich mit der Wahrnehmungsverarbeitung von Kindern mit Autismus (Schopler 1965). Ab **1966** ist Schopler Mitarbeiter in einem Pilotprojekt, ab **1967** in einem fünfjährigen Forschungsprojekt in Chapel Hill, das u. a. die Entwicklung eines Förderkonzepts für Kinder mit Autismus fokussiert. Auf Elterninitiative ergeht **1971** ein Mandat des Staates North Carolina an die Universität von Chapel Hill, ein umfassendes Autismusprogramm aufzubauen, das sowohl Forschungsfragen als auch die Idee der praktischen und konzeptionellen Umsetzbarkeit berücksichtigt. Durch und unter der Leitung von Schopler entsteht **1972** das erste staatlich finanzierte Autismusprogramm in den USA, „Division TEACCH (TEACCH= **T**reatment and **E**ducation of **A**utistic and related **C**ommunication handicapped **CH**ildren: Behandlung und pädagogische Förderung autistischer und in ähnlicher Weise kommunikationsbehinderter Kinder)" (vgl. Häußler 2005, 12f). Schopler wird zum Begründer des TEACCH Ansatzes[49]. Nahezu zeitgleich mit Bettelheims o. g. Publikation erscheint eine ganze Reihe an Beiträgen von Schopler (vgl. Schopler 1965, 1966; Schopler/Brehm/Kinsbourne/Reichler 1971; Schopler/Loftin 1969; Schopler/Reichler 1971, 1972), in denen er in Abgrenzung zu Bettelheim u. a. nachzuweisen versucht, dass Autismus nicht psychogenetisch bedingt sei, sondern mit Besonderheiten in der Wahrnehmungsverarbeitung einhergeht. Er nimmt eine organologische, also biologische Verursachung des Autismus an, die zu einer kognitiven Störung führt (vgl. Häußler 2005, 12; 27ff).

Damit finden sich wiederum Parallelen zu aktuellen neuropsychologischen Ansätzen der „**Theory of Mind**" (vgl. Baron-Cohen u. a. 1985, 2000, 2001; Baron-Cohen 1989, 1992; Bölte 2005a, b; Dziobek/Bölte 2009), der „**schwachen zentralen Kohärenz**" (Frith 1992, 2013) und der „**beeinträchtigten Exekutivfunktionen**" (vgl. Dziobek/Bölte 2009), die einen Zusammenhang zwischen kognitiven Störungen und einer Autismusdiagnose sehen: Die Anfänge dieser Ansätze (vgl. Frith 1972, 1978; Hermelin/O'Connor 1970; Hermelin 1978; Premack/Woodruff 1978; Norman/Shallice 1980; Rutter 1983; Weber 1985) sind in den 70er Jahren und Anfang der 80er Jahre zu verorten.

Die Wahrnehmungsbesonderheiten, die nicht autismusspezifisch, aber doch für den Personenkreis typisch seien (vgl. Häußler 2005, 27, sowie Delacato 1974) beziehen sich auf *alle* menschlichen Wahrnehmungsbereiche (vgl. Häußler 2005,

---

49 Wenn im Weiteren TEACCH durch Häußler und nicht durch Schopler oder seinen engen Mitarbeiter und von 1992 bis 2010 Nachfolger **Gary B. Mesibov** rezipiert wird, erscheint dies deshalb legitim, weil es Häußlers Verdienst ist, den TEACCH Ansatz ins Deutsche übertragen zu haben. Mesibov hält im Vorwort von Häußlers mittlerweile als Standard geltendem „TEACCH-Buch" fest: „Trotzdem ist es besonders spannend, wenn es jemand wie Anne schafft, die Ideen und Materialien des TEACCH Ansatzes in ihre Muttersprache und kulturelle Perspektive zu übertragen. Anne ist dafür genau die richtige Person. Das vorliegende Buch spiegelt ihre deutschen Wurzeln ebenso wie ihr tiefes Verständnis unseres TEACCH Ansatzes und der Bandbreite unserer Arbeit" (Geleitwort Mesibov, in: Häußler 2005, 7). Daher ist davon ausgehen, dass Häußler die Sprache der Gründer spricht und wenngleich Verzerrungen nicht auszuschließen sind, dürften diese für die grundlegende Frage nach einem Autismusbild vertretbar sein. Abgesehen davon kann auf diese Weise gezeigt werden, dass ein hochaktueller Ansatz wie TEACCH seinen Ursprung findet in den 60er und 70er Jahren, in einer Zeit, in der sich die Autismusforschung öffnet bzw. geöffnet wird für bzw. durch angrenzende Disziplinen.

28). Für kognitive Prozesse, welche die Informationsverarbeitung betreffen, werden Besonderheiten in den Bereichen der Aufmerksamkeit, der Reizverarbeitung, der Gedächtnisleistungen und des Problemlösungsverhaltens angenommen. Diese können zu typischen Lernerschwernissen (vgl. ebd., 38) und entsprechend spezifischen Konsequenzen für die pädagogische Förderung von Menschen mit Autismus (vgl. ebd., 38ff) führen. Als Lernerschwernisse werden eine schlechtere Verarbeitung und ein schnelleres Vergessen von sprachlichen Informationen, eine einseitige oder geringe Aufmerksamkeit, erschwertes Lernen durch Nachahmung, verzögerte Reaktionen, eine eingeschränkte oder nichtgelingende Übertragung von Erlerntem, konkreten Erfahrungen und Regeln auf andere oder neue Situationen, eine Entscheidungs- und Einschätzungsunfreudigkeit/-unfähigkeit, Schwierigkeiten mit Reihenfolgen und aufeinander aufbauenden Handlungsschritten und ihrer Umsetzung, Unsicherheiten in der zeitlichen und räumlichen Orientierung, Probleme bei der Koordination komplexer Anforderungen, kein oder geringes exploratives Verhalten und die Unwirksamkeit von Lob und sozialer Anerkennung als positiven Verstärkern, ausgemacht.

Mögliche pädagogische Konsequenzen sind demgemäß der bewusste Einsatz einer klaren und eindeutigen Sprache. Die Spezialinteressen des Personenkreises sollten zum Ausgangspunkt einer Förderung und zur Ausweitung der Aufmerksamkeitsspanne genutzt werden. Aufgaben sollen individualisiert sein. Das Lernen soll durch zusätzliche visuelle Informationen und visuelle Erinnerungshilfen erleichtert werden. Längere Reaktionszeiten sollten von vornherein beachtet sein. Hilfreich sind außerdem Versuche, erlangte Kompetenzen zu generalisieren, die Anwendung eindeutiger Regeln und die Begrenzung der Komplexität geforderter Handlungen sowie damit einhergehend eine klare Strukturierung der jeweiligen Lernsituation und des Alltags. Die Strukturierung bezieht sich hierbei auf Zeit, Raum, Material und Abläufe. Aufgaben sollten für das Gegenüber nachvollziehbar, sinnvoll, aufeinander aufbauend und überschaubar sein. Ungewöhnliche, das heißt kreative, an den Interessen und Stärken des Kindes orientierte Motivationshilfen, sind erwünscht.

Die „TEACCH Philosophie" bzw. die „**TEACCH Prinzipien**" (vgl. ebd., 15ff) spiegeln eine bestimmte Haltung und damit auch ein eigenes Autismusbild wider. Grundlegend ist das Anliegen, *Autismus erkennen und verstehen* zu wollen. Das Wissen um die Besonderheiten auf der Verhaltens- und Wahrnehmungsebene, ein Verständnis für eine „Kultur des Autismus" (ebd. 16) und die Akzeptanz der Betreuer und Eltern als „Dolmetscher" (ebd., 17) zwischen Kind und Umwelt bilden die Grundvoraussetzung für eine sinnvolle Begleitung der autistischen Person. Therapeuten, Pädagogen, Betroffene und ihre Eltern bilden eine Allianz. Unrealistische Machbarkeitsversprechen werden zugunsten eines Strebens nach kontinuierlicher Begleitung und Förderung des Kindes, Jugendlichen oder Erwachsenen mit Autismus in prinzipiell allen Lebensbereichen und in Zusammenarbeit mit allen in diesen Bereichen agierenden Begleitern vermieden. Die Förderung intendiert eine Eingliederung in die Gesellschaft, eine Anpassung in das unmittelbare Lebensumfeld. Der Betroffene soll in seiner Umwelt so gut wie möglich und selbstständig zurechtkommen und diese mit ihm:

> „Es geht *nicht* um das oft negativ besetzte Verständnis von Anpassung als ‚Gleichmachen' oder ‚Einpassen in bestehenden Strukturen'. Der Respekt vor der individuellen Persönlichkeit hat im TEACCH Programm einen hohen Stellenwert; die Besonderheiten der einzelnen Menschen (ob mit oder ohne Autismus) werden als solche respektiert und wertgeschätzt. (…) Die direkte Entwicklungsförderung zur Vermittlung neuer Kompetenzen stellt *einen* Weg dar, wie die Anpassung des Einzelnen verbessert werden kann. Jedoch nicht immer ist den Betreffenden (…) möglich, die zur Bewältigung ihrer jeweiligen Situationen notwendigen Fähigkeiten zu entwickeln oder anzuwenden. Wo dies der Fall ist, muss ein *zweiter* Weg beschritten werden: die Anpassung der Umwelt an das Kind oder den Erwachsenen mit seinen derzeitigen Möglichkeiten und Grenzen. Wenn beide Wege aufeinander abgestimmt und miteinander verbunden werden, kann für jeden das Beste erreicht werden" (ebd., 17; Herv. im Orig.).

TEACCH definiert sich als ein ressourcenorientierter und als ein pädagogischer Ansatz mit dem Ziel, Lernprozesse anzustoßen, zu ermöglichen und zu begleiten. Ausgehend von der Vielgestaltigkeit der autistischen Symptomatik, entzieht sich TEACCH der starren Anwendung von Methoden, Förderkonzepten oder Programmen.

Im Vordergrund steht die Individualisierung der Inhalte und der Form der Förderung, die bestehende Stärken und Interessen aufgreift und erweitert:

> „Wichtig ist, dass alle Hilfen individuell für den einzelnen Menschen entwickelt werden und sich an seiner Art die Welt zu sehen orientieren. Form und Umfang der benötigten Hilfen können dabei sehr verschieden sein: Wie Brillengläser, die passgenau beim Optiker angefertigt werden, damit der Brillenträger seine Umgebung besser erkennen kann, sollen individuelle Strukturierungs- und Visualisierungshilfen dem autistischen Menschen helfen, die Umwelt klarer zu sehen und besser zu verstehen" (Feilbach 2005, 32).

Damit einhergehend versteht sich TEACCH explizit als ein interdisziplinärer Ansatz mit verhaltenstherapeutischen und entwicklungspsychologischen Elementen, der außerdem Annahmen der kognitiven Psychologie und Neuropsychologie berücksichtigt. Es geht nicht um ein reines Üben von (erwünschten) Verhaltensweisen, sondern darum zu prüfen, ob das Kind befähigt ist, ein bestimmtes Verhalten zu erlernen, dessen Sinnhaftigkeit zu prüfen und dieses nicht in isolierten, sondern in konkreten Situationen zu erlernen. Problemverhalten soll nicht einfach ausgeschaltet, sondern seine Ursache herausgefunden und durch die Aneignung von Problemlösungsstrategien umgelenkt werden. Daneben sollen dem Kind mit Autismus die Erforderlichkeit und der Sinn einer Übung oder Maßnahme verständlich gemacht werden können.

> „*Ziel der pädagogischen Bemühungen ist das Verstehen, nicht das bloße Antrainieren von Verhaltensweisen.* Es geht darum, Zusammenhänge verständlich und Erwartungen in Bezug auf bestimmte Verhaltensweisen einsichtig zu machen. (...) Dieses Vorgehen fördert die Fähigkeit zum eigenständigen Handeln, da es auf Einsicht und Verständnis beruht" (Häußler 2005, 20; Herv. im Orig.).

Die Erarbeitung von *Auswahlmöglichkeiten* innerhalb von Aufgaben, von Handlungsstrategien und der Alltagsbewältigung verfolgt letztlich das Ziel der Selbstbestimmung (vgl. zur Diskussion zu TEACCH, der Idee der Selbstbestimmung und dem Problem der Fremdbestimmung Seidel 2006, 2ff).

Die Prinzipien von TEACCH unterscheiden sich von Bettelheims Ansatz. Das TEACCH-Konzept wird sogar bewusst als Gegenentwurf zu Bettelheims Thesen definiert (vgl. Häußler 2005, 16), Dennoch weisen Bettelheim und Schopler einige Gemeinsamkeiten auf:

Beide nehmen an, dass die Gestaltung der Umwelt unterstützend auf die Entwicklung und das psychische Wohlbefinden des Kindes/Jugendlichen wirkt. Beiden geht es nicht um eine „Eliminierung" des autistischen Verhaltens, sondern um eine verstehende Akzeptanz des So-Seins des Anderen, das, ausgehend von den individuellen Ressourcen, begleitet und gestärkt werden soll ohne einer bestimmten Methode zu Ungunsten der Einzigartigkeit eines jeden Kindes zu „verfallen". Ebenso intendieren sie nicht die Anpassung des Kindes an seine Umwelt, sondern eine Anpassung der Umwelt an die Bedürfnisse des Kindes. Autismus als Störung, aber nicht als störend oder per se gestört wertend, wird ein Autismusbild konkretisiert, das den Blick ab- und umlenkt von einem *bestimmten* Bild, hin zu seinem Rahmen, der das Bild sichert: Erst der Rahmen erlaubt Aussagen und Interpretationen über das Bild. Wenn das Bild aus dem Rahmen fällt, ist nicht das Bild, sondern der Rahmen zu überprüfen.

Obgleich in der BRD schon in den 80er Jahre einzelne Beiträge TEACCH als Institution, Programm und Ansatz aufgreifen (vgl. z. B. Horn 1981; Schopler 1988), ist es wohl im Wesentlichen **Anne Häußler**, Dipl.-Pädagogin und promovierte Dipl.-Psychologin, zu verdanken, dass TEACCH seit Ende der 90er Jahre und mit Beginn der 2000er Jahre nicht mehr aus der Fachliteratur wegzudenken ist. Wie wohl zu keinem anderen pädagogischen Ansatz finden sich zahlreiche, vor allem anwendungs-/praxisorientierte Beiträge (vgl. Deckers 2004; Degner 2003; 2005; 2011; Degner/Burger 2003; Degner/Müller 2008; Feilbach 2005; Fender 2012; Gottesleben 2004; Hasenclever 2013; Häußler 1999; 2000; 2002; 2003; 2005; 2006; 2008; Häußler/Happel/Tuckermann/Altgassen/Adl-Amini 2003; Häußler/Tuckermann 2011; Häußler/Fritzsche/Tuckermann 2013; Häußler/Tuckermann/Kiwitt 2014; Hügelschäfer 2014; Kühn/Schneider 2009; Lernen konkret Themenheft 2003; Mesibov 2000; Paul/Theunissen 2005; Probst 2011; Schatz/Schellbach 2003; 2005; 2008; 2012; 2014; Schatz/Schellbach/Degner 2007; Schopler 1988; 2000; Schopler u. a. 1971; 1983; 1987; 1990; 1996; Solzbacher 2010; Symalla/Feilbach 2009; Tuckermann/Häußler/Lausmann 2012), was darauf zurückzuführen sein mag, dass es bis dato wenige explizit pädagogisch orientierte Ansätze in der Begleitung autistischer Menschen gab und gibt, die praktikabel und universell, d. h. situations- und institutionsübergreifend realisierbar sind. Diese Stärke von TEACCH geht aber in der Praxis mit der Gefahr einher, den Ansatz auf die Aspekte der Strukturierung sowie Visualisierung zu reduzieren und zu vereinfachen, was ihm nicht gerecht wird (vgl. Häußler 2008, 364; Symalla/Feilbach 2009, 274).

Auch wenn eine Evaluation zur Umsetzung und Effektivität des Ansatzes in der BRD für Teilaspekte zwar vorliegt (vgl. u. a. Paul/Theunissen 2005; Probst 2011), als Ganzes aber nicht möglich ist (vgl. zum Problem der Evaluation auch Häußler 2003, 176; 2005, 20ff; 2008, 361ff; Symalla/Feilbach 2009, 285ff), da dieser ja gerade nicht auf Optimierung abzielt und methodisch integrativ angelegt ist, wäre es sicher bereichernd, TEACCH auch auf seine Grenzen hin zu untersuchen, z. B. durch Befragung autistischer Menschen selbst, die mithilfe von TEACCH ihren (Schul-/Arbeits-/Wohn-)Alltag bewerkstelligen. Vorsichtige, kritische und eher allgemeine Fragen könnten lauten:

- Gibt es Möglichkeiten der Auflösung des Dilemmas, dem Prinzip der Individualisierung zu folgen, ohne zu separieren?
- Die Anpassung und fortlaufend erforderliche Modifizierung des Materials an die Bedürfnisse und Fähigkeiten des Einzelnen ist zeitaufwendig, Zeit, die dem Betroffenen selbst verloren geht. Inwieweit kann die Umwelt gestaltet werden, ohne die Beziehung(-sgestaltung) von Begleiter und Kind zu vernachlässigen?
- Bedeutet Strukturierung primär Sicherheit oder kann sie auch einhergehen mit einer Einschränkung der Kreativität? Intendiert der Ansatz doch gerade selbstständiges und selbstbestimmtes Handeln, ist zu fragen, inwieweit ein Ausbau von Eigenständigkeit und Selbstbestimmung *praktisch* möglich sein kann in einem klar vorgegebenen Rahmen?
- Sind Wege des sukzessiven Abbaus oder gar der Auflösung von Struktur denkbar, wie macht sich TEACCH auf Dauer überflüssig?
- Welchen Einfluss nimmt die Idee der Strukturierung auf pädagogische Fachkräfte? Wem, in welchen Kontexten und weshalb dient Struktur mehr, dem Kind, der Umwelt, den pädagogischen Fachkräften?
- Was geschieht außerhalb von Struktur, sind strukturfreie Räume überhaupt erwünscht?

Die Stärke des Ansatzes bedeutet wohl auch seine Schwäche: Kommunikation und Interaktion sind im Kontext von TEACCH zwar menschlich reguliert, ersetzen aber den *spontanen* direkten zwischenmenschlichen Kontakt ausgehend von der Annahme der Unfähigkeit der Gestaltung sozialer Interaktion, Beziehungen und Kommunikation Betroffener.

> „Eine Verhaltenssteuerung durch *Pläne* tritt an die Stelle der Beeinflussung durch Menschen. Das Defizit bezgl. der sozialen Orientierung wird sozusagen zur *Stärke* gemacht, indem Bilder, Gegenstände, Piktogramme und Pläne die Verhaltenssteuerung übernehmen, die von Menschen nicht akzeptiert wird" (Klauß 2005, 23; Herv. im Orig.).

Etwas nicht zu können, heißt aber nicht, es nicht zu wollen. Oder anders und mit Henry Ford gesprochen: „Wer immer tut, was er schon kann, bleibt immer das, was er schon ist." Durch Autobiographien autistischer Menschen wird der Wunsch nach menschlicher Nähe, nach Kommunikation erfahrbar. Aus diesem Grund kann TEACCH nur *mit* den und *durch* die beteiligten Menschen sinnvoll sein – die oben aufgeworfene Frage nach Möglichkeiten des sukzessiven Abbaus von Struktur zugunsten eines Aufbaus von sozialer Interaktion ist daher sicher zentral.

Wenngleich TEACCH lerntheoretischen Prinzipien folgt, unterscheidet sich der Ansatz doch sehr deutlich von den Ideen **Ole Ivar Lovaas'** (1927–2010), einem norwegisch-amerikanischen klinischen Psychologen, der an der University of California in Los Angeles (UCLA) lehrte. Auf ihn geht die „**Applied Behavior Analysis**" (**ABA**), dt. „Angewandte Verhaltensanalyse" zurück. Er ist Gründer des LOVAAS-Institute[50] (vgl. www.lovaas.com). Die Verhaltenstherapie und ABA als Therapiemöglichkeiten bei Autismus sind in ihren Ursprüngen ebenso in diese Epoche zu verorten (vgl. Lovaas 1966, 1967; Lovaas u. a. 1965, 1969; 1973, 1979; Janetzke 1977). In der BRD ist in den 70er und beginnenden 80er Jahren die Verhaltenstherapie im therapeutischen und schulischen Kontext *das* Verfahren der Wahl (vgl. Jacobs 1977, 25; Feuser 1984/1985, 30).

Innerhalb der Verhaltenstherapie und ABA geht es um beobachtbare Verhaltensweisen des Menschen, die das Kind oder der Jugendliche lernen soll zu bewältigen und die es gilt durch operante Methoden zu bewältigen, zu verstärken und auf- oder abzubauen. Der Erwerb von (erweiterten oder neuen) Verhaltensweisen sowie der Abbau oder das Auflösen unerwünschter Verhaltensweisen stehen mithilfe von verschiedenen Verstärkermodellen im Zentrum der Therapie.

Lovaas „betont, daß der verhaltenstherapeutische Ansatz sich nicht dem Autismus als einer Krankheitsentität zuwendet (...). Die Frage, ob ein Phänomen existiert, das man als Autismus bezeichnen kann, möchte er ebenso offen halten,

---

50 Als das deutsche Pendant dürfte die von Robert Schramm 2004 gegründete „Knospe-ABA GmbH, Applied Behavior Analysis mit Verbal Behavior. Wissenschaftliche Intervention bei Autismus" gelten (vgl. www.knospe-aba.com).

wie die Frage nach der Ätiologie (…). Stattdessen wird mit der Verhaltenstherapie versucht, *unmittelbar* beeinflußbare Probleme des Kindes zu bewältigen“ (Loeben-Sprengel 1981, 40; Herv. im Orig.). Diese Prämisse gilt bis heute:

> „Die Therapie von ASS stellt somit keinen kausalen Behandlungsansatz dar, sondern bezieht sich auf einzelne dysfunktionale Funktionsbereiche hinsichtlich der Kernsymptomatik (soziale Interaktion, Kommunikation/Sprache, Stereotypien) sowie begleitende Verhaltensauffälligkeiten (z. B. Aggressionsdurchbrüche, Impulsivität, Hyperaktivität)“ (Feineis-Matthews/Schlitt 2009, 229; Cordes/Cordes 2009, 301ff).

Damit steht sie in einem krassen Gegensatz zu Bettelheim, wählt er doch einen umgekehrten Zugang. Schäfer fasst diesen folgendermaßen zusammen:

> „Hier will man zunächst überhaupt nichts vom Kind, sondern da wird erst einmal etwas gegeben, nämlich Achtung vor der Person und Autonomie des Kindes. An erster Stelle steht der Gedanke, wie man das Leben eines Kindes für dieses angenehm einrichten kann, und nicht die Frage, was an ihm zu verändern wäre“ (Schäfer 1991, 189).

An diesem Punkt wird die zentrale Kritik an der Verhaltenstherapie und ABA angesetzt. Ohne das Für und Wider des Ansatzes vertiefend zu diskutieren[51], ist festzuhalten, dass ein Bild des Menschen und damit ein Autismusbild gezeichnet wird, das seine Defizite fokussiert, um diese zu behandeln, zu mindern, auszugleichen. Ein Anspruch auf Heilung besteht dagegen nicht (vgl. Jacobs 1977, 25). Die Annahme, das Verhalten eines Menschen sei behandlungsbedürftig, impliziert den Verdacht der Normabweichung. Da der zu behandelnde Mensch nicht einer Norm entsprechend funktioniert, müssen adäquate und alternative Funktionsbereiche aufgebaut oder ergänzt werden.

> „Die Behandlung selbst ist monologisch strukturiert, d. h. die therapeutisch tätige Person behandelt den Patienten in eine vorab definierte Richtung (Gesundheit; Normalität); sie bestimmt den ‚gesunden‘ Verhaltenszustand und die medizinische Behandlungsstrategie. Unter dieser den ätiologischen Blick einengenden paradigmatisch fixierten Perspektive bleiben zwangsläufig andere Faktoren in der Lebenswelt der Betroffenen, die verursachende Auslöser für ein konkretes Verhalten sein könnten, ausgeblendet. Spezifische Äußerungen eines Menschen, die u.U. als sinnhafte Antworten (‚Notsignale‘) auf die ihn

51 Eine prägnante und gut leserliche Gegenüberstellung von **Bruno Bettelheim** als ausgewiesener Gegner der VT und zwei prominenten Vertretern der VT bei Kindern mit Autismus, **Laura Schreibman** und **Robert L. Koegel** (beide, wie Lovaas University of California in Los Angeles UCLA) findet sich in einer Ausgabe der Zeitschrift Psychologie Heute (Februar 1976). Ebenso finden sich gegenüberstellende Diskussionen bei Jacobs (1977, 20ff; 29ff), Dirlich-Wilhelm (1984) sowie für den Bereich der Elternberatung Wiener (1979, 7ff).

umgebende deformierende Lebenswelt verweisen könnten, werden damit im Prozeß der Ontologisierung zum bedeutungslosen Sachverhalt (unsinnige Verhaltens-‚Störung'), den es auszumerzen gilt" (Mattner/Gerspach 1997, 23).

Diesem Problem des Ansatzes, neben weiteren, auch autismusspezifischen, wie der Schwierigkeit autistischer Menschen, Erlerntes auf andere Situationen zu übertragen[52] sowie der häufig beobachtbaren Unwirksamkeit der Anwendung von sozialen und materiellen Verstärkern bei Menschen mit Autismus, stehen allgemeine Kriterien von Verhaltenstherapie und ABA gegenüber. Diesen allgemeinen Kriterien liegt eine entwicklungsoptimistische Haltung insofern zugrunde, als sie davon ausgehen, dass das autistische Kind bildungs-/lernfähig, kompetent und neuen Anforderungen gegenüber aufgeschlossen ist. So definieren sich verhaltenstherapeutische Ansätze und ABA als angewandt und funktional, verhaltensorientiert, überprüfbar, analytisch, systematisch, technologisch, effektiv, generalisiert, öffentlich, kompetent und optimistisch (vgl. Bernard-Opitz 2009, 245).

Es ist bedauernswert, dass sich in der Theorie und Praxis zwei Lager finden, die sich in ein Für oder Wider Verhaltenstherapie bzw. ABA spalten. Diese Ausschließlichkeit der Haltung widerspricht einer therapeutischen, eigentlich allgemein menschlichen Haltung, ausgehend vom Einzelfall zu prüfen, ob und wann der Auf- bzw. Abbau eines Verhaltens wann für wen sinnvoll sein könnte und wann ein als auffällig wahrgenommenes Verhalten zwar auffällig, aber möglicherweise sinnvoll ist. U. a. mit Hilfe des Ansatzes der Funktionalen Verhaltensanalyse (vgl. ebd., 246) werden diese Fragen innerhalb verhaltenstherapeutischer Modelle zunehmend tangiert. Für die Situation autistischer Menschen kann es nicht hilfreich sein, Verhaltenstherapie per se abzulehnen, ebenso wenig diese als Königsweg der Behandlung einseitig anzupreisen. In Kap. 3.1 konnte gezeigt werden, dass sich der Weg der Begleitung und Behandlung autistischer Menschen einer methodischen Ausschließlichkeit und Einseitigkeit gegenüber verschließt, verschließen muss, zumindest dann, wenn es ein Anliegen ist, jedem Menschen mit Autismus in seiner Einmaligkeit gerecht werden zu wollen. So verweist jüngst Rittmann darauf, dass innerhalb der Autismus-Therapie-Zentren in der BRD, wenngleich mit unterschiedlicher Gewichtung, die Verhaltenstherapie ein Element eines insgesamt multimodalen Konzepts darstellt (vgl. Rittmann 2014). Und auch Rickert-Bolg betont, dass das multimodale Vorgehen der Autismus-Therapie-Zentren schwerpunktmäßig divergieren mag, es aber auf einer einheitlichen Grundlage fußt: „Die Orientierung an den individuellen Ressour-

52 Feuser bezeichnet diese als eine „Generalisierungs- und Transferinsuffizienz" (Feuser 1984/1985, 30), die er allerdings nicht als ein im Kind zu verortendes Defizit deutet, sondern als Resultat inadäquater Lernangebote.

cen, an der Förderung der Selbstbestimmung und der Lebenszufriedenheit" (2014, 12).

Die Eltern nehmen innerhalb des Ansatzes eine zentrale Rolle ein, durchlaufen z. B. selbst verhaltenstherapeutisch orientierte Elterntrainings, um als „Co-Therapeuten" gestärkt zu werden im und für den Umgang mit ihrem autistischen Kind (vgl. Wilhelm 1972, 59ff; Loeben-Sprengel 1979; 1981, 51ff; Probst 2001; 2003; Feineis-Matthews/Schlitt 2009, 229f; Cordes/Cordes 2009, 301ff).

Heute ist der verhaltenstherapeutische Ansatz ausdifferenziert. Zu diesem zählen im Wesentlichen: ABA, Autismusspezifische Verhaltenstherapie (AVT), der Ansatz der Funktionalen Verhaltensanalyse, des Diskreten Lernformats (DLF) und des Präzisionslernens (PL), Verbal Behavior, visuelle Hilfen wie PECS (Picture Exchange Communication System), das STEP-Programm (Structured Teaching for Exceptional Pupils) nach Bernard-Opitz (vgl. Bernard-Opitz 2009, 242ff; Schramm/Claypool-Frey 2009, 260ff; Lechmann/Diepers-Pérez/Grass/Pfeiffer 2009, 375ff), Videomodellierung (VM) und Video Selbstmodellierung (VSM) (vgl. Bernard-Opitz 2009, 316ff), Training sozialer Fertigkeiten (vgl. Herbrecht/Bölte 2009, 333ff) und Neurofeedback (NF) (vgl. Holtmann 2009, 411).

ABA und Verhaltenstherapie unterliegen also einem mechanistischen Autismusbild, das Autismus ausschließlich als Störung identifiziert. Die Idee der neurologischen Vielfalt spielt eine untergeordnete Rolle. Autismus wird nicht als sinnvolle und verstehbare Form des menschlichen Seins gedeutet. Eine ressourcenorientierte Sicht auf Menschen mit Autismus bleibt weitgehend unberücksichtigt. Das Familienleben wird bei konsequenter Anwendung von ABA maßgeblich beeinflusst und steht unter dem Druck, bestmögliche Anpassung an vorab definierte Zielvereinbarungen zu erreichen. Therapieziele, wie zum Beispiel die Herstellung und Aufrechterhaltung von Blickkontakt, schließen von vornherein aus, dass der mangelnde Blickkontakt nicht nur erklär- und damit verstehbar ist, sondern vor allem aus Sicht des Menschen einer eigenen Logik folgen kann. Die Sinnhaftigkeit der therapeutischen Ziele liegt in der Erwartung des Umfelds begründet, nicht aber primär im Bedürfnis des Kindes mit Autismus. Das autistische Kind soll integrierbar gemacht werden. Aber gerade darin liegt das Problem. Es wird zu einem passiven Objekt von außen festgelegter Rahmenbedingungen, in die es passen soll und muss, in seinem eigenen vermeintlichen Interesse, würde es doch sonst seiner autistischen Isolation verfallen bleiben. Der Autismus wird damit als ausschließlich belastende unbedingt zu lindernde Größe vorausgesetzt – das Kind muss für und vor sich selbst gerettet werden. Eltern als Co-Therapeuten und Co-Therapeutinnen werden bestärkt, ihr Kind zu verändern. Tatsächlich erfahren sie eine tiefgreifende Schwächung und Kränkung durch die grundsätzliche Botschaft, Eltern eines Kindes zu sein, das nicht gut so ist, wie es ist, das verändert werden muss. Daher droht die Gefahr, dass Eltern sich innerhalb des therapeutischen Alltags verlieren, verlieren in Details der anvisierten Ziele, aber vor allem sich selbst verlieren als Eltern. Insbesondere aber sind sie gefährdet ihr Kind als Kind aus den Augen zu verlieren, nämlich dann, wenn sie lernen und sich dafür entscheiden, ihr Kind ausschließlich aus einer Störungsperspektive heraus wahrzunehmen, wenn sie ein Autismusbild internalisieren, das suggeriert, nur das zu sehen, was nicht sein soll und darf, und nur das zu sehen, was sein soll und muss, nicht aber das zu sehen, was sein kann, was ist, aber nicht darf.

In der BRD wird der verhaltenstherapeutische Ansatz *Anfang der 70er Jahre* insbesondere durch **Hans E. Kehrer** (1917–2002) einem breiteren Publikum innerhalb der einschlägigen Fachöffentlichkeit zugänglich gemacht (vgl. Kehrer 1972, 55ff). Kehrer war von 1966 bis 1983 Direktor der Kinder- und Jugendpsychiatrie des Universitätsklinikums Münster und von 1983 bis zu seinem Tode Leiter des von ihm gegründeten und bis heute unter dem Vorsitz von **Hermann Cordes** aktiven **Instituts für Autismusforschung (IFA)**, das seit 2002 seinen Sitz in Bremen auf dem Campus der Jacobs-Universität hat (vgl. www.ifa-bremen.de).[53] Die Entwicklung verhaltenstherapeutischer Ansätze im Kontext von Autismus in Deutschland verläuft nahezu parallel mit jener in den USA. **Schreibman** und **Koegel** starten das erste Forschungsprojekt zur Beschulung autistischer Kinder in Sonderklassen (vgl. Schreibman 1976; 1979a; 1979b) mit dem Ziel, mithilfe von Methoden der Verhaltensmodifikation das Kind in seine Umwelt zu integrieren (vgl. Walter 2007, 143).

Kehrer begleitet Ende der 70er Jahre das von Cordes ins Leben gerufene „**Bremer Projekt**" (vgl. u. a. Cordes/Wilker 1974; Bundesministerium für Bildung und Wissenschaft 1974; 1976a; 1976b; 1977; Cordes 1979; 1980; 1983; 1988) wissenschaftlich. In einer ersten Projektphase von 1972 bis 1975 werden 12 Kinder mit Autismus zunächst in der Woche 7,5h, später 12h therapeutisch gefördert. In der zweiten Projektphase (Modellversuch A-5261) von 1976 bis 1978 werden neun autistische Kinder wöchentlich zunächst 6h in 10-Minuten-Einheiten unterrichtet, später maximal 24h am Vormittag und 14h am Nachmittag à 50min (vgl. Walter 2007, 147). Diese den Prinzipien der Lerntheorie folgenden Modellversuche sind in der BRD die ersten, die nach Wegen der schulischen Förderung

53 Dass gerade in dieser Zeit Ansätze der VT Einzug in die Autismusforschung finden, dürfte kein Zufall sein: Die „**Deutsche Gesellschaft für Verhaltenstherapie e. V.**" (**DGVT**) wird **1968** unter dem Namen „**Gemeinnützige Gesellschaft zur Förderung der Verhaltenstherapie e. V.**" (**GVT**) in München etabliert, **1971** folgt die Gründung des „**Deutschen Berufsverbandes der Verhaltenstherapeuten**" (**DBV**) in Münster. **1976** kommt es zu einem Zusammenschluss beider Instanzen zur heutigen DGVT. **1969** ist Lovaas für sechs Monate am Max-Planck-Institut für Psychiatrie in München (vgl. www.dgvt.de-geschichte.de).

explizit für Kinder und Jugendliche mit Autismus suchen.[54] Wie auch bei Schreibman finden Methoden der Verhaltensmodifikation Anwendung. Intendiert wird die Vermittlung von sozialen, motorischen und lebenspraktischen Kompetenzen (vgl. Walter 2007, 143). Das Projekt unterliegt damals größtem Interesse, gleichzeitig aber auch großer Kritik (vgl. z. B. Klein 1979; Feuser 1984/1985, 29) – es polarisiert also die Gemüter und steht damit stellvertretend für all jene Ansätze, die verhaltenstherapeutischen Prinzipien folgen und sich an einen ausgewählten Personenkreis richten, so dass kaum allgemeine Aussagen zur Begleitung autistischer Kinder ableitbar sind. Daneben wird mit dem Bremer Projekt die bis heute relevante Frage aufgegriffen, ob es Spezialeinrichtungen ausschließlich für autistische Menschen bedarf oder aber ob sie in das vorhandene (Schul-)System integriert/inkludiert werden sollen und können. Die Anfänge der Anwendung verhaltenstherapeutisch orientierter Methoden im *ambulanten, außerschulischen* Setting ist ebenfalls in diese Zeit zu verorten: **Bernd Miller**, Dipl.-Psychologe und Leitung des **Hamburger Autismus-Instituts**, das erste seit **1972** bestehende Autismus-Therapie-Zentrum in der BRD, greift den Ansatz auf und setzt mit dem Ziel des Ausbaus lebenspraktischer Fertigkeiten für eine möglichst selbstständige und selbstbestimmte Alltagsbewältigung vorrangig Methoden der Imitation (in Bezugnahme auf Piaget und das IHR-Modell nach DeMyer 1972) ein, die denen des operanten Konditionierens vorgezogen werden (vgl. Walter 2007, 137).

Während also innerhalb dieser Strömung die Gemeinsamkeit darin besteht, das Verhalten des Menschen zu beeinflussen, unterscheiden sich die jeweiligen Ansätze (bis heute) in der Art und Weise der Beeinflussung – in ihrer methodischen Umsetzung. Diese wiederum ist abhängig von der persönlichen Haltung des Therapeuten und der jeweiligen Zielstellung. Und genau diese gibt Anlass zur Kritik wie auch Hoffnung, denn die Wege zum verfolgten Ziel divergieren stark. Während beispielsweise Miller von den individuellen Interessen des Kindes ausgeht, um positive Lernbedingungen und -erfahrungen zu ermöglichen, setzt Cordes auf eine reizarme Lernumgebung, die dem Kind mithilfe von verhaltensmodifizierenden Maßnahmen das Lernen erleichtern soll (vgl. ebd., 144f).

Die Methodik gibt daher Aufschluss über das jeweils zugrunde gelegte und im therapeutischen Prozess entstehende Autismusbild. Ein zugegebenermaßen

---

54 In Anlehnung an das Bremer Projekt und durch Elterninitiative startet im Dezember **1975** in NRW der **Dortmunder Schulversuch für autistische Kinder**. Die Eltern forcieren die Einrichtung einer Sonderklasse für ihre Kinder, „weil ‚die Dortmunder Eltern (…) die Erfahrung machen mußten, daß bestehende Sonderschulen die Kinder verweigerten, so daß fast alle autistischen Kinder in keiner Einrichtung waren'" (Jacobs 1977, 35). In der Versuchsklasse werden fünf Kinder im Alter von 9 bis 14 Jahren von einer Sonderschullehrerin, für zusätzliche (verhaltenstherapeutisch orientierte) Fördereinheiten unterstützt durch eine zusätzliche Kraft und später eine therapeutische Hilfskraft, unterrichtet (vgl. Jacobs 1977, 35f).

drastisches und heute von allen Vertretern der Verhaltenstherapie sicher abgelehntes, weil aversives, Beispiel mag diese Annahme verdeutlichen:

> „Auf der 6. Bundestagung des Bundesverbandes Hilfe für das autistische Kind wird berichtet: ‚… er schlug in dieser Phase bis zu 1.400 mal innerhalb einer Stunde mit dem Kopf gegen die Wand oder mit den Händen ins Gesicht. Nach etwa drei Wochen (der ‚therapeutischen' (!) Intervention nach dem ‚Konzept des Ignorierens'; d. Verf.) verringerte sich die Häufigkeit der Autoaggression phasenweise bis zu 12% täglich (Rohmann/Facion 1985, 100). Und drei Seiten später heißt es im Kongreßbericht, daß sich durch eine ‚Aversionsintervention' (ebd., 102) mit Hilfe eines drahtlosen elektrischen Reizgeräts die selbstverletzenden Verhaltensweisen von durchschnittlich **250 Schlägen pro Stunde**, davon etwa 20 mit dem Kopf (gegen die Wand; der Verf.) auf durchschnittlich **acht bis zehn Schläge pro Tag reduzierten**'" (ebd., 103) (Rohmann/Facion 1985 zit. nach Sautter 1995, 110; Herv. im Orig.).

Kehrer rechtfertigt dies so:

> „Diese Methode hat bei den autistischen Kindern, die ja zu einer spontanen Mitarbeit zunächst nicht bereit sind, große Ähnlichkeit mit Dressur bei Tieren, was nicht gegen die therapeutische Brauchbarkeit ins Feld geführt werden sollte, wenn sie erfolgreich ist" (Kehrer 1971 zit. nach Jacobs 1977, 25).

Es ist also zu fragen, welche konkreten Formen der Verhaltensmodifikation im Einzelnen angedacht sind, um Rückschlüsse auf ein mögliches dem Handeln zugrunde liegendes Menschenbild zu ziehen, das wiederum ein Autismusbild konstituiert. Geht es um den Menschen mit Autismus, um seine Lebenssituation, seine Bedürfnisse und seine Empfindungen oder geht es *nur* um das Verhalten des Menschen mit Autismus, das nicht in einen sinnhaften Zusammenhang zu seinem Sein gesetzt, sondern als eine von ihm unabhängige Größe behandelt wird? Das ist die Ausgangsfrage, um das Autismusbild innerhalb verhaltenstherapeutischer Ansätze entstehen lassen und sichtbar machen zu können. Nicht der Zweck heiligt die Mittel – die Haltung erklärt sie.

Menschen mit Autismus verfügen über sehr feine Antennen für Stimmungen und spüren, ob das Gegenüber um ihretwillen oder aber mit der Intention handelt, dass sie funktionieren. Das jeweilige Bild des Menschen kann Aufschluss darüber geben, ob ein Kind funktionieren soll, weil es tatsächlich davon profitieren kann oder aber, ob es funktionieren soll, weil es – von außen auferlegt – erwartet wird. Sollen zum Beispiel Stereotypien des Kindes reduziert werden, ist zu fragen, wem dieses Ziel dient. Ist das Kind tatsächlich gefangen im stereotypen Spiel oder ist es eben sein Spiel, das ihm Sicherheit schenkt, das eine zweifelsohne ungewöhnliche, aber doch denkbare Plattform für ein gemeinsames Spiel bietet? Was geschieht, wird einem Menschen mit Autismus, der immer mit einem Tuch auf geschickte, aber gleichermaßen sehr gleichförmige Weise vor seinem Gesicht wedelt, dieses Tuch weggenommen? Und warum wäre es zweckvoll, dieses Verhalten zu unterbinden? Wen stört es und warum? Was ist bedenklich daran, wenn eine autistische Person kompromisslos jede Tür im Haus verschließen muss? Ist das Verhalten als zwanghaft verstanden abzubauen oder ist es als sicherheitsstiftende Größe zu verstehen? Es hängt also von der Deutung eines Verhaltens ab, wie mit diesem umgegangen wird. Hierbei kann es keine methodisch abgesicherten und für immer gültigen Regeln und Vorgehensweisen geben. Dies kann nur in der Beziehung zum Menschen funktionieren, situativ, momenthaft und nicht generalisierend.

Mit der **Rendle-Short-Skala** von **1968**, entwickelt vom australischen Kinderarzt **John Rendle-Short** (1919–2010), der den (Frühkindlichen) Autismus als eigenes Störungsbild fassen möchte, steht Ende der 60er Jahre eine der ersten Checklisten zur Verfügung, die der vorherrschenden Diagnoseunsicherheit Abhilfe verschaffen soll.

Die Unsicherheit bezüglich einer Autismusdiagnose[55] in dieser Zeit wird u. a. durch eine Untersuchung **Rimlands** im Jahre **1971** evident, in der eine Statistik die Diagnosen von je zwei Ärzten pro Kind bei insgesamt 445 Kindern mit schweren Verhaltensstörungen zeigt (vgl. Tab. 14).

> „Wenn über die diagnostischen Kriteria Einigkeit herrschte (wie das fast ausnahmslos für Krankheiten wie Typhus, Mumps oder Pocken der Fall ist), müßte die Diagonale von links oben nach rechts unten selbstverständlich hohe Werte und alle übrigen Positionen müßten niedrige oder Nullwerte aufweisen. De facto sieht die Verteilung aber wie eine Zufallsverteilung aus" (Tinbergen und Tinbergen 1984, 17).

55 Trotz vorherrschender Diagnoseunsicherheit besteht in dieser Zeit weitgehender Konsens darüber, dass die gängigen Verfahren zur Intelligenzmessung bei Kindern und Jugendlichen mit Autismus wenig bis gar nicht aussagekräftig sind (vgl. Kanner/Eisenberg 1955; Eisenberg 1956; Lutz 1968, 171; Fischer 1965, 173; Nissen 1971, 304; Neuhäuser 1974, 4). Dies erstaunt insofern, als bei *heutiger* Diagnostik Intelligenzüberprüfungen obligatorisch sind, obgleich sich die Verfahren bis heute kaum verändert haben und die betreffenden Kinder auch nicht. Was sagt ein Ergebnis aus, wenn es nichts aussagt? Was geschieht mit einem Ergebnis, das suggeriert, etwas auszusagen, ohne es zu tun? Und vor allem: Was geschieht mit einem Schüler oder einer Schülerin mit einem unterdurchschnittlichen Ergebnis bei durchschnittlicher Intelligenz? Es wäre lohnenswert, den Sinn, Zweck und die Folgen von IQ-Messungen bei Kindern mit Autismus in der heutigen Praxis zu evaluieren und einzelfallbezogen zu prüfen.

Tabelle 14: Gegenüberstellung der Diagnosen je zweier Ärzte an 445 Kindern, die schwere Verhaltensstörungen aufwiesen (Rimland 1971, zit. nach Tinbergen und Tinbergen 1984, 16)

Zweiter Arzt: / Erster Arzt:	Autistisch	Infantiler o. frühkindl. Autismus	Infantile Schizophrenie	Emotionell gestört o. geisteskrank	Hirngeschädigt o. neurologisch geschädigt	Zurückgeblieben	Psychotisch (Symbiotische Psychose etc.)	Taub o. sehr schwerhörig	*Insgesamt*
Autistisch	**33**	5	53	18	23	51	10	7	**200**
Infantiler o. Frühkindl. Autismus	1	**10**	6	0	4	6	0	2	**29**
Infantile Schizophrenie	17	3	**1**	2	8	1	0	0	**32**
Emotionell gestört o. geisteskrank	12	2	4	**2**	9	13	3	0	**45**
Hirngeschädigt o. neurologisch geschädigt	14	3	2	5	**4**	15	0	1	**44**
Zurückgeblieben	21	2	6	18	16	**5**	2	2	**72**
Psychotisch (Symbiotische Psychose etc.)	4	0	1	1	2	2	**0**	0	**10**
Taub o. sehr schwerhörig	4	1	0	2	0	5	1	**0**	**13**
Insgesamt	**106**	**26**	**73**	**48**	**66**	**98**	**16**	**12**	**445**

Die Rendle-Short-Skala wird bis heute in der Praxis angewandt. So finden sich ihre Kriterien zur Klärung der Frage, was Autismus sei, teilweise auf der Homepage von autismus Deutschland e. V., ebenso u. a. in der „Handreichung zur schulischen Förderung von Kindern und Jugendlichen mit autistischen Verhaltensweisen" des Ministeriums für Kultus, Jugend und Sport Baden-Württemberg in der veröffentlichten Entwurfsfassung von 2003 (in der aktuellen Version von 2009 ist sie nicht mehr aufgenommen). Rendle-Short arbeitet 14 Merkmale heraus, von denen mindestens sieben zutreffend sein müssen, um einen ersten Hinweis auf eine mögliche Autismusdiagnose finden zu können. Da also nicht alle Auffälligkeiten auftreten müssen und jeweils verschiedene Kombinationen der genannten Kriterien zutreffen können, wird deutlich, wie hoch die Variabilität des autistischen Erscheinungsbildes ist.

Diese Checkliste stellt einen der ersten Versuche dar, Autismus in operationalisierter, eher abstrahierender Form beschreibbar machen zu können, und kann als Vor-Konstrukt für das später in der ICD und DSM vorfindbare Autismusverständnis mit dem Ziel der Realisierung einer klassifikatorischen, vereinheitlichenden Ganzheit gedeutet werden. Die im Abschnitt 70er Jahre genannten Rutter-Kriterien können als eine gedankliche Fortführung der Rendle-Short-Skala gedeutet werden, ebenso der von Kehrer entwickelte Beobachtungsbogen.

Kriterien autistischer Verhaltensweisen nach Rendle-Short (Rendle-Short 1968; 1969; 1970; Handreichung Autismus Baden-Württemberg, 2003)

1. Kontaktschwierigkeiten zu anderen Menschen (Erwachsenen, Kindern, einschließlich der Bezugspersonen),
2. mangelhaft ausgeprägte Sinnestätigkeit (optische und akustische Unansprechbarkeit), häufiger Verdacht auf Taubheit in den ersten Lebensjahren. Selektive Reaktion auf Geräusche, besondere Ansprechbarkeit durch Musik,
3. Ablehnung Neues zu erlernen oder Vertrautes in abgewandelter Form anzunehmen, z. B. Essen,
4. keine Furcht vor realen Gefahren, z. B. Autos, hohes Klettergerüst,
5. Widerstand gegen Veränderungen und Abweichungen vom Gewohnten (Veränderungsangst),
6. schwere Sprachentwicklungsauffälligkeiten (fehlende, späte und sonst auffällige Sprachentwicklung wie Echolalie, Vertauschen von Ich und Du, Sprachstereotypien ohne Bezug zur Situation, Monotonie, Äußern von Wünschen durch Hinführen oder Gebärden anstelle einer lautlichen Äußerung),
7. Stimmungslabilität (Ausbrüche von Lachen, Weinen oder Wut bei geringem oder für andere nicht sichtbarem Anlass),
8. Ablehnung von Zärtlichkeit und Liebkosungen, z. B. auf den Arm genommen werden,
9. auffällige körperliche Überaktivität, z. B. hin- und herlaufen,
10. kein Blickkontakt (wegschauen oder hindurchschauen),
11. übermäßige Bindung an Einzelobjekte ohne Sinn für deren realen Gebrauch,
12. versetzt Gegenstände in rotierende Bewegungen,
13. stereotype Spielgewohnheiten,
14. Abkapselung (Zurückziehen in sich selbst und Benutzen der Eltern wie einen Gegenstand, um Wünsche durchzusetzen).

5.5 Autismus in den 1970er Jahren

Die ausgehenden 1960er Jahre und die 1970er Jahre sind die Blütezeit differenzierter und differierender Autismusbilder – hier entwickelte Perspektiven auf Menschen mit Autismus sind bis heute überwiegend geläufig und für Theorie und Praxis relevant. Durchgängig handelt es sich um Sichtweisen *auf* bzw. *über* den Menschen, die, abgesehen von wenigen Ausnahmen, ihren Ausgang finden über Annahmen zu den Ursachen des Autismus – diese wiederum konstituieren ein je eigenes Autismusbild. Im Wesentlichen kann unterschieden werden zwischen

- organologischen (hirnorganischen/biochemischen) Ansätzen,
- genetischen Ansätzen,
- psychogenen Ansätzen,
- gesellschaftskritisch orientierten Ansätzen,
- polyätiologischen Ansätzen.

Die diesen Ansätzen immanenten Autismusbilder werden im Folgenden anhand exemplarisch ausgewählter Autoren in ihrer zeitlichen Reihenfolge und/oder ihrer inhaltlichen Bezüge dargestellt, um Anknüpfungspunkte an gegenwärtige Tendenzen innerhalb der Autismusforschung herauszustellen.

5.6 Sichtweisen in den 1970er Jahren

Lorna Wing (1928–2014), britische Psychiaterin, selbst Mutter einer autistischen Tochter, (Mit-)Gründerin des ersten europäischen Elternvereins, der „Autistic Society in England“ im Jahre 1962, in den 1970er Jahren wiss. Mitarbeiterin bei J. K. Wing und in den 80er Jahren bekannt geworden durch ihre wegweisenden Publikationen zum Asperger-Syndrom, hat sich schon **1971** (dt. 1973) mit Kindern mit Frühkindlichem Autismus beschäftigt. Den Frühkindlichen Autismus ordnet sie hier, unter Abgrenzung von Formen der kindlichen Schizophrenie und anderen kindlichen Behinderungen/Entwicklungsverzögerungen wie Taubheit, Aphasie, geistige Retardierung und Mutismus, der kindlichen Psychose zu (vgl. Wing 1973, 15; 47ff). Verhaltensweisen autistischer Kinder beschreibt sie in Orientierung an den Altersstufen der Säuglingszeit, 2 bis 5 Jahren und Veränderungen nach dem 5. Lebensjahr. Innerhalb dieser altersbezogenen Struktur bündelt sie ihre Beschreibungen thematisch in folgende Komplexe (vgl. ebd, 23ff):

Probleme, die Welt zu verstehen

- ungewöhnliche Reaktionen auf Geräusche
- Schwierigkeiten im Sprachverständnis
- Schwierigkeiten beim Sprechen
- schlechte Aussprache und schlechte Kontrolle der Stimme
- Schwierigkeiten, gesehene Dinge zu begreifen
- Schwierigkeiten, Gesten zu verstehen
- ungewöhnlicher Tast-, Geschmacks- und Geruchssinn
- ungewöhnliche Körperbewegungen
- Ungeschicklichkeit bei erlernten Bewegungen

Schwieriges Verhalten und emotionale Probleme

- In-sich-gekehrt-Sein und mangelnde Umweltbezogenheit
- Widerstand gegen Veränderungen

- besondere Ängste
- auf die Umwelt peinlich wirkendes Verhalten
- das Unvermögen, zu spielen

Besondere Fertigkeiten

Des Weiteren geht sie auf konkrete praktische Probleme im Umgang mit autistischen Kindern ein, um verschiedene Formen der Hilfen (institutionell, medizinisch, psychologisch, familiär-erzieherisch, vorschulisch, schulisch und außerschulisch), die den Prinzipien der Lerntheorie folgen (vgl. Walter 2007, 165ff), vorzustellen.

Die Publikation dürfte eine der ersten in der BRD sein, die sich explizit als *Ratgeber* aus Sicht einer Autismusexpertin für Eltern eines Kindes mit Autismus versteht.[56] Eine Annäherung an die Thematik erfolgt eher allgemein. Die Beschreibungen gehen nicht von konkreten einzelnen Kindern und ihrer Geschichte/Anamnese aus, sondern von Kindern mit Autismus. Dies dürfte vorrangig dem Anliegen geschuldet sein, eine grundsätzliche Zugänglichkeit für eine breite Leserschaft zu erreichen. Gleichermaßen deutet diese Form des Zugangs einen Wandel der Beschreibung des Autismus in den 70er Jahren an: War bisher, wie gezeigt werden konnte, eine eher induktiv orientierte Beschreibung des Autismus üblich, so wird zunehmend eine eher deduktive Vorgehensweise erkennbar. Diese Erkenntnis ist insofern relevant, als es für die Frage nach einem Autismusbild einen wesentlichen Unterschied bedeutet, ob das im Einzelfall beobachtbare Verhalten eines Menschen Rückschlüsse zulässt auf eine Autismusdiagnose, oder aber, ausgehend von dem Wissen um *den* Autismus, Menschen diesem zugeordnet werden.

In der Praxis irreführende Aussagen wie: „Das kommt von seinem Autismus.“, oder: „Das ist wegen meinem Autismus.“, haben letztlich hier ihren Ursprung: Zu glauben oder zu wissen, dass dieses Verhalten von „dem Autismus“ stammt, ist nur möglich, wenn „der Autismus“ vorab bestimmt war und ist. „Der Autismus“ ist aber nur bestimmbar durch Beobachtung des jeweiligen Verhaltens: verweist doch das jeweilige Verhalten auf Autismus und nicht Autismus auf das Verhalten. Wohl aber kann, im Sinne des hermeneutischen Zirkels (vgl. u. a. Danner 1994, 55ff; Haeberlin 2005, 190ff) das (Vor-)Wissen um Autismus aufmerksam machen auf bestimmte Verhaltensweisen. Es ist also von der Perspektive abhängig, inwiefern Verhalten und Autismus und Autismus und Verhalten aufeinander verweisen.

---

56 Vergleichbare und sich inhaltlich überschneidende Überlegungen zur Frage nach Hilfeformen für Kinder mit Autismus finden sich in einer weiteren Publikation bei Wing im englischen Original schon im Jahre 1966, in der BRD gemeinsam mit J. K. Wing 1973 (Wing/Wing 1992, 171ff; Wing 1992, 227; Wing/Wing 1992 250ff).

Daher existiert ein sogenanntes *induktives Autismusbild* und *deduktives Autismusbild*. Je eindeutiger mit der Zeit Autismus kategorial bestimmbar wird, umso eher wird dieser deduktiv gefasst. Gleichermaßen ist das induktive Autismusbild in der Begegnung mit Menschen mit Autismus, also in der klinischen und pädagogischen Arbeit, unverzichtbar, da nur das Verhalten dieses einen Menschen relevant sein kann, um ihn in seinem Sein zu verstehen und Hinweise auf eine Diagnose zu finden. Damit sind also beide Beschreibungsformen erforderlich, wenngleich sie sich im Grunde gegenseitig ausschließen.

Wenn es *das* autistische Kind nicht gibt, wie ist es dann möglich, von *den* und *manchen* autistischen Kindern zu schreiben? Auch bei Wing findet sich dieser Widerspruch, da sie ihren allgemeinen Ausführungen vorwegstellt:

> „Jedes autistische Kind ist ein Individuum und unterscheidet sich in vieler Beziehung von anderen Kindern mit der gleichen Diagnose. Einerseits hängt das damit zusammen, daß das Erscheinungsbild von sehr leicht bis sehr schwer schwankt, andererseits auch damit, daß jedes Kind sein eigenes Persönlichkeitsbild aufweist, das irgendwie trotz seiner Behinderung zum Vorschein kommt. Jede Beschreibung muß zwangsläufig eine Verallgemeinerung sein (...)" (ebd., 20).

Eine Auflösung dieses Widerspruchs findet sich, wie sich bei Wing schon 1973 andeutet und Ende der 70er Jahre und im Verlauf der 80er Jahre von ihr weitergeführt wird, in der Idee des *Kontinuums*. Denn die vorab festlegte Annahme eines Kontinuums bedeutet eine Verschränkung beider Autismusbilder: Ein Kontinuum voraussetzend, zwingt zum genauen Hinsehen, zwingt zu einer Hinwendung zum einzelnen Menschen ausgehend von der Frage: Wo, wie, warum genau bewegt er sich in den Möglichkeiten des Kontinuums? Gleichermaßen erlaubt es eine Beschreibung in operationalisierter Form, um das Kontinuum selbst fassbar zu machen. Oder anders: Das Autismus-Kontinuum lebt durch die Menschen, die ihm zugeordnet werden. Beide müssen beschrieben und verstanden werden, und daher sind beide Formen der Beschreibung, induktiv und deduktiv, erforderlich.

Mit dem von **Wing und Gould 1979** publizierten Konzept der **Verhaltenstriade** ist der Grundstein für die Idee des Autismus-Spektrums gelegt. Das **DSM-III-R** (1987) entspricht diesem breiten Konzept des Autismus (vgl. Bölte 2009, 26). Wing und Attwood nehmen an, dass sich die Verhaltenstriade bildet aus

- „einer schweren Beeinträchtigung der reziproken zwischenmenschlichen sozialen Interaktion und
- der nonverbalen Kommunikation und Vorstellungskraft sowie aus
- einem Muster aus Aktivitäten, die beherrscht sind von wiederholten, stereotypen Routinen" (Wing/Attwood 1987 zit. nach Kusch/Petermann 1991, 20).

Der Begriff der Verhaltenstriade wird von Wing **1988** ausgeweitet auf das **autistische Kontinuum**, um dann **1996** von ihr durch die Bezeichnung des **Autismus-Spektrums** ersetzt zu werden (vgl. Dodd 2007, 2). Abbildung 3 veranschaulicht die heutige Deutung des Autismus-Kontinuums, das durch die Bereiche der sensorischen Beeinträchtigung und der kognitiven Beeinträchtigung erweitert wurde:

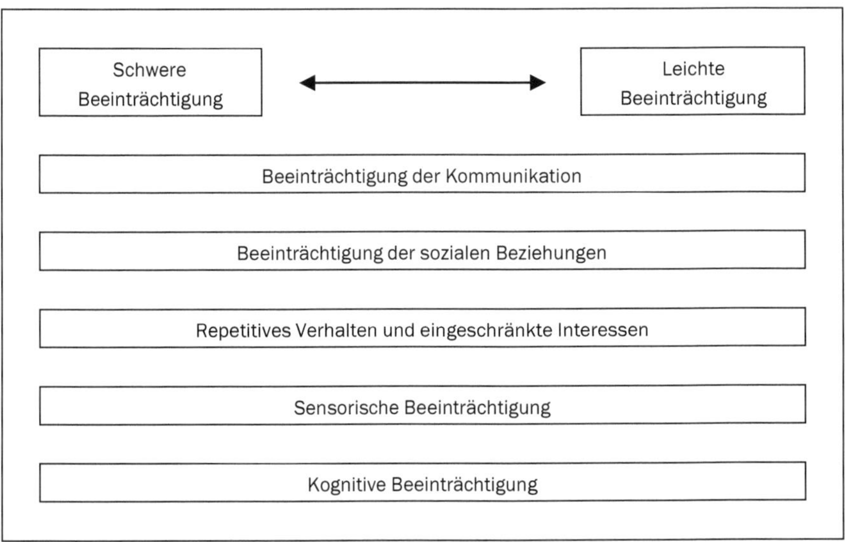

Abbildung 3: Interpretation des autistischen Kontinuums
(in Anlehnung an Louise Ulliana, zit. nach Dodd 2007, 19)

Die breite Auslegung des Autismus im DSM-III-R wird im **DSM-IV** (1994) aufgrund eines feststellbaren Anstiegs von Fehldiagnosen zurückgehend auf das fehlende Kriterium der frühen abnormen Entwicklung, wieder aufgegeben. Dafür aber wird das Asperger-Syndrom aufgenommen (vgl. Bölte 2009, 26). Interessant ist, dass im **DSM-V** (2013) der Spektrumsgedanke wieder aufgegriffen und vollends entfaltet wird. Die bisher den Tiefgreifenden Entwicklungsstörungen zugeordneten Diagnosen „Autistische Störung", „Asperger-Störung", „Nicht näher bezeichnete, tiefgreifende Entwicklungsstörung" und „Andere Tiefgreifende Entwicklungsstörungen" („Rett-Störung" und „Desintegrative Störung im Kindesalter") werden nun allesamt unter der Bezeichnung Autismus-Spektrum-Störungen subsumiert (vgl. dazu auch Kap. 4.1).

Im Jahre **1972** erscheint der *Vorläufer* der **1989**[57] in ausgearbeiteter und bis **2005** in unveränderter Form herausgegebenen Fassung der bis heute angewand-

57 Streng genommen erscheint die bis heute kursierende Version der Symptomliste von Kehrer bereits 1987, allerdings dürfte sie erst 1989 einem breiteren Publikum zugänglich geworden sein.

ten[58] „**Kehrer-Symptomliste**" (vgl. Kehrer 1972, 112ff; Kehrer 1989, 50f, 166ff), eines *Beobachtungsbogens*, der Symptome des Frühkindlichen Autismus wertfrei und ohne Fragen nach ihrer Ursache[59] höchst ausdifferenziert sortieren soll (vgl. ebd, 113).[60].

Beide Versionen von 1972 und von 1989 bis 2005 seien hier wiedergegeben, einmal aufgrund ihrer Aktualität, aber auch, um zu zeigen, dass die Tendenz, Autismus von anderen Störungsbildern abzugrenzen, konkret auch in der BRD verfolgt wird.

Symptome des infantilen Autismus (Kehrer **1972,** 113ff)

A. Störungen der Beziehungen zur Umwelt

1. Veränderungen der Wahrnehmung

a) Kinder betasten, beklopfen, belecken Gegenstände und Menschen
b) Schnuppern und Riechen an Gegenständen
c) Beschäftigung mit dem eigenen Körper (Betasten, auf dem Boden rutschen etc.)
d) Eroberung des Raumes durch Hin- und Herlaufen, Abschreiten
e) Kinder werden durch bestimmte Geräusche fasziniert
f) sie hören gern Musik (Singen)
g) sie lieben plätscherndes Wasser
h) sie schauen gedankenvoll vor sich hin
i) sie reagieren nicht auf die Umgebung
j) sie scheinen taub oder schwerhörig zu sein

---

58 vgl. z. B. http://www.schule-bw.de/schularten/sonderschulen/autismus/fbasperger/BeobachtungsbogenzurErfassungautistischerVerhalt.pdf

59 Kehrer geht von *drei Ursachenkomplexen* für die Entstehung des Frühkindlichen Autismus aus, und zwar von einer 1. anlagemäßig, erblichen Disposition, von einer 2. organischen Hirnstörung und von einer 3. Milieuschädigung (vgl. Kehrer 1978, 278). Alle drei Komplexe können kombiniert als Ursache infrage kommen, auch jede Annahme einzeln für sich.

60 Dieser Symptomliste liegen 1972 u. a. folgende grundsätzliche Annahmen zugrunde: 1. Kinder mit der Diagnose Frühkindlicher Autismus sind bildungsfähig. 2. Die vorhandenen schulischen, vor-, nach- und außerschulischen Fördermöglichkeiten für diese Kinder sind unzureichend bzw. gehen an ihrem Bedarf vorbei. 3. Auf Seiten der Lehrkräfte und der Erzieherinnen und Erzieher besteht zu wenig Wissen um das Erscheinungsbild des Autismus (vgl. ebd., 113). Nur am Rande sei darauf verwiesen, dass diese Annahmen Kehrers bis heute virulent sind, was erstaunen mag, angesichts einer Zeitspanne von gut 40 Jahren seit ihrem Erscheinen. So hält Trost fest: „Lehrerinnen und Lehrer an Sonderschulen ebenso wie an allgemeinen Schulen sehen sich mehr und mehr mit Kindern und Jugendlichen konfrontiert, die sie mit den Besonderheiten ihrer Kommunikations- und Interaktionsgestaltung, mit ihren Wahrnehmungsspezifika und ihren mitunter recht ungewöhnlichen Verhaltensmustern vor erhebliche pädagogische Herausforderungen stellen. Oft sind diese Lehrerinnen und Lehrer nur wenig mit dem Phänomen Autismus vertraut und es fehlt ihnen an profundem Wissen, das ihnen helfen würde, die autistischen Heranwachsenden besser zu verstehen und ihnen mit geeigneten Unterstützungs-, Förder- und Lernangeboten gerecht zu werden" (2012, 119).

k) sie scheinen gefühllos gegenüber Schmerz und Kälte
l) sie spielen auch im dunklen Raum
m) sie haben kaum Angst vor realen Gefahren (große Höhe, Feuer etc.)

2. Kontaktstörung

a) Kinder schauen durch Personen hindurch
b) sie wenden bei Ansprache den Blick ab oder verdecken die Augen
c) sie strecken der Mutter nicht die Arme entgegen
d) sie schmiegen sich nicht an
e) sie reagieren nicht auf ihre Umgebung; es fällt schwer, ihre Aufmerksamkeit zu gewinnen
f) sie behandeln Personen wie Sachen
g) sie scheinen am glücklichsten, wenn man sie allein läßt
h) sie nehmen evtl. durch Necken, Ärgern oder Zerstören Kontakt auf
i) sie haben Angst vor fremden Personen

B. Motorische Besonderheiten

1. Stereotypien

a) Rhythmisches Schaukeln, mit dem Kopf wackeln, evtl. Schlagen bis zur Selbstbeschädigung
b) Klopfen mit Gegenständen, evtl. rhythmisch (s. a. A 1. a)
c) unentwegtes Drehen kleiner Gegenstände (wie Kreisel)
d) Bewegungsstereotypien, die wie Gesten wirken (Hand wie zum Schwur heben und drehen, in die Innenfläche der Hand blicken, Personen auf die Schulter klopfen)
e) Zehengang
f) maniriertes Gehen (Stelzen, Hüpfen etc.)
g) stereotypes Nesteln, Wedeln, Fädenziehen, stereotypes Lachen

2. Handlungen mit Zwangscharakter

a) Sammeln kleiner Gegenstände
b) Beschäftigung mit kleinen Insekten
c) stereotypes Anordnen und Aufreihen von Gegenständen und Bildern
d) langes Spielen immer mit den gleichen Gegenständen
e) zwanghaftes Streben nach Ordnung
f) zwanghaftes Streben nach dem gewohnten Gleichmaß
g) Angst oder Zorn bei Änderung des Gleichmaßes
h) sich wehren gegen das Erlernen neuer Dinge
i) Beharren auf gleichen Wegen, Verharren in bestimmten Raumeinheiten

3. Koordination

a) Geschicklichkeit, z. B. bei Springen, Balancieren
b) geschickte Feinmotorik

4. **Aktivität**
   a) allgemeine Unruhe
   b) gesteigerte physische Aktivität
   c) Störung des Tag- und Nachtrhythmus
   d) Wutausbrüche, gelegentlich unbegründet

C. **Besonderheiten der Kommunikation**
1. **Sprache**
   a) Rückgang der Sprache nach ersten Ansätzen im frühen Kindesalter
   b) völliger Mutismus
   c) verspätete oder ausbleibende Sprachentwicklung
   d) Artikulationsstörungen (fehlende Konsonanten etc.)
   e) Störungen der Sprachmelodie
   f) Echolalie
   g) außergewöhnlich lautes oder leises Sprechen
   h) mangelhafte Satzbildung
   i) fehlerhafte Benennung von ähnlichen Gegenständen
   j) Vertauschen von Personalpronomen und Personennamen
   k) „nein“ wird häufiger gebraucht als „ja“
   l) falsche Anwendung von Partikeln und Präpositionen
   m) Sprache wird besser verstanden als selbst angewandt
   n) skurriler Gebrauch von Wörtern
2. **Sprachfreie Kommunikation**
   a) Versuch der Verständigung durch Gesten
   b) bei Wünschen Hinführen zum Objekt
   c) Vorliebe für sprachfreie Kommunikation auch bei entwickelter Sprache
   d) Kommunikation durch negative Kontaktaufnahme (Necken, Ärgern, Zerstören, s.a. A.2.h)
   e) Ausstoßen von unartikulierten Lauten

D. **Emotionelle Besonderheiten**
1. **Gesichtsausdruck**
   a) intelligent, evtl. listig
   b) versonnen
   c) traurig
   d) unmotiviertes Lächeln oder Lachen
2. **Verhalten**
   a) abweisend
   b) unruhig (ständiges Hin- und Herlaufen)
   c) Zornausbrüche bei nicht immer erkennbaren Anlässen
   d) unerwartete und unbegründete Aggressionen (z. B. Stechen, Schlagen, Finger in die Augen einer anderen Person bohren)

e) Neigung zu Selbstgesprächen, evtl. mit zwei Rollen
f) Bedürfnis nach Bestrafung
g) Selbstbeschädigung (s.a. B.1.a)
h) Waghalsigkeit auf der einen, unbegründete Angst auf der anderen Seite
i) Einnässen, Einkoten
j) eigentümliche Eßgewohnheiten (z. B. Unersättlichkeit, Stopfen, Würgen, Spucken, Weigerung zu schlucken, viel trinken)
k) Stimmungsschwankungen, manchmal abhängig vom Wetter. Kinder sind im allgemeinen freundlich

E. Sonstiges

1. Zunehmender Entwicklungsrückstand als Folge des Autismus
2. Gutes Gedächtnis, vor allem für örtliche und zeitliche Gegebenheiten
3. Umschriebene positive intellektuelle Leistungen
4. Liebe zur Musik (hören, singen, tanzen s.a. A.1.f)

Merkmal- und Symptomkatalog zur Erkennung des Frühkindlichen Autismus (Kehrer 1989, 166ff; Kehrer 2005, 171ff)

A. Wahrnehmung

(01) Ungewöhnliche Reaktion auf Laute/Geräusche (z. B. Nichtreagieren auf sehr laute Töne oder Sprache; Faszination durch Raschel-, Rauschtöne etc.; unerklärliche Angstreaktionen, überschießende Reaktionen auf bestimmte Laute)

(02) Das jeweilige Kind bevorzugt typische, spezifische Geräusche (z. B. Wasserrauschen; Haushaltsmaschinen; Motorgeräusche; Scheppern; Klopftöne; Musik); verhält sich aber oft wie taub

(03) Ungewöhnliche Reaktion auf optische Reize (z. B. Nichtreagieren auf Gesten oder auffällige Reize; Faszination durch Glitzern, Flimmern, Reflexe, gleichmäßige Objektbewegungen, Drehbewegungen runder Gegenstände, Blättern in Büchern etc.)

(04) Das jeweilige Kind bevorzugt typische, spezifische optische Reize (Beispiel siehe (3))

(05) Vermeidung des Blickkontakts (Augenschließen, Vorbeisehen bei Ausrichten des Gesichts auf Personen)

(06) Wahrnehmung von Personen/Dingen durch (scheinbares) Vorbeisehen – kein Fixieren (‚schweifender' Blick)

(07) Tendenz, nur kurze Blicke auf Personen/Dinge zu werfen

(08) Paradoxe Reaktionen auf Sinnesreize (z. B. Augen bedecken bei Geräuschen, Ohren zuhalten bei Lichtreizen)

(09) Stereotype Bewegungen von Körperteilen (z. B. Händen, Fingern) und Gegenständen (z. B. Lappen, Fäden) im Blickfeld (kratzt häufig und langandauernd auf allen möglichen Oberflächen)

(10) Bevorzugung – für jedes Kind typischer – komplizierter optischer Strukturen (z. B. Puzzle, verschiedene Muster, Tapeten)

(11) Bevorzugung des Geruchssinns (z. B. Schnüffeln an Personen/Dingen), des Geschmackssinns (z. B. Ab-, Anlecken von Gegenständen) gegenüber dem Gesichts-/Gehörsinn

(12) Unempfindlichkeit gegenüber Kälte-, Hitze-, Schmerz- oder unangenehmen Geschmacksreizen

(13) Ungewöhnliche Reaktionen auf Berühren (z. B. Ablehnung sanfter Berührungen, Umarmungen, Küsse – Bevorzugung heftiger, manchmal schmerzhafter Reize)

(14) Neigung, sich selbst Schmerzen zuzufügen (z. B. Kopf gegen harte Gegenstände schlagen, Augen/Ohren bohren, Wunden aufkratzen)

(15) Ordnung der Umwelt nach starren, kaum durchbrechbaren Regeln (z. B. Zimmerordnung, Bevorzugung bestimmter Kleidung, gleiche Spazierwege)

B. Sprache

(16) Vorsprachliche Lautäußerungen des Säuglings, wie z. B. Schreien, haben für die Mutter keinen Signalcharakter

(17) Kein Sprechen, stattdessen Ziehen oder Reißen am Kommunikationspartner bei Willensäußerung (auch fehlendes Sprachverständnis)

(18) Verzögerte Sprachentwicklung. Zurückgehen schon erworbenen Sprachvermögens bis zum Verstummen (Sprachknick)

(19) Ein-Wort-Äußerungen statt Satz- und Textäußerungen

(20) Vorwiegender Gebrauch von Haupt- und Tätigkeitswörtern (Schwierigkeiten bei Benutzung von Für-, Verhältnis- und Bindewörtern): Konkretistischer Sprachgebrauch

(21) Grammatisch nicht korrekter Satzbau

(22) Wörtliche Wiederholungen von Fragen und Äußerungen des Kommunikationspartners (unmittelbare Echolalie)

(23) Ständige Wiederholungen bestimmter Fragen, Verbote und Sprachäußerungen der Partner (verzögerte Echolalie)

(24) Schwierigkeiten bei der Anwendung örtlicher Präpositionen (auf, unter, vor etc.) und anderer örtlicher Begriffe (oben, unten, innen, außen etc.)

(25) Vertauschen von Personalpronomen (Du statt ich)

(26) Wenig oder kein spontanes Sprechen

(27) Sprechen häufig nicht der Situation angemessen (situationsinadäquates Sprechen)

(28) Wenig oder kein kommunikatives Sprechen, Neigung zu Selbstgesprächen (gelegentlich mit verteilten Rollen)
(29) Bizarre Äußerungen, floskelhafte Sprache, Wortspiele, Wortverdrehungen, skurrile Neuschöpfungen, Schimpfen (bei höherem Sprachniveau)
(30) Wenig personenorientiertes Sprechen mit Blickzuwendung
(31) Fehlende oder das Sprechen nicht unterstützende Gestik, Mimik (geringe Veränderungen bei emotionalem Ausdruck; manchmal ‚gegenläufige' Mimik)
(32) Auffälliges Sprechen (hohes, leises, sehr gleichartiges, schnelles, verwaschenes oder singendes Sprechen)
(33) Artikulationsschwierigkeiten bei bestimmten Lautkombinationen oder wegen zu geringer Mund-/Zungenmotorik
(34) Insgesamt größeres Sprachverständnis als aktive Sprachkompetenz
(35) Bedeutungs-/Informationsentnahme über die Situation, in der gesprochen wird (weniger über die Sprache selbst)
(36) Schwierigkeiten im Verständnis von weniger gebräuchlichen Fragefürwörtern und komplexen Sätzen
(37) Verwechseln von klang-/bedeutungsähnlichen Wörtern
(38) Bedeutungsentnahme (Sinn) beim Verständnis von Sprachäußerungen vorwiegend über Haupt-/Tätigkeitswörter (Schwierigkeiten im Verständnis von Für-, Verhältnis- und Bindewörtern): Konkretistisches Sprachverständnis
(39) Schwierigkeiten, Informationen/Bedeutungen aus Gesten, Mimik, Betonung, Ironie etc. zu entnehmen (Unfähigkeit, Konnotationen zu verstehen)
(40) Häufige Beschäftigung mit negativen Themen (Tod, Unfall, Krankheit etc.)

C. Motorik, Richtungsorientierung und autonome Funktionen

(41) Springen, Arme und Beine schlagen, Grimassieren
(42) Stereotype bzw. perseverierende Handbewegungen, Fingerbewegungen, Kopfbewegungen und Schaukeln
(43) Hüpfen, Hin- und Herlaufen, mit den Armen schlenkern, stelzender Gang, sich um sich selbst drehen
(44) Beklopfen, Betasten, Befingern von Gegenständen, evtl. Kreiseln mit diesen
(45) Stereotypien bei Erregung und Unruhe
(46) Schwierigkeit, komplexe Bewegungsabläufe zu imitieren (bei niedrigem Niveau: Unfähigkeit, einfache Bewegungsabläufe zu imitieren)
(47) Leichtere Mängel in der Koordination der Bewegungen
(48) Tendenz, rechts und links, rauf und runter, vorn und hinten usw. zu verwechseln

(49) Anfangs zu geringes Erregungsniveau (Apathie, außergewöhnlich ‚ruhiges' Allgemeinverhalten), später oft zu hohe Erregung (Unruhe, Hyperkinesie)
(50) Unregelmäßiges Schlafmuster (zu spätes Einschlafen, zu frühes Erwachen, nächtelanges Wachsein, erhöhte Erregbarkeit)
(51) Eigenartiges Gangbild (Zehengang, Stelzen, Hüpfen etc.)

D. Weitere, z. T. sekundäre Verhaltensweisen

(52) Indifferentes Verhalten bei Anwesenheit von Personen (als wären sie nicht da)
(53) Abnorme Kontaktversuche bzw. Ablehnung jeden Körperkontakts
(54) Schwierigkeiten beim Kontakt mit Gleichaltrigen
(55) Immer gleichartige tägliche Rituale (bei Unterbrechung überraschende Aggressionen, Weinen, Verwirrung)
(56) Ordnung der Umwelt nach starren, kaum durchschaubaren Regeln (z. B. Ordnung im Zimmer, Bevorzugung bestimmter Kleidung, gleicher Spaziergänge)
(57) Haften an Vorstellungen und an Handlungen, ständiges Wiederholen (Perseveration)
(58) Unfähigkeit, Regel- und Rollenspiele durchzuführen
(59) Unfähigkeit, Handlungen anderer Personen vorauszusehen und in der Darstellung auszumalen
(60) Verständigungsschwierigkeiten bei Handlungen, die ein Verständnis von Sprache und Symbolen verlangen (z. B. Spiele, Hobbies, Unterhaltung, Beschäftigung mit Texten usw.)
(61) Mangel an ‚Motivation', aktive Tätigkeiten durchzuführen (Verharren in Untätigkeit bzw. stereotypen Manipulationen)
(62) Tendenz, unwichtigen, trivialen oder geringfügigen Aspekten von Dingen der Umgebung die Aufmerksamkeit zuzuwenden, ohne die Bedeutung, den Sinnzusammenhang der Situation zu erkennen (d. h. Aufmerksamkeit für einen Ohrring, nicht für die Person, für ein Rad, nicht für ein ganzes Spielzeug, für den Knopf, nicht für den ganzen Apparat)
(63) Stereotype Manipulationen mit bestimmten Gegenständen
(64) Fehlende Furcht vor wirklicher Gefahr, Angst vor harmlosen Gegenständen und Situationen
(65) ‚Unverständliche' Reaktionen auf bestimmte Situationen
(66) Scheinbar unbegründetes Lachen
(67) Bevorzugung und Suchen von einfachen Empfindungs- und Wahrnehmungsqualitäten durch Berühren, Schmecken, Riechen (und Stereotypien)
(68) Tendenz, im Gesamtverhalten ‚mechanisch', maschinenhaft zu erscheinen

(69) Bekannte und unbekannte Personen werden wenig voneinander unterschieden
(70) Gestörtes Essverhalten: Mangelndes Kauen, eigentümliche Vorlieben, viel Trinken
(71) Öfters Temperaturschwankungen. Schwitzen, Fieber
(72) Starke allgemeine Befindungsschwankungen
(73) Auftreten von hirnorganischen (epileptischen) Anfällen

E. Spezielle Fertigkeiten (kontrastierend zu den Verhaltensdefiziten auf anderen Gebieten)

(74) Musikalische Fähigkeiten (z. B. absolutes Tongehör)
(75) Außergewöhnliche umschriebene Leistungen im Umgang mit Zahlen (z. B. sog. Kalendergedächtnis), evtl. auch ohne aktive Sprache
(76) Umschriebene hervorragende Leistungen auf Spezialgebieten (Geographie, Chemie, Mathematik, Ornitologie etc.)
(77) Großes Geschick auf technischem Gebiet, aber auch bei komplizierten Puzzles
(78) Fähigkeiten eher im abstrakten als im konkreten Bereich (insbesondere bei hohem Funktionsniveau)
(79) Eine ungewöhnliche Gedächtnisform, die eine langfristige Speicherung von Einzelheiten in der exakten Form, in der sie zuerst aufgenommen wurden, zu erlauben scheint (z. B. Sätze und Teile von Unterhaltungen, Gedichte, Tabellen, Musikpassagen, den Weg zu einem bestimmten Ort, das Arrangement von Gegenständen, die einzelnen Stufen, die bei einer Routinehandlung befolgt werden müssen, ein kompliziertes visuelles Muster usw.)
(80) Erkennen von auf dem Kopf stehenden Bildern und Schrift
(81) Manche Fähigkeiten sind plötzlich vorhanden, ohne daß man weiß, wie sie erworben wurden
(82) Erfinden eigener Wörter (Neologismus), gelegentlich einer – unverständlichen – Privatsprache

Anhand der Kehrer-Symptomliste wird ein prinzipielles Problem deutlich: Symptomlisten stellen einen Versuch, eine Chance und Arbeitshilfe dar, der Vielgestaltigkeit des Phänomens Autismus gerecht zu werden. Weil sie jedoch die Aufmerksamkeit des Beobachters auf spezifische Verhaltensweisen lenken, diese also beeinflussen und damit schärfen, verunmöglichen sie eine unvoreingenommene Beobachtung. Dieses Problem gilt sowohl für die klinische als auch alltagsbezogene Beobachtung des Kindes. Die Inhalte von Symptomlisten stehen außerdem in der Gefahr, ein Autismusbild zu manifestieren, das möglicherweise der Individualität des zu beobachtenden Kindes gar nicht entspricht. Wenn Kehrer 1972 z. B. als ein Symptom „Angst vor fremden Personen" nennt, ist im Einzelfall zu prüfen, ob es sich tatsächlich um eine Angst handelt und wenn ja, worauf sich diese Angst bezieht, ob also die Korrelation Angst und fremde Person in sich stimmig ist, um als Symptom generalisiert zu werden. Ähnliches gilt z. B. für das bei Kehrer genannte Symptom: „sie schauen gedankenvoll vor sich hin". Wie schaut man gedankenvoll oder im Umkehrschluss: gedankenleer? Und wenn es einen gedankenvollen Blick gibt, was sagt dieser über Gedanken eines Menschen aus? Und ist es gewiss, dass „sie" vor sich hin schauen? Bei der Anwendung solcher Listen ist daher vorab zu prüfen, ob sich die gesammelten Symptome tatsächlich auf beobachtbare Verhaltensweisen beziehen oder aber, ob sie bereits einer Deutung, einer Hypothese oder einem Vorurteil unterliegen.

Darüber hinaus erlauben Symptomzusammenstellungen keine gesicherte Autismusdiagnose – aufgrund der Vielgestaltigkeit der autistischen Symptomatik treffen bei einem (vermuteten) autistischen Kind nicht alle Symptome zu oder sie treffen zu verschiedenen (Entwicklungs-)Zeitpunkten in unterschiedlicher Ausprägung zu, so dass sie lediglich einen ersten Eindruck, eine Unterstützung zur Hypothesenbildung für eine Autismusdiagnose darstellen können:

> „Eine weitere Schwierigkeit (...) ergab sich aus der Verwendung sog. Symptomlisten, d. h. einer Aufzählung von Verhaltensweisen bzw. Auffälligkeiten, die beim Autismus besonders häufig vorkommen. Man wußte, daß nicht bei jedem autistischen Menschen alle Symptome vorhanden sein würden. Wenn sich diese Listen also zur Definition eignen sollten, mußte man eine Addition durchführen und einen kritischen Grenzwert bestimmen. Bei diesem Verfahren kann es aber vorkommen, daß die Diagnose ‚Autismus' gestellt wird, ohne daß auch nur ein einziges der von Kanner beschriebenen Kernsymptomen vorhanden ist" (Wendeler 1992, 284f).

Das heißt: Symptomlisten sind *ein* Weg von einer Autismusskizze hin zu einem möglichen Autismusbild. In der Phase ihrer konkreten Anwendung bleiben sie in einem hypothetischen Status. Daher überrascht die Entwicklung komplexer und der Mannigfaltigkeit des Autismus entsprechender multimethodischer Diagnoseinstrumente innerhalb der Autismusforschung nicht – wie auch für den Bereich der Förderung und Therapie gilt, dass ein Nachverfolgen dieser historischen Entwicklung sicher lohnenswert wäre. An dieser Stelle sei lediglich festgehalten, dass *heute* für eine gesicherte Diagnose der Einsatz *verschiedener* Verfahren als Voraussetzung gilt (vgl. dazu Bölte 2009, 155ff).

Ebenfalls im Jahre **1972** erscheint ein erster Beitrag von dem Arzt und Heilpädagogen **Hans Müller-Wiedemann** (1924–1997), der sich konkret auf die Situation und Begleitung autistischer Kinder aus *anthroposophischer Sicht* bezieht. Diese Perspektive ist bereichernd. Aufgrund ihrer Komplexität[61] wird sie an dieser

61 vgl. u. a. Homepage der Anthroposophischen Gesellschaft in der BRD

Stelle in Bezug auf das ihr immanente Autismusbild vertieft – dieses wiederum ist verbunden mit der Person Müller-Wiedemann, was im Übrigen ein generelles Phänomen der Autismusforschung ist: Die Auseinandersetzung mit der Thematik ist von Beginn an und bis heute an einzelne Personen und ihre Interessen gebunden, weshalb eine Geschichte des Autismus auch eine (berufs-)biographische Annäherung an innerhalb dieser Geschichte beteiligte Menschen bedeutet. Nun ist diese Tatsache nicht ein Spezifikum der Autismusforschung allein. Allerdings ist diese Anmerkung dennoch deshalb relevant, weil Menschen mit Autismus selbst damit letztlich abhängig davon sind, ob sich zufällig in ihrem regionalen Lebensbereich eine Wissenschaftlerin oder ein Wissenschaftler oder eine Initiative findet, die ihre Interessen vertreten. Tatsächlich zeigen sich zum Beispiel in Baden-Württemberg bis heute regional größte Unterschiede, was die Versorgung des Personenkreises anbetrifft, und wie lässt sich anders die Frage beantworten, weshalb in manchen Stadt- und Landkreisen spezifische Hilfen breit und umfassend (und ohne Kämpfe) seitens der Kostenträger bewilligt und seitens der Leistungserbringer ausgebaut werden? Weil es z. B. (Eltern-)Initiativen, Forschungsprojekte, Lehrkräfte usw. gibt, die sich um die Belange autistischer Menschen bemühen – diese Bemühungen sind damit personenabhängig, also zufällig und nicht per se bedarfsabhängig. Das Anliegen der Personen, die mit und für Menschen mit Autismus arbeiten, ist übrigens nicht selten biographisch erklärbar. Eine ganze Reihe prominenter Autismusforscherinnen und -forscher sind selbst Eltern oder Großeltern eines autistischen Kindes, was ja für die Vertreterinnen und Vertreter der Autismusverbände ohnehin zutrifft. Hacking bezeichnet diesen Sachverhalt als „**p-c-a, personally connected to an autistic person**" (2012, 80).

Seit 1953 ist Müller-Wiedemann Mitarbeiter der *Camphill-Bewegung*[62] in Schottland, später in Südafrika und in Brachenreuthe am Bodensee (vgl. Grimm 2015). Gemeinsam mit dem Gründer der Camphill-Bewegung, **Karl König** (1902–1966) ist er an der Entstehung der ersten Camphill-Einrichtung im Juni 1940 in Schottland beteiligt. Von 1966 bis 1969 baut er die Heimsonderschule Bruckfelden, das „Adalbert Stifter-Haus" am Bodensee auf. Heute ist es die Camphill-Schulgemeinschaft Bruckfelden, zu der in Form eines Schulverbunds außerdem die Schulgemeinschaft Brachenreuthe und Föhrenbühl gehören. Das Adalbert-Stifter-Haus bzw. die Camphill-Schulgemeinschaft Bruckfelden widmet sich insbesondere der schulischen und therapeutischen Begleitung autisti-

---

(www.anthroposophische-gesellschaft.org), Homepage der Allgemeinen Anthroposophischen Gesellschaft (www.goetheanum.de), Bund der Freien Waldorfschulen (www.waldorfschule.de), Verlag Freies Geistesleben (www.geistesleben.de).

62 vgl. dazu u. a. Homepage des Freundeskreises Camphill und des Bundesverbands anthroposophisches Sozialwesen e. V.

scher Kinder, damals noch bezeichnet als „praepsychotische Kinder" (vgl. Müller-Wiedemann 1972, 24; Grimm 2015).

Ende der 60er Jahre zieht er um nach Brachenreuthe – hier entstehen seine wichtigsten Publikationen, u. a. auch jene zum Autismus (vgl. Müller-Wiedemann 1972; 1977; 1981; 1985; 1990; 1994), die sich an der Sinneslehre Rudolf Steiners orientieren.

Müller-Wiedemann geht davon aus, dass die Welt durch die Sinne erleb- und erfahrbar wird. Die Welt unterteilt sich in die menschliche Mitwelt, die Umwelt und die Eigenwelt. Aus anthroposophischer Sicht gelingt Kindern mit Autismus das Einleben in die Mitwelt nicht:

> „Autistische Kinder bleiben dem Bereich der ‚unteren', der ‚Leibessinne' verhaftet, sind unfähig, in die Welt der ‚mittleren', der ‚Umweltsinne' überzutreten. Entwicklungsgemäße Gesetzmäßigkeiten – Ablösung der Sinnesdominanzen – können nicht eintreten: Das Kind lebt in einer Welt, die es nicht als Welt des eigenen Leibes empfindet, der keine mitmenschliche Welt zugeordnet ist, in der es nur mit Dingen lebt und mit diesen die Welt von der menschlichen Mitwelt ‚verstellt'" (Jacobs 1977, 18).

Die Welt und die Wahrnehmung der Welt des autistischen Kindes wird von Müller-Wiedemann *nicht* als eine defizitäre, gestörte oder abweichende gewertet, sondern als eine „einfach" andere (vgl. ebd., 18). Mit seinen in seinen Schriften dokumentierten Beobachtungen intendiert er, Hilfen für die therapeutische Begegnung aufzuspüren (vgl. ebd., 18). Dabei verzichtet er, Autismus polyätiologisch verstehend (vgl. Sautter 1995, 81ff) und als ein eigenes Syndrom anerkennend, bewusst auf eine „Modell-Therapie" oder einen „Modell-Lehrplan" (Müller-Wiedemann 1972, 24), ebenso auf die Einrichtung einer „Autisten-Schule" oder „Autisten-Klasse" zugunsten der „**Erfahrung von sozialen Neu-Gruppierungen**" (vgl. ebd., 26/27; Herv. im Orig.). Dies liegt der Annahme zugrunde, dass „jedes einzelne Kind sein eigenes, besonderes Schicksal in dieser Welt hat, **zu dem auch die Eltern gehören**" (ebd., 24; Herv. im Orig.). Was damit gemeint ist, beschreibt er mit dem Begriff der zirkelhaften „autistischen Situation" (ebd., 25), der *handlungsbezogen* auf das Verhältnis zwischen Kind und Eltern abzielt: Denn während das Kind bestimmten, wiederkehrenden Handlungsroutinen folgt und die Erfüllung dieser Gewohnheiten auch von seinen Eltern erwartet, erwarten umgekehrt auch die Eltern für sie schon vertraute Verhaltensweisen und Reaktionen ihres Kindes. Dieses einerseits eingespielte, aufeinander abgestimmte Beziehungsgeflecht kann einen reibungslosen Ablauf des Alltags sichern, insbesondere aufgrund seiner sicherheitsstiftenden, erwartbaren Funktion, birgt andererseits aber auch die Gefahr der Verunmöglichung freier Entscheidungen auf beiden Seiten (vgl. ebd., 25).

Zur (Auf-)Lösung dieses autistischen Zirkels kann es angebracht sein, das Kind für eine Weile von seinen Eltern zu trennen (vgl. ebd., 26). Eine mögliche

Trennung in Form eines Heimaufenthaltes mit einer Dauer von bis zu einem Jahr resultiert hier nicht aus der Annahme, dass die Eltern aufgrund eigener Defizite das Kind in seiner Entwicklung schädigen, also Schuld seien an der autistischen Symptomatik. Vielmehr liegt dieser Vorschlag der vergleichbaren These von Städeli (1968) zugrunde (vgl. Kap. 5.4). Ausgehend von der Annahme, „daß die Schwere der Schädigung autistischer Kinder eine extreme Belastung für die Umgebung darstellt und häufig und fast zwangsläufig eine Neurotisierung der Familie, insbesondere der Mutter bewirkt" (Jacobs 1977, 39), argumentiert Jacobs ähnlich und fragt, „ob eine Heimbeschulung autistischer Kinder nicht generell der Tagesschule vorzuziehen wäre" (ebd., 39).

Übergeordnete heilpädagogische Ziele des Zugangs von Müller-Wiedemann sind auf diesem Hintergrund:

- „Es dem autistischen Kind zu ermöglichen, **sich selbst** gegenüber der Welt erleben zu lernen.
- Dem Kind zu helfen, unter den festgelegten und stereotypen, manchmal auch zwanghaften Verhaltensformen **eigene Initiativen** zu entfalten, die in einem sinnvollem allgemeinen menschlichen Handlungsraum verstehbar und akzeptierbar werden.
- Das autistische Kind zu einem Verständnis dessen zu führen, was man im allgemeinen das **symbolische Verständnis** nennt" (1972, 24; Herv. im Orig.).

Die Sonderschule wird nicht ausschließlich als schulischer, sondern auch als therapeutischer und heilpädagogischer Raum interpretiert, so dass Müller-Wiedemann von einer „heilpädagogischen Sonderschule" spricht (vgl. ebd., 27). Die Sonderschule wird dann als geeignete Schulform gewertet, wenn diese ein breites Spektrum an Begleitungs- und Fördermöglichkeiten anbieten und auf diese Weise auf (einseitige, wenig an der individuellen Situation des Kindes orientierte) Lernprogramme verzichten kann (vgl. ebd., 29; Müller-Wiedemann 1978, 283ff), wenn sie, unabhängig von einem möglicherweise hohen IQ, dem Autismus als Symptom Rechnung trägt, also insbesondere die kognitive Entwicklung des Kindes umfassend berücksichtigt und wenn sie Lehrkräfte beschäftigt, die sich konkret auf die Bedürfnisse autistischer Kinder einstellen, die „therapeutische Phantasie und Geduld" (Müller-Wiedemann 1972, 27) aufbringen. Mit diesen Überlegungen macht Müller-Wiedemann auf die besonderen Bedürfnisse autistischer Kinder, auf ihre veränderten Sinnes- und Wahrnehmungsmodalitäten als aktive (Beziehungs-)Leistungen (vgl. Müller-Wiedemann 1977, 45ff), auf ihr „Schicksal" (Müller-Wiedemann 1972, 29) aufmerksam, sensibilisiert also für die spezifische autistische Situation.

1974 (dt. 1975) erscheint das vielbeachtete, z. B. auch in einer Ausgabe der Wochenzeitschrift „Der Spiegel" von 1975 (vgl. Der Spiegel 45/1975) gewürdigte Buch „Der unheimliche Fremdling" des US-amerikanischen Psychologen und Pädagogen **Carl H. Delacato** (1923–2007). Gemeinsam mit **Glenn Doman**

(1919–2007), von Haus aus Physiotherapeut und u. a. bekannt geworden durch seine Publikation „Was können Sie für Ihr hirnverletztes Kind tun?", arbeitet Delacato viele Jahre in dem von Doman 1955 gegründeten „The Institut for the Achievement of Human Potentials" (vgl. http://iahp.org/) mit Sitz in Philadelphia/Pennsylvania, das bis heute besteht und sich der Behandlung von, so der Ansatz, *hirnverletzten* Kindern annimmt. Vor allem die therapeutischen Vorschläge Delacatos sind bis weit in die 1990er Jahre von großem Interesse. U. a. der Verein „Das hirnverletzte Kind", gegründet im Jahre 2005, vertritt neben weiteren als alternativ bezeichneten Therapien bis heute den Ansatz Delacatos (vgl. www. dashirnverletztekind.de).

Heute wird die Doman-Delacato-Therapie in der Fachwelt weitgehend einstimmig als nicht-wirksam und hinsichtlich ihrer theoretischen Grundlagen als veraltet angesehen (vgl. u. a. Stellungnahme der Gesellschaft für Neuropädiatrie 1998). Demgegenüber stehen Erfahrungsberichte von Eltern, in denen von der Heilung ihres hirnverletzten Kindes berichtet wird (vgl. z. B. Segal 1967; Melton 1969; Scotson 1987/1992), wie auch u. a. die sieben Fallbeschreibungen in Delacatos Hauptschrift (vgl. Delacato 1985, 157ff).

Delacatos Grundannahmen und sein therapeutisches Konzept sind innerhalb der Autismusforschung breit diskutiert worden (vgl. dazu Delacato 1985; 1995, 24; Rödler 1983, 105ff; Sautter 1995, 73ff; Schor/Schweiggert 1999, 47; Walter 2007, 197ff).

Für die Frage nach Delacatos Autismusbild sind folgende Inhalte relevant:

Delacatos Ansatz ist ethologisch orientiert. Im Fokus stehen die körperlichen und neurologischen Grundlagen menschlichen Verhaltens (vgl. Sautter 1995, 73). Damit nimmt er eine organologische Verursachung, nämlich eine Hirnverletzung, als Auslöser des Autismus an, die er in die These einer Wahrnehmungsverarbeitungsstörung einbindet, die wiederum das autistische Verhalten erklärbar mache. Demgemäß wendet er sich gegen die These, Autismus sei genetisch oder psychogenetisch bedingt (vgl. Delacato 1985, 40; Walter 2007, 207). Die Hirnverletzung ist Ursache für die beobachtbaren Störungen im Sehen, Hören, Schmecken, Riechen und Tasten des Kindes.

Die Stereotypien, von ihm auch mit dem Begriff der „Autismen" und im weiteren Verlauf mit dem Begriff der „Sensorismen" gleichgesetzt, dienen dem Kind der Kompensation oder Beseitigung seiner Wahrnehmungsstörungen (vgl. Sautter 1995, 74f). Gelingt die Aufhebung der Stereotypie, ist damit nach Delacato auch der Autismus beseitigt (vgl. ebd., 74). Damit unterscheidet sich Delacato deutlich von Kanner:

> „Die Sensorismen (Stereotypien) der autistischen Kinder bilden für Delacato entgegen der Auffassung von Kanner, der sie als Sekundärsymptome beschreibt, die Primärsymptome, da sie mit dem gestörten Sinnesorgan in unmittelbarem Zusammenhang stehen. Das Kind versucht damit, den entstellten Sinn zu normalisieren. Umgekehrt rechnet Delacato die Isolierung von der Umwelt, welche für Kanner ein Primärsymptom darstellt, zu den

Sekundärsymptomen. Die Isolation entsteht nach Delacato durch die lange Zeit, die das Kind mit dem Ausgleich seiner Sinnesorgane verbringt. Dabei verliert es auch die Fähigkeit, mit der Welt fertig zu werden" (Walter 2007, 206).

Das Ich, die Persönlichkeit des Kindes mit Autismus und seine Umwelt bleiben bei Delacato unberücksichtigt, ebenso der Bereich der Sprache. Die Rolle der Familie ist lediglich für die höchst zeit- und kostenaufwendige Therapie als Co-Therapeutinnen und Co-Therapeuten relevant. Damit basiert Delacatos Ansatz auf einem rein funktionalistisch-biologistisch-behavioristischen Menschenbild (vgl. Sautter 1995, 80).

Trotz aller Kritik (vgl. u. a. auch Weber 1982, 156ff) ist zu betonen, dass es u. a. Delacatos Verdienst ist, bereits Mitte der 70er Jahre auf die Komplexität der Wahrnehmungsbesonderheiten autistischer Kinder aufmerksam zu machen. In der heutigen Autismusliteratur ist dieser Bereich unverzichtbar. Daneben ist anzumerken, dass sowohl Delacato als auch Doman ausgesprochen charismatische Persönlichkeiten waren[63] – aus Betroffenensicht kann es nur allzu verständlich sein, in diesem Ansatz eine Chance der Heilung oder wenigstens zu einer Besserung führenden Behandlung zu sehen und aufgrund der Machbarkeitsversprechen fast nicht Machbares (Therapieeinheiten von bis 12h am Tag) auf sich zu nehmen. Zudem berichten Familien, die sich der Herausforderung dieser Therapie stellten, weitgehend einvernehmlich über Fortschritte ihres Kindes zumindest in Teilbereichen seiner Entwicklung.

Das Problem der differentialdiagnostischen Abgrenzung des Autismus greift Delacato nicht auf. Er gibt an, ausschließlich Kinder mit einer vorhandenen Autismusdiagnose zu behandeln (vgl. Delacato 1985, 22). Da er aber an verschiedenen Stellen beschreibt, dass die autistische Symptomatik auch bei hirnverletzten Kindern beobachtbar ist, dürften hier Übergänge mitgedacht sein. Walter verweist auf die Gleichsetzung der Diagnose Autismus und frühkindlicher Schizophrenie bei Delacato in einer Passage (vgl. Walter 2007, 207; Delacato 1985, 56).

Delacato selbst beschließt eine Vernachlässigung des differentialdiagnostischen Problems, wenn er festhält:

63 Dies ist deshalb zu erwähnen, weil Eltern autistischer Kinder häufig eine wahre Tortur an Wegen hinter sich bringen müssen und besonders in dieser Zeit auf wenig bis kein Verständnis für die Belange ihres Kindes und auch ihrer eigenen treffen konnten. Doman und Delacato hatten sicherlich die Gabe, ihrem theoretischen Hintergrund eigentlich widersprechend, den Eltern ein Gefühl des Angenommenseins und des Verstandenwerdens zu schenken. Das ist interessant: In der persönlichen Begegnung mit ihnen stand der Beziehungsaspekt im Vordergrund, in der Therapie bleibt dieser gänzlich unberücksichtigt. Möglicherweise liegt dies auch darin begründet, dass sich Delacato deutlich gegen Schuldzuweisungen gegenüber der Mutter ausspricht und die psychogene Verursachungsthese mit der Hexenverfolgung im Mittelalter gleichsetzt (vgl. Delacato 1985, 27ff; Walter 2007, 206).

„Ich wußte nur wenig, wie diese Kinder zu diagnostizieren waren; so wählte ich den einfachsten Weg. Ich nahm Kinder, die bereits von Fachleuten als autistisch diagnostiziert worden waren, wenn sie zu uns kamen. So konnte ich genau sehen, welcher Art autistische Kinder sind, und brauchte nicht nach Lehrbuchbeschreibungen vorzugehen" (1985, 22).

Schließlich zeichnet Delacato ein geheimnisvoll-magisches Autismusbild durch Beschreibungen, wie:

„Ganz am Anfang meiner Reise in die Welt des Autismus traf ich auf keine der üblichen Wegweiser, keine vertrauten Namen oder Gesichter, einzig die Sterne und die leeren Gesichter der angsterfüllten Kinder, die weder sprechen noch hören konnten und die, wenn ich auf sie zuging, vor Schrecken aufschrien. Da nannte ich sie ‚unheimliche Fremdlinge'. (...) Es ist ein Fremder mitten unter uns. Fast scheint es, als habe eine außer-menschliche Macht von ihm Besitz ergriffen und zwinge es, die bizarren Formen der Selbstzerstörung am eigenen Leibe zu vollziehen" (ebd., 7; 9).

Mit den von **Michael Rutter**, geb. 1933, dem ersten Professor für Kinderpsychiatrie in Großbritannien, **1978**[64] entwickelten Kriterien erfolgt eine Fortführung des Beschreibungskonstrukts von Rendle-Short.

Rutter-Kriterien für Kinder unter 5 Jahren
(vgl. Rutter 1978, zit. nach Tinbergen und Tinbergen 1984, 17f)

1. Auftreten der Symptome vor dem 30. Lebensmonat.
2. Gestörte Entwicklung des Sozialverhaltens mit verschiedenen charakteristischen Merkmalen, die mit der intellektuellen Entwicklung des Kindes nicht übereinstimmen.
3. Verspätete und abweichende Entwicklung des Sprechenlernens mit spezifischen Besonderheiten, die ebenfalls nicht der intellektuellen Entwicklung des Kindes entsprechen.
4. ‚Bestehen auf Unveränderlichkeit', das sich in stereotypen Formen des Spielens, ungewöhnlichen zwanghaften Beschäftigungen oder Widerstand gegen die kleinste Veränderung äußert.

64 Im gleichen Jahr wird das **Savant-Syndrom** bei Kindern mit Autismus beschrieben (vgl. Rimland 1978; dt. Rimland 1979; Bölte/Uhlig/Poustka 2002). Eingeführt wird der Begriff Ende des 19. Jahrhunderts von John Langdon-Down (1828–1896), britischer Apotheker, Neurologe und u. a. Erstbeschreiber des nach ihm benannten Down-Syndroms. Rimland spricht von „Bruchstück Genies" und findet unter einer Gruppe von insgesamt 5.400 Kindern mit Autismus aus 40 Ländern 531 Kinder mit außergewöhnlichen Begabungen (10 % der Gesamtgruppe) musikalischer, mechanischer, künstlerischer, mathematischer Natur. Besonders hebt er die außergewöhnlichen Gedächtnisleistungen und Rechenkünste hervor. Er nimmt eine schwere Störung der Aufmerksamkeitsfunktionen, also eine kognitive Störung, als Ursache für die verschiedenen Formen des Autismus, an (1979, 59).

5. Berücksichtigung des Intelligenzquotienten sowie neurologischer und medizinischer Befunde.

Obgleich zwischen den Rutter-Kriterien und der Rendle-Short-Skala keine vollkommene Übereinstimmung besteht, die Autoren vielmehr unterschiedliche Schwerpunktsetzungen vornehmen, ist ihnen dennoch gemeinsam, dass sie sich von einer Beschreibung, die ihren Ausgang bei beobachteten Einzelfällen nimmt, zugunsten einer übergreifend deskriptiven Definition autistischen Verhaltens lösen. So weist Rutter u. a. darauf hin, „daß es vom wissenschaftstheoretischen Standpunkt aus betrachtet inadäquat ist, nach der wahren Definition von Autismus zu fragen, sondern daß es vielmehr darum gehe, welche Kombination von Phänomenen mit ‚Autismus' bezeichnet werden soll. Die adäquate Frage sei, ob Kanner tatsächlich die entscheidenden Symptome für die vermutete Krankheit gefunden habe. Hier gelte es, deren Validität zu prüfen und diagnostische Kriterien (…) zu modifizieren" (Rutter 1978 zit. nach Eggers 1978, 18). Rutters Kriterien gelten dementsprechend bis heute als Grundlage für die Definition des Frühkindlichen Autismus im DSM-III, allerdings auch wegen eines weiteren Aspekts, nämlich seines Anliegens, Autismus von der Schizophrenie abzugrenzen und den Psychosebegriff durch den der Entwicklungsstörung zu ersetzen (vgl. Eggers 1978, 18f; Kusch/Petermann 1991, 12; Bölte 2008, 25). Schon 1955 wurde, wie gezeigt werden konnte, von Popella in Deutschland ein vergleichbarer Vorschlag unternommen.

Entscheidend ist, dass sich die Frage nach dem *Wesen des Autismus* im Verlauf der 1970er Jahre zunehmend verliert, dass Autismus nicht mehr als eine Eigenschaft des Menschseins, also nicht mehr als Adjektiv zur phänomenologischen Beschreibung von Verhaltensweisen genutzt wird, sondern dass der Begriff klar definierte Symptome umgreift. Er wird zu einer Bezeichnung einer eigenen Störung. Damit wird das Problem der begrifflichen Diffusität auf einen ersten Blick gelöst. Gleichermaßen stellt dieser Zugriff keinen Widerspruch dazu dar, dass autistische Verhaltensweisen sich durchaus auch bei Menschen ohne eine explizite Autismusdiagnose zeigen können.

Klein, geb. 1934, der sich in den 1970er und 1980er Jahren besonders Menschen mit geistiger Behinderung *und* mit autistischen Verhaltensweisen widmet (vgl. u. a. Klein 1979; 1989), formuliert dazu:

> „Ich ziehe die Bezeichnung ‚Kind mit autistischen Verhaltensweisen' der sonst üblichen (‚Autist' oder ‚autistisches Kind') vor, weil sie der individuellen Kind-Situation eher entspricht. Dadurch wird auch der Raster-Typologie mit den negativen Folgewirkungen auf die Behandlung vorgebeugt. Kein Kind mit autistischen Verhaltensweisen gleicht dem anderen; sehr häufig liegen u. a. der Behinderung auch Hirnfunktionsstörungen zugrunde" (Klein 1979, 427).

Eine gesicherte Autismusdiagnose setzt bestimmte vorab klinisch definierte Kategorien voraus. Die Umschreibung *„autistische Verhaltensweisen“* geht aus von bei diesem einen Menschen beobachtbaren Merkmalen.

So geht Neuhäuser, geb. 1936, in Bezugnahme auf Klein explizit auf Kinder mit einer schweren geistigen Behinderung mit autistischen Verhaltensweisen ein und hält fest:

> „Bei behinderten Kindern sind autistische Verhaltensweisen nicht selten: Sie meiden Blickkontakt, schauen ‚durch den andern durch‘, sind scheu, ziehen sich bei Ansprache und Zuwendung zurück, wehren Körperkontakt ab, betrachten den Mitmenschen als Gegenstand, reagieren auf Änderung ihrer Umwelt erregt, beschäftigen sich stereotyp mit Gegenständen und sind dabei nur schwer zu unterbrechen. Diese Symptome sind aber bei geistig behinderten Kindern nicht in einer so charakteristischen Kombination anzutreffen wie beim Kanner-Syndrom. (…) Es ist also gerechtfertigt, die Kinder infolge ihres Verhaltens als ‚autistisch‘ zu kennzeichnen“ (1974, 8).

Damit richtet sich Neuhäuser gegen van Krevelen und aktuell u. a. gegen Kamp-Becker (2015, 55), die beide in diesem Punkt eine begriffliche und diagnostische Verwirrung befürchten.

Van Krevelen ist in seiner Haltung zuzustimmen, die in seiner Zeit, sofern Autismus als eine eigene Störung, ein eigenes Syndrom wahrgenommen werden soll, nur folgerichtig sein kann, insbesondere auf dem Hintergrund nicht vorhandener Diagnoseinstrumente und insgesamt wenig theoretischem und praktischem Wissen zur Sache. Kamp-Becker ist mit Neuhäuser zu widersprechen. Aus heutiger Sicht und mit dem heutigen Wissen ist es der/dem erfahrenen und wachsamen Diagnostikerin/Diagnostiker möglich, gerade wissend um die Schwierigkeiten des Autismusbegriffs, Verhaltensweisen als autistisch zu beschreiben ohne dass eine Autismusdiagnose vorliegt: Es muss erlaubt sein, etwas zu schildern und zu benennen, das es gibt, auch wenn es nicht einzuordnen oder nicht verstehbar ist.

Die Bestimmung eines eindeutigen und einheitlichen Autismusbegriffs bleibt offen. Denn trotz zunehmend klarer nosologischer Abgrenzung, die sich zukünftig weiter differenzieren wird, kann das Problem des Autistisch-Seins, wie es Schneider in den 60er Jahre versucht herausstellen, letztlich nicht vollends definitorisch aufgelöst werden.

Mit Ende der 1970er Jahre münden die Versuche, *den* Autismus greifbar zu machen, in eine *Trennung zwischen Schizophrenie und Autismus*. Autismus als eigenes Störungsbild wird etabliert. Dies ist nicht nur von historischem Interesse, sondern verweist auf die sehr *aktuellen Probleme* der Komorbidität und der Differentialdiagnostik.

Sarimski macht in diesem Kontext auf eine Gruppe von Menschen aufmerksam, bei denen ein *genetisch* bedingtes und erklärbares Syndrom vorliegt und die *gleichzeitig* autistische Verhaltensweisen zeigen. Die autistische Symptomatik wird als Verhaltensphänotyp[65] genetischer Störungen interpretiert. Gemeint sind jene Menschen, die autistische Verhaltensweisen zeigen, die *möglicherweise gleichzeitig* in Verbindung mit einem genetischen Syndrom auftreten. Für diese Gruppe schlägt er vor, diagnostisch als qualitativ eigene Störung von einem „syndromalen Autismus" zu sprechen (vgl. Sarimski 2009, 365). Gleichermaßen räumt er ein, „dass beträchtliche Teilgruppen der Kinder und Jugendlichen mit den genannten Syndromen[66] die Kriterien einer komorbiden ASS erfüllen (...) und autismus-spezifischer Hilfen bedürfen. Welche neurobiologischen Veränderungen dazu führen, dass dies bei einem Teil der Kinder mit einem bestimmten genetischen Syndrom zutrifft, bei anderen Kindern mit gleicher Grundstörung aber nicht, ist derzeit noch ungeklärt" (ebd., 366).

Sinzig dagegen versucht diese Frage mit den Begriffen des Phänotyps und Endophänotyps zu klären und nimmt an, „dass es sich bei allen Störungsvarianten (der Tiefgreifenden Entwicklungsstörungen; Anm. K. S.) (inklusive des Frühkindlichen Autismus) um Störungsbilder mit einer genetischen Ursache handelt, jedoch mit unterschiedlicher Ätiopathogenese. Somit ähneln sich zwar die Phänotypen, nicht jedoch die Endophänotypen" (Sinzig 2011, 26).

Und Biscaldi-Schäfer u. a. bearbeiten beispielsweise die Schwierigkeit der diagnostischen Unterscheidung zwischen Autismus-Spektrum-Störungen, Schizophrenie und schizotyper Störung:

> „Noch bis in die 1970er Jahre wurde diskutiert, ob Autismus eine Form der Schizophrenie sei. Auch wenn diese Auffassung nicht mehr vertreten wird, ist doch eine diagnostische Differenzierung nicht immer einfach. (...) Meist kurze, stressbedingte und voll remittierende Episoden schizophrenieformer Symptomatik sind nach unserer klinischer Erfahrung nicht selten bei Menschen mit ASS. Inwieweit ein paranoid-halluzinatorisches Syndrom bei komorbider ASS die gleichzeitige Diagnose einer Schizophrenie rechtfertigen sollte, muss als wissenschaftlich offene Frage gelten. (...) Die meisten Symptome der schizotypen Störung können im Kontext einer ASS auftauchen (...)" (Biscaldi-Schäfer u. a. 2012, 502).

In Bezug auf die schizoide Persönlichkeitsstörung führen sie aus:

> „Bei ASS sind im Erwachsenenalter oft die Diagnosekriterien einer schizoiden Persönlichkeitsstörung erfüllt. Wie bei der schizotypen Störung ist es die Frage nach dem Beginn der

65 Mit dem Begriff „'Verhaltensphänotyp' ist eine Kombination von Entwicklungsmerkmalen und Symptomen gemeint, die bei Kindern und Erwachsenen mit einem bestimmten genetischen oder neurologischen Syndrom häufiger zu beobachten ist als bei Kindern und Erwachsenen mit einer geistigen Behinderung anderer Ursache" (Sarimski 2009, 357). Der Begriff des Endophänotyps intendiert, „Verhaltensmerkmale im Sinne von Phänotypen bekannten genetischen Erklärungen zuzuordnen" (Sinzig 2011, 27).

66 Genannt werden: Fragiles X-Syndrom, Smith-Magenis-Syndrom, Cornelia-de-Lange-Syndrom, Rett-Syndrom, Tuberöse Hirnsklerose, Angelman-Syndrom, Microdeletion 22q11.

Symptome, die Klarheit schafft. Häufige Verlegenheitsdiagnosen bei Erwachsenen mit ASS sind (...) (oft in Unkenntnis hochfunktionaler Autismusformen) kombinierte Persönlichkeitsstörungen mit z. B. narzisstischen, emotional-instabilen, paranoid-querulatorischen, dissozialen oder ängstlich-vermeidenden, anankastischen, selbstunsicheren Zügen" (ebd., 502).

Noterdaeme erarbeitet einen umfangreichen Katalog an möglichen Störungen, die auch bei einer Autismus-Spektrum-Störung auftreten können (vgl. Noterdaeme 2009, 46ff). Darüber hinaus gibt sie einen breiten Überblick über jene Störungsbilder, innerhalb derer Symptome beobachtbar sind, die auch, aber eben nicht vollends dem Autismus-Spektrum zuzuordnen sein können und daher differentialdiagnostisch abzugrenzen sind. Für eine passgenaue Therapie orientiert an der individuellen Symptomatik sind diese Fragen aus psychiatrischer Sicht unentbehrlich (vgl. ebd., 47; Biscaldi-Schäfer 2012, 502; Sarimski 2009, 366). In Tabelle 15 findet sich ein Überblick über mögliche komorbide Störungen sowie mögliche Differentialdiagnosen.

Tabelle 15: Komorbide Störungen und Differentialdiagnosen im Zusammenhang mit einer ASS (Noterdaeme 2009, 47)

Alter	Mögliche Komorbidität	Mögliche Differentialdiagnose
Vorschulalter	• Schlaf- und Essstörungen, Regulationsstörungen, allg. Unruhe	• Bindungsstörungen
	• allg. Entwicklungsverzögerung (Sprache, Motorik, Spiel) i.S. einer Intelligenzminderung	• geistige Behinderung ohne ASS, genetisch-somatische Erkrankungen
	• allg. Entwicklungsverzögerung i.S. einer Intelligenzminderung mit spezifischen neurologischen Symptomen (Epilepsie, Macro-/ Microzephalie)	• spezifische genetische Syndrome ohne ASS, Epilepsiesyndrome ohne ASS, Sinnesbeeinträchtigungen (v. a. Hör- oder Sehstörungen)
	• Regression	• desintegrative Störung, Rett-Syndrom, neurologische Erkrankungen, Landau-Kleffner-Syndrom
	• autoaggressives Verhalten, aggressives Verhalten, Aufmerksamkeitsstörungen	• oppositionelle Störung, ADHS, Intelligenzminderung
Schulalter	• Aufmerksamkeitsstörungen, oppositionelles Verhalten	• ADHS, Störung des Sozialverhaltens, Mutismus
	• Lernstörungen	• umschriebene Sprachentwicklungsstörung, Intelligenzminderung/Lernbehinderung
	• Ticstörungen	• Tourette-Syndrom
Jugendalter/ Erwachsenenalter	• Ängste, Depression oder Zwänge, Essstörungen	• Angststörung, Phobien, Zwangsstörung, Anorexia nervosa, Persönlichkeitsstörungen
	• akute Belastungsreaktionen bei jahrelang bestehender kognitiver/sozialer Überforderung	• (Schizophrene) Psychosen, Psychotische Episoden, Bipolare Störungen

5.7 Ergänzende Sichtweisen in den 1970er Jahren

Trotz der Abgrenzungstendenzen und der Annahme über Autismus als ein Syndrom hin zu einer Störung seien der Vollständigkeit halber und abschließend exemplarisch *von diesem Trend abweichende Haltungen* genannt:

Gerhardt Nissen (1923–2014), deutscher Psychiater, Direktor und Lehrstuhlinhaber der Klinik für Kinder- und Jugendpsychiatrie und -psychotherapie der Julius-Maximilians-Universität Würzburg bis 1991, nimmt **1971** einen „**Autismusfaktor**“ an. Er unterscheidet zwischen verschiedenen *Autismusausprägungen*, die wiederum auf unterschiedliche, überwiegend aber vererbte, also genetische Ursachen zurückzuführen seien. Entgegen der in den 1970er Jahren vorherrschenden Versuche, Autismus nosologisch von anderen Störungsbildern abzugrenzen, fordert Nissen, den Begriff des Autismus nicht ausschließlich auf Kanners und Aspergers Beschreibungen zu begrenzen, erkennt aber gleichermaßen den Frühkindlichen Autismus und das Asperger-Syndrom als eigene nosologische Einheiten an (vgl. Nissen 1971, 305; Lösche 1992, 8). Diese erweitert er um drei weitere Zustandsbilder des kindlichen Autismus, den „Psychogenen Autismus“, den „Somatogenen Autismus“ und den „Pseudoautismus“ (vgl. Abb. 4).[67] Diese Formen werden im Begriff des Autismusfaktors zusammengeführt:

> „Es handelt sich bei diesen Wesens- und Verhaltensanomalien vielmehr um polyätiologische, wahrscheinlich jedoch regelmäßig genetisch mitbedingte Syndrome, die sich auch phänomenologisch nicht immer scharf voneinander trennen lassen und denen im Einzelfall vorwiegend psychodynamische, hereditäre oder hirnorganische Ursachen zugrunde liegen, die sich zusätzlich noch gegenseitig überlagern und verstärken können. Es ist deswegen nicht berechtigt, den Begriff des kindlichen Autismus allein für die von Asperger oder Kanner beschriebenen Formen zu reservieren oder eine definitorische Abtrennung psychopathologisch gleichartiger Syndrome deshalb vorzunehmen, weil sie voneinander abweichende Ursachen haben“ (Nissen 1971, 304).

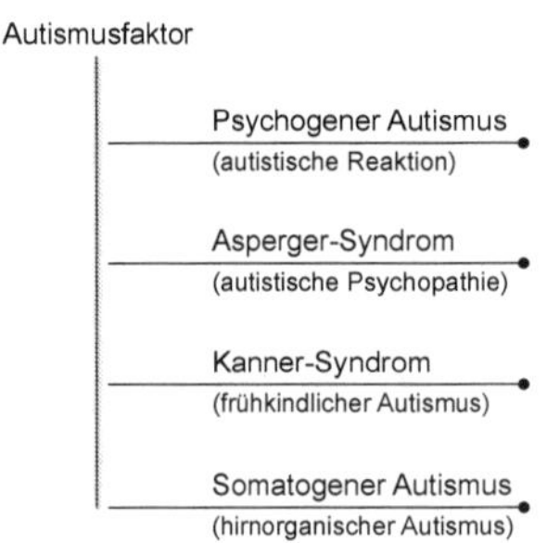

Abbildung 4: Zum Autismusfaktor (vgl. Nissen 1971, 304; 1971, 36)

67 Die Idee des Autismusfaktors findet 1989 seine Entsprechung in den „Vier-Ursachen-Hypothesen“ des autistischen Syndroms von Kehrer (vgl. Kehrer 1989, 73ff).

Der Ansatz des Autismusfaktors veranlasst Nissen, von „autistischen Syndromen" zu sprechen (Nissen 1971, 682ff), womit er einen Grundstein für die Idee des Autismus-Spektrums legt, insbesondere hinsichtlich des Erkennens der Möglichkeit von Übergängen innerhalb der autistischen Symptomatik, die eine diagnostische kategoriale Abgrenzung erschweren oder gar verunmöglichen. Einerseits ist sein Ansatz damit als innovativ und zukunftsweisend einzuordnen, andererseits zeichnet er ein Autismusbild, das aus heutiger Sicht verunsichernd wirkt, und zwar aufgrund folgender Aspekte:

1. Nissen hält noch 1989 an der Annahme eines Autismusfaktors fest (vgl. Nissen 1989, 519ff), wenngleich im DSM-III (1980) zumindest der Frühkindliche Autismus als eigene nosologische Einheit anerkannt ist. Die Annahme eines Autismusfaktors widerspricht zwar nicht der Klassifikation im DSM, bleibt allerdings ein theoretisches Konstrukt, das versucht, das Problem der Polyätiologie des Autismus aufzulösen. Beklagt Nissen innerhalb der Autismusliteratur einerseits eine „babylonische Sprachverwirrung" (vgl. ebd., 304), ist zu fragen, ob er mit Einführung weiterer Autismusformen diese nicht noch verstärkt? Letztlich macht Nissen darauf aufmerksam, dass es *den* Autismus nicht gibt, wohl aber Übergänge, verschiedene Formen. Diese Formen aber wiederum kategorial abzugrenzen, löst doch gerade die Idee des Übergangs wieder auf.

2. Streng genommen ist die Annahme eines „Pseudoautismus" als Zustandsbild, das durch Sinnesbehinderungen oder Defekte des zentralen Nervensystems (vgl. Nissen 1971, 305) bedingt wird, nicht schlüssig, wenn gleichermaßen vermutet wird, dass Autismus polyätiologisch erklärbar sei. Sind autistische Verhaltensweisen bei z. B. tauben, stummen oder blinden Kindern weniger, anders, „nichtrichtig" autistisch als bei Kindern mit Frühkindlichem Autismus? Nissen verweist mit dem Begriff des Pseudoautismus auf das Problem der Differentialdiagnostik und Komorbidität. Wenn es aber Nissen zufolge keine eindeutige Autismusdiagnose geben kann, so muss auch die Existenz eines Pseudoautismus infrage gestellt werden.

3. Nissen nimmt an, dass innerhalb der Autismusforschung mehrheitlich Einigkeit darüber bestünde, dass „eine *nosologische Einheit* ‚kindlicher Autismus' nicht besteht" (Nissen 1971, 304; Herv. im Orig.). Wie gezeigt wurde, ist dieser These nicht ohne weiteres zuzustimmen. 1978 erarbeitet Eggers (vgl. Eggers 1978, 6ff) in einer differenzierten Übersicht, dass im anglo-amerikanischen Raum tatsächlich Autismus überwiegend der Schizophrenie zugeordnet und nicht als eigenständiges Störungsbild anerkannt ist. Autoren aus dem europäischen und russischen Raum trennen jedoch den Autismus von der kindlichen Schizophrenie und sehen diesen als eigene Störung oder eine Form der Psychose an. Nissen relativiert sieben Jahre später demgemäß seine Annahme und hält fest:

> „An einer Generaldebatte, ob es sich bei dem Autismus im Kindesalter *immer* um eine Psychose oder Psychopathie, eine Neurose oder ein hirnorganisches Syndrom handelt, kann ich mich nicht beteiligen. Es muss in jedem einzelnen Fall differentialdiagnostisch geklärt werden, ob und welche dominierende Noxe an der Pathogenese beteiligt war" (Nissen 1978, 23; Herv. im Orig.).

Mit seiner Idee des Autismusfaktors beteiligt sich Nissen aber doch ganz wesentlich und bereichernd an dieser „Generaldebatte" und macht deutlich, dass *nur* eine einzelfallbezogene differentialdiagnostische Abklärung der Weg zu einer gesicherten Autismusdiagnose sein kann und darf. Hier offenbart sich wiederum ein wesentliches Problem der Zeit: Während die Beschreibung des Autismus insgesamt dem Trend einer Vereinheitlichung folgt, bleibt die Diskussion um die Ätiologie diffus.

4. Nissen nutzt zur Beschreibung autistischer Verhaltensweisen teilweise negativ bewertende Attribute. So schreibt er den Eltern eines autistischen Kindes eine „Wesensabartigkeit" zu (Nissen 1971, 313; 1989, 532), spricht von Defekten, deformierten Beziehungen zur Umwelt, affektiver Verödung usw. Wenngleich diese Zuschreibungen fragmentarisch einem Gesamtkontext entrissen sind, sprechen sie doch eine eher defizitorientierte, deutlich an einer Norm orientierten Sprache, die Abweichungen von einem Durchschnitt versucht aufzudecken und zu bewerten. In seinen jüngeren Publikationen findet Nissen einen wertneutralen Blick (vgl. u. a. Nissen 2002, 261ff).

1973 geht der Tübinger Kinder- und Jugendpsychiater **Reinhart Lempp** (1923–2012) vom Kindlichen Autismus als eine „Teilleistungsschwäche zwischen Schwachsinn einerseits und Schizophrenie andererseits" (Lempp 1973, 149) aus, ausgelöst durch einen „frühkindlichen Hirnschaden" (Lempp 1981, 176). Er bezeichnet Autismus als ein „organisches Psychosyndrom" (ebd., 149) mit multifaktorieller, vermutlich aber angeborener Verursachung (vgl. Lempp 1981, 170, 175), „das weitgehende formale Ähnlichkeiten oder Übereinstimmungen mit typischen psychopathologischen Veränderungen bei Schizophrenen hat (…)" (Lempp 1973, 149). An anderer Stelle sieht er den „kindlichen Autismus als angeborene Form der Psychose" (ebd., 198) und nimmt an, dass „die Abgrenzung zwischen frühkindlichen Autismus und früh beginnender schizophrener Psychose nicht immer leicht, vielleicht sogar unmöglich sein wird" (ebd., 15). Obgleich Lempp Autismus vorsichtig abgrenzt von der Schizophrenie, schließt er Gemeinsamkeiten hinsichtlich der Psychopathologie und Psychopathogenese nicht aus (vgl. ebd., 145f). Die Kannerschen und Aspergerschen Fälle unterscheiden sich Lempp zufolge „nur durch die Schwere der Funktionsausfälle" (ebd., 146; Lempp 1981, 269).

Bemerkenswert ist sein bereichernder Hinweis zum Problem des Realitätsbezugs bei Schizophrenie, der ja gemeinhin als gestört beschrieben wird. Dieser Hinweis erlaubt den Rückschluss, dass er in der Tendenz Autismus eher als eine eigene Einheit denn als Symptomenkomplex der Schizophrenie andenkt:

> „Wenn man jedoch als das Kennzeichnende der Schizophrenie den unveränderten und gestörten Bezug zur Realität ansieht, dann ergibt sich klar, daß eine Schizophrenie im Kleinkindesalter, d. h. im Vorschulalter, eigentlich nicht existieren kann, da in diesem Alter der Realitätsbezug noch unausgeformt, wenig stabil und natürlicherweise von dem des Erwachsenen abweichend sein kann. Das Kind hat gewissermaßen natürlicherweise schizophrene Züge (...). Bei den in ihrem Realitätsbezug hochgradig eingeengten autistischen Kindern ist zu beobachten, daß diese eine besonders starre Fixierung an bestimmte Objekte, Personen und Situationen zeigen, d. h. sie halten die erschwert aufgebaute Beziehung zu der mit der Umwelt ‚gemeinsamen Realität' krampfhaft fest und engen damit ihren Denkspielraum und Erlebnisspielraum erheblich ein. Beim normalen Kinde spielen erfahrungsgemäß neben dem mit der Umwelt gemeinsamen Realitätsbezug auch ‚Nebenrealitäten' eine große Rolle. Sie entsprechen der lebhaften, kindlichen Phantasietätigkeit, wobei das Kind im Aufbau dieser Realitäten lernt, von einem Realitätssystem in das andere überzuwechseln, wobei allmählich die mit der Umwelt ‚gemeinsame Realität' die Dominanz erhält. Zumindest weiß das gesunde Kind stets, welche von den von ihm gerade erlebten Realitäten diejenige ist, die es mit der Umwelt gemeinsam hat und mit ihr verbindet (...). Während die gesunden Kinder eine freie Verfügbarkeit über die verschiedenen Haupt- und Nebenrealitäten haben, ist den autistischen Kindern eine solche Verfügbarkeit praktisch genommen (...). Die gleichzeitige Verfügbarkeit mehrerer Realitäten hat eine große psychohygienische Bedeutung insofern, als psychisch belastende und inkompatible Situationen, Ereignisse, Erlebnisse und Beziehungen der mit der Umwelt ‚gemeinsamen Realität', der Hauptrealität, in den Nebenrealitäten abreagiert und einer Entlastung zugeführt werden können" (ebd., 199f).

Seiner reichen klinischen Erfahrung geschuldet, gelangt Lempp zu dem Schluss, dass Übergänge in andere Bereiche der (devianten) Entwicklung sichtbar sind, immer mitgedacht werden müssen, dass kategoriale Abgrenzungen einer Störung in sich und besonders in der Praxis störungsanfällig sein können. So beschäftigt sich Lempp 19 Jahre später, am Ende seiner klinischen Tätigkeit, erneut mit der Frage nach der Beziehung zwischen Autismus und Schizophrenie, um seine „Vorstellungen von einer entwicklungspsychologisch begründeten Genese der Schizophrenie (...) zusammenfassend monographisch darzulegen" (Lempp 1992, 12f). Hier nun offenbart sich vollends, was er meint:

> „Wahrscheinlich handelt es sich aber bei dieser Frage um ein Scheinproblem, dadurch entstanden, daß wir immer noch vom klassischen Krankheitsbegriff ausgehen. Wenn die Schizophrenien keine von außen kommende, den menschlichen Körper befallende Stö-

rung und keine auf primäre Stoffwechselstörungen zurückzuführende, ‚endogene' Hirnfunktionsänderung sind, sondern eine spezifisch menschliche Reaktionsmöglichkeit (…), dann kann die Gemeinsamkeit der autistischen Bezugsstörungen auch nur Ausdruck einer der dem Menschen zur Verfügung stehenden Reaktionsmöglichkeiten sein. Die beiden Störungsformen gerecht werdende gemeinsame Erklärung durch die primäre und sekundäre Fixierung auf eine Nebenrealität vermag aber ein gemeinsames pathogenetisches Prinzip deutlich zu machen" (ebd., 117).

Autistisches Verhalten wird von Lempp als *eine* (Reaktions-)Möglichkeit innerhalb der menschlichen Verhaltensweisen gedeutet. Damit legt er für die Idee des Spektrums autistischer (und nicht-autistischer) Verhaltensweisen einen Grundstein und thematisiert das bis heute bestehende Problem der Abgrenzbarkeit bzw. vielmehr Nicht-Abgrenzbarkeit einer Störung, da sowohl die Übergänge zum Gesunden als auch anderen Formen des Auffälligen klinische Wirklichkeit sind.

„Auch beim Autismus infantum ist eine Abgrenzung zwischen Krankheit und Normalität an keiner Stelle mit Sicherheit möglich. Jedes einzelne Symptom ist auch in der psychischen Normalität vorhanden, und erst das charakteristische Zusammentreffen und vor allem seine quantitative Veränderung, Steigerung und Fixierung oder ihr weitgehendes oder völliges Fehlen bewirken dann das Bild einer als krankhaft zu bezeichnenden Störung" (ebd., 97).

Ähnlich argumentiert er auch schon 1981:

„Wie wir noch sehen werden, ist die differentialdiagnostische, quantitative und qualitative Abgrenzung dieses Psychosyndroms schwierig und jede Abgrenzung, von welcher Symptomkombination und Ausprägungsintensität ab man von einem frühkindlichen Autismus sprechen will oder nicht, muß willkürlich bleiben. So gesehen weist der frühkindliche Autismus fließende Übergänge auf einerseits zu schweren Entwicklungsstörungen vom Typ des Schwachsinns wie auch zur Normalität andererseits" (Lempp 1981, 171).

Zusammenfassend sieht Lempp den Frühkindlichen Autismus als eine eigene nosologische Einheit, wobei die Abgrenzung zum Asperger-Syndrom wegen der unterschiedlichen Sozialprognose und therapeutischen Anforderungen sinnvoll sei (vgl. ebd., 98), die Übergänge zu diesem seien jedoch fließend (vgl. ebd., 96). Das autistische Verhalten, die „Symptome" aber lassen sich nicht eindeutig eingrenzen bzw. reduzieren auf diese eine Diagnose. Autismus verweist, wie auch die Schizophrenie, die kategoriale Diagnostik in ihre Grenzen und so hält Lempp, u. a. Rutter widersprechend, fest:

„Wenn der Autismus in unterschiedlicher Ausprägung von einer Normalvariante bis zur schweren Störung auftritt, dann kann er auch keine Krankheitseinheit darstellen. (…) Ob man diese Abgrenzung vom frühkindlichen Autismus vornehmen will oder nicht, erscheint für die Erklärung und das Verständnis dieses Störungsbildes nicht entscheidend zu sein. Der Umstand, daß alle seine Symptome während der psychischen Entwicklung normalerweise zumindest vorübergehend vorkommen, legt nahe, daß es sich nicht um eine Krankheit handelt, sondern um eine dem Menschen eigene Reaktionsmöglichkeit" (ebd., 106f).

Interessanterweise sieht z. B. auch **J. K. Wing 1973**, Direktor des Social Psychiatry Research Unit des Medical Research Council, Hon. Consultant Psychiatrist am Maudsley und Bethlem Royal Hospital, Ehrensekretär des wissenschaftlichen Beirats der Society for Autistic Children in London, Maudsley Hospital, Denmark Hill, London S.E. 5 (vgl. Wing 1992, 4; Orig. 1966, dt. erstmals 1973[68]), Definitionsprobleme, die sich aus möglichen Übergängen des Syndroms zu normalem Verhalten, anderen Syndromen und/oder Schwachsinn, aber auch der hohen und individuellen Variabilität hinsichtlich der Schwere bzw. Ausprägung ergeben (vgl. Wing 1992, 30f; Walter 2007, 164f). Er warnt vor „*generellen* Feststellungen über die Schwere des Syndroms" (ebd., 30; Herv. im Orig.) und greift wie auch Lorna Wing den Kontinuumsgedanken vorweg, indem er darauf hinweist und anhand der Diskussion dreier Fallberichte zu belegen versucht (vgl. ebd., 52ff), dass nicht alle Kinder mit Autismus gleich schwer behindert sind (vgl. ebd., 29), und zwar aufgrund

- verschiedener, zuweilen sich überschneidender Ursachen,
- Art und Schwere der Wahrnehmungs- und Sprachstörungen,
- möglicher fördernder oder hemmender Umweltfaktoren und
- der individuellen Entwicklung des Kindes, die zu einer „Besserung durch Reifungsvorgänge" (ebd., 30) führe (vgl. ebd., 30).

Wie auch Lempp beobachtet J. K. Wing, dass sich die meisten Symptome des Autismus auch bei gesunden Kindern im Verlaufe ihrer Entwicklung zeigen können (vgl. ebd., 31). Nichtsdestotrotz hält er aber am Begriff des Syndroms fest. Nach J. K. Wing fußen die Hauptsymptome des autistischen Syndroms auf *Störungen im Bereich der Wahrnehmung und der Sprache* (vgl. ebd., 29). Eine Behandlung des autistischen Kindes folgt lerntheoretischen Prinzipien (vgl. Walter 2007, 159). Als Ursache für das autistische Syndrom wird eine *Wahrnehmungsstörung* angenommen (vgl. ebd., 162; Wing 1992, 29). Damit entwirft Wing ein Autismusbild, dass das autistische Verhalten *nicht* als Kern der Störung sieht: „Es ist sehr schwer einzusehen, wie die *spezifischen* Abnormitäten des Sehens, Hö-

68 Die hier zitierten Passagen von J. K. Wing entsprechen der dt. Übersetzung von 1973 und damit dem Original aus dem Jahre 1966. Die hier zugrunde gelegte 4. Aufl. von 1992 wurde zwar überarbeitet und ergänzt, diese Erweiterungen betreffen aber nicht den Wingschen Beitrag, auf den Bezug genommen wird.

rens und der Sprache aufgrund eines Symptoms wie der sozialen Abkapselung entstehen können" (Wing 1992, 28; Herv. im Orig.).

In diesem Kontext offenbart sich wiederum die Unsicherheit, wie Autismus einzuordnen und abzugrenzen sei. Ist Autismus eine Krankheit bzw. ein Syndrom, ein Symptom, eine Störung, eine (Mehrfach-)Behinderung, eine dem Menschsein zugehörige Reaktions- und Handlungsmöglichkeit? Der Beantwortung der Frage liegt in den 70er Jahren eine wissenschaftliche Grundannahme und persönliche Haltung der jeweiligen Forscherin bzw. des jeweiligen Forschers zugrunde, bleibt damit also hypothetisch.

1976 fragt der britische Kinderpsychiater **Gerald O'Gorman** nach dem Wesen des Autismus und seiner Beziehung zur Schizophrenie (vgl. O'Gorman 1976, 9) und gelangt auf Grundlage der Beschreibung von 17 Fällen zu der These, „daß der Rückzug oder die Nichtbeteiligung das wesentliche Element des Autismus ist und daß man den Autismus als ein Symptom betrachten sollte und nicht als eine Krankheit oder ein Syndrom (…)" (ebd., 96). Vor dem Hintergrund der intensiven Auseinandersetzung mit den von **Creak** (1898–1993) und Kollegen **1961** erarbeiteten neun diagnostischen Kriterien zur Schizophrenie im Kindesalter (vgl. ebd., 13ff), schlägt er eine Revision vor und nennt folgende sechs Punkte als die wesentlichen Charakteristika des schizophrenen Syndroms im Kindesalter (vgl., ebd., 19):

Wesentliche Kriterien des schizophrenen Syndroms im Kindesalter
(nach O'Gorman 1976, 19f)

---

1. Rückzug vor oder Sich-nicht-Einlassen mit der Realität; insbesondere die Unfähigkeit, normale Beziehungen zu Menschen aufzubauen
2. ernstliche geistige Entwicklungshemmung mit Inselchen höherer oder fast normaler oder außerordentlicher intellektueller Funktion oder Fähigkeiten
3. Versagen der Entwicklung des Sprechvermögens oder fehlende Weiterentwicklung oder Erhaltung bereits erlernter Sprache oder Nichtverwendung der erlernten Sprechfähigkeit zwecks Kommunikation
4. Abnormale Reaktion auf eine oder mehrere Arten sensorischer (meist auditorischer) Impulse
5. Zurschaustellung krasser und andauernder Manieriertheiten oder Absonderlichkeiten der Bewegung, Gestik, dabei auch Immobilität und Hyperkinese, aber keine Zuckungen
6. Pathologischer Widerstand gegen Veränderung. Dieser kann sich äußern als
   a) Bestehen auf Einhaltung von Ritualen – im Verhalten des Patienten selbst, oder seiner Umgebung
   b) Pathologische Bindung an gleiche Umgebung, Einrichtung, Spielzeug und Menschen (selbst bei rein mechanischer und gefühlsleerer Bindung an die Person)

c) Übertriebene Beanspruchung durch bestimmte Gegenstände oder gewisse Eigenheiten derselben ohne Bezug zu ihren normalen und akzeptierten Funktionen
d) Heftiger Zorn oder Schreck oder Erregung oder verschärfter Rückzug, wenn die Unveränderlichkeit der Umwelt bedroht ist (etwa durch Fremde und Außenstehende)

Diese seien deshalb genannt, weil sie u. a. Basis für seine Annahme sind, dass Autismus und Schizophrenie miteinander verwandt sind, dass sie in ihrer Erscheinung eine ganze Reihe an Parallelen aufweisen. So hält er fest:

> „Es soll nunmehr eine Hypothese vorgebracht werden, welche die Ähnlichkeit zwischen den klinischen Merkmalen des Autismus in Kindesalter und der Schizophrenie bei Erwachsenen teilweise erklären könnte. Der Vorschlag lautet, daß man all die verschiedenen Typen schizophrener Patienten – Paraphrene, Hebephrene, Katatoniker, ‚einfache' Schizophrene, autistische Kinder, schizoide Schwachsinnige, Patienten, die das schizophrene Syndrom bzw. *Kanners* bzw. *Mahlers* Syndrom zeigen – daß man sie alle in die schizophrene Gruppe einbeziehen kann, weil sie die grundlegende, essentielle, wesentliche psychische Anomalie des schizophrenen Geschehens oder Prozesses, nämlich eine veränderte Beziehung zur Realität, miteinander gemein haben" (ebd., 46; Herv. im Orig.).

In dreierlei Hinsicht widerspricht er in diesem Zusammenhang seinem Landsmann Rutter:

Widerspruch 1 bezieht sich auf den Zeitpunkt des Beginns: Während Rutter den Beginn einer Schizophrenie eher selten vor der Pubertät sieht, zeigt O'Gormans klinische Erfahrung, dass es sehr wohl eine ganze Reihe an Kindern und Jugendlichen mit Symptomen der Schizophrenie gäbe. Während Rutter daher die Bezeichnung Schizophrenie für autistische Kinder als ungeeignet einschätzt, hält O'Gorman diese für durchaus zulässig (vgl. ebd., 22f).

Der *zweite Einspruch* richtet sich an die Ruttersche These der häufig vorfindbaren Intelligenzminderung bei Kindern mit Autismus, die sich in dieser Form nicht bei der Schizophrenie im Erwachsenenalter nachweisen ließe. Da sich nach O'Gorman nicht genau bestimmen lässt, was mit „geistiger Subnormalität" (vgl. ebd., 23) eigentlich gemeint sein könnte und auch gerade Menschen mit einer Schizophrenie wenig bis kaum einer Testsituation unterzogen werden können, ist die Intelligenz bzw. ihre (Un-)Bestimmbarkeit O'Gorman zufolge gerade kein Abgrenzungskriterium von Schizophrenie und Autismus (vgl. ebd., 23).

Drittens beanstandet O'Gorman Rutters These zur nicht erkennbaren familiären Disposition des Autismus im Gegensatz zur eindeutig erhöhten familiären Belastung bei einer kindlichen Schizophrenie, die er unter Bezugnahme auf ihm bekannte Familien als nicht haltbar bewertet (vgl. ebd., 23). Eine familiäre Disposition ist also O'Gorman zufolge zumindest nicht auszuschließen. Daher nimmt O'Gorman eine widersprechende Haltung zu den in dieser Zeit, zumindest in Europa, geläufigen Abgrenzungskriterien zwischen kindlicher Schizophrenie und kindlichem Autismus ein. Diese Kriterien sind in Tabelle 16 zusammengefasst.

Tabelle 16: Gegenüberstellung von kindlicher Schizophrenie und (Frühkindlichem) Autismus (vgl. Eggers 1978, 7ff)

Kindliche Schizophrenie	(Frühkindlicher) Autismus
• Ich-Struktur wird durch schizophrenen Prozess gestört/zerbrochen • *Verlust* bereits erworbener sozialer Kompetenzen • voranschreitender Verlauf • erhöhte familiäre Disposition • Wahnideen und/oder Halluzinationen • unauffällige Sprachentwicklung im Kindesalter • ungefähr ausgewogenes Geschlechterverhältnis • Beginn ca. nach dem 11. Lebensjahr	• Ich-Struktur ist von Beginn an verändert/verzögert • *Versagen* der sozialen Entwicklung • Fehlen eines prozesshaft-progredienten Verlaufs • keine erhöhte familiäre Belastung • keine Wahnvorstellungen und/oder Halluzinationen beobachtbar • Kinder mit einer Autismusdiagnose zeigen in der Adoleszenz in der Regel keine schizophrenen Symptome • deviante Sprachentwicklung im Kindesalter • Vorliegen einer frühkindlichen Hirnschädigung signifikant häufiger, ebenso eine Disposition für Epilepsie • eindeutige Mehrbelastung von Jungen • Beginn vor dem 3. Lebensjahr

1979 setzt sich **Georg Feuser**, geb. 1941, von 1978 bis 2005 Professor für Behindertenpädagogik an der Universität Bremen, Mitbegründer und seit 1973 ständiger Mitarbeiter der Zeitschrift Behindertenpädagogik und u. a. von 1980 bis 1998 Mitglied des Wissenschaftlichen Beirats des Bundesverbands autismus, kritisch mit der Autismusforschung auseinander. Er ist in der BRD einer der ersten, der sich explizit aus *erziehungswissenschaftlicher Perspektive* mit dem Thema Autismus beschäftigt und u. a. der Frage nach adäquaten Beschulungsmöglichkeiten für diesen Personenkreis nachgeht. Seit 1976 bis in die 2000er Jahre sind über 40 Publikationen von Feuser zum Thema Autismus erschienen.[69]

An dieser Stelle erfolgt eine knappe Skizzierung in Orientierung an seiner **1979** erschienenen **Dissertationsschrift**: **„Grundlagen zur Pädagogik autistischer Kinder"**, weil Feuser *am Beispiel* autistischer Kinder einen eigenen *pädagogischen Zugang* der Theoriebildung entwirft. Die Situation autistischer Kinder wird zum Ausgangspunkt für wissenschaftstheoretische und gesellschaftspolitische Proble-

69 Eine Würdigung seines Gesamtwerks erfolgt durch Rödler/Berger/Jantzen 2009.

matisierungen. Letztlich ist der Personenkreis aber austauschbar: Was für die Situation autistischer Kinder herausgearbeitet wird, gilt letztlich für *alle* Menschen mit von der gesellschaftlichen Norm abweichenden Verhaltensweisen.

Feusers Verdienst ist es u. a. nachzuweisen, dass es nicht die devianten Verhaltensweisen des Einzelnen sind, die zu einer gesellschaftlichen Benachteiligung führen, sondern umgekehrt: Die Gesellschaft bestimmt die Normabweichung und konstituiert überhaupt erst dadurch die Behinderung resp. Ausgrenzung. Dies dürfte auch ein wesentlicher Grund dafür sein, weshalb Feuser die Geistigbehindertenpädagogik maßgeblich und grundlegend beeinflusste und beeinflusst, innerhalb der Autismusforschung aber eher, trotz der großen Anzahl seiner autismusbezogenen Publikationen, auf vergleichsweise geringere Resonanz gestoßen ist. Ein weiterer Grund für diesen Sachverhalt dürfte in der Annahme liegen, dass sich die Autismusforschung, wie gezeigt wurde, ausgehend von einer durch die Medizin und Psychologie dominierten Disziplin entwickelt(e) zu einer auf Interdisziplinarität ausgerichteten Forschungsrichtung.[70] Damit steht sie per se im Widerspruch zu Feusers Anliegen der Grundlegung einer „Sozialerziehung

---

70 Möglicherweise hat Asperger selbst einen Grundstein zur integralen Ausrichtung der Austismusforschung geleistet: Mit seinem Lehrbuch: „Heilpädagogik. Einführung in die Psychopathologie des Kindes für Ärzte, Lehrer, Psychologen, Richter und Fürsorgerinnen" von 1952 legt er eine originär interdisziplinär ausgerichtete Schrift vor. So heißt es im Vorwort der ersten Auflage: „Eine beträchtliche Schwierigkeit liegt nun aber darin, daß die verschiedenen Gruppen von Menschen, welche mit solchen Kindern arbeiten, von ganz verschiedener Ausbildung, von anderen Erfahrungen, ja von verschiedenen Denkgrundlagen herkommen und darum nicht leicht die Sprache des anderen verstehen – also etwa der Lehrer die des Arztes –, nicht nur wegen der medizinischen Fachausdrücke, sondern mehr noch wegen der vom biologischen Denken ausgehenden Einstellung zu den Problemen. Trotzdem muß im Interesse der gemeinsamen Arbeit an den Kindern versucht werden, zu einer möglichst weitgehenden Integration der verschiedenen Wissensgebiete zu gelangen" (1961, III). Zwar bestand speziell in Österreich eine lange Tradition der Zusammenarbeit zwischen Heilpädagogik und Kinder- und Jugendpsychiatrie, zeitweise wurden die Begriffe gar synonym verwandt (vgl. Nissen 2005, 294). Der Sachverhalt der Interdisziplinarität im Denken Aspergers ist aber insofern hervorzuheben, als das heutige Anliegen, eine sinnvolle, gleichberechtigte und sich ergänzende Zusammenarbeit der Disziplinen zur Begleitung und Förderung von Menschen mit Autismus zu gewährleisten, letztlich von ihm bereits vor rund 60 Jahren so gedacht wurde, wobei er (als Mediziner) insbesondere die Rolle der Heilpädagogik hervorhebt und stärkt, wenn er die (Kinder- und Jugend-)Psychiatrie, die Kinderheilkunde, die Psychologie, die Sozialwissenschaft und die Pädagogik bezeichnet als „‚Quellflüsse' der Heilpädagogik" (Asperger 1962, 2). Auf diesem Hintergrund stellt es sicher eine Verkürzung der Haltung Aspergers dar, wenn ihm ein überwiegend medizinisch orientiertes Verständnis von Heilpädagogik unterstellt wird (vgl. dazu z. B. Iben 1975, 66). Vielmehr plädiert Asperger für einen mehrperspektivischen Blick auf die den verschiedenen Fachdisziplinen anvertrauten Kinder, wobei er der Heilpädagogik eine integrative Funktion der unterschiedlichen Perspektiven zuordnet: „Dadurch bietet die Heilpädagogik das Beispiel einer ‚Integration' von mehreren Spezialgebieten, das Gegenteil der heute überall zu beobachtenden Aufsplitterung in immer differenziertere Spezialgebiete, die in allen Wissenschaften und besonders in der Medizin große Fortschritte, aber auch manche Gefahren mit sich gebracht hat, vor allem die, daß jede Übersicht verlorengeht; hier aber muß Wissen, das von verschiedenen Richtungen herkommt, zusammengenommen werden, müssen Grenzen gegen andere Gebiete überschritten werden, weil man sonst den Aufgaben, die das Leben bringt, nicht gemäß wird" (Asperger 1961, 1).

der Kinder mit Autismus-Syndrom in ihrer Gesamtheit“ durch eine „systematische erziehungswissenschaftliche Diskussion und Grundlagenforschung über den kindlichen Autismus in Bereich der Behindertenpädagogik“ (Feuser 1979, 2), deren primäre Aufgabe es sei, autistischen Kindern zu einem Leben in und nicht für die Gesellschaft zu verhelfen (vgl. ebd., 3). Ihm geht es also gerade nicht um die Frage nach möglichen Kooperationsformen und sich im Idealfall ergänzenden und gegenseitig bereichernden Schnittmengen der Disziplinen. Vielmehr nimmt er an, dass in einem prädestinierten Maße die Erziehungswissenschaft imstande sei und sein sollte, die gesellschaftliche Gesamtsituation des autistischen Kindes für seine gelingende Erziehung und Bildung abzubilden.

Mit Wolfgang Jantzen, geb. 1941, bis Feusers Emeritierung sein unmittelbarer Kollege, gilt er als wichtigster Vertreter einer materialistisch orientierten Pädagogik, die Behinderung „als soziales Verhältnis“ versteht, als ein Produkt der Gesellschaft (Cloerkes 2007, 11, 96ff). Der Pädagogik wirft er eine Verobjektivierung und Ontologisierung des Menschen mit Behinderung vor, da sie nicht in der Lage sei, einen eigenen Zugang zum Personenkreis zu finden, sondern sich lediglich vorhandener Ansätze aus den Nachbarwissenschaften der Medizin und Psychologie bedienen würde (Feuser 1979, 30; Jantzen 1974/1982). Auf diesem Hintergrund möchte Feuser das Autismus-Syndrom erforschen, ohne es zu ontologisieren, ohne unkritisch Erkenntnisse aus Medizin und Psychologie zu übernehmen und ohne eine defizitorientierte und damit stigmatisierende Haltung und Beschreibung vorzulegen (ebd., 33). Jantzen folgend spricht sich Feuser gegen jegliche Verwendung eines Behinderungsbegriffs aus. Behinderung wird erst und deshalb sichtbar, weil „Merkmale und Merkmalskomplexe eines Individuums aufgrund sozialer Interaktion und Kommunikation in Bezug gesetzt werden zu jeweiligen gesellschaftlichen Minimalvorstellungen über individuelle und soziale Fähigkeiten“ und „ein Individuum diesen Vorstellungen aufgrund seiner Merkmalsausprägung nicht entspricht“ (Jantzen 1976 zit. nach Feuser 1979, 37).

Darauf basierend gelangt er zu dem Schluss: „Das autistische Kind ist nicht autistisch“ (Feuser 1979, 351; 401). Diese These entspricht dem rund 20 Jahre später erschienenen viel zitierten Aufsatz-Titel Feusers: „Geistigbehinderte gibt es nicht“ (Feuser 2006)!

Feuser entwirft ein Bild, das Autismus bzw. Behinderung als eine dem Menschsein zugehörige Daseinsform annimmt, das erst durch gesellschaftlich determinierte (Zuschreibungs-)Prozesse pathologisiert wird:

> „Mithin ist jede Form von Behinderung, psychischer und auch körperlicher Krankheit menschlich und menschenmöglich (…). Für den Menschen ist es so ‚normal‘ ‚behindert‘ zu sein, wie es ‚normal‘ ist, nicht ‚behindert‘ zu sein“ (Feuser 1996, 23f).

Zweifelsohne ist es ein großes Verdienst Feusers, „den Behinderten als SUBJEKT im pädagogischen Prozeß durch die Orientierung an seiner GESAMTSITUA-

TION und nicht an seiner Defektivität“ (Rödler 1983, 185; Herv. im Orig.) zu sehen. Allerdings finden sich u. a. auch bei Bosch, Lempp und Bettelheim Hinweise auf die zu berücksichtigenden gesamtsituativen, also multifaktoriellen Bedingungsgefüge in der Begleitung autistischer Kinder. Ebenso ist es nicht richtig, dass die überwiegende Zahl der in der Autismusforschung gesammelten Ansätze defektbezogen und nur als Psychopathologie des Autismus zu verstehen seien (vgl. Feuser 1979, 10). Vielmehr stehen sich eine defizit- und eine ressourcenorientierte, verstehende Sicht von Beginn der Autismusforschung gegenüber. Daher ist es verkürzt, der Autismusforschung resp. der Psychiatrie bzw. Psychopathologie vorzuwerfen, sie sei ausschließlich an der Abweichung, am Kranken im Menschen interessiert.

So „führt die psychopathologische Einsicht, recht verstanden, näher zum Menschen, indem sie die Symptome als Zeichen wertet, die verstanden werden wollen. In dieser Perspektive ist die psychiatrische Untersuchung kein ‚Degradierungszeremoniell‘, sondern sie schafft Kontakt und erschließt auf anderem Weg kaum mögliches Verstehen“ (Lingg/Theunissen 2000, 30).

Schließlich muss aus heutiger Sicht das Anliegen der Erfassung der Gesamtsituation autistischer Kinder in der BRD (vgl. Feuser 1979, 9) letztlich als höchst ehrenhaftes, aber nahezu unmögliches Unterfangen gedeutet werden, zumindest dann, wenn der Begriff der „Gesamtsituation“ wie bei Rödler als Rahmen interpretiert wird, in dem sich die Persönlichkeit des Einzelnen entwickelt und damit Gesellschaft als Außendeterminante und Voraussetzung für die Persönlichkeit verstanden wird (vgl. Rödler 1983, 136). Eine Fachdisziplin allein vermag nicht diese unermesslich komplexe Lebenswirklichkeit des Personenkreises zu umschreiben. Es gab und gibt nicht *die* Lebenssituation autistischer Kinder. Und wenn es sie gäbe, wovon Feuser ja ausgeht, dann ist es nicht mehr erforderlich von der Situation autistischer Kinder zu berichten, dann wäre es richtiger, Grundlagen zur Pädagogik *behinderter Kinder* zu erarbeiten, was er letztlich tut.

Feuser kritisiert den Ansatz Delacatos als das autistische Kind ontologisierend und mystifizierend (vgl. Feuser 1979, 113); Delacatos Annahme einer Hirnverletzung als verursachender Faktor der autistischen Symptomatik als isolierend und isoliert (vgl. ebd., 106). Bosch und Lutz wirft er eine „ausschließlich biologisch-anthropologische Konzeption mit all ihren Implikationen“ vor (vgl. ebd., 124). Im Gegensatz zu Asperger, Nissen und Weber schließt er erbbiologische Faktoren zur Entstehung des Autismus aus, der psychogenetische Ansatz wird von ihm als „weitgehend bedeutungslos“ deklariert (vgl. ebd., 90).

Feuser geht von einer Wahrnehmungsverarbeitungsstörung als organologische Verursachung (vgl. ebd., 91) aus und misst der Wahrnehmung als Medium eines wechselwirksamen Sozialisationsprozesses zwischen Individuum und Umwelt bzw. Gesellschaft eine zentrale Bedeutung zu (vgl. Rödler 1983, 137f). Mit dieser Annahme finden sich Schnittpunkte wiederum zu Jantzens „neuropsychologischer Theorie des Autismus“, die einem „Frontallappensyndrom“ zuzuordnen sei, innerhalb dessen zentrale Verarbeitungsstörungen des Zwischengehirns das autistische Verhalten verursachen würden (vgl. Jantzen 1985b; Mattner/Gerspach 1997, 56). Mattner/Gerspach machen auf den Widerspruch aufmerksam, dass sich innerhalb dieser Perspektive einerseits gegen eine biologisch-ontologisierende Erklärung ausgesprochen wird, dass andererseits diese aber doch zur Klärung des autistischen Verhaltens herangezogen wird (Mattner/Gerspach 1993, 56). Damit wird das autistische Kind als nicht per se autistisch bestimmt, sondern es wird dies erst durch reziproke, dysfunktionale Wahrnehmungsaktivitäten zwischen ihm und seiner dinglichen und personalen Umwelt:

> „Autismus ist mithin nicht das Produkt eines von vornherein autistischen Kindes, sondern dieses – und damit Autismus – das Produkt dysjunktiver Wahrnehmungstätigkeit und resultativer Inkompatibilität einzelner Bereiche der Gesamtaktivität des Individuums und dieser mit der dinglichen und personellen Umwelt" (Feuser 1979, 344f).

Und weiter:

> „Entsprechend ist der ‚kindliche Autismus' als solches und sind die als Symptome in Erscheinung tretenden Verhaltensweisen und die Kategorien seines Denkens im Sinne von Lernprozessen erworben. Was Autismus ist, ist entsprechend eine Dimension der Umwelt, an die sich das Individuum anpaßt und die es sich im Sinne des Aufbaues der innerorganismischen Korrelate dieser Umwelt aneignet. (...) Erst die das jeweils spezifische Beziehungsgeflecht ausmachende Kategorie ermöglicht uns das Verständnis der Gesamtsituation des autistischen Kindes" (ebd., 345).

In breiter Kenntnis um Ansätze innerhalb der Autismusforschung intendiert Feuser eine Aufhebung der in der Autismusforschung vorherrschend angewandten Krankheitsterminologie (vgl. Rödler 1983, 184). Der Begriff der „Gesamtsituation" allerdings bleibt diffus.

Differenziert und vertiefend erarbeitet u. a. Rödler[71] eine ganze Reihe an Widersprüchen in Feusers Theorie (vgl. ebd., 184). An dieser Stelle sei festgehalten, dass Feuser auf ein Autismusbild verzichtet, das von der Symptomatik bzw. den Defiziten eines Menschen ausgeht. Stattdessen ist er bemüht, (gesellschaftlich) bestimmbare Rahmenbedingungen für das Zustandekommen autistischer Verhaltensweisen auszumachen. Letztlich stellt sein Theorieentwurf einen Versuch in

71 Peter Rödler, geb. 1953, ist Professor für allgemeine Sonderpädagogik an der Universität Koblenz-Landau, Campus Koblenz. Es ist Rödlers großes Verdienst, sich im Rahmen seiner Dissertation eingehend mit allen in den 80er Jahren vorliegenden Autismustheorien und Erklärungsansätzen intensiv auseinandergesetzt zu haben. Auf Rödlers pädagogisches Handlungsmodell (vgl. Rödler 1983, 200ff) wird deshalb nicht eingegangen, weil es kein eigenes Autismusbild enthält (vgl. ebd., 247). Seine Beschreibung des Autismus korreliert mit vorhandenen, in dieser Arbeit aufgegriffenen Klassifikationsversuchen.

der Annäherung an Kinder und Jugendliche mit Autismus dar, der, die Lebens- bzw. Gesamtsituation des Personenkreises (be-)greifend und verbessern wollend, in seiner Konstruktion gefangen bleibt.

Feuser entwirft daher im Ergebnis kein (eigenes) Autismusbild, sondern plädiert vielmehr für den Verzicht auf (Behinderungs-/Störungs-)Bilder zugunsten eines Transparentmachens gesellschaftlicher Strukturen, die (Zerr-)Bilder verursachen. Folgendes Zitat veranschaulicht, worum es Feuser in letzter Konsequenz geht:

> „Die Menschen zerbrechen an ihrer unmenschlichen Behandlung, aber nicht an ihrer Behinderung" (Feuser zit. nach Vetter 2009, 11).

Das Verhältnis zwischen (autistischem) Kind und seiner (gesellschaftlichen) Umwelt ist daher Ausgangspunkt und Erklärung in der Auseinandersetzung mit dem Autismusbegriff. Feuser ist zuzustimmen, Behinderung und Autismus als Form des Menschseins, letztlich als Normalität wahrzunehmen (Dimensionalität). Jedoch bedeutet die Negierung eines Begriffs nicht eine Veränderung der durch diesen Begriff umschriebenen Realität/Lebenssituation der Betroffenen, um die es ihm ja gerade geht.

Und Rödler hält fest:

> „Es ist zu beachten, daß es bei (...) der Bandbreite des Autismus nicht darum geht, eine Gruppe Menschen aufgrund irgendwelcher ihnen gemeinsamen Eigenschaften aus dem gesellschaftlichen Gesamtrahmen etikettierend herauszulösen, sondern ein Problem begrifflich enger zu fassen" (Rödler 1983, 249).

Die theoretische Abgrenzung des Autismus von anderen Störungen kann die inhaltliche Flexibilität des Autismusbegriffs nicht auflösen. Die Erforderlichkeit der gesicherten Diagnostik steht im Widerspruch zu einer Perspektive, die Autismus als Sammelbegriff aushält, ja, geradezu wünscht. Damit bilden sich letztlich zwei diametral entgegengesetzte, bis heute existierende Autismusbilder heraus. Das eine Autismusbild ist eindeutig konturiert, während das andere Übergänge mitzeichnet. Aus heutiger Perspektive wird deutlich, dass diese klare Konturierung die Voraussetzung war und ist für die Idee des Autismus-Spektrums, wenngleich dieses von Beginn in Form von Schattierungen durchaus sichtbar war.

Daneben sind die Entwicklungen der Autismusforschung in den 70er Jahren insofern als höchst aktuell einzustufen, als besonders in therapeutischer Hinsicht hier die Anfänge der bis heute angewandten – zu großen Teilen weiterentwickelten – Interventionen zu verorten sind. Es war also auch ein Anliegen aufzuzeigen, dass eine ganze Reihe an Begriffen und Ideen *nicht*, wie es zuweilen scheint, innovativ sind, sondern auf eine zwar junge, aber gemessen an der Gesamtdauer der Beschäftigung mit dem Thema Autismus, doch historisch gewachsene Tradition zurückführbar sind.

Tabelle 17: Übersicht über die nosologischen Zuordnungen des (überwiegend Frühkindlichen) Autismus in den 50er bis 70er Jahren des letzten Jahrhunderts[72]

Jahr/Autor	Autismus als kindliche Schizophrenie	Autismus als klinische Unterform der kindlichen Schizophrenie	Autismus als eigenes Störungsbild/ Syndrom	Sonstige
1943 Kanner	⊙			
1944 Asperger	⊙			
1952 DSM-I	⊙			
1952 van Krevelen			⊙ (Frühkindl. Aut.)	in Verbindung mit Oligophrenie
1953 Stern/Schachter			⊙	
1954 Prinsen			⊙	
1955 Popella			⊙	
1956 von Stockert			⊙	als Form der kindl. Psychose
1961 Spiel			⊙ (Frühkindl. Aut.)	⊙ (Asperger als mögliche Sonderform des schizoiden Charakters)
1961 Creak u. a.	⊙			
1962 Bosch			⊙	
1962 Kranz	⊙			
1964 Schneider	⊙			
1965 Mahler		⊙		
1965 Fischer	⊙			
1965 Schopler			⊙	
1966 J.K. Wing			⊙ (Frühkindl. Aut.)	
1967 Bettelheim		⊙		
1967 Lempp	⊙			
1968 Lutz			⊙	
1968 DSM-II	⊙			
1969 Bürger-Prinz/ Schorsch	⊙			
1969 Rendle-Short			⊙	

72 Die Kategorien orientieren sich an Sammeck 1973 und Eggers 1978, die sich beide eingehend mit der Frage der Nosologie des Autismus, insbesondere des Frühkindlichen Autismus auseinandersetzen. Eine Beschäftigung mit den Schriften Aspergers erfolgt seinerzeit eher marginal bis gar nicht.

1969 Stutte			⊙	
1970 Weber			⊙	
1971 Nissen				⊙ Autismusfaktor
1971 Wing, L.			⊙ (Frühkindl. Aut.)	als Form der kindl. Psychose
1972 Müller-Wiede-mann			⊙	
1973 Lempp			⊙	
1974 Delacato			⊙	als Folge einer Hirnverletzung
1976 O'Gorman		⊙		
1978 Eggers			⊙	
1978 Rutter			⊙	
1979 Feuser			⊙	als Produkt der Gesellschaft

„The Pictures gone
but the Memory lingers on“
Ariel Pink

* * *

6 Zur Autismusforschung in den 1980er Jahren – das Jahrzehnt der Therapien

In den vorangegangenen Kapiteln der vorliegenden Arbeit war es erforderlich, verschiedene Autorinnen und Autoren und ihre Perspektive auf *den* Autismus vorzustellen, zu diskutieren und auf heutige Ansätze innerhalb der Autismusforschung zu beziehen, um zu zeigen, dass bis in die 1970er Jahre kein spezifisches Autismusbild existiert, es eben nicht *den* Autismus gibt, weil dieser abhängig ist von der Sicht, den wissenschaftlichen Grundannahmen und dem jeweils zugrunde gelegten Menschenbild der Autorin bzw. des Autors.

Für das Jahrzehnt der 1980er Jahre erfolgt weitgehend, da vereinzelt doch auf bestimmte Autoren eingegangen werden muss, ein *Gesamtüberblick* auf die in der Autismusforschung vorherrschenden Beschreibungen und Klassifikationen. Dieses Vorgehen ist weniger methodisch, sondern rein sachlich begründet.

Die 80er Jahre sind der Beginn der Geschichte des Autismus als *Störung*. In seiner „Geschichte des Wahnsinns“ fordert **Michel Foucault**[73] (1926–1984) auf eindrückliche Weise:

> „Man muß in der Geschichte jenen Punkt Null der Geschichte des Wahnsinns wiederzufinden versuchen, in dem der Wahnsinn noch undifferenzierte Erfahrung, noch nicht durch eine Trennung gespaltene Erfahrung ist“ (Foucault 1973, 7).

Daher wird – zur realen „Geschichte des Wahnsinns“ in Gegensatz stehend –die durch eine „Trennung gespaltene Erfahrung“, die Trennung zwischen Vernunft und Unvernunft, die Trennung zwischen Gesund und Krank, Gestört und Nicht-Gestört und im vorliegenden Fall Autistisch und Nicht-Autistisch, von Beginn an als solche und damit als Problem diskutiert.

Die Geschichte des Autismus ist bis Ende der 70er Jahre eine Geschichte über die Frage nach der Zulässigkeit, von *dem* Autismus zu sprechen, oder aber das autistische Verhalten als Seinsform, als eine dem Menschsein zugehörige Kate-

73 Frau Prof. Dr. Ursula Stinkes danke ich für die bereichernden Gespräche über Foucault.

gorie zu deuten. Autismus ist deshalb ein besonderes Problem für die Wissenschaft, insbesondere für die Psychiatrie, weil dieser eine *Entscheidung* erfordert.

Bleuler setzt mit Einführung des Begriffs den eigentlichen „Punkt Null“ des Autismus und der Autismusforschung, aber schon er kann sich nicht entscheiden. Er nutzt den Begriff zur Beschreibung abweichenden wie auch normalen Verhaltens. Auch Asperger vollzieht einerseits eine Trennung zwischen Autistisch und Nicht-Autistisch, löst diese wiederum aber auf, indem er diese auch als eine der Männlichkeit zugehörige Größe, als eine Charaktervariante einordnet. Was Foucault nachweist, nämlich, „dass es den Wahnsinn, das heißt jenen, den die Psychologie und die Psychiatrie beschreiben, nicht immer schon gab, sondern dass dieser als das verstoßene und bald einmal eingesperrte Andere der Vernunft historisch entstanden ist“ (Sarasin 2005, 28), gilt also einerseits auch für die Autismusforschung. Es gilt andererseits auch nicht, weil bis in die 70er Jahre eine Entscheidung für oder gegen den Autismus als Störung schwerfällt. Die Einführung des Begriffs bedeutete nicht, wie im Fall des Wahnsinns, eine eindeutige Entscheidung für Autismus als Störung. Dieser ließ sich eben auch denken als *eine* Möglichkeit im Spektrum menschlichen Verhaltens und Erlebens (vgl. Herbst 1985). In den 80er Jahren nun ist die Entscheidung gefallen: In einer großen Mehrzahl der Publikationen wird Autismus als Störung bzw. Syndrom vorausgesetzt. Die Idee des Spektrums wird nur noch marginal behandelt, was u. a. durch folgende Aspekte sichtbar wird:

- Es ist weiterhin – und, wie gezeigt werden konnte, historisch gewachsen – vorrangig die Psychiatrie, die sich mit dem Thema Autismus auseinandersetzt. Sie bietet die Instrumentarien zur Klassifikation von Störungen und ist damit wesentlicher Motor für die Entscheidung, Autismus als Störung oder Syndrom zu definieren. Dies ist auch erklärbar in einer Zeit, in der die Kinder- und Jugendpsychiatrie nach Einführung des Facharztes für Kinder- und Jugendpsychiatrie 1969 im Aufbau begriffen ist. So lautet seit 1993 die offizielle Berufsbezeichnung ‚Facharzt für Kinder- und Jugendpsychiatrie und -psychotherapie‘ (vgl. Nissen 2005, 507f). Die zahlreichen Neugründungen von zwar explizit interdisziplinär ausgerichteten, dennoch aber unter ärztlicher Leitung arbeitenden Sozialpädiatrischen Zentren in der BRD Ende der 80er Jahre belegen ebenso diesen Trend. Die Autismusforschung weicht zunehmend Disziplingrenzen auf und öffnet sich Nachbardisziplinen zur bestmöglichen Behandlung und Begleitung des Personenkreises.
- Ein (sicher ungewollter, aber unvermeidbarer) Nebeneffekt der Arbeit des Bundesverbands autismus und der regionalen (Eltern-)Initiativen zur Verbesserung der Lebenssituation autistischer Menschen, dessen Anfänge in die 70er Jahre fallen, entfaltet sich in den 80er Jahren. Eine ganze Reihe an regionalen Elternverbänden und Autismus-Therapie-Zentren (ATZ) bzw. Autismus-Therapie- und Beratungszentren (ATB) werden in den 80er Jahren ge-

gründet. Auch die Gründung von „**Autism Europe**", einer internationalen Vereinigung zur Stärkung von Menschen mit Autismus und ihren Familien fällt in diese Zeit (1980). Jene Verbände und Initiativen, die schon vorher existierten, erweitern ihre Arbeit. Diese bis heute anhaltenden Bemühungen[74] konstituieren Autismus als Störung vollends. Die Forderung nach Hilfe und die Feststellung von Förderbedarf setzt eine Diagnose und damit die Zuschreibung einer Störung voraus.

- Die Diffusität des Autismusbegriffs geht einher mit einer Vielzahl an Unsicherheiten im konkreten Umgang mit Menschen mit autistischem Verhalten. Die Entscheidung für die Kategorisierung und Bestimmung von Symptomen schafft (vermeintliche) Sicherheit. Das beobachtbar abweichende Verhalten bekommt einen Namen. Das schafft Erleichterung. Feuser verweist mit Blick auf die Geschichte der Autismusforschung eindrücklich auf eines der Grundprobleme der Klassifikation als ausgrenzender Mechanismus:

> „Statt dessen rückten die ‚Besonderheiten' und damit festgestellten verhaltensmäßigen Abweichungen in den Mittelpunkt der Betrachtung und bilden diesen bis heute (...). Der autistische Mensch, welcher Art und welchen Schweregrades auch immer, entsteht vor unseren Augen nur als ein Konstrukt aus als pathologisch bewerteten Momenten seiner Existenz. Alles, was man in Bezug auf diesen Personenkreis herausfand, diente als Argument und Beweis für die Notwendigkeit seiner Ausgrenzung aus unseren regulären Lern- und Lebenszusammenhängen, um ihn dann – welch ein Anachronismus – wieder mühsam, gegen die eigenen Vorurteile gerichtet, zu ‚normalisieren' und zu integrieren" (Feuser 2001, 7).

- Ansätze wie zum Beispiel von Feuser (1979; 1984; 1985) oder Rödler (1984; 1985) intendieren, wie gezeigt wurde, eine Vermeidung dieses Weges der Kategorisierung und Zuschreibung durch das Hinzuziehen anderer Faktoren für das Entstehen und Verstehen autistischen Verhaltens. Diese bleiben aber weitgehend unberücksichtigt. Sie sind nicht kompatibel mit dem in dieser Zeit gängigen Autismusbild (vgl. dazu auch Weber 1982). Dennoch dürfte es gerade ihnen zu verdanken sein, die Heil- und Sonderpädagogik auf Autismus aufmerksam zu machen – insbesondere Feuser widmet sich seit 1976 der Thematik. Der Ruf nach Hilfeformen für Menschen mit Autismus erfordert schnelle, praktische, bezahlbare Lösungen und Sichtweisen auf den Personenkreis, und praktisch ist, was „man", also der Betroffene und seine Familie, tun kann.

---

74 Eine vollständige Auflistung der Elternverbände und Zentren in der BRD findet sich auf der Homepage des Bundesverbands autismus.

Ein plakativer Beleg für diese Entwicklung sind z. B. die **11 Thesen zum autistischen Syndrom** formuliert von 13 deutschen und schweizer Kinderpsychiatern auf der 5. Bundestagung des Bundesverbands Hilfe für das autistische Kind e. V. in Baunatal bei Kassel **1981**. Diese lauten:

„1. Es gibt beim Kind ein autistisches Syndrom, das sich von Behinderungen und Verhaltensstörungen anderer Art diagnostisch abgrenzen läßt.
2. Das autistische Syndrom ist in seiner Symptomatik und im Grad seiner Ausprägung variabel; wichtige Symptome sind z. B. eine tiefgreifende Kontakt- und Beziehungsstörung, charakteristische Auffälligkeiten der Sprache und ritualistische Verhaltensweisen wie Stereotypien und Zwänge. Neben einer Kerngruppe kommen einerseits Grenzfälle zum Normalverhalten, andererseits autistisches Verhalten bei Geistigbehinderten und Sinnesdefekten vor.
3. Eine Unterteilung nach Ursachen ist nicht zweckmäßig, da hierüber zu wenig bekannt ist. Sie erfolgt besser nach der Symptomatik.
4. Die Diagnose ist durch psychiatrische Untersuchungen, d. h. vor allem Verhaltensbeobachtung, die anamnestisch auch auf frühere Entwicklungsphasen zurückgreift, möglich. Sie wird durch körperliche Abklärung ergänzt und sollte durch fortlaufende Untersuchungen bestätigt oder verworfen werden.
5. Der Verlauf des autistischen Syndroms ist charakteristisch: Beginn der Symptomatik vor dem 30. Lebensmonat, Höhepunkt der typischen Symptome zwischen dem 5. und 8. Lebensjahr. Völlige Heilung ist kaum möglich, aber in günstigen Fällen einigermaßen gelingende soziale Anpassung.
6. Eine möglichst frühe Diagnose ist wünschenswert. Sie ist zwischen dem 1. und 3. Lebensjahr als Verdachtsdiagnose, später nach mehreren aufeinanderfolgenden Untersuchungen mit größerer Sicherheit zu stellen.
7. Zahlreiche Forschungen haben ergeben, daß das autistische Syndrom u. a. auf einer Störung der Wahrnehmungsverarbeitung beruht. Wie diese zustande kommt, ist bis heute nicht eindeutig geklärt.
8. Offenbar gibt es mehrere kausale Wurzeln, die getrennt oder nebeneinander vorhanden sein können. Ein organischer Faktor, z. B. ein frühkindlicher Hirnschaden, scheint häufig eine Rolle zu spielen. Eine rein psychogenetische Entstehung des autistischen Syndroms wird von den meisten Forschern abgelehnt.
9. Bei der Einflußnahme auf autistische Entwicklungen kommt es auf das Zusammenwirken spezieller heilpädagogischer, sonderpädagogischer und psychotherapeutischer Maßnahmen an. Die spätere soziale Eingliederung hängt von der Bereitschaft der Gesellschaft zur Bereitstellung ‚sozialer Nischen' ab.
10. Medikamentöse Therapie ist bis jetzt nur symptomatisch zur Beeinflussung einzelner Symptome möglich.
11. Frühzeitige Information und Mitarbeit der Eltern und frühzeitige Förderung und Therapie sind entscheidend für eine optimale Entwicklung dieser Kinder" (Kehrer 1989, 186).

Liegt eine Störung vor, ist in aller Regel der zweite Schritt die Suche nach Möglichkeiten ihrer Behandlung. Ein überwiegender Teil der Publikationen widmet sich dieser Frage: Die 80er Jahre sind *das* Jahrzehnt der *Förderung und Therapie* des autistischen Kindes. In diesem Zusammenhang wird deutlich, dass dieses durch eine besondere Ambivalenz gekennzeichnet ist:

Die (Schein-)Sicherheit der Diagnosemöglichkeit und -stellung suggeriert, nicht nur endlich verstanden zu haben, dass es Menschen mit autistischem Verhalten gibt, sondern bedeutet auch die Legitimation der Forderung nach Therapie und Hilfe. Bei Betrachtung der Hilfe- und Fördermöglichkeiten bei der Diagnose Autismus aber wird im Rückblick deutlich, dass im konkreten Umgang, in der konkreten Unterstützung nichts sicher, sondern alles möglich ist.

Die Vielzahl der Therapie- und Förderangebote verweist nicht nur auf die Unsicherheit hinsichtlich der Ätiologie des Autismus (vgl. Kap.3.1 in der vorliegenden Arbeit), sondern auch auf den hohen Leidensdruck der Betroffenen und ihrer Familien und schließlich auf die Hegemonie der Wissenschaft, die (endlich) ihre Legitimation durch Feststellung des Förder- und Therapiebedarfs gefunden zu haben scheint.

Damit wird auch in den 80er Jahren *über* den Autismus und *über* Menschen mit Autismus gesprochen. Und die Sprache ist nun vereinheitlicht. Es gibt kaum einen Zweifel mehr am Bild des Autismus: Es gibt *den* Autismus, dieser ist zwar variabel, aber abgrenzbar von der Norm und auch von anderen psychischen Störungen. Er geht einher mit einer Behandlungsbedürftigkeit, er stellt ein Defizit dar. Dies gilt auch in großen Teilen für den Bereich der schulischen sowie vor-, außer- und nachschulischen Förderung. Dieser Bereich wiederum öffnet explizit pädagogischen Fachdisziplinen die Tür in das Feld der Autismusforschung. In den 80er Jahren wird Autismus damit nicht mehr nur punktuell von der Heil- und Sonderpädagogik wahrgenommen, was die zunehmende Anzahl von Publikationen aus diesem Bereich belegt (vgl. Bundesverband Hilfe für das autistische Kind e. V. 1984; Cordes 1985; Eichhorn/Goetze/Klein 1982; Feuser 1980; Goebel-Gülke 1988; Jacobs 1984; Landesinstitut für Schule und Weiterbildung NRW 1987; Ministerium für Kultus, Jugend und Sport B.-W. 1988; Müller-Wiedemann 1978; 1980, 180ff; Rödler 1983; 1986; Rupprecht 1982; Schweppe 1985).

So werden seit 1979 erstmals in Rheinland-Pfalz in den 80er Jahren bis heute von den Bundesländern verschiedene Empfehlungen zur Beschulung und Förderung von Kindern und Jugendlichen mit Autismus herausgegeben (vgl. Tab. 2 in Kap. 2.2) – ihnen gemeinsam ist die Zuerkennung eines spezifischen Förderbedarfs und daraus ableitbare Handlungsvorschläge und -ansätze. Dass sich in einem besonderen Maße Schulen mit dem Förderschwerpunkt „geistige Entwicklung“, also Schulen für Kinder und Jugendliche mit geistiger Behinderung autistischen Kindern annehmen, liegt vor allem darin begründet, dass in den 80er Jahren noch keine ausreichenden diagnostischen Möglichkeiten zur Verfügung stehen, frühzeitig eine gesicherte Autismusdiagnose zu stellen (vgl. Dalferth

1986; Innerhofer/Klicpera 1984, 166) *und* geistige Behinderung von Autismus zu trennen. Vielmehr wird nicht selten von einem gemeinsamen Auftreten ausgegangen bzw. eine Differenzierung wird als nicht zwingend wahrgenommen (vgl. Innerhofer/Klicpera 1984, 167). *Einerseits* wird *Autismus* damit als Behinderung bzw. Störung angenommen bzw. vorausgesetzt. Dieser Sicht sind alle Autoren zuzuordnen, die sich explizit um die Verbesserung einer gesicherten Klassifikation und (Differential-)Diagnose bemühen (vgl. Cordes 1985; Kehrer 1982; Rutter 1988). *Andererseits* findet sich eine Sichtweise, die *autistisches Verhalten auch* als Symptom innerhalb anderer Erscheinungsformen, wie der geistigen Behinderung als mögliche Kategorie mitdenkt (vgl. Arbeitstagung Verband kath. Einrichtungen Freiburg 1988; Dalferth 1987; Jung 1982; Kehrer 1995).

Auf diese Weise werden in den 80er Jahren vollends zwei (bis heute bestehende) Autismusbilder etabliert: das eine als Reinform, als klares unmissverständliches Bild des autistischen Kindes, das andere als bis heute mit dem Begriff des Kindes mit autistischem Verhalten umschriebene. Beiden Bildern ist die Annahme einer vorliegenden Abweichung, Störung oder Auffälligkeit gemein, allerdings mit unterschiedlicher Schwerpunktsetzung. Daneben erfolgt eine weitere Unterscheidung zur schulischen Förderung des autistischen Kindes: Auf der einen Seite wird eine Förderung in Spezialklassen favorisiert (Cordes), auf der anderen Seite wird unter bestimmten Lernbedingungen eine integrative Beschulung in prinzipiell allen Schulformen als möglich und erforderlich angesehen (Feuser). Und Jacobs fordert eine Beschulung in der Schule für Geistigbehinderte unter Anwendung eines schrittweisen Prinzips beginnend mit einer Einzelförderung, wenn nötig auch im häuslichen Umfeld, im zweiten Schritt einer Beschulung in der Kleingruppe als Vorbereitung für eine Förderung im Klassenverbund.

Obwohl das Bild des autistischen Kindes in diesem Jahrzehnt eine Konturierung hin zu einem förderwürdigen und förderbedürftigen Individuum bedeutet, einmal ausgehend von der Annahme, dass das Kind wegen seines Autismus so ist, wie es ist, und einmal von der Annahme aus, dass das Kind autistisch reagiert aufgrund gestörter Interaktions- und Kommunikationsstrukturen innerhalb seines Umfeldes, ist die Diskussion um adäquate Förderung keineswegs nur als kritisch zu bewerten.

Diese Form der Diskussion hat einen wesentlichen Nebeneffekt: Sie macht *aufmerksam* auf diesen Personenkreis und leitet ausgehend von der *Feststellung eines individuellen Förderbedarfs* eine Sichtweise ein, die plädiert für *Rechte* des Menschen mit Autismus. Zunächst handelt es sich um ein Plädoyer nach Rechten auf angemessene Förderung und Therapie. Nachdem sich im Verlauf der 80er Jahre zeigen wird, dass es nicht *die* angemessene Förderung gibt, sondern sich diese nach dem *individuellen Bedarf* eines jeden einzelnen Menschen mit Autismus richtet, erfolgt eine maßgebliche Erweiterung des Plädoyers nach Rechten für Menschen mit Autismus, die sie selbst und/oder ihre Familien formulieren: das Recht auf Selbstbestimmung. Dieser historische Verlauf der Autismusforschung bedeutet zweierlei:

1. Die Autismusforschung ist Spiegel wissenschaftlicher Paradigmen im Allgemeinen. Was innerhalb der jeweiligen Fachdisziplinen diskutiert wird, wird auf Menschen mit Autismus übertragen. Autismus ist damit Instrument der Forschung und Wissenschaft. Dieser dient der Verdeutlichung bestimmter Denkansätze oder Strömungen.

Sicher ist es kein Zufall, dass mit der Verankerung des Diskriminierungsverbotes im Grundgesetz in Art. 3: „Niemand darf wegen seiner Behinderung benachteiligt werden", und mit der **Duisburger Erklärung 1994** (vgl. Hähner/Niehoff 1997), in der grundlegend das Recht und der Anspruch auf Selbstbestimmung von Menschen mit Behinderung festgehalten wird, nahezu zeitgleich mit der Flut an Literatur zur Idee der Selbstbestimmung und des Empowermentansatzes Menschen mit Autismus sehr verstärkt selbst das Wort ergreifen und seit den 90er Jahre in hoher Zahl bis heute (Auto-)Biographien publizieren. Dieses Phänomen ist erklärbar mit der These des Autismus als Spiegel der Wissenschaft und Forschung.

2. Die innerhalb der Autismusforschung aufgegriffenen Ansätze entwickeln allerdings eine Eigendynamik. Sie werden *autismusspezifisch* diskutiert, was einerseits eine Verbesonderung der ohnehin bestehende Aussonderung des autistischen Menschen bedeutet, anderseits aber zeigt, dass die Entscheidung, Autismus als Störung zu fassen, Voraussetzung war und ist für all jene Ansätze, die gerade Gegenteiliges annehmen, wenigstens aber die Festlegung auf *ein* Autismusbild zu vermeiden versuchen. So sind also die Stimmen autistischer Menschen selbst und ihrer Familien auch als Korrektiv der Wissenschaft zu deuten – sie korrigieren das bis dato vorherrschende Bild des Menschen mit Autismus.

Wie die 1980er Jahre, wie im folgenden Abschnitt auf deskriptive Weise gezeigt werden wird, das Jahrzehnt der Therapien bei Autismus sind, so sind sie gleichermaßen Voraussetzung für die Abkehr einer weitgehend ausschließlichen Sicht auf Autismus als Störung hin bzw. zurück zu einer Sicht der Anfänge der Autismusforschung, die das Spektrum autistischer Verhaltensweisen berücksichtigt und daher gerade die Frage der Grenzziehung zwischen Normalität und Abweichung problematisiert.

6.1 Der autistische Mensch, der Autismus und autistische Verhaltensweisen im Fokus von Therapie und Förderung

Die 1980er Jahre sind die Geburtsstunde eher allgemein gehaltener „Lehr- und Handbücher" und Beiträge, in denen in der Regel die neuesten Erkenntnisse der Forschung zu den Bereichen der Definition/Klassifikation, Epidemiologie/Prävalenz, Ätiologie, Diagnose, Komorbidität und Differentialdiagnostik, Prognose, Verlauf und Therapie vorgestellt werden (vgl. Bormann-Kischkel 1984; Innerhofer/Klicpera 1988; Kehrer 1989; Nissen 1980; Remschmidt 1987; Steinhausen 1988, 57ff; Weber 1983; 1985, 270ff; Wilker 1989). Diese Lehr- und Handbücher entstammen meist der kinder- und jugendpsychiatrischen Disziplin und unterscheiden sich (bis heute) inhaltlich nur wenig – für gewöhnlich werden aktuelle Studien zu o. g. autismusspezifischen Themen vorgestellt.

Im Zentrum der Autismusforschung stehen das *Kind* und der *Jugendliche* mit der Diagnose Frühkindlicher Autismus. Das Asperger-Syndrom findet Erwähnung, wird aber im Vergleich zum Frühkindlichen Autismus noch eher wenig aufgegriffen. Eine Auseinandersetzung mit der Situation erwachsener Menschen mit Autismus findet nur vereinzelt statt (vgl. Bundesverband Hilfe für das autistische Kind e. V. 1982; Mall 1981; Wendeler 1984).

Die in den 1970er Jahren vorgeschlagenen Interventionsformen bei Autismus werden nun weitergeführt und entweder einzelfallbezogen und damit handlungsorientiert aus der konkreten Praxis für die Praxis oder allgemein vorgestellt. Damit wird die Autismusforschung zum *Sprachrohr* für *Expertinnen und Experten*, die mit Menschen mit der Diagnose Autismus *und* ihren Eltern im therapeutischen, vorschulischen, schulischen, nach- und außerschulischen Bereich arbeiten (vgl. u. a. Alvin 1988; Arens/Dzikowski 1988; Augustin 1985; Birkebach/Winter 1985; Bernard-Opitz/Belsch 1984; Bernard-Opitz 1985; Bernard-Opitz u. a. 1988; Bundesverband Hilfe für das autistische Kind e. V. 1984; 1985; Cordes 1985; De Meyer 1986; Dirkneite/Hunze 1986; Dirlich-Wilhelm 1984; Dittrich 1984; Dzikowski/Vogel 1988; Geiger 1982; Goebel-Gülke 1988; Hahne 1986; Hartmann u. a. 1988; Holtzapfel 1981; Horn 1981; Jung 1986; Jacobs 1984; 1985; 1986; Kalde/Jakobs 1988; Landesinstitut für Schule und Weiterbildung NRW 1987; Loeben-Sprengel u. a. 1981; Martinus 1984; Merkens 1983; Ministerium für Kultus, Jugend und Sport B.-W. 1988; Müller-Wiedemann 1978; 1980; Nitz 1986; Rödler 1983; 1986; Rohmann/Hartmann 1988; Rohmann u. a. 1988; Rohmann/Elbing 1990; Rupprecht 1982; Schmauch 1985; Schopler 1983; 1987; Schweppe 1985; Voges/Stüdemann 1980; Wendeler 1984).

Diese Expertinnen und Experten sind der psychiatrischen, therapeutischen oder pädagogischen Fachdisziplin zuzuordnen. Diese Zugänge unterscheiden sich wie auch in den 50er bis 70er Jahren hinsichtlich ihrer Ziele insofern, als aus pädagogischer Sicht nicht primär die *Symptome am Kind behandelt* werden, sondern ausgehend von den individuellen Bedürfnissen und Stärken des Kindes seine Umwelt gestaltet wird.

Neu ist nun die Einbeziehung *schulischer Fragestellungen*. Autismus wird auf diesem Hintergrund verstanden als „eine Kommunikationsstörung im Erziehungs- und Bildungsprozeß" (Jacobs 1986, 53; Rödler 1983, 251). Die Störung wird nicht allein im Kind verortet, sondern zurückgeführt auf gestörte Interaktionsschemata. Der Pädagogin bzw. dem Pädagogen obliegt die Aufgabe, Anlässe und Bedeutungen des autistischen Verhaltens als sinnvolle Reaktion auf für die Kinder erschwerende Umweltbedingungen zu deuten (Jacobs 1986, 53). Aus (heil-)pädagogischer Sicht wird die „Förderung zu einem Prozess und wirkt in einem erzieherischen Zusammenhang. Somit wird die Lebenswelt des Kindes bewusst einbezogen und auf der Stärkenperspektive aufbauend werden entwicklungsfördernde Situationen geschaffen, die Lernen wiederum ermöglichen" (Stolz 2015, 142).

Es ist wichtig festzuhalten, dass beide Sichtweisen auf das Kind mit Autismus von einer Förderbedürftigkeit ausgehen:

- Ob nun Symptome, auffällige Verhaltensweisen oder nicht-gelingende Kommunikationsstrukturen fokussiert werden,
- ob diese als subjektiv oder reaktiv sinnvoll oder als per se krank interpretiert werden,
- ob spezifische Kompetenzen trainiert oder die Beziehung zwischen Kind und Umwelt im Zentrum der Begegnung stehen,
- ob das Kind oder die Welt des Kindes eine unterstützende Veränderung erfahren soll,
- ob Anlass der therapeutischen *Behandlung* oder (heil-)pädagogischen *Begleitung* die Defizite oder gerade Stärken des Kindes sind – allen Ansätzen ist das Anliegen gemein, eine Verbesserung der Lebenssituation resp. Lebensqualität des Kindes und seiner Familie zu erreichen.

Geht es um Förderung[75] muss es einen *Anlass* geben, und dieser Anlass ist stets, wenn von autismusspezifischer Förderung[76] die Rede ist, das autistische Verhal-

---

75 Der Begriff der Förderung wird im Zusammenhang mit Menschen mit Autismus eher breit ausgelegt und impliziert sowohl das Anliegen einer individuellen Hilfe in Form von Einzelförderung und Entwicklungsförderung, aber auch, wie z. B. bei Jacobs anklingt, „Erziehung, Unterricht und Therapie als Methoden der Förderung" (Stolz 2015, 141). Erziehung und Bildung sind auf dieser Basis der Förderung immanente Größen. Umgekehrt ist pädagogisches Handeln (vgl. zum pädagogischen Handeln u. a. Bauer 1997; Benner 2001; Böhm/Schiefelbein/Seichter 2008; Flitner/Scheuerl 2000; Flitner 2004; Giesecke 1987/2007; Gudjons 2006; Hoffmann/Gaus/Uhle 2005; Hörster 2006; Klein 2004; Nyssen/Schön 1995; Prange/Strobel-Eisele 2006; Thiersch 2009; Treptow 2005) aus dieser Perspektive ohne auch fördernde Elemente nicht denkbar. In der (Sonder-)Pädagogik wird der Förderungsbegriff kontrovers diskutiert. Hier geht es auch um eine Abgrenzung der Begriffe der Förderung, Bildung, Erziehung und Therapie. Diese Diskussion (vgl. dazu z. B. Fornefeld 1998, 73; Straßmeier 2003, 325ff; Klauß/Lamers 2003, 13ff; Leonhardt/Wember 2003; Nohl 2007, 166ff) soll hier nicht vertieft werden, weil sie innerhalb der Autismusforschung keine zentrale Rolle einnimmt.

76 Für die Bezeichnung „autismusspezifische Förderung" liegt weder in Theorie noch in Praxis eine einheitliche Definition vor. Die Begriffe Therapie, Förderung und Beratung werden häufig synonym behandelt: „Autismusspezifische Förderung meint überwiegend die individuelle, begleitende Hilfe für und mit Menschen aus dem Autismus-Spektrum, die von speziellen Förderzentren oder Praxen (…) ausgeht. Die Förderschwerpunkte zielen in komplexer Weise u. a. auf die

ten selbst, das *im* Menschen verortet wird – es legitimiert jegliches pädagogische und/oder (psycho-)therapeutische Handeln. Es bleibt verwoben mit dem Kind und seiner Umwelt.

Dies hervorzuheben ist deshalb wichtig, weil das Bild des autistischen Kindes als förderbedürftiges Wesen in den 80er Jahren ausklammert, Autismus als *eine* Möglichkeit menschlichen Handelns und Denkens zu verstehen. Wenn Autismus als *eine* Form des Menschseins gedeutet wird, schließt dieses Autismusbild eine Förderbedürftigkeit aus. Erst mit der Idee des Autismus-Spektrums, die ja aber erst Ende der 80er Jahre in der BRD weiterverfolgt wird, wird es möglich, Autismus als Norm *und* Abweichung zu verstehen.

Neue bzw. ergänzende Ätiologietheorien werden diskutiert (vgl. Ayres 1984, 173ff; Gillberg 1988; Jantzen 1985; Kischkel 1985; Klicpera 1984; Klimm 1981; Lensing 1982; Ritvo 1988; Sievers 1982), teilweise werden aus diesen neue Behandlungsansätze abgeleitet (z. B. Klimm 1981; Wohlfarth 1985). Die Annahme einer primär genetischen Verursachung des Autismus wird zwar nicht vollends aufgegeben, rückt aber doch in den Hintergrund der Diskussion.

Einer der einflussreichsten Ansätze in den 1980er Jahren dürfte der von dem niederländisch-britischen Nobelpreisträger **Niko Tinbergen** (1907–1988) und seiner Frau **Elisabeth A. Tinbergen** (1912–1990) **1984** vorgestellte ursprünglich von der Tier-Verhaltensforschung ausgehende ethologisch orientierte Zugang auf die Genese des Autismus sein. Die Autoren nehmen verschiedene Umweltbedingungen, die sie als „autismogene Faktoren“ (Tinbergen/Tinbergen 1984, 119) bezeichnen, als Autismus begünstigende, die allgemeine Entwicklung gefährdende *soziale* Umstände an, die sie explizit als noch vorläufig verstanden wissen wollen (ebd., 119). Zu diesen Umweltbedingungen, die eine erhöhte Angst beim Kind auslösen und das Bindungsverhalten wie auch die Entstehung des Urvertrauens stören können (vgl. Walter 2007, 220), zählen:

- *Pränatale Einflüsse*, wie Krankheit der Mutter während der Schwangerschaft, z. B. Röteln, ungesunde Ernährung, Konsum von Giften und Suchtstoffen, Depressionen, Stress und eine erhöhte Ängstlichkeit.
- *Perinatale Einflüsse*, wie tiefe Zangengeburt, Sauerstoffmangel oder eine Geburt unter Vollnarkose als angenommene traumatische Ereignisse für das Kind, die eine Anfälligkeit für emotionale Störungen begünstigen können.
- *Postnatale Einflüsse*, wie kontakthemmende Maßnahmen und in der Folge ein Nichtzustandekommen des Kontakts und der Bindung zwischen Mutter und Kind nach der Geburt, z. B. Trennung von Mutter und Kind wegen

Bereiche Wahrnehmung, Sprache, lebenspraktische Fähigkeiten, soziale Interaktion, Sozialverhalten, Motorik, Handlungskompetenzen, herausforderndes Verhalten, Selbstwert und Identifikation des Betreffenden und auf das Lebensumfeld der zu fördernden Person“ (Stolz 2015, 142).

Krankheit, sofortiges Waschen und Anziehen des Neugeborenen, Umzug der Familie, ehe das Kind 2;6 Jahre alt ist, die Geburt eines Geschwisterkindes innerhalb von 18 Monaten, häufige Reisen und Besuchsfahrten außerhalb des gewohnten Umfelds des Kindes, traumatisches Unfallgeschehen (vgl. ebd. 221f).

Eine genetische Verursachung wird von Tinbergen und Tinbergen als eher unwahrscheinlich angenommen, wenngleich für eine erhöhte Vulnerabilität genetische Faktoren eine Rolle spielen könnten. Einer möglichen organologischen wie auch psychogenen Verursachung wird eine marginale Rolle zugeschrieben. Vielmehr vermuten sie, dass Autismus eine emotionelle Störung sei, „eine *von Angst* beherrschte *Störung des emotionellen Gleichgewichts*" (ebd., 220; Herv. im Orig.). Diese Angst geht zurück auf frühe traumatische Erfahrungen. Tinbergen und Tinbergen zeichnen ein eher unscharfes Autismusbild – eine Abgrenzung von anderen Störungsbildern erscheint ihnen schwierig. Hier ist wiederum der Gedanke des Kontinuums bzw. Spektrums des Autismus relevant, „da bei jedem Kind der *Ausprägungsgrad verschieden* ist, er höchst *unterschiedliche Formen* annehmen kann und die Symptomatiken einer *zeitlichen Veränderung* unterliegen" (ebd. 218; Herv. im Orig.). Als durch Beobachtung gewonnene Symptome nennen die Autoren Veränderungsangst, rezeptive Wahrnehmungsstörungen als emotionale reaktive Verweigerung auf das Umweltgeschehen, Stereotypien als Strategien zum Stressabbau und zur Konfliktlösung, sprachliche Besonderheiten interpretiert als Form der Verweigerung sozialen Kontakts sowie sehr heterogene intellektuelle Leistungen, die die Autoren dazu veranlassen, Leistungstests bei Kindern mit Autismus infrage zu stellen (vgl. ebd., 220). Die Idee des Spektrums wird allerdings bei Tinbergen und Tinbergen auf einer weiteren zusätzlichen, in der Autismusforschung so neuen Weise angedacht. Autismus wird als ein zivilisatorisch erklärbares, gesamtgesellschaftliches Phänomen verstanden. Während Feuser das Verhältnis von Gesellschaft und Behinderung am Beispiel der Autismusdiagnose untersucht, suchen Tinbergen und Tinbergen nach autismogenen Faktoren durch einen Vergleich von „primitiven" und „zivilisierten" Kulturen (vgl. ebd., 222). Autistisches Verhalten wird auf diesem Hintergrund als *eine* Möglichkeit menschlichen Verhaltens und Reagierens auf gesellschaftliche Wandlungsprozesse gedeutet. Gesellschaftlich beobachtbare Veränderungen werden zu angenommenen, wenn auch noch nicht belegten Risikofaktoren für das Zustandekommen autistischen Verhaltens. Diese sind u. a. Industrialisierung, Verstädterung, Zerfall der Großfamilie in Kleinfamilien und in der Folge Probleme, die zu Störungen innerhalb der Bindung zwischen Mutter und Kind führen können, wie die Wochenbettdepression, Unsicherheiten, Überängstlichkeit und Unerfahrenheit der Mütter im Umgang mit ihrem Kind, z. B. bezüglich des Stillens oder konkreter Erziehungsfragen, fehlende Struktur, Regeln und gleichbleibende, sicherheitsstiftende Abläufe im Alltag, fehlendes Angebot von Spielgruppen bzw. mangelnder Kontakt zwischen Kindern, durch Stress beeinflusste Familienatmosphäre, wie berufliche Eingebundenheit der Mutter und fehlende Zeit für das Kind und die Familie, Ehescheidung oder übertriebene Förderung des Kindes durch die Eltern (vgl. ebd., 223).

Die Tinbergens zeichnen **1.** ein neues Autismusbild, nämlich Autismus als emotionale Störung, die einhergeht mit einer nicht gelingenden Aneignung der Welt. **2.** gehen sie sowohl auf Kinder mit Autismus als auch auf *den* Autismus ein. Damit nehmen sie in den 80er Jahren eine Sonderrolle ein, weil einerseits *das Kind mit Autismus zum Objekt der Beobachtung* wird und auf dieser Basis Förderbedarf und Förderempfehlungen ausgesprochen werden, weil aber andererseits die *Gesellschaft zum Objekt der Beobachtung* wird, die rückverweist auf *den* Autismus als Reaktion auf diese.

Das ziemlich düster gezeichnete Bild der modernen Gesellschaft (vgl. Tinbergen/Tinbergen 1984, 146) macht *den* Autismus erklärbar. Auch den Tinbergens fällt also eine Entscheidung schwer, die nicht gelingende Aneignung von Welt als Folge des Autismus als Syndrom *im Kind* zu verorten oder aber als eigentlich gesunde Folge des Kindes auf ungesunde Bedingungen *in der Welt* des Kindes. Die Frage, ob Autismus ein Nicht-Aneignen-Können oder Nicht-Aneignen-Wollen von Welt bedeutet, bleibt letztlich unbeantwortet, erweitert aber zweifelsohne die Perspektive auf Menschen mit Autismus und Autismus als Erscheinung.

Allumfassend dominiert wird die Autismusforschung jedoch von der Diskussion um die **Festhaltetherapie**, die von Tinbergen und Tinbergen 1984 als geeignete Behandlungsform empfohlen wird. Kein anderer Ansatz erfährt in den 80er Jahren eine derart breite und kontroverse Auseinandersetzung (vgl. Burchard 1984; 1985; 1988; Dalferth 1988; Feuser 1987; 1988; Geiger 1988; Gruen/Prekop 1986; Heilmann 1988; Herbst 1988; Kane/Kane 1986; Klein 1984; 1989; Jantzen/v. Salzen 1988; Jung 1986; Kischkel/Störmer 1988; Mall 1983; Müller-Trimbusch/Prekop 1983; Prekop 1982; 1983; 1984; 1985; 1986; Rohmann 1984; Rohmann u. a. 1988; Rohmann/Elbing 1990; Schnell 1991; Wettig 1990).

Daneben wird die Autismusforschung zum *Sprachrohr* für *Eltern autistischer Kinder* (vgl. Axline 1980; Bier 1989; Blohm 1981; De Meyer 1986; Fredet 1980; Gagelmann 1984; Häusler 1979; Kaufman 1984; Müller-Garn 1977; 1980; Pintschovius 1981; Prekop 1979; Rupprecht 1984; Wagner-Riddifort 1980), bzw. andersherum: die Initiative der Eltern, ihr Erleben im Umgang mit ihrem Kind, ihre Sichtweisen auf Therapie- und Förderansätze, teilweise auch medial[77] in den Printmedien verarbeitet (vgl. z. B. Sülberg 1980), zwingt die Autismusforschung

---

77 Mit Erscheinen des US-amerikanischen Films „**Rain Man**“ **1988**, der inspiriert ist durch den Savant **Kim Peek** (1951–2009), wächst auch das mediale Interesse am Thema deutlich. Die 80er Jahre können auf diesem Hintergrund auch als Geburtsstunde des Autismus als Thema in den Medien gekennzeichnet werden.

zu einer Öffnung für die Elternperspektive. Die Eltern, und ein wenig später die Betroffenen selbst (vgl. Zöller 1989), sind elementarer Motor für die Forschung. Sie sind aber auch ihr größter Widersacher, und zwar nicht nur wie oben angedacht in einem die Forschung korrigierenden Sinne, wie beispielsweise zur Annahme eines (Mit-)Verschuldens der Eltern an der Situation ihres Kindes oder der Machbarkeit bzw. Nicht-Machbarkeit eines therapeutischen Ansatzes in der Praxis, sondern vor allem auch hinsichtlich für Eltern und ihrer Kinder tatsächlich relevanter Probleme, der sich Forschung widmen sollte.

Vor allem die Eltern werden zur normativen Größe für alle mit dem Thema Autismus betrauten Disziplinen. Der Fokus der Forschung auf den Ausbau von gesicherten Diagnoseverfahren und der Früherkennung dürfte neben einer Fortführung vorgestellter Klassifikationsansätze in den vorherigen 30 Jahren (vgl. z. B. Rendle-Short- und Rutter-Kriterien) im Wesentlichen eine Antwort sein auf die, wenn nicht selbst erlebt, kaum nachvollziehbare Tortur der Kinder und ihrer Eltern auf der Suche nach einem verstehenden Gegenüber für ihre Lebenssituation und das Verhalten ihrer Kinder.

In der Literatur finden sich Angaben, dass fast ein Viertel der Betroffenen 10 oder mehr Fachleute aufsuchen, ehe eine gesicherte Diagnose gestellt wird (vgl. Wilker 1981; Rupprecht 1984, 183).

Die 1980er Jahre sind damit vorläufiger Höhepunkt einer Sichtweise auf Menschen mit autistischem Verhalten, die fordert, frühzeitig und therapiegeleitet ein Problem zu umschreiben, um konkrete Hilfen installieren zu können. Hierbei ist es bezogen auf die Frage der vorliegenden Arbeit wichtig zu sehen, dass der Ausbau der Klassifikation des Autismus in den 80er Jahren (vgl. u. a. Bormann-Kischkel/Dirlich-Wilhelm 1981) keine neuen Autismusbilder hervorbringt, sondern auf *dem einen* Autismusbild basiert: Autismus ist zwar aufgrund seiner Mannigfaltigkeit der möglichen Ausprägungen höchst variabel, aber dieser ist eine eigene Einheit, den es gilt greifbar(er) zu machen, um „ihn" zu behandeln.

Während also bis in die 1970er Jahre die Frage nach dem *Wesen des Autismus* von der Forschung berücksichtigt wird, ist dieses Wesenhafte jetzt als Störung entlarvt. Damit verändert sich der Blick weg von „dem" Autismus hin zum autistischen Kind, zu den autistischen Verhaltensweisen und ihrer Behandlung. Rödler verfolgt gerade eine umgekehrte Richtung, geht es ihm doch „*nicht* um die Beschreibung des Wesens ‚autistischer *Kinder*', sondern um das Wesen des *Autismus*" (Rödler 1985, 255; Herv. im Orig.). Damit ist bei Sichtung der Literatur prinzipiell zu differenzieren zwischen einem gezeichneten *Bild des Autismus im Allgemeinen* und einem *Bild des Menschen mit Autismus*. Wenngleich beiden Bildern eine Zuschreibung hin zum „Gestörten" oder „Normalen" immanent sein kann, so unterscheiden sie sich insofern, als das erste Autismusbild das gesamte Menschsein impliziert, somit zu einer anthropologischen Kategorie wird, und das zweite den einzelnen Menschen mit Autismus, seine Situation präzisiert und diese versucht zu verbessern.

Das Anliegen der Klassifikation *des* Autismus und *des* autistischen Menschen hat zur Folge, die beobachtbaren Verhaltensweisen als *Eigenschaften* des Menschen zu interpretieren (mal sind es die Gene, dann die ungewöhnliche Form des Wahrnehmens und Denkens, eine Unfähigkeit, in Beziehung zur Umwelt zu treten, immer aber Annahmen, die *im* Menschen verortet werden und damit mit seiner Identität korrelieren), die, weil normabweichend, negativ bewertet werden (vgl. Feuser 2001, 6). Diese Form der Klassifikation intendiert aber nicht (entsprechend der Erwartung der Eltern) vorrangig ein Verstehen des Gegenübers oder des Autismus[78], sondern wird zu einem Instrumentarium zur Legitimation dieser störungsorientierten Perspektive – sie bestätigt, was „man" schon ahnte. Und diese wiederum *trennt* den Autismus und den autistischen Menschen von seinem Umfeld. Wird also angenommen, dass mit einer gesicherten Diagnose adäquate Hilfen möglich werden, so ist die Diagnose eigentlich eine Trennung von Menschen mit und ohne Autismus. Feuser nimmt an, dass die

> „Art und Weise, wie wir forschen und unter welchen Prämissen und Annahmen wir das tun, (...) auch dazu geführt (hat), daß uns der autistische Mensch als Mitmensch oft verlorengegangen ist. Er ist eine objektivierbare Kategorie dadurch geworden, daß wir nicht unterscheiden zwischen dem Spektrum an Bedingungen, die im Laufe der Entwicklung eines Menschen zu einer Persönlichkeitsstruktur führen, die wir autistisch klassifizieren und dem Menschen, wie er uns als solcher erscheint. In diesem Rahmen wird jede Erkenntnis, die wir als Faktor einem Autismus zuordnen, zu einer Freiheit versprechenden Kategorie in dem Sinne, daß wir Autismus besser klassifizieren und scheinbar auch besser verstehen können, aber wenn sie erst einmal in die Welt gesetzt ist, wird sie zu einer neuen Kategorie des Ausschlusses dieser Menschen aus unserer Mitte" (ebd., 6).

Ein Autismusbild, das das gesamte Menschsein impliziert, meint daher, den Menschen sehen zu wollen, auch seine autistischen Wesenszüge, die zu ihm gehören, die aber nicht Ausgangspunkt, sondern *ein* Element seines Seins sind. Und sie sind eben nicht zwangsläufig gestört, abweichend, sondern *verschieden*. Feuser bezieht sich in diesem Zusammenhang auf Baron-Cohen und nimmt an, „daß wir uns längst daran gewöhnt haben, Autismus als ‚psychiatrische Kategorie', eine ‚Störung', eine ‚Unfähigkeit', eine ‚Behinderung' zu beurteilen. Er (Baron-Cohen; Anm. K.S.) plädiert dafür, sie bezüglich ihrer kognitiven Strukturen

---

78 Einen *verstehenden* Zugang zeigen **1984 Antons** und **Zöller** auf, die Erklärungsansätze und praktische Handlungsvorschläge für häufig beobachtbares Verhalten suchen, das mit der Diagnose Autismus in Verbindung gebracht wird. Wenngleich ihr Versuch des Verstehens durch gängige therapeutische Ansätze der 80er Jahre beeinflusst ist, sind sie bemüht, das beschriebene Verhalten nicht als per se gestört, sondern als auffallend *und* nachvollziehbar, damit also als sinnvoll zu kennzeichnen (vgl. 1984, 11ff). Dies mag nicht verwundern: Antons gründet 1987 das heutige Therapie- und Beratungszentrum Stuttgart, Zöller ist Mutter von Dietmar, einem Mann mit Autismus.

von uns ‚verschieden' (different) zu betrachten, nicht aber als ‚mangelhaft' (deficient) oder gar geistig behindert" (ebd., 5).

Wenn also von einem Autismusbild als Form des Menschseins die Rede ist, dann ist damit zweierlei gemeint: **1.** bedeutet der Begriff Autismus nicht zwangsläufig eine Abweichung, sondern steht für Eigenschaften, die generell dem Menschsein angehören können. Diese sind je nach Sicht, Anforderung oder Erwartung der Umwelt entweder als Stärke, als sinnvolle und notwendige, damit eigentlich gesunde Reaktion oder als Schwäche, als Eigenheit zu deuten, nicht aber als gestört. **2.** ist der Begriff zu einem Synonym für eine Störung geworden, aber auch unter dieser Prämisse ist es möglich, eher erforderlich diese negative Bewertung zugunsten einer Perspektive, die den autistischen Menschen nicht ausschließlich auf Grundlage seiner Verhaltensbesonderheiten, sondern seines Seins, seiner Lebensgeschichte und seiner Lebenswelt versucht zu akzeptieren. Feuser umschreibt dieses Anliegen als „Herausforderung des Mitmensch-Seins" (2001) und dieser Herausforderung stellt sich die Autismusforschung noch leise, aber doch spürbar seit der 1990er Jahre bis heute.

Eine Ausnahme für das in diesem Jahrzehnt gezeichnete Bild des Autismus bildet die beeindruckende Publikation von **Bernd Miller** aus dem Jahre **1985**, auf die abschließend eingegangen wird, da sie nicht nur o. g. Probleme der Autismusforschung auf den Punkt bringt, sondern weil sie im Rückblick ihrer Zeit voraus ist, weil sie *genau so* heute, 30 Jahre später, publiziert sein könnte, ohne an Aktualität und Genauigkeit verloren zu haben und weil sie ein Anstoß für vorliegende Arbeit war.

Miller nimmt an, „daß die traditionelle Autismusforschung in ihrem zugrundeliegenden Problemverständnis und in den sich darauf gründenden Forschungsaktivitäten keine nicht nur hilfreiche Orientierung bietet, sondern darüber hinaus Anlaß zu der Befürchtung gibt, daß ihre inhaltliche Ausrichtung und Schwerpunktsetzung wesentliche Erkenntnisfortschritte behindert und damit die Daseinsproblematik ‚autistischer' Menschen eher stabilisiert" (Miller 1985, 242). Mit „traditioneller Autismusforschung" meint er jene Publikationen, die der Fachdisziplin der Psychiatrie entstammen, einem naturwissenschaftlichen Denken zuzuordnen sind und insgesamt ca. 80 bis 90 % aller vorliegenden Arbeiten zum Thema Autismus ausmachen und damit die Autismusforschung dominieren (ebd., 242). *Dieser* Forschung attestiert er Folgendes:

- Sie übersieht, wenngleich sie angibt, sich am Menschen zu orientieren und im Kontakt mit ihm Erkenntnisse zu gewinnen, das Menschsein, die Lebensrealität des Einzelnen, zugunsten einer Perspektive auf die „über ‚ungewöhnliches' Verhalten in Erscheinung tretende Krankheit (wobei sich die Krankheitszuweisung lediglich im Spiegel berufsständischer Konventionen erklärt und dort bezüglich ihrer nosologischen Spezifizierung immer noch – nach über vierzig Jahren – nicht ganz unumstritten ist)“ (ebd., 243).

- Sie stellt den Versuch dar, „die Krankheit ‚Autismus‘ in ihren bestimmenden Aspekten zu objektivieren, mit der suggerierten Verheißung, Möglichkeiten zur Überwindung dieses ‚krankhaften‘ Zustandes zu schaffen“ (ebd., 243).
- Sie wird von einem „wahrnehmungs- und (vor-)urteilsbestimmenden Verständnis getragen“ insofern, als sie glaubt, über die Festlegung der Symptome kausal Ursachen der Krankheit zu finden, die „wiederum – quasi rezeptologisch – direkte therapeutische Einflußmöglichkeiten eröffnen sollen“ (ebd., 243).
- Sie hat sich deutlich von der Kannerschen und Aspergerschen „beobachterische(n) Sensibilität für kindliche Erlebnis- und Verhaltensformen“ (ebd. 243) entfernt, „als das am Kinde beobachtete Verhalten ausschließlich unter dem Aspekt seiner diagnostischen Valenz beschrieben und bewertet wird. Dieser Blickwinkel hat in Fachkreisen bis zum heutigen Tag große Verwirrung gestiftet. Die Hoffnung, die Krankheit ‚Autismus‘ leichter beschreibbar und diagnostizierbar zu machen, ist als Schuß nach hinten losgegangen, als nämlich, basierend auf den Beobachtungen der Erstbeschreiber, je nach schulorientierter Vermutung über ursächliche Zusammenhänge, Kardinal- und Sekundärsymptome unterteilt und verfeinert, umfangreiche check-lists entwickelt wurden, die bis zu 60 Merkmale als für ‚Autismus‘ typisch herausstellen. Diese Diagnose-Listen lassen keinen Handlungs- oder Funktionsbereich unberücksichtigt; jede Äußerung des Kindes, unter fragwürdigen Kategorien subsummiert, wird pathologisiert“ (ebd. 243).
- Sie diskutiert neue oder modifizierte Syndrombezeichnungen, schafft begriffliche Abgrenzungen und befindet sich damit in einem „Prozeß, der durch einen bemerkenswerten, als wissenschaftlich ausgewiesenen Etikettierungseifer imponiert, der uns aber unverändert ratlos und unsicher macht im Zusammensein mit den Betroffenen, wenn es darum geht, sie zu verstehen, die Gründe für ihr So-Sein in der gegebenen Situation zu erkennen“ (ebd., 243).
- Auf *diagnostischer Ebene* vollzieht sie eine „Fragmentarisierung und Verobjektivierung des als ‚autistisch‘ bezeichneten Menschen“ (ebd., 245). Bei der Suche nach der möglichen *Ursache*, die nicht bestimmbar ist, soll der Begriff der Polyätiologie als Behelf dienen, für Miller „eine Kategorie, die an Inhaltsleere kaum zu übertreffen ist“ (ebd., 246). Und auch die Therapieforschung als ein Element der Autismusforschung definiert das Problem auf einer reinen Erscheinungsebene und konzentriert ihre Maßnahmen auf die Beeinflussung einzelner Funktionsbereiche und Verhaltensweisen (vgl. ebd., 246), ohne Versuche zu unternehmen, in einen gemeinsamen sinnvollen Dialog zu treten (vgl. ebd., 244). Vielmehr erfolgt eine „Distanzierung, die den beobachteten Menschen als ‚defizitäres Splitterwesen‘ zurückläßt“ (ebd., 244).

- Vor diesem Hintergrund und auf Basis der „Begegnung mit mehreren hundert Menschen, deren Dasein sich in lebensbestimmender Weise mit den Begriffen ‚Autismus' und ‚autistisch' verbindet" (ebd., 242), empfiehlt Miller, „sich für eine praxisorientierte, sich auf die Lebenssituation ‚autistischer' Menschen beziehende Forschung einzusetzen, Methoden abzulehnen, die einen Ausschluß ‚autistischer' Menschen aus ihrem sozialen Umfeld begünstigen und die Arbeit mit ‚autistischen' Menschen nicht nur als problembeladen, sondern vielmehr als Chance zu begreifen, Möglichkeiten menschlicher Entwicklung kennenzulernen, die uns ein tiefergehendes Verständnis auch unserer eigenen Existenz vermitteln" (ebd., 247).

Damit wird vollends deutlich, was mit der These gemeint ist, die 80er Jahre als das Jahrzehnt zu identifizieren, welches ein Autismusbild als zu behandelnde Störung hervorbringt.

„(…) die aussagen über autisten stimmen meistens nicht
ich erlebe das leider immer wieder und will so nicht interpretiert werden
ich will dass wir selbst zu wort kommen wie wir es können
unsere innere welt soll aufgedeckt werden (…)"
In: Birger Sellin: Ich Deserteur einer artigen Autistenrasse: neue Botschaften an das Volk der Oberwelt. Köln 1995, S. 20.

„Einen Menschen mit Autismus wirklich kennen zu lernen und ihn in seinen Fähigkeiten und Beeinträchtigungen annähernd richtig einzuschätzen, braucht Zeit und Umsicht. Jeder ist für sich gesehen ein hoch kompliziertes, wundersames Wesen. Deshalb ist es auch eine schreiende Ungerechtigkeit, wenn Autistinnen und Autisten eilig mit einer Diagnose versehen und von diesem Moment an für unfähig gehalten werden, ein eigenes Leben zu führen. In Wirklichkeit liegt hinter ihren so genannten leeren Augen eine ganze Welt verborgen."
In: Jasmine Lee O'Neill: Autismus von innen. Nachrichten aus einer verborgenen Welt. Bern 2001, S. 17.

* * *

7 Zur Autismusforschung in den 1990er Jahren bis heute – alles ist möglich und nichts ist sicher

In der Datenbank Psyndex zur Recherche von Artikeln, Tests, Interventionsprogrammen und Medien aus dem Fachbereich Psychologie und ihren Nachbargebieten finden sich im Jahre 2016 nach Eingabe des Schlagworts „Autismus" **1.567** deutschsprachige Zeitschriftenartikel. Wird die Suche erweitert auf deutsch- *und* englischsprachige Zeitschriften *und* Bücher finden sich **4.029** Beiträge (vgl. Internetseite der Datenbank Psyndex, Juli 2016).

Insgesamt **12.522** Treffer zum Begriff „autism" ergeben sich 2016 in der Datenbank ERIC, die der Recherche von englischsprachigen erziehungswissenschaftlichen Artikeln und Büchern dient (vgl. Internetseite der Datenbank ERIC, November 2016), davon allein für das Jahr 2016 insgesamt 657 Publikationen.

Ein Suchauftrag bei Google im November 2016 mit dem Schlagwort „Autismus" führt zu einer ungefähren Trefferanzahl von **2.340.000**, davon Seiten auf Deutsch **419.000**, bei „autism" ca. **87.900.000** Treffer. Das Suchwort „Asperger-Syndrom" zeigt ungefähr **468.000** Ergebnisse, in deutscher Sprache **329.000.**

> „Wissenschaftliche Publikationen zu autistischen Störungen haben in den letzten Jahren deutlich zugenommen: Eine Recherche in der Datenbank PubMed mit dem Schlagwort ‚autism' ergab 311 Nennungen im Jahr 2000, 719 im Jahr 2005 und dann einen deutli-

> chen Anstieg auf 1204 Nennungen 2007 und über 1440 im Jahr 2009. Im Internet stehen aktuell allein zum Asperger-Syndrom fast 50.000 deutschsprachige Seiten zur Verfügung" (Kamp-Becker/Bölte 2011, 7).

Die von Kamp-Becker und Bölte genannte Datenbank PubMed liefert nunmehr nach Eingabe des Suchbegriffs „autism" **35.553** Titel (vgl. Internetseite der Datenbank PubMed, November 2016).

Angesichts dieser Fülle an Quellen zum Thema ist es ein unmögliches Unterfangen, allen zeitgenössischen Arbeiten zum Thema auch nur annähernd gerecht werden zu wollen. Glücklicherweise liefert die *Geschichte des Autismus* bzw. der Autismusforschung die Möglichkeit einer Sortierung, auf deren Basis zumindest ein Überblick über gegenwärtige Autismusbilder gelingen mag.

Innerhalb der Geschichte finden sich verschiedene Annäherungsformen an „den" Autismus. Diese wurden mit dem Begriff des Autismusbildes umschrieben und in den vorhergegangenen Kapiteln vorgestellt.

Im Folgenden werden diese Zugänge nun in Form von drei Autismusbildern subsumiert, wobei Übergänge stets möglich sind, die Trennung also idealtypisch und damit künstlich erfolgt. Diese Form der Kategorisierung bringt das Problem mit sich, die Vielfalt der Überlegungen zum Autismus zu vereinfachen, der Komplexität der Sache also eigentlich nicht genügend Rechnung zu tragen. Weil aber das heutige Verständnis des Autismus aus seiner Historie heraus nachvollziehbar wird und weil die heutige Literaturlage zum Thema nahezu unüberschaubar geworden ist, erscheint es sinnvoll, wenn auch konstruiert, zugunsten einer Übersichtlichkeit der Zugriffe diese auf drei zentrale Bilder zu konzentrieren. Diese Bilder der Gegenwart stellen ein grobes Abbild der innerhalb der Autismusforschung auffindbaren Autismusbilder dar. Hierbei ist es zentral, dass sie keinerlei Wertung unterliegen, weil sie – historisch gesehen – jeweils maßgeblich an der Fortschreibung der Geschichte des Autismus beteiligt waren und sind, weil jedes Bild für sich eine Geschichte des Autismus schreibt, das wiederum weitere, andere oder neue Geschichten ermöglicht. Diese Zuordnung erfolgt also rein deskriptiv und versteht sich als ein Versuch, die heutige Forschung in einer sortierten Form greifbar zu machen. Hierbei wird vorausgesetzt, dass jedem Autismusbild ein je eigenes Menschenbild immanent ist. Dieses soll und kann nicht auf seine Sinnhaftigkeit oder ethischen Implikationen überprüft werden. Lediglich kann es (im Idealfall) sichtbar gemacht werden. Die Konstruktion der Bilder, so die Annahme, erleichtert ein Verstehen der vergangenen und heutigen Zugriffe. Nicht die Wertung eines Autismusbildes, sondern sein Transparentmachen ist Anliegen des abschließenden Kapitels. Die Autismusbilder verweisen damit auf die von Bollnow angesprochene „Bildlosigkeit in Bezug auf den Menschen" (vgl. Kapitel 2.2).

Autismusbild I

Autismus wird als eigene Einheit, als eine eigene von anderen klar abzugrenzende Störung definiert. In der Regel erfolgt diese Abgrenzung auf Grundlage eines naturwissenschaftlich-medizinischen Denkens, das kategorial arbeitet, indem eine Trennung erfolgt zwischen Normalität und Abweichung. Dieser Perspektive liegt der Versuch zugrunde, Autismus zu *erklären*. Das autistische Verhalten wird als gestört, als von der Norm abweichend eingeordnet. Schweregrade innerhalb der autistischen Symptomatik finden Berücksichtigung. Der Begriff der *Autismus-Spektrum-Störung*, der jenen der „Autistischen Störungen“[79] abgelöst hat, ist dieser ersten Kategorie zuzuordnen, ebenso die Idee eines *Kontinuums*[80]. Bisher angeführte Autorinnen und Autoren, die dieses Autismusbild mitgezeichnet haben sind: Cordes, Delacato, Fischer, Kanner, Kehrer, Lovaas, Nissen, Popella, Van Krevelen, Rendle-Short, Rutter, Schopler, Spiel, Stern/Schachter, Tinbergen, Weber, Lorna und J. K. Wing. Das therapeutische und/oder pädagogische Handeln zielt darauf ab, das autistisch-deviante Verhalten zu mindern, indem alternative, sozial adäquate Verhaltens- und Handlungsstrategien erarbeitet werden, durch die wiederum das Selbstkonzept des Einzelnen gestärkt werden soll.

Autismusbild II

Aus einer überwiegend geisteswissenschaftlichen Perspektive wird Autismus als Störung *und* als eine Form des Menschseins[81], als *eine* Möglichkeit menschli-

---

79 Aktuelle Arbeiten verwenden überwiegend den Begriff der Autismus-Spektrum-Störungen. Eine Ausnahme bildet die Publikation von Bach, der sich um eine systemtheoretisch orientierte Erarbeitung einer Entwicklungspsychopathologie autistischer Störungen bemüht. Er entscheidet sich bewusst gegen den Spektrumsgedanken und geht davon aus, dass es sich bei den Tiefgreifenden Entwicklungsstörungen und damit auch bei den autistischen Störungen „um schwere, zum großen Teil irreversible Störungen handelt, die sozialrechtlich den Status der Behinderung legitimieren und nicht in den Bereich des klinisch Normalen hereinragen“ (Bach 2013, 33). Mit dieser Entscheidung berücksichtigt Bach das „Etikettierungs-Ressourcen-Dilemma“ (vgl. dazu Kap. 5.3). Er weist nach, dass sowohl Ursachen als auch Verläufe des Autismus derart heterogen sind, dass eine veränderte Forschungsperspektive erforderlich wird, die sich von eindimensionalen Erklärungsansätzen verabschieden muss (vgl. ebd., 320ff).

80 Theunissen plädiert für einen Verzicht auf den Gebrauch des Begriffs des Kontinuums, weil eine klare Grenzziehung zwischen den verschiedenen Formen des Autismus aufgrund von Übergängen der Symptomatologie nicht möglich sei. Der Kontinuumsgedanke lege aber eine Hierarchisierung von einer leichten bis schweren Betroffenheit des Autismus nahe (vgl. Theunissen 2010, 269). Es könne aber gerade nicht davon ausgegangen werden, dass z. B. eine Person mit der Diagnose Frühkindlicher Autismus zwangsläufig schwerer betroffen sei als eine Person mit der Diagnose Asperger-Syndrom, weil sich die Symptome überschneiden und verändern können.

81 Herrn Prof. Dr. Hans Weiß danke ich für den sehr wichtigen Hinweis, dass mit dieser Überlegung *nicht* gemeint ist, dass mit Autismusbild I, also der Fokussierung auf die Störung, die Trägerin bzw. der Träger der Störung außerhalb eines Menschseins steht. Vielmehr wird innerhalb

chen Handelns und Erlebens interpretiert. Charakteristisch ist hierbei der Versuch, Autismus *(mehr-)dimensional* zu begreifen. Dementsprechend ist der Begriff des *Autismus-Spektrums* hier zu verorten, ebenso die Idee der *Dimensionalität* („Broader autism phenotype"), womit mögliche Übergänge zwischen Norm und Abweichung angesprochen sind. Damit wird Autismus nicht mehr ausschließlich als Defizit oder Störung wahrgenommen, sondern eine Defizitorientierung wird um eine explizite Stärkensicht ergänzt. Der Versuch, autistisches Verhalten zu *verstehen*, führt zu der Konsequenz, es (auch) als *sinnvolle* Kategorie menschlichen Handelns aufzufassen (vgl. Fischer 1996). Folgende bisher aufgeführte Autoren sind hier anzusiedeln: Asperger, Bleuler, Bosch, Lempp, Lutz, Müller-Wiedemann, Prinsen, ebenso O'Gorman, Bürger-Prinz/Schorsch und Schneider, wenngleich Letztgenannte Autismus dem schizophrenen Formenkreis zuordnen. In der Arbeit mit Menschen mit Autismus setzt das therapeutische und/oder pädagogische Handeln in aller Regel bei den Stärken des Menschen an mit dem Ziel, Interaktion, Bildung und einen Zugang zu verschiedenen Angeboten zu ermöglichen. Es geht also um eine Stärkung des Menschen in Bezug zu seiner Umwelt durch Beziehungsarbeit, ohne ihn anpassen zu wollen.

Autismusbild III

Innerhalb dieser Perspektive findet eine *Aufhebung* des Begriffs der Störung zugunsten des Begriffs der Verschiedenheit statt. Autismus ist *ein* Element menschlichen Seins, *eine* Dimension, *ein* Unterschied (vgl. Dern 2008, 35), *eine* zeitgenössisch-gesellschaftliche Erscheinung, *eine* Möglichkeit menschlichen Handelns. Autistisches Verhalten ist damit nicht zwangsläufig behandlungs- oder förderbedürftig. Sinclair beschreibt dies so: „Autismus ist eine Form des Seins. Er ist *tiefgreifend*; er färbt jede Erfahrung, jede Empfindung, jede Wahrnehmung, jeden Gedanken, jedes Gefühl und jede Begegnung, jeden Aspekt der Existenz. Es ist nicht möglich den Autismus von der Person zu trennen, und wenn es möglich wäre, wäre die Person, die übrig bliebe, nicht dieselbe Person, die sie vorher war" (Sinclair 1993, 1; Herv. im Orig.). Wegbereiter für diese Sichtweise sind bis Ende der 80er Jahre Bettelheim, Feuser, Miller, Mahler, Rödler und Tinbergen/Tinbergen.

Alle Positionierungen und Inhalte der wissenschaftlichen Theoriebildung und Forschung zum Autismus sind ausnahmslos einem dieser drei Autismusbilder zuzuordnen.

Autismusbild II der Autismus über den Störungscharakter hinaus *auch* und dezidiert als eine eigene Form des Menschseins verstanden.

Für die 1990er Jahre bis heute lassen sich zwei Kategorien bilden, denen wiederum die genannten historisch gewachsenen Autismusbilder immanent sind:

Kategorie I

Zu Kategorie I zählen Publikationen *über den Autismus* (vgl. Abb. 5). Autismus ist hier Forschungsinhalt und wird innerhalb verschiedener wissenschaftstheoretischer Strömungen diskutiert, meist innerhalb von Hand- und Lehrbüchern sowie Fachartikeln. Daneben findet sich therapeutische und förderbezogene Literatur zum Autismus im Allgemeinen.

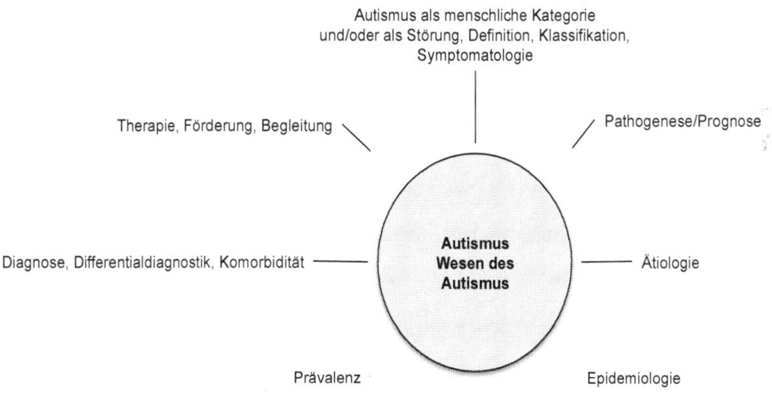

Abbildung 5: Publikationen über den Autismus

Kategorie II

In Kategorie II sind Publikationen *über Menschen mit Autismus* zu finden (vgl. Abb. 6). Menschen mit Autismus rücken in den Fokus von Forschungsbemühungen. Therapeutische und förderbezogene Literatur nimmt ihren Ausgang beim Lebensalter resp. der Lebenssituation des Menschen mit Autismus. Die Auseinandersetzung mit Menschen mit Autismus ist darüber hinaus Grundlage für die in den 90er Jahren bis heute steigende Zahl an Ratgeberliteratur.

Autistische Menschen und ihre Familien als Experten in eigener Sache ergänzen und erweitern die wissenschaftstheoretischen Zugänge um eine Innenperspektive, die das jeweils autistische Verhalten mehrdimensional versucht greifbar zu machen.

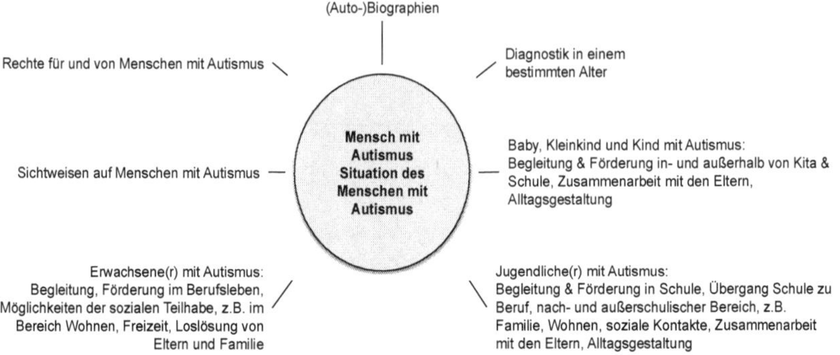

Abbildung 6: Publikationen über Menschen mit Autismus

Einerseits bietet diese Form der Sortierung die Chance, der Fülle der Literatur gerecht werden zu können, andererseits ergeben sich – gerade durch diese Konstruktion der Autismusbilder – zwei zentrale Probleme:

1. Die genannten Autismusbilder sind als historisch gewachsen und erklärbar definiert worden. Können Sie damit aber Gültigkeit für aktuelle Denkansätze innerhalb der Autismusforschung beanspruchen? Die heutigen Autismusbilder, so die These, sind durch die Geschichte konstituiert. Die Autismusforschung ist durch eine dauerhafte Suche nach Antworten, durch nicht vergleichbare Ausgangsfragestellungen und durch sich widersprechende, wenigstens aber bis heute konkurrierende Denkansätze resp. Menschenbilder bestimmt, so dass nicht von einem homogenen oder kumulativen Wissenszuwachs ausgegangen werden kann.

> „Ein Zwerg, der auf den Schultern eines Riesen steht, sieht weiter als der Riese selbst" (Kaiser in Merton 1983, 7).

Das Anliegen, durch Aufarbeitung der Geschichte der wissenschaftlichen Beschäftigung mit Autismus eine Gesamtschau der Forschung zu erreichen, entspricht prinzipiell diesem Gleichnis, mit dem sich der US-amerikanische Soziologe **Robert K. Merton** (1910–2003) 1965 beschäftigt, und es verweist auf sein Problem:

> „Wie eigentlich gelangt der nachgeborene Zwerg auf die Schultern des Riesen? Schon um in die erste Etage der Menschenpyramide, als die sich die Geschichte des Denkens und der Wissenschaft hier darstellt, zu klettern, ist einiges Geschick erforderlich. Geradezu akrobatische Leistungen aber werden dem abverlangt, der sich zu den höheren Stockwerken aufschwingen will. Gesetzt den Fall, er erklimmt die höchste Stufe, die Schulter des letzten Vorgängers, so stellen sich neue Schwierigkeiten ein: Womöglich wandeln den, der gerade das neu eroberte Blickfeld ausmessen will, Schwindelgefühle an, und er muß alle

> Anstrengung darauf verwenden, den Halt nicht zu verlieren. An eine Erweiterung des Horizonts ist nun gar nicht zu denken. Und schließlich – was geschieht, wenn die Riesen, auf deren Schultern die ganze Pyramide ruht, selbst ins Wanken geraten oder gar stürzen? Man sieht: zum Optimismus hinsichtlich eines kontinuierlichen Anwachsens von Wissen und Erkenntnis gibt das Gleichnis vom Riesen und den Zwergen weniger Anlaß, als es zunächst schien. (...) Mertons Geschichte eines Gleichnisses entpuppt sich als Gleichnis für die Geschichte. In der Wissenschaftshistorie (...) führen nicht Kontinuität und Folgerichtigkeit das Regiment. Hier wie dort ist das Geschehen stets auf dem Absprung, verweist nach vorne, nach rückwärts oder auf die Seite. (...) Historiographie hat nicht *die* Geschichte zum Gegenstand, sondern immer Geschichten – ganze Bündel von Geschichten, die sich nicht bis zum letzten ordnen und entwirren lassen, allen wissenschaftlichen Leitfäden zum Trotz“ (Kaiser in Merton 1983, 8f; Herv. im Orig.).

Das ist der Grund, weshalb die Autismusforschung in einem postmodernen Sinne interpretiert wird, werden muss, als eine Forschung, in der alles möglich und weiterhin nichts sicher ist. Auf diesem Hintergrund müssen und sollen die genannten Autismusbilder verstanden werden – als vorläufig, als *eine* Möglichkeit der Auseinandersetzung mit der Thematik, als *Geschichten einer Geschichte*, als *ein* Wegweiser durch ein Labyrinth, als zentrale Größe und zentraler Verweis auf eben diese mangelnde Eindeutigkeit im Blick auf den Wunsch nach Erkenntnis- und Wissenszuwachs. Und, um mit Merton zu sprechen: „(...) das Ende ist an keiner Stelle abzusehen“ (ebd., 9).

2. Die Autismusforschung selbst wird als eine eigene Größe gedeutet, gleichwohl als eine Forschung, die sich von Beginn an explizit als interdisziplinär versteht, dennoch aber als eine eigene Einheit, in der sich verschiedene Disziplinen versammeln. Auf diese Weise wurde geklärt, dass Ausgangspunkt nicht einzelne Fachdisziplinen und ihr Blick auf Autismus/den Menschen mit Autismus sind, sondern umgekehrt: Integrale Größe, so die Annahme, ist das Thema Autismus, um in einem zweiten Schritt zu sehen, inwieweit verschiedene Fachdisziplinen verschiedene Autismusbilder hervorbringen. Dieses Vorgehen rechtfertigt der Umstand, dass es – vergleichbar mit der Geschichte des Autismus – auch eine Geschichte der Sonderpädagogik gibt. Die jeweiligen Geschichten weisen Parallelen auf, so dass eingewendet werden könnte, weshalb es einer Geschichte des Autismus bedarf, wenn doch ähnliche Probleme auch in der Geschichte der Sonderpädagogik, insbesondere der Geistigbehindertenpädagogik behandelt werden (vgl. z. B. Fischer 2003). Weil aber davon ausgegangen wird, dass Autismus und geistige Behinderung voneinander abzugrenzen sind, erscheint es erforderlich und legitim, Autismus separat zu behandeln, ohne separieren zu wollen, um zu begreifen, weshalb, wiederum historisch nachvollziehbar, diese Form der Separierung erfolgt(e). Und sie erfolgte mit Anerkennung des Autismus als einer eigenen Störung.

Daher unterliegt die Autismusforschung aus wissenschaftstheoretischer Sicht *heute* durchaus ähnlichen Problemstellungen wie die Geistigbehindertenpädagogik hinsichtlich der verschiedenen Sichtweisen und Theorieansätze von geistiger Behinderung (vgl. ebd., 13ff) sowie hinsichtlich der Unterscheidung von defizit- und kompetenzorientierten Ansätzen (vgl. ebd., 24ff; Hinz 1996, 144ff). Ihr aus diesem Grund aber ihre Daseinsberechtigung abzusprechen, bedeutet eine Missachtung der Historie eines Phänomens und eines Personenkreises. Damit entsprechen die Autismusbilder zumindest in Teilbereichen auch Bildern des Menschen mit geistiger Behinderung, aber eben nicht gänzlich. Und weil es sich der Sache nach um definitorisch unterschiedliche Bilder handelt, erscheint diese Form der Kategorisierung als hilfreich und sinnvoll – schließlich auch aus methodischen Gründen, denn ansonsten ginge es ja nicht um Autismus, sondern um die Geschichte von verschiedenen Fachdisziplinen und ihrem Umgang mit jeweils verschiedenen Personenkreisen.

Weil die Autismusforschung interdisziplinär ausgerichtet ist, muss sie sich öffnen für andere Disziplinen. Und sie wird zu deren Sprachrohr und Spiegel, stets aber im Licht ihrer spezifischen Fragestellungen. Die o. g. Überschneidungen zwischen den jeweiligen geschichtlichen Zugängen legitimieren daher eine Gleichsetzung des Begriffs des Autismusbildes mit jenem des Menschenbildes, zumindest dann, wenn der Begriff des Bildes gedeutet wird *nicht* als „schlichtes Abbild der Wirklichkeit, es geht darüber hinaus, also ist das Bild auch eine Art Weltbild, eine Konstruktion der Wirklichkeit, mit einem möglicherweise ideologischen Hintergrund, jedenfalls mit einer spezifischen Bedeutung“ (Mürner 2004, 102).

Auf dieser Basis wird abschließend die gegenwärtige Autismusforschung durch Darstellung der beiden genannten Kategorien, denen jeweils Autismusbild I, II und/oder III zuzuordnen sein wird, diskutiert.

7.1 Kategorie I – Über den Autismus heute

Die Gegenwart ist die Blütezeit der Autismus-Hand- und Lehrbücher bzw. Übersichtsarbeiten, die weitgehend den Anspruch verfolgen, universal und aktuell einen breiten Überblick über das Thema zu bieten (vgl. autismus Deutschland e. V. 2006; Bölte 2009; Dalferth 2007b; Fischer 2011; Freitag 2008; Girsberger 2014; Gundelfinger/Studer 2013; Heubrock/Petermann 2000; Hilfe für das autistische Kind/Regionalverband Nordbaden-Pfalz 1990; Hüge 2000; Janetzke 1999; Kamp-Becker/Bölte 2011; Kehrer 2005; Kumbier u. a. 2010; Kusch/Petermann 2000; 2001; Lelord/Rothenberger 2000; Leukert/Hasenclever/Kalaitzidis 2013; Nissen 2002; Noterdaeme/Enders 2010; Perepa 2016; Poustka u. a. 2004a; Poustka 2006; 2008; Remschmidt 2005; 2008; Remschmidt/Kamp-Becker 2006; 2007; Remschmidt/Martin 2002/2003; Schirmer 2002; Sigman/Capps 2000;

Sinzig/Resch 2012, 869ff; Sinzig 2011; 2015; Steinhausen/Gundelfinger 2010; Theunissen u. a. 2015; Tschöpe 2005; Walter 2008; Wiebel 2010). Keine andere Publikationsform innerhalb der Autismusforschung ist vergleichbar präsent.

Die Hand- und Lehrbücher bzw. Übersichtsarbeiten und Fachartikel, die der psychiatrischen Fachrichtung entstammen, und das ist die Mehrzahl, sprechen weitgehend eine einheitliche oder vereinheitlichte Sprache, weil nahezu ausnahmslos Autismusbild I vorausgesetzt wird[82] und weil ein oder mehrere Fallbeispiele vorgestellt werden, um typisch autistische Verhaltensweisen zu veranschaulichen oder das Procedere einer (ideal-)typischen Behandlung und Therapie eines Kindes oder Jugendlichen darzustellen.

Die Klassifikation des Autismus nimmt eine zentrale Rolle ein, in aller Regel in der Weise, dass die Klassifikationssysteme ICD und DSM zitiert und die einzelnen Problembereiche, d. h. die Symptome mehr oder weniger differenziert beschrieben werden (vgl. Freitag 2014; Tebartz von Elst/Biscaldi-Schäfer/Riedel 2014; Volkmar 1993).

Sie gehen meist auf die Geschichte des Autismus durch knappe Bezugnahme auf Kanner und Asperger ein.

Immer wird auf die Diagnostik der Autismus-Spektrum-Störungen, des Frühkindlichen Autismus und des Asperger-Syndroms (vgl. Asperger Felder 2014; Bölte/Poustka 2005; Bundesverband autismus e. V. 2000; Dose 2006; Kamp-Becker 2006; 2014; Remschmidt/Kamp-Becker 2006; Schiffer u. a. 2006; Vllasaliu/Freitag/Vogeley 2014; Vllasaliu/Freitag 2016), des High-Functioning-Autismus (vgl. Bundesverband autismus e. V. 2000; Koelkebeck u. a. 2014) und die Bedeutung der Früherkennung (vgl. Dzikowski 1992; 1993; Herpertz-Dahlmann 2006; Noterdaeme/Amorosa 2002; Noterdaeme 2014) Bezug genommen. Verschiedene Diagnoseinstrumente werden vorgestellt (vgl. Bölte/Crecelius/Poustka 2000; Bölte/Poustka 2004; Freitag 2009; Sappok u. a. 2015).

Damit einhergehend werden die Frage nach dem möglichen Verlauf und der Prognose (vgl. Amorosa 2004; Remschmidt 2003) sowie Probleme der diagnostischen Abgrenzung/Differentialdiagnostik und der Komorbidität diskutiert (vgl. Banaschewski/Poustka/Holtmann 2011; Bonus/Assion/Deister 1997; Hippler/Klicpera 2005; Lingg/Theunissen 2000, 87f; Remschmidt/Kamp-Becker 2006; Sinzig 2014; Stichling/Paul/Theunissen 2006; Strunz/Dziobek/Roepke 2014; Tebartz van Elst 2016; Theunissen 2003).

Epidemiologie und Ätiologie des Autismus werden stets berücksichtigt, ein breiter Überblick bleibt aber aufgrund der Komplexität die Ausnahme (eine Aus-

82 In den letzten Jahren findet zunehmend auch Autismusbild II Berücksichtigung insofern, als der kategorialen eine dimensionale Sicht gegenübergestellt wird. Übergänge zwischen Norm und Autismus werden nicht nur thematisiert, sondern explizit für möglich eingeschätzt (vgl. z. B. Amorosa 2010, 28; Barth 2011, 54ff; Bölte 2009, 41ff; Jørgensen 2002, 70ff; Vogeley 2010, 152).

nahme ist bis heute die umfassende Übersicht über Ursachen des Autismus von Dzikowksi 1993).

Unterschiede ergeben sich lediglich hinsichtlich zitierter Forschungsarbeiten. Teilweise finden sich regionale Besonderheiten (wenn zum Beispiel in einem Landkreis eines Bundeslandes spezifische Verfahrenswege zu Formen der Begleitung etabliert werden konnten, die dann im Rahmen eines Forschungsprojekts evaluiert werden), ebenso die Präsentation eigener Forschungsergebnisse der Autorinnen und Autoren und damit einhergehend eigener, ggf. neuer Thesen. Im Ergebnis aber wird referiert über *den* Autismus bzw. *den* Frühkindlichen Autismus, *das* Asperger-Syndrom, *den* Atypischen Autismus und in den letzten Jahren über *den* High-Functioning-Autismus sowie *die* Autismus-Spektrum-Störung. Zweifelsohne gibt es Fortschreibungen der Geschichte, nämlich dann, wenn weitere prä-, peri- und postnatale Risiken besprochen werden (vgl. Lorenz 2016; Weber 2014), wenn Autismus als Wahrnehmungs- und Informationsverarbeitungsstörung, also als organologisch/neurologisch bedingt (vgl. Müller 2007; Vermeulen 2016) *oder* als emotionale Störung, also als psychogen bedingt (vgl. Arbeitshefte Kinderpsychoanalyse 1996; Frost 1999; Meltzer 2011; Nissen 2006; Stork 1994; Tustin 2008) begriffen wird. Aber es handelt sich dabei stets um Modifizierungen und nicht um grundlegend neue oder innovative Ansätze (vgl. Janzowski 1990; Wohlfarth 1993).

Die psychogen bedingten Erklärungsmodelle nehmen innerhalb der gegenwärtigen Autismusforschung insgesamt eine eher marginale Rolle ein. Wurde Bettelheim als Wegbereiter der Pädagogik in die Autismusforschung ausgemacht, so wird er namentlich kaum mehr genannt. Seine Überlegungen allerdings, dass Umgangsformen und Reaktionen des Umfelds auf das autistische Verhalten dieses mitbedingen können, sind zumindest aus pädagogischer Sicht eine anerkannte Größe, ohne jedoch Schuldzuweisungen gegen die Mutter anzunehmen.

Aus differentialdiagnostischer Sicht und für eine mögliche Begleitung des autistischen Kindes ist es elementar, gerade nicht von einem einheitlichen Autismusbild auszugehen. Nashef (2015) macht darauf aufmerksam, dass besonders aus der Lebensgeschichte des Einzelnen Rückschlüsse gezogen werden können, die es erlauben, das jeweilige Verhalten möglichst in seinem Ganzen, nicht nur vom Kind her, zu begreifen. Er unterscheidet zwischen „Neuroautisten", autistischen Menschen, bei denen zweifelsfrei neurologisch eine Abweichung diagnostiziert werden kann, und „Nichtneuroautisten" oder „Umweltautisten", Menschen, die eine autistische Symptomatik zeigen, bei denen aber in aller Regel erschwerende Umweltbedingungen auffindbar sind, die das autistische Verhalten erklären. Zu dieser zweiten Gruppe zählt er auch „technische Nichtneuroautisten", die er als „Opfer des technischen Fortschritts" (ebd., 89) ausmacht. Nashef trägt damit dem wichtigen Umstand Rechnung, dass Autismusbild I in sich mehrdimensional greifbar wird insofern, als die Annahme der Störung noch nichts aussagt über ihre Bedingungen. Aufgrund dessen spricht er vom „Drama des autistischen Kindes" (ebd., 88), weil es sich einer homogenen Pathologie und Pathogenese entzieht. Auf diese Weise verweist er auf die bis heute nicht zu negierende Bedeutung Bettelheims.

Innerhalb der gegenwärtigen Forschung werden verschiedene Ansätze diskutiert, wie zum Beispiel die Alinguismustheorie[83] zur Erklärung des Frühkindlichen Autismus (vgl. Klicpera/Innerhofer 2002). Insgesamt wird ein polyätiologischer Zugriff präferiert, allerdings mit einem wesentlichen Forschungsschwerpunkt, und mit diesem ist eine Rückkehr zu den Anfängen der Autismusforschung beobachtbar: die Annahme einer genetischen Verursachung des Autismus[84] (vgl. Freitag 2007; 2008; Grice/Buxbaum 2006; Klauck/Poustka/Chiocchetti 2011; Nickl-Jockschat/Michel 2011; Poustka 2009; Schanen 2006; Sinzig/Resch 2012, 880; Sykes/Lamb 2007).

In jüngerer Zeit werden darüber hinaus und weiterhin, denn Ursprünge finden sich auch in der Geschichte (vgl. Kap. 5.4), neuropsychologische Modelle (Schlagworte: „Theory of Mind"[85], „Exekutive Funktionen", „Zentrale Kohärenz") zum Verständnis des Autismus ausgebaut[86] (vgl. Bruning/Konrad/Her-

---

83 Klicpera und Innerhofer gehen von einem unzureichenden intuitiven Vorverständnis bei Kindern mit der Diagnose Frühkindlicher Autismus aus (vgl. 2002, 209ff).

84 Wobei mit Feuser anzumerken ist: „Ich schwöre von dieser Stelle aus, daß das Auffinden eines für Autismus kodierenden Gens, so es ein solches überhaupt gibt, was ich sehr bezweifle, nach einigen Jahren dazu führen wird, daß stolz verkündet wird, daß die Geburtenrate für autistische Kinder stark zurückgehend ist (…). Mit dem Ausschluß der Betroffenen aus unserer Mitte, aus dem Mitmensch-Sein, sind wir anscheinend erst zufrieden, wenn sie nicht mehr sind und nichts mehr kosten, weder Geld noch Nerven" (2001, 6). Silberman verweist auf das Problem der genetischen Forschung folgendermaßen: „Die Autoren einer großen Studie, die in *Nature* veröffentlicht wurde, räumten ein, dass selbst die häufigsten genetischen Faktoren, die in ihrer Forschung aufgedeckt wurden, bei weniger als einem Prozent der untersuchten Kinder anzutreffen waren. ‚Die meisten Menschen mit Autismus sind wahrscheinlich genetisch ziemlich einmalig', erklärte Stephen Scherer vom Kinderhospital in Toronto. Der UCLA-Neurogenetiker Stanley Nelson fügte hinzu: ‚Bei hundert Kindern mit Autismus könnten hundert verschiedene genetische Ursachen vorliegen.' Ein sarkastischer Spruch, der unter Autisten geläufig ist, scheint sich selbst für Molekularbiologen bewahrheitet zu haben: ‚Wenn du *einem* Menschen mit Autismus begegnest, hast du *einen* Menschen mit Autismus kennengelernt.' Jeder Autist ist anders" (2016, 25; Herv. im Orig.).

85 Im Fall der Theory of Mind ist zudem unklar, ob diese als Ursache oder als ein Symptom des Autismus gedeutet werden kann. Defizite der Theory of Mind erklären einerseits Probleme im Bereich der sozialen Interaktion und der Kommunikation. Sie selbst werden aber andererseits auch zum Gegenstand einer möglichen Förderung. In diesem Zusammenhang danke ich Frau Cathleen Lara Kwiatkowski für einen anregenden Austausch über diese Problematik.

86 Preißmann stellt im Gegensatz zu den üblichen Zugängen die Ansätze der Neuropsychologie persönlichen Erfahrungen gegenüber, womit sie zwischen einer Außen- und Innensicht vermittelt und dafür plädiert, jeden einzelnen Menschen mit Autismus und jede einzelne seiner Verhaltensweisen nicht als autistisch zu generalisieren. Es geht ihr gerade darum, autistisches Verhalten zu erklären *und* zu verstehen, es nicht zu verurteilen. Sie verquickt Theorie mit persönlichen Erfahrungen und Erlebensweisen und fordert zu einer verstärkten Zusammenarbeit zwischen Fachleuten und Betroffenen und ihren Familien auf (vgl. 2009). Im Gegensatz zu

pertz-Dahlmann 2005; Domes u. a. 2008; Frith 1992; Kißgen u. a. 2005; Müller/Nußbeck 2006). Diese setzen eine Störung im Gehirn des Menschen, ein „Integrationsdefizit' zerebraler Funktionen" (Remschmidt/Kamp-Becker 2005; 2006, 43) voraus (vgl. zu einer kritischen Diskussion des Ansatzes Kißgen/Schleiffer 2002).

Jüngst finden sich aktuelle und in dieser Form in der Geschichte nicht auffindbare Ansätze, die von Menschen mit Autismus selbst erforscht oder vertreten werden, wie die Monotropismus-Hypothese (vgl. Theunissen 2014, 49ff), die Intense World Theory (vgl. Szalavitz 2015; Theunissen 2014, 64ff), die Empathy Imbalance Hypothesis sowie Extreme Male Brain Theory (vgl. Theunissen 2014, 81) und das Modell des Enhanced Perceptional Functioning (vgl. ebd., 92ff).

Die vielgestaltigen Forschungsbemühungen in diesem Feld verweisen auf die weiterhin bestehenden Unsicherheiten bezüglich der Frage, inwieweit es zulässig sein kann, einen Ansatz zu generalisieren. So bleibt ein Ansatz weder falsch noch richtig, er bleibt eine Erklärung unter anderen. Ein gesichertes Wissen ist weiterhin nicht möglich. Gesichert ist, dass dieser Suche nach Erklärungen für das autistische Verhalten diese eine These Grundlage ist: es muss sich „irgendwie" um eine Störung handeln. Dies trifft auch zu auf die Frage nach auffälligen neurophysiologischen/neurobiologischen (vgl. Dziobek/Köhne 2011; Krüger 2009) sowie anatomischen Befunden, neurochemischen Erklärungsansätzen, den Ansatz der Spiegelneuronen (vgl. Dalferth 2007a) und der Bedeutung anderer Ursachen wie Impfungen oder Lebensmittelunverträglichkeiten (vgl. zu diesen Ätiologietheorien Sinzig/Resch 2012, 878ff). In der Annahme einer multikausal bedingten Störung (Autismusbild I) spiegelt sich das übergeordnete Anliegen, dem Menschen mit Autismus adäquate Hilfe- und Behandlungsformen zukommen zu lassen. Das sich hier offenbarende Menschenbild liefert wesentliche Impulse, autistische Verhaltensweisen zu erklären. Es unterliegt damit einem optimistischen Entwicklungsgedanken, indem es von einem prinzipiell lösbaren Problem ausgeht. Hierbei ist nicht zu übersehen, dass diese Ansätze, die Autismusbild I zuzuordnen sind, die also eine Störung voraussetzen, gegenwärtig in aller Regel einen fließenden Übergang zu Autismusbild II aufweisen, indem a) die Abweichung nicht mehr allein in der Person gesucht wird und indem b) eine Orientierung an den Ressourcen eines Menschen, ob im therapeutischen oder alltäglichen Bereich, nahezu unabdingbar und damit obligatorisch erfolgt:

Innerhalb der förderbezogenen und therapeutischen Literatur zum Autismus dominiert aus kinder- und jugendpsychiatrischer Sicht die Diskussion um verhaltenstherapeutische Ansätze (vgl. Bernard-Opitz 2014; 2017; Bernard-Opitz/Nikopoulos 2017; Bölte/Poustka 2002; Buchenau-Schlömer/Offergeld-

---

einem rein medizinischen Zugang dient ihr die Theorie nicht nur als Erklärung eines Verhaltens, sondern sie zeigt, was ein Verhalten konkret im Einzelfall bedeuten und wie es im Einzelfall gedeutet werden kann.

Schnapka/Lechmann 2014; Buchenau-Schlömer/Werner 2015; Danne 2009; Dirlich-Wilhelm/Schreibman 2001; Matzies 2004; Menze 2012; Noller 2006; dazu kritisch Rödler 2006; Weinmann u. a. 2009).

Zusätzlich finden neue Verfahren Einzug in die Autismusforschung, wie Neurofeedback (vgl. Flatz/Gleußner 2014; Krombholz/Teschke 2016) oder Theory of Mind-Training (vgl. Paschke-Müller u. a. 2013).

Parallel dazu steigt das Bemühen, die Anwendung verschiedener Ansätze durch verschiedene Fachdisziplinen unter Berücksichtigung der jeweiligen Einmaligkeit und Komplexität einer Autismusdiagnose zu erreichen (vgl. Arens/Dzikowski 1990; Rittmann/Rickert-Bolg 2017; Schlack 2000; Weiß 2002), was ein Indiz für die These ist, dass die Autismusforschung heute interdisziplinär ausgerichtet ist und Systemgrenzen zunehmend aufweicht. Dieses Vorgehen wird gefasst unter dem Begriff der biopsychosozialen Intervention und beinhaltet sowohl individuelle Hilfeformen (z. B. Verhaltenstherapie, Sozialtraining, Kommunikations- und Interaktionshilfen, Ergotherapie, Sprachtherapie) als auch strukturell-umfeldbezogene, also schulische, vor-, nach- und außerschulische Hilfen, z. B. Elternberatung und -training, geeignete schulische Fördermaßnahmen, Schulbegleitung, Gestaltung des Übergangs Schule – Beruf (vgl. Bölte 2011; Schlitt/Berndt/Freitag 2015; Snippe 2014; Welten 2015).

Damit korrelierend spielt die Frage nach einer unterstützenden Medikation bei einer Autismusdiagnose und ihre damit einhergehenden möglichen Begleiterscheinungen weiterhin eine Rolle (vgl. Dose 2003, 2005; 2014; Kehrer 1990; Poustka/Banaschewski/Poustka 2011; Poustka/Poustka 2007), ebenso die gemeinhin als alternativ bezeichneten Behandlungs-, Begleitungs- und Unterstützungsformen (vgl. Oude-Aost 2013), wie z. B. Kunsttherapie (vgl. Lobisch 1999; von Essen 2016), Musiktherapie (Kessler-Kakoulidis 2016; Kowal-Summek 2016; Schumacher 1994; 1998; Weber 1998), Akupunktur (vgl. Lazar 2012), Ernährungstherapie (Blomberg 2015; Compart/Laake 2014; Esser 2003; Sausmikat/Smollich 2016), (Ge-)Hörtraining (vgl. Able/Köngeter 2001; Rosenkötter/Nyffenegger 1994) oder der Einsatz von Tieren innerhalb der therapeutischen Arbeit (vgl. Köster 2015). Silberman sieht den Erfolg alternativer bzw. komplementärer Ansätze darin, dass es der Schulmedizin bis heute nicht gelingen konnte, *den* ultimativen Weg der Behandlung aufzuzeigen. Drei Viertel aller Kinder mit einer Autismusdiagnose in den USA werden alternativ behandelt. Die Branche verzeichnet einen jährlichen Umsatz von mehr als 33 Milliarden Dollar (vgl. Silberman 2016, 82).

In Kategorie I finden sich auch jene Überlegungen, die Autismusbild III zugrunde legen, welches ebenfalls bereits in der Geschichte so auffindbar ist.

Asperger konstatiert:

> „Es ist ganz allgemein eine Möglichkeit des Menschen, sich autistisch zu verhalten" (1968, 144).

Diese Sicht wurde weitgehend von der Medizin, der die intensivsten Forschungsbemühungen in den ersten Jahrzehnten der Autismusforschung zu verdanken sind, ignoriert (vgl. Miller 1985, 243).

Autismus nicht als Störung zu interpretieren, sondern als eine spezielle Form des menschlichen Seins (vgl. Sautter 1998, 28ff), geht mit der Annahme einher, es als eine Zeiterscheinung, als Zeitgeist (vgl. zum Begriff Sautter 1995, 122ff) des 20. und 21. Jahrhunderts westlicher Industriestaaten zu deuten. Andersherum: Dass Autismus zu einer Störung werden konnte, ist begründet im Zeitgeist, der sich (auch) in der vorherrschenden Autismusforschung widerspiegelt.

Holtzapfel hält dazu schon in den 1980er Jahren fest:

> „Der kindliche Autismus ist nicht nur dadurch eine charakteristische Zeiterscheinung, daß er erst in unseren Tagen entdeckt wurde, sondern auch dadurch, daß sich in ihm gewisse Tendenzen des modernen Lebens in extremer Form verdichten" (1981, 184).

Die Symptome des Autismus sind, so die Annahme, eine verdichtete Form genereller Individualisierungs-, Isolations- und Vereinsamungstendenzen der Gesellschaft (vgl. Sautter 1995, 11).

Als autistische Charakteristika des gegenwärtigen Lebens werden u. a. Intellektualisierung resp. Machbarkeitsversprechungen der Wissenschaft, Bindungsverlust und Streben nach Selbstverwirklichung, Existenzangst und damit erhöhtes Sicherheitsstreben, Sinnverlust und Sinnentleerung des Lebens und damit einhergehende Suche nach neuen Reizen, z. B. durch Drogen, Geschwindigkeitsrausch, Zerstreuung durch übermäßige Freizeitaktivitäten, Vereinsamung sowie der Umgang mit bzw. durch und der Einfluss der Medien ausgemacht (vgl. ebd., 130ff).

Diese Tendenzen sind damit einerseits Voraussetzung für autistische Verhaltensweisen, andererseits offenbart sich *in ihnen* das jeweilige Verhalten. Das autistische Verhalten ist Ergebnis dieser Tendenzen. Autismus wird so zum Spiegel der Gesellschaft, die Gesellschaft selbst bietet überhaupt erst die Möglichkeit dieser Spiegelung.

Der Begriff des Zeitgeistes beinhaltet damit auf der einen Seite eine Erklärungsgrundlage, weshalb Autismus zu einer Störung werden konnte. Auf der anderen Seite stellt er eine Möglichkeit dar, den Störungsbegriff aufzuheben und Autismus als menschliche, gesellschaftliche Seinsform zu identifizieren. Im ersten Fall bezieht sich der Begriff auf den Zeitgeist der Autismusforschung, die überwiegend der naturwissenschaftlichen Empirie folgt(e). Dieses Vorgehen aber steht im Widerspruch zu wissenschaftlichen Positionierungen, in denen sich der Zeitgeist der Gesellschaft widerspiegelt. Autismus als Ausdruck gesellschaftlich-mentaler Entwicklungen zu deuten, heißt, Parallelen zwischen dem Verhalten autistischer und nicht-autistischer Menschen aufzudecken und damit die Grenzziehung zwischen Störung und Norm zu problematisieren.

Die umfassenden naturwissenschaftlich und damit organologisch und genetisch orientierten Forschungsbemühungen werden auf diesem Hintergrund insofern kritisiert, als sie das Wesen des Autismus bis heute nicht greifbar machen konnten. Die große Anzahl an Screenings und Instrumenten zur Diagnosestellung suggerieren die Möglichkeit einer (empirisch) gesicherten Diagnose, stehen aber aus dieser Sicht eigentlich für die weiterhin kaum greifbare Komplexität des Autismus – sie vermitteln eine Scheinsicherheit, die das eigene Denken, Mitfühlen, die eigene Beobachtungsgabe der Diagnostikerin bzw. des Diagnostikers nicht ersetzen können – (Ver-)Objektivierung begünstigt Distanzierung und unterliegt der Gefahr, „Phantombilder" des Autismus (vgl. dazu Heilmann 2011, 60f) zu konstruieren.

Dass überhaupt derart viele Publikationen zum Thema existieren, auch in Film, Funk, Fernsehen, Printmedien und Internet, wird nicht nur zurückgeführt auf die Faszination und das Interesse der Forscherin bzw. des Forschers, sondern auch auf die generelle gesellschaftliche Relevanz der autistischen Seinsform (vgl. Sautter 1995, 22).

Autismus nicht ausschließlich als Störung, sondern auch als menschliche Seinsform zu definieren, wird auch gefordert von verschiedenen Selbstvertretungsorganisationen und Selbsthilfegruppen autistischer und nicht-autistischer Menschen (vgl. autismus Stuttgart 2003; Theunissen/Schubert 2010, 18ff).

Parallelen zwischen den dem Autismus zugeschriebenen Besonderheiten im Bereich der Wahrnehmung, der Kommunikation, der Interaktion und des Verhaltens (in Orientierung an die Klassifikation im DSM und der ICD) mit in der Gesamtbevölkerung beobachtbaren Tendenzen sieht auch Lempp. Er beschreibt Entwicklungen innerhalb der Gesellschaft, die er als autistisch definiert. Damit verweist er ebenso auf das Problem der Grenzziehung zwischen Normalität und Abweichung (vgl. 1996, 58ff). Ausgehend von Beobachtungen im Alltag macht er eine Zunahme ungewollter Rücksichtslosigkeit (vgl. ebd., 25ff), fixierter Interessen bzw. einer Spezialisierung und einer Angst vor Neuem (vgl. ebd., 49ff; 77ff; 81ff), einer durch Egozentrismus bestimmten Sprache und Interaktion, also einer Selbstbezogenheit (vgl. ebd., 53ff; 83ff) sowie mangelnder Einfühlungsfähigkeit (vgl. ebd. 67ff; 89ff) innerhalb der Gesellschaft aus. In der Folge spricht er von der „autistischen Gesellschaft".

Scheele Knight (2014) macht auf eindrückliche Weise darauf aufmerksam, dass der Begriff Autismus heute besonders in den Medien als Metapher genutzt wird, um Probleme einer digitalisierten Gesellschaft zu veranschaulichen.

Die Verwendung des Begriffs bewegt sich in einem Kontinuum zwischen „Anziehung und Abstoßung", zwischen „Vereinzelung und Vernetzung" (ebd., 7). Auf der einen Seite wird damit kokettiert, sich autistisch zu verhalten, zum Beispiel, wenn betont wird, seinen Urlaub bewusst ohne Handy verbracht zu haben, man sich also bewusst autistisch verhalten hätte (vgl. ebd., 7), um der Reizüberflutung der digitalen Welt zu entfliehen. Auf der anderen Seite findet eine

Gleichsetzung des Autismus mit anti-demokratischen Bewegungen innerhalb des politischen Diskurses statt, um zum Beispiel Gefahren des Fundamentalismus zu erklären (vgl. ebd., 9). Das in diesen Zusammenhängen gemeinte Autistische schafft ein Bild des Menschen mit Autismus als „Integrationsverweigerer", als Person mit „verkümmerter Persönlichkeit", als „brandgefährlich", als „sozial tot" (vgl. ebd., 10f) und führt nicht nur zu einer massiven Stigmatisierung des Personenkreises, sondern verweist deutlich auf den weiterhin sehr hohen Aufklärungs- und Beratungsbedarf.

Die Tatsache, dass Autismus als Ideal oder aber als abschreckende Größe, in beiden Fällen plakativ und sachlich falsch für politische, persönliche oder mediale Interessen instrumentalisiert wird, macht wiederum auf die Komplexität des Begriffs aufmerksam.

Wenn Lempp von einer autistischen Gesellschaft spricht, geht es ihm gerade darum, aufzuzeigen, dass Autismus nichts per se Defizitäres oder Negatives bedeutet, sondern dass der Autismus breit interpretierbar bleibt als eine menschliche Seinsform. Mit der Identifikation einer autistischen Gesellschaft stigmatisiert Lempp nicht den Autisten. Vielmehr macht er darauf aufmerksam, dass die Gesellschaft selbst autistisches Verhalten hervorbringt und möglich macht. Es sind hier im Grunde also zwei Ebenen der Nutzung des Autismusbegriffs, die es zu unterscheiden gilt:

Während Lempp mit der Metapher der autistischen Gesellschaft versucht, das Kind mit Autismus zu schützen, zu erklären, auch zu stärken, bewirkt die Metapher des Autismus als Veranschaulichung einer Ideologie eine Diffamierung und Entmenschlichung der Betroffenen. Sie findet ihre Zuspitzung darin, dass, wie Scheele Knight nachweist, die Medien beispielsweise das Attentat von Adam Lanza, der im Dezember 2012 in Newton/USA 27 Menschen tötete, rein spekulativ mit einer vermuteten Autismusdiagnose des Täters erklären. Autismus wird zum Synonym des Bösen stilisiert, obgleich allgemeiner Konsens darüber besteht, dass eine Autismusdiagnose gerade nicht mit einem erhöhten Kriminalitätsrisiko einhergeht (vgl. ebd., 11).

Autismus als Zeitgeisterscheinung, als eine Erscheinung der heutigen Gesellschaft zu interpretieren schafft einerseits ein Bild des Menschen mit Autismus, das ihn entlastet, das ihn integriert, das ihn versteh- und nahbar macht. Autismus wird gerade nicht bewertet. Es geht um die Annahme eines als autistisch gedeuteten Seins und nicht darum, ob das gut oder schlecht ist, ob dies mit besonderen Stärken oder Schwächen einhergeht, ob es ein anzustrebender und zu vermeidender Zustand ist. Andererseits droht die Gefahr einer ausschließlich negativen Konnotation eines Begriffs, nämlich dann, wenn eine undifferenzierte bzw. keine Auseinandersetzung mit Autismus erfolgt. Und ebenso droht die Gefahr einer ausschließlich positiven Konnotation, wenn der Autismus mit seinen besonderen Fähigkeiten als die wahre, sich lohnende oder gar bessere Lebensform propagiert wird.

Die These einer autistischen Gesellschaft, eines Autismus als Zeitgeisterscheinung zielt letztlich darauf ab (zumindest sollte sie es), Autismus nicht zu einer Projektionsfläche werden zu lassen, den Menschen weder zu pathologisieren noch zu idealisieren, sondern in seinem So-Sein zu akzeptieren. Trotz oder gerade aufgrund der hohen Quellenlage zum Thema ermöglicht der Begriff verschiedene Autismusbilder. Das ist der Grund für die Annahme, dass bei Verwendung des Autismusbegriffs alles möglich und nichts sicher ist: Er entzieht sich einer Vereinheitlichung, polarisiert mit Beginn seiner Geschichte und bleibt abhängig vom jeweiligen Bild des Menschen. Er bleibt ein (Menschenbild-)Konstrukt.

7.2 Kategorie II – Über Menschen mit Autismus heute

Die Autismusforschung widmet sich Menschen mit Autismus vorrangig, wenn es um ihre Begleitung (vgl. de Bruin 2013; Muchitsch 2003), wenn es um spezifische, in einer Lebensphase oder einem Lebensalter für sie vorherrschende Fragestellungen und Hilfeformen geht. Diese praxisbezogene Literatur greift weitgehend auf Autismusbild II zurück. Sie tut dies, weil sie auf der einen Seite interdisziplinär ausgerichtet ist und sie sich damit von einem ausschließlich medizinischen Bild des Autismus zu lösen vermag. Sie tut es aber vor allem, weil sie auf der anderen Seite explizit auch vom Menschen ausgeht. Und auch vom Menschen, nicht aber ausschließlich von der Störung auszugehen, bedeutet zwangsläufig eine Veränderung der Sichtweise. Erst die Begegnung und Auseinandersetzung mit einem Menschen mit Autismus ermöglicht es, das (angenommene) Bild einer Störung zu erweitern oder gar aufzugeben hin zu einem Bild, das gerade auch die Stärken des Menschen sichtbar werden lässt.

Literatur über Menschen mit Autismus bezieht sich auf:

- die **Diagnostik** in einem bestimmten Alter,
- eine **Begleitung im Kindergarten** (vgl. Högner/Johann/Sarimski 2012) resp. den Bereich einer **autismusspezifischen Frühförderung** (vgl. Bundesverband autismus e. V. 2002; Hottmann-Maier 2008; Sinzig 2006; Teufel u. a. 2017; Theunissen 2014, 159ff; Tietze-Fritz 2011; Urbaniak/Schirmer 2012),
- Hilfen und Bedarfe, die sich aufgrund eines **Lebensalters**, wie der **Pubertät** sowie innerhalb des **Alltags** und des **familiären Lebens** ergeben (Dalferth 1990; Klauß 2005; Rödler 2005; Schirmer 2009; Schirmer/Alexander 2015; Sinzig 2006) und die Bedeutung der **Zusammenarbeit mit den Eltern** einschließen (vgl. Heilmann 2001; Schlack 2000),
- die **Schule** (vgl. Ackermann 2006; autismus Deutschland e. V. 2013; Bundesverband autismus e. V. 2003; Bundesverband autismus e. V./vds Fachverband 2003; Eckert/Mehring 2012; Eckert/Sempert 2012; Finck/Ohder 2001; Hilfe für autistische Kind, Regionalverband Weser-Ems 1990; Hottmann-Maier/ Maier 2009; Klauß 2004; Koch 1996; Maaß 2006; Nielebock u. a. 2011;

Noddings 2011; Rödler; 2000b; Rumpler 2003; Sautter 1990; Sautter/Schwarz/Trost 2012; Schaar 2000; Schirmer 2003; 2015; Schor/Schweiggert 1999; Schwägerl 2000; Spanik 1996; Theunissen 2015),
- den **Übergang Schule/Beruf** (vgl. Dalferth/Vogel 2006; Jacobs 2004) und
- den **nach- und außerschulischen Bereich**, wie Wohnen, Arbeiten und Teilhabe am Arbeitsleben (vgl. Backhaus 2008; Baumgartner/Dalferth/Vogel 2009; Dalferth 1993; 1994; 1996; 2003; 2014; 2017; Dalferth/Baumgartner 2008; Deckers 2004; Doose 2008; Ehrich 2008; Klicpera/Gasteiger-Klicpera 2004a; 2004b; Müller-Teusler 2008; Pickartz/Hölzl/Schmidt 2000; Scholdei-Schlie 2007; Shapiro 1991; Terinde/Schweigstill 2014; Theunissen 2006; 2014, 216ff).

In diesem Zusammenhang findet eine Verquickung von aktuellen theoretischen Ansätzen im Kontext der Behindertenpädagogik und der wissenschaftlichen und praktischen Beschäftigung mit Autismus statt – so wird zum Beispiel das Thema Integration/Inklusion auch auf die Situation von Menschen mit Autismus bezogen (vgl. autismus Deutschland e. V. 2011; 2013; Eckert/Neff 2011; Eckert/Wüthrich 2013; Eckert 2014; Knorr 2014; Müller-Remus 2014; Schirmer 2017; Schuster/Schuster 2013; Theunissen 2014, 118ff; 179ff; Zimpel 2013).

Autismus wird dann zu einer Größe, die auf systemimmanente konkrete Schwierigkeiten verweist, nämlich dann, wenn nicht mehr ausschließlich über einen spezifischen Förderbedarf, der sich aus einer Autismusdiagnose ableiten lässt, diskutiert wird, sondern Voraussetzungen, Art, Umfang und Realisierung der jeweiligen Förderung oder Hilfeform *selbst* innerhalb der Autismusforschung zum Inhalt werden. Besonders sichtbar wird diese Auseinandersetzung mit *Folgeproblemen* der Autismusforschung beispielsweise bei der institutionellen Form der Hilfe der Schulbegleitung/Integrationshilfe (vgl. Verband Sonderpädagogik 2006; Wilczek 2008; 2010), die zunehmend nicht mehr „nur" ausgehend von ihrer inhaltlichen Gestaltung bei Schülerinnen und Schülern mit Autismus, sondern in ihren immanenten (Neben-)Wirkungen, aufgrund in der Praxis sehr deutlich sichtbarer Herausforderungen, beleuchtet wird (vgl. Beck/Dworschak/Eibner 2010; Czerwenka 2017; Dworschak 2012; Henn u. a. 2014; Kißgen u. a. 2014; Müller 2014). Autismus ist dann Ausgangspunkt, Impuls, exemplarisches Beispiel für weiterführende, gesellschaftlich-politische, rechtliche, also letztlich bürokratische Hürden (vgl. Böddeling 2000; Feuser 2006).

Damit korrelierend nimmt die Anzahl jener Arbeiten zu, die sich explizit um **Rechte für Menschen mit Autismus** bemühen insofern, als diese Arbeiten theoretisch das übergeordnete Anliegen verfolgen zu *vermitteln* zwischen einer Sicht *auf* Menschen mit Autismus (**Außenperspektive**) und einer Sicht *von* Menschen mit Autismus (**Innenperspektive**) (vgl. Bengel 2015; Kokemoor 2016; Künstler/Unfried 2011; Matthews/Saunders 2006; Matzies-Köhler/Vero 2017; Oesterreich/Schirmer 2000; Preißmann 2009; 2013; 2015; 2016; Sautter 2012; 2014; Schirmer 2003; Schuster 2013; 2017; Theunissen 2016; Verein zur Förderung autistisch Behinderter e. V. 1991; Wengeke/Castaneda 2005). Diese Autorinnen und Autoren versuchen, autistische Verhaltensweisen zu verstehen und zu erklären und setzen damit prinzipiell ihre Sinnhaftigkeit voraus (vgl. Rödler 1994). Autismusforscherinnen und Autismusforscher und autistischer Mensch sitzen

> „‚im gleichen Boot' (…). Der Forscher verfügt über Kompetenz und ein (begrenztes) Instrumentarium zum Anstoß von Weiterentwicklung menschlichen Seins (…), das autistische Kind verfügt in seinem So-Sein sozusagen über den Katalysator, der die Kompetenz und das Instrumentarium des Forschers angemessen zum Einsatz bringt und so deren Wirksamkeit ermöglicht und im Wechselprozeß zu einer Weiterentwicklung beiträgt" (Sautter 1995, 135f).

Praktisch beziehen sich diese Arbeiten auf konkrete Bedarfe (Wollny/Matoni 2006) und Rechtsansprüche des Personenkreises sowie auf Wege ihrer Durchsetzung (vgl. autismus Deutschland e. V. 2008; 2014; 2015; Bundesverband autismus e. V. 2001a; Bungart 2014; Landesverband autismus e. V. 2012; Remschmidt/Frese 2006; Frese 2014; 2015; 2016; Kruse 2016).

Einen Orientierungspunkt bildet hierbei die „**Charta für Menschen mit Autismus**" von **Autism Europe**.

Charta für Menschen mit Autismus (vgl. http://www.autismus-karlsruhe.de/28.html)

Menschen mit Autismus sollten im Rahmen ihrer Möglichkeiten und ihrem besten Interesse an denselben Rechten und Privilegien teilhaben wie die gesamte europäische Bevölkerung. Diese Rechte sollten in jedem Staat durch eine entsprechende Gesetzgebung unterstützt, geschützt und durchgesetzt werden.
Die Deklarationen der Vereinten Nationen zu den Rechten geistig behinderter Menschen (1971) und den Rechten behinderter Menschen (1975) und andere relevante Deklarationen zu den Menschenrechten sollten berücksichtigt werden, für Menschen mit Autismus sollten aber insbesondere folgende miteingeschlossen sein:

1. Das Recht von Menschen mit Autismus, ein unabhängiges Leben im Rahmen ihrer Möglichkeiten führen zu können.
2. Das Recht von Menschen mit Autismus auf den Zugang zu einer unvoreingenommenen und gewissenhaften klinischen Diagnose und Beurteilung.
3. Das Recht von Menschen mit Autismus auf angemessene Erziehung und Betreuung.
4. Das Recht von Menschen mit Autismus (und ihrer Vertreter) in alle Entscheidungen bezüglich ihrer Zukunft miteinbezogen zu werden; die Wünsche des betroffenen Menschen müssen soweit wie möglich ermittelt und respektiert werden.
5. Das Recht von Menschen mit Autismus auf ein ausreichendes Angebot adäquater Wohnmöglichkeiten.
6. Das Recht von Menschen mit Autismus auf die Ausstattung, die Hilfe und die unterstützenden Dienste, die notwendig sind, um ein vollkommen erfülltes, produktives Leben in Würde und Unabhängigkeit führen zu können.
7. Das Recht von Menschen mit Autismus auf ein Einkommen oder eine Entlohnung, die ausreicht, angemessene Ernährung, Kleidung, Unterkunft und andere Lebensnotwendigkeiten zu finanzieren.

8. Das Recht von Menschen mit Autismus so weit wie möglich an der Entwicklung und der Organisation der Dienste mitzuwirken, die für ihr Wohlergehen sorgen sollen.
9. Das Recht von Menschen mit Autismus auf geeignete Beratung und Fürsorge ihre physische, psychische und geistige Gesundheit betreffend; dies schließt das Angebot einer adäquaten Behandlung und Medikation im besten Interesse des einzelnen Betroffenen sowie beschützende Maßnahmen mit ein.
10. Das Recht von Menschen mit Autismus auf eine sinnvolle Beschäftigung und Berufsausbildung ohne Benachteiligung oder Diskriminierung; Ausbildung und Berufstätigkeit sollten sich an den Fähigkeiten und den Interessen des Einzelnen orientieren.
11. Das Recht von Menschen mit Autismus auf Zugang zu allen Beförderungsmöglichkeiten und auf Bewegungsfreiheit.
12. Das Recht von Menschen mit Autismus auf Teilnahme und Inanspruchnahme von Kultur, Unterhaltung, Erholung und Sport.
13. Das Recht von Menschen mit Autismus auf einen gleichberechtigten Zugang und Nutzung aller Einrichtungen, Dienstleistungen und Aktivitäten.
14. Das Recht von Menschen mit Autismus auf sexuelle und andere Beziehungen, Ehe, miteingeschlossen ohne Ausbeutung oder Nötigung.
15. Das Recht von Menschen mit Autismus (oder ihrer Vertreter) auf juristische Vertretung und Beistand und auf umfassenden gesetzlichen Schutz.
16. Das Recht von Menschen mit Autismus auf ein Leben ohne Angst und ohne Bedrohung durch eine Zwangseinweisung in die Psychiatrie oder andere restriktive Einrichtungen.
17. Das Recht von Menschen mit Autismus auf ein Leben ohne körperliche Misshandlung oder Vernachlässigung.
18. Das Recht von Menschen mit Autismus auf ein Leben ohne missbräuchlichen Medikamenteneinsatz.
19. Das Recht von Menschen mit Autismus (und ihrer Vertreter) auf Zugang zu allen Daten, die in persönlichen, medizinischen, psychologischen, psychiatrischen und pädagogischen Berichten enthalten sind.

Vorgelegt beim 4. Kongress von Autism Europe (Autismus-Europa) in Den Haag am 10. Mai 1992. Als schriftliche Deklaration übernommen vom Europäischen Parlament am 9. Mai 1996.

Arbeiten, die die Rechte von und für Menschen mit Autismus fokussieren, beziehen sich aber auch auf den Empowermentansatz bzw. die Idee der Selbstbestimmung[87] (vgl. dazu Appel/Kleine Schaars 1999; Hähner/Niehoff 1997; Fornefeld 2000; Goll/Goll 1998; Hähner 2005; Herringer 1997; Jauch 2006; Klauß 2000; 2008; Kleine Schaars 2003; Lenz 2002; Lindmeier 1999; Lindmeier/Lindmeier 2002; Mahnke 2000; Niehoff 1994; Rappaport 1985; Rock 2001; Seidel 2006; Speck 2000; Stark 1996; Stinkes 2000; 2001; Thimm 1997; Theunissen 1997; 1997b; 1998; 2000; 2002a; 2002b; 2006; 2007; Theunissen/Plaute 2002; Wacker 2005; Weiß 1992; 1999; 2000).

In einem besonderen Maße ist es **Georg Theunissen**, geb. 1951, Lehrstuhlinhaber der Geistigbehindertenpädagogik und Pädagogik bei Autismus an der

87 Wobei die beiden Begriffe inhaltlich nicht gleichgesetzt, sondern nur aus Gründen der Übersichtlichkeit in einem Zuge genannt werden.

Martin-Luther-Universität Halle-Wittenberg und damit seit 2012 bundesweit erster Professor für Pädagogik bei Autismus, der den Empowermentansatz mit der Situation von Menschen mit Autismus verbindet und annimmt, dass der beobachtbare Perspektivenwechsel von, durch und auf Menschen mit Autismus in diesem Ansatz zu verorten sei, insbesondere bei Berücksichtigung folgender Grundannahmen:

- „die Abkehr vom Defizit-Blickwinkel,
- die unbedingte Annahme des Anderen und Akzeptanz seines So-Seins,
- das Vertrauen in individuelle und soziale Ressourcen,
- der Respekt vor der Sicht des Anderen und seinen Entscheidungen,
- die Akzeptanz unkonventioneller Lebensentwürfe,
- der Respekt vor der ‚eigenen' Zeit und vor ‚eigenen' Wegen des Anderen,
- der Verzicht auf etikettierende, entmündigende und denunzierende Expertenurteile,
- die Grundorientierung an der Rechte-Perspektive, der Bedürfnis- und Interessenlage sowie der Lebenszukunft des Betroffenen" (Theunissen/Paetz 2011, 22; Theunissen 2014, 16f).

Geht es um die Realisierung spezifischer Rechtsansprüche, muss Autismusbild I oder II Grundlage sein – soll eine Hilfeform, die mit staatlichen Mitteln oder durch die Krankenkasse finanziert wird, greifen können, ist es unerlässlich, einen individuellen und spezifischen Hilfebedarf festzustellen. Dies ist nur dann machbar, wenn Autismus als Störung diagnostiziert und auch als solche behandelt wird.

Wird dagegen durch Hinzuziehen des Empowermentansatzes auf Rechte von Menschen mit Autismus abgezielt, dann handelt es sich hier nicht um ein Anliegen, das sich auf Menschen mit Autismus bezieht, sondern um ein Ziel, dass alle Menschen mit Behinderung und/oder Benachteiligung betrifft. Aus historischer Sicht ist aber die in den 90er Jahren einsetzende Bewegung des Empowermentansatzes speziell für die Autismusforschung bahnbrechend, weil sie Menschen mit Autismus vollends die Tür öffnet, um selbst aktiver Teil der Forschung zu sein, um die Sicht auf sie selbst grundlegend zu erweitern von Autismusbild I oder II hin zum Autismusbild III. Theoretischen Bezugsrahmen hierbei bildet der Ansatz der Neurodiversität (vgl. Theunissen/Schubert 2010, 19f; Theunissen/Paetz 2011, 38ff; Theunissen 2013a; Theunissen 2014, 113ff; Zimpel/Hurtig-Bohn 2016).

In diesem Zusammenhang wird deutlich, weshalb alle drei Autismusbilder nebeneinander existieren können und müssen. Aus sozialrechtlicher Perspektive bleiben Autismusbild I und II unverzichtbar, zumindest dann, wenn ein Anspruch auf spezifische Hilfen geltend gemacht werden soll. Autismusbild III bedeutet hier letztlich, Menschen mit Autismus eine *Wahlmöglichkeit* an die Hand zu geben – sie selbst bestimmen, wie sie (nicht) gesehen und in der Folge (nicht) behandelt werden wollen. Autismusbild III ist daher ebenso wenig generalisierbar wie Autismusbild I oder II, weil es abhängig von der je sehr individuellen

Wahrnehmung und Lebenssituation des einzelnen Menschen ist. Hierbei bleibt es noch offen, ob es sich tatsächlich, wie Theunissen annimmt, um einen *Perspektivenwechsel* handelt, oder aber um eine *Erweiterung* der Perspektive, da alle drei Perspektiven weiterhin praktisch nebeneinander existieren.

All jene Menschen mit autistischen Verhaltensweisen, die nicht-sprechend sind, oder aber nicht ausreichend Möglichkeiten erhalten zu kommunizieren, bleiben auch innerhalb des Autismusbildes III unberücksichtigt. Sie bleiben abhängig von einer Sicht *auf* sie. Damit sind alle drei Autismusbilder *von außen* konstruiert. Und wenngleich Autismusbild III einen ersten Versuch darstellt, die Außensichten auf *den* Autismus um Innensichten zu bereichern, sind diese Innensichten dennoch nur je sehr individuell begreifbar und lassen keine Rückschlüsse über *den* Menschen mit Autismus im Allgemeinen zu.

7.3 Zur Stärkenperspektive innerhalb der Begleitung und Förderung autistischer Menschen

Analog zu den Publikationen zum Autismus dominieren in den Arbeiten zu Menschen mit Autismus aus förder- und therapiebezogener Sicht ebenfalls verhaltenstherapeutisch orientierte Ansätze (vgl. Bernard-Opitz 1995; 2014; 2015; Keenan/Kerr/Dillenburger 2014; Pelz/Becker 2006; Schramm 2013; Süss-Burghart 1994; Urbaniak 2017), denen Autismusbild I zugrunde liegt (vgl. dazu Kapitel 5.4). Durch Berücksichtigung *des Menschen* in seiner Subjekthaftigkeit aber entsteht innerhalb der Literatur zunehmend ein Gegengewicht bzw. eine Erweiterung im Vergleich zu jenen Zugängen, die auf eher abstrakter Ebene über Autismus sprechen. Dieses erfolgt durch Ansätze, die versuchen, das Anliegen einer biopsychosozialen Sicht zu konkretisieren, indem Autismusbild II angenommen wird. Damit rückt der Aspekt der Beziehungsgestaltung (vgl. Dern 2008, 35), also der Kommunikation und Interaktion zwischen Mensch mit Autismus und seiner Umwelt in den Vordergrund der Überlegungen. Das Early Start Denver Model (ESDM), ein Frühtherapieprogramm für Kinder mit Autismus, verbindet verhaltenstherapeutische mit beziehungsorientierten Methoden (vgl. Rogers/Dawson 2010; Rogers/Dawson/Vismara 2016; Rittmann 2014, 23f).

Den möglichen Sinn des autistischen Verhaltens zu verstehen, überhaupt eine Sinnhaftigkeit vorauszusetzen, ist Ausgangspunkt all jener Überlegungen, die die Störung nicht ausschließlich in der Person verorten. Um das Verhalten autistischer Personen mehrdimensional zu verstehen, schlägt Theunissen vor, auf das Vulnerabilitäts-Stress-Bewältigungsmodell zurückzugreifen (vgl. Theunissen 2014, 41ff). Auch der Davis-Autismus-Ansatz (vgl. Marshall/Davis 2013) sowie das Konzept der Positiven Verhaltensunterstützung (PVU) werden als Möglichkeiten beschrieben, Erschwernisse, aber auch Stärken des Erlebens und Verhaltens eines Menschen mit Autismus zu erkennen und zu mindern bzw. zu stärken, indem ein Symptom nicht (mehr) als autistisch oder gestört, sondern als eine Dissonanz zwischen der Person und der Umwelt interpretiert wird (vgl. Theunissen/Schubert 2014; Theunissen 2016, 6ff; 2017).

Und Slotta nimmt an, dass der Begriff Autismus nichts auszusagen vermag über den Menschen mit Autismus, sondern dieser „beschreibt lediglich das Unverständnis des Beobachters, das Beobachtete zu erklären. So spiegelt das, was als Autismus wahrgenommen wird, unsere normativen Vorstellungen als Beobachter und unser Unvermögen, dieses Verhalten als sinnhaft zu begreifen, wider" (2002, 28).

Autismusbild I wird auf diese Weise erweitert durch das übergeordnete Anliegen von Autismusbild II, Wege der Teilhabe an verschiedenen Formen des sozialen Lebens anzubahnen. Die Modifikation eines Verhaltens erfolgt nicht mehr isoliert mit und am Kind, sondern wird multimodal durch weitere Formen der Förderung ergänzt, z. B. durch **Sprach- Kommunikations- und Interaktionsförderung** (vgl. Bauers 2015; Bernard-Opitz/Blesch/Leib 1991; Caldwell 2004; Fröhlich u. a. 2014; Herbrecht/Bölte/Poustka 2008; Hettinger 1996; Kalde 1992; Mühl 1995; Nashef/Mohr 2015; Snippe 2013; 2014), durch **Strukturierungshilfen nach TEACCH** (vgl. Hügelschäfer 2014; Schatz/Schellbach 2005; 2014; Schopler/Lansing/Waters 1990; Schopler/Reichler/Lansing 1990; Schopler/Reichler 1990; Tuckermann/Häußler/Lausmann 2012), durch **Wahrnehmungsförderung** (Fischer 1995; Gillingham 1992; Schirmer 2003; Schmalenbach 2007; Umschaden 1995), durch **Sozialtraining** (vgl. Aarons/Gittens 2011; Attwood/Garnett 2014; Baker 2014; Cholemkery/Freitag 2014; Jenny u. a. 2011; Kirst 2015; Matzies-Köhler 2015; Scarpa/Wells/Attwood 2016 sowie Kap. 3.1), durch **Spieltraining** (vgl. Amorosa 2004; Beyer/Gammeltoft 2002; Hamann 2015; Wolfberg 2017) und durch Formen der Kommunikation, denen es nicht primär um den Aspekt der Förderung oder der Therapie geht, sondern die eine verstehende Annäherung anstreben zwischen Menschen mit und ohne Autismus. In diesem Zusammenhang ist auf das breite Feld der **Unterstützten Kommunikation** (UK) (vgl. Adam 2004; Birngruber/Arendes 2009; Boenisch/Bünk 2001; 2003; Boenisch/Sachse 2007; Bollmeyer u. a. 2011; BV Lebenshilfe 1998; Duker 1991; Ehrhardt/Kristen 2006; Hallbauer 2006; Kristen 2005; Nonn/Päßler 2007; Otto/Wimmer 2008; Rothmayr 2008; Sachse/Birngruber/Arendes 2007; von Tetzchner/Martinsen/Vogel 2013; Wilken 2006) und auf die Methode der **Gestützten Kommunikation**, abgekürzt FC (Facilitated Communication) zu verweisen (vgl. Arbeitsgemeinschaft FC 2001; Arndt 1994; Attwood 1994; autismus Stuttgart 2000d; Basler-Eggen 2000; 2001; Biermann 1999; Bölte/Poustka 2002, 275f; Bundschuh 1998; Bundschuh/Basler-Eggen 2000; Cordes 1996; Crossley 1997; Eichel 1996; FC-Netz Deutschland; Großlau 2001; Gottstein/Wegenke/Kuhfuß/Pister 2003; Haack 2002; Hansen 2001; Judt 1991; Kehrer 1996; Klauß 2000; Kruse 1996; Lang/Hoch 2003; Nagy 1993; 1994; 1996; 2017; Nußbeck 2000; Schott 1996; Sellin 1992; 1996; Wengeke/Castaneda 2005; Wepil 1993; Zöller 2002).

Wenn den genannten Ansätzen das übergeordnete Ziel der Teilhabe unterstellt wird, verweist dieser Gedanke auf die Idee der **Inklusion**[88]:

Mit in der Geschichte auffindbaren Sichtweisen und mit (nachträglicher, also durch die Geschichte ermöglichter) Konstruktion der Autismusbilder wird einer defizitorientierten Sicht auf den Menschen eine stärkenorientierte gegenübergestellt. Beide Sichtweisen offenbaren ein je unterschiedliches Bild des Menschen. Gemeinsam ist ihnen aber, Teilhabe ermöglichen zu wollen. Sie tun dies auf verschiedene Weise: Autismusbild I setzt zunächst eine Unfähigkeit und gleichermaßen die Möglichkeit des Erlernens von erforderlichen Fähigkeiten zur Teilhabe voraus. Dieser Sicht unterliegt die Forderung, den Menschen teilhabefähig zu machen. Streng genommen setzt hier mit Diagnosestellung zunächst ein exkludierender Mechanismus ein, um in einem zweiten Schritt inkludieren zu können: Die exkludierende Diagnose wird zur Bedingung für Inklusion – damit ist das Etiketten-Ressourcen-Dilemma angesprochen (vgl. Kap. 5.3).

Autismusbild II nimmt eine gegebene Verschiedenheit und damit eine gegebene Teilhabefähigkeit aller Menschen an. Diese wird ausgebaut und die Umwelt wird an ebendiese Fähigkeit angepasst, um Teilhabe zu ermöglichen. So sind beispielsweise die „Leitlinien zur inklusiven Beschulung von Schülern mit Autismus-Spektrum-Störungen" (vgl. Internetseite des Bundesverbands autismus Deutschland e. V.) sowie die „Forderungen zur ‚inklusiven' Beschulung von Schülerinnen und Schülern mit Autismus" (autismus 77, 2014, 52f) des Bundesverbands autismus zu verstehen, die jeweils explizit auf erforderliche, z. B. personelle und räumliche Rahmenbedingungen inklusiver Bildung Bezug nehmen.

Innerhalb beider Autismusbilder geht es um eine Stärkung des Individuums, um Teil des sozialen, gesellschaftlichen oder schulischen Lebens sein zu können. Allerdings wird auf der einen Seite eine Veränderung des Menschen und auf der

88 Inklusion ist aktuell wohl *das* (Streit-)Thema der (Sonder- und Heil-)Pädagogik. Auf die verschiedenen Sichtweisen der Befürworterinnen und Befürworter (z. B. Boban/Hinz 2003; 2011; 2015; 2016; 2017; Booth/Ainscow 2017; Hinz/Körner/Niehoff 2010; Kruschel/Hinz 2015) und Kritiker (z. B. Ahrbeck 2014; Böttinger 2016; Felten 2017; Giesecke 2017) des Ansatzes kann an dieser Stelle nicht eingegangen werden, auch nicht auf die Geschichte und die unterschiedlichen Definitionen des Begriffs, ebenso nicht auf Praxishilfen sowie mögliche Differenzen zwischen Integration und Inklusion (vgl. u. a. Dederich 2006; Ellger-Rüttgardt 2016; Fink 2011; Felder/Schneiders 2016; Feuser 2017; Göppel/Rauh 2016; Groschwald/Rosenkötter 2015; Hedderich u. a. 2016; Heimlich/Kahlert 2012; Jerg u. a. 2009; Kastl 2012; Kuhn 2015; Laubner/Lindmeier/Lübeck 2017; Leonhardt/Müller/Truckenbrodt 2015; Markowetz 2012; Moser 2012; Pithan/Schweiker 2011; Sander 2011; Sarimksi 2012; Schneider 2012; Schnell 2015; Schöler 2009; Seitz u. a. 2012; Spatschek/Thiessen 2017; Speck 2010; Stichweh/Windolf 2009; Stinkes 2012; Textor 2015; Weiß 2012; Werning 2013; Urban u. a. 2015; Wocken 2009; Ytterhus/Kreuzer 2008). Hier sei lediglich darauf verwiesen, dass innerhalb der Autismusforschung Inklusion tendenziell durch Vorstellung von Best-practice-Beispielen im schulischen Kontext aufgegriffen sowie das Recht auf Inklusion eingefordert wird. Erstmalig breit diskutiert wird das Thema Inklusion und Autismus im Rahmen der 13. Bundestagung 2011 des Bundesverbands autismus in Hamburg (vgl. autismus Deutschland e. V. 2011).

anderen Seite eine Veränderung der Umwelt bzw. der Mitmenschen als Voraussetzung für Inklusion gesehen.

Autismusbild III entzieht sich dieser schwierigen Diskussion und bezieht sich auf die übergeordnete Annahme der Befürworterinnen und Befürworter der Inklusionsidee, dass Heterogenität das Menschsein bedingt. Mit Aufhebung des Störungsbegriffs wird Teilhabe als selbstverständliche Größe vorausgesetzt. Autismusbild III *ist* inklusiv.

Allerdings unterliegen die Begriffe der Inklusion und Exklusion sehr verschiedenen Bedeutungsdimensionen. Weiß macht darauf aufmerksam, dass Inklusion als „erlitten, als verweigert", ebenso als „erhofft, erwünscht und erfahren" (2012, 10) erlebt werden kann. Exklusion kann als „Isolation und Ausschluss", ebenso aber auch als erwünschter und angestrebter Zustand definiert sein (ebd., 10). Und Speck hält fest:

> „Inklusion ist nicht überall und für jeden in gleicher Weise möglich und sinnvoll. Unterschiede, also individuell und situativ bedingte Ungleichheiten, sind real und lassen sich nicht ignorieren. Das bedeutet, Inklusion ist ein *relationaler Begriff*. Ob für den Einzelnen Inklusion gegeben ist oder nicht, kann nicht generell und objektiv von außen her bestimmt werden. Sie ist weithin auch von *subjektiven* Gegebenheiten, wie persönlichen Interessen und damit bedingter Selbstbestimmung abhängig" (2010, 65; Herv. im Orig.).

Die Annahme der Zulässigkeit verschiedener Bilder des Autismus und des Menschen mit Autismus geht einher mit der Erkenntnis, dass das Prinzip der Einzelfallbezogenheit zur zentralen Größe innerhalb der Entscheidungsfindung für adäquate therapeutische oder alltagsbezogene Hilfen wird. Auf diesem Hintergrund bedeutet die Forderung nach einem Recht auf Inklusion, eine Stärkung der Entscheidungsfreiheit des Einzelnen. Inklusion für Menschen mit Autismus wird so zu einer zukunftsweisenden *Möglichkeit*, nicht aber zu einem ausschließlich unkritisch anzustrebenden Prozess. Wenn Inklusion mit Speck als ein relationaler Begriff verstanden wird, so gilt dies uneingeschränkt auch für den Begriff Autismus sowie für die Lebenslage von Menschen mit Autismus – Generalisierungen sind nicht möglich. Stinkes hält dazu fest:

> „Menschen sind nicht nur ‚irgendwie' verschieden voneinander, sondern einander radikal fremd. Aus dieser radikalen Fremdheit erwächst Verantwortung dem anderen Menschen gegenüber und seine Anerkennung" (Stinkes 2012, 12).

Kastl zieht daraus die Schlussfolgerung:

> „Wer also über Inklusion redet, sollte nicht einfach auf die Suggestion von Vokabeln wie Teilhabe, Vielfalt, Anerkennung setzen, sondern sich sehr genau die Frage stellen:
> - Wer wird

- auf welche Weise
- worin
- mit welchem Status
- mit welchen (intendierten und nicht intendierten) Folgeeffekten inkludiert (2012, 7)?"

Antworten auf diese Fragen versprechen streng genommen nur Aussagen von Menschen mit Autismus selbst – sie erklären, ob Ansätze zur Realisierung eines inklusiven Angebots tatsächlich ihrem Bedürfnis nach Teilhabe gerecht werden können (vorausgesetzt, solch ein Bedürfnis besteht), oder, wie Weiß es formuliert:

> „Man kann äußerlich inkludiert sein und dennoch das Gefühl haben: Ich gehöre nicht dazu. Ich bin doch anders als die anderen" (2012, 11).

Zugleich unterliegen ihre Antworten einer gewissen Vorläufigkeit; sie können sich je nach ihren weiteren Erfahrungen ändern. Das angenommene übergeordnete Ziel der Teilhabe innerhalb verschiedener Formen der Begleitung bedeutet also, Menschen mit Autismus ein Spektrum an Angeboten zur Verfügung zu stellen, aus denen sie *wählen* können – Inklusion so verstanden wird zu einer möglichen Erfahrung im Leben autistischer Menschen und ihrer Familie. Aleksander Knauerhase, ein Mann mit Autismus fordert:

> „Mein Wunsch zum Thema Inklusion wäre folgender: Fragt die Betroffenen nach ihren Bedürfnissen und Sichtweisen. Inkludiert sie und ihr Wissen noch bevor Ihr an Inklusion in die Gesellschaft denkt. Das ist nicht nur gewonnenes Wissen, sondern auch ein Gewinn für die Gesellschaft. Es ist der erste Schritt zur Inklusion! Wir haben Euch viel zu sagen! *Redet nicht über uns, redet mit uns*" (2016, 167; Herv. im Orig.)!

Neu ist die breite Hinwendung explizit zu erwachsenen Menschen aus dem Autismus-Spektrum (vgl. Becker 2014; Eckert/Mehring 2013; Erfurth 2015; Feuling 2011; Krämer u. a. 2015; Pickartz/Hölzl/Schmidt 2000; Rittmann 2014; Sappok 2014; Yekrangi/Müller-Teusler 2016; Zöller 2006), und hier wiederum besonders zu Personen mit der Diagnose Asperger-Syndrom (vgl. Ebert 2007; Fangmeier u. a. 2011; Hippler 2010; Vogeley 2012), wobei dieser Trend wie in Kap. 4 angedacht, eine Kreisbewegung der Geschichte bedeutet.

Dieser Trend kann als ein Ergebnis der Auseinandersetzung mit (Auto-)Biographien autistischer Menschen gedeutet werden – offenbaren diese doch auch den Bedarf einer Auseinandersetzung mit dem Lebensalter der Adoleszenz und den alle Menschen dieser Lebensphase betreffenden Anforderungen, wie z. B. Beziehung, Sexualität und Partnerschaft (vgl. Carstensen 2009; Preißmann 2012), Loslösung/Abgrenzung vom Elternhaus (vgl. Klauß 2006; Rimland 1991), die Situation der Eltern erwachsener Kinder mit Autismus (vgl. Burtscher 2014), genderspezifische Fragen (vgl. Preißmann 2013; 2014; Simone 2012), Familiengründung, Lebenszufriedenheit (vgl. Preißmann 2015; 2016; Rockert-Bolg 2014), Gesundheit (vgl. Preißmann 2017) oder berufliche Fragen (vgl. Preißmann 2012; Riedel u. a. 2016; Seng 2014).

Der therapeutischen und förderbezogenen Literatur, ausgehend vom Lebensalter resp. von der Lebenssituation des Menschen mit Autismus, liegt entweder Autismusbild I oder II zugrunde. Autismusbild II ist die Erweiterung von Autismusbild I und verfolgt im Gegensatz zu diesem explizit eine ressourcenorientierte Sicht auf den Menschen mit Autismus mit dem Ziel, den Menschen selbst in seiner Ganzheit zu erfassen, aber auch als Kritik am medizinischen Verständnis der Störung.

Wichtig ist es jedoch, dass beiden Bildern, Autismusbild I und II, das Anliegen gemein ist, den Menschen in seiner individuellen Lage zu begreifen, um Wege seiner Unterstützung zu finden.

Unter dem Begriff der „autistischen Intelligenz" (Seng 2015; Theunissen 2015), der voraussetzt, dass es nicht zielführend sei zu fragen, wie hoch die Intelligenz des autistischen Menschen sei, sondern von welcher Art (vgl. Dern 2008, 29), erfolgt eine Betrachtung des Menschen, seiner Wahrnehmung, seines Denkens und Verhaltens, die nicht mögliche Besonderheiten und Erschwernisse fokussiert, sondern gerade Fähigkeiten und Stärken versucht herauszuarbeiten. Das Bild des Menschen mit einer *autistischen Symptomatik* wird umgewandelt in ein Bild des Menschen mit *autistischen Fähigkeiten*, die im Vergleich zu nicht-autistischen Menschen zu besonderen Kompetenzen werden.

In Tabelle 18 findet sich eine Gegenüberstellung zweier Beschreibungen der autistischen Intelligenz. Diese wird entweder als eine im interindividuellen Bereich bessere oder aber als eine andersartige Leistungsfähigkeit im Vergleich zu Menschen ohne Autismus definiert.

Tabelle 18: Zur autistischen Intelligenz zit. nach Dern (2008, 29ff) und Theunissen (2015, 21ff)

Autistische Intelligenz nach Dern	Autistische Intelligenz nach Theunissen
• Genauigkeit • höhere Leistung bei der Erkennung von und Reaktion auf visuelle (soziale und nicht-soziale) Hinweise • schnelleres Satzverständnis • besseres Erinnerungsvermögen in Bezug auf semantisch visuelle Reize bei verringerter Anfälligkeit für fehlerhafte Erinnerungen • bessere Fähigkeit der visuellen Suche (Erkennung)	• Gegenstände oder Situationen werden nicht als „Ganzes" erfasst, sondern in ihren Details • Wahrnehmen kleinster und winziger Details von Gegenständen oder in Situationen • Gegenstände oder Situationen werden in Einzelteile zerlegt, gespeichert und als Puzzle zusammengefügt • statt Gemeinsamkeiten werden mehr Unterschiede herausgefiltert und fokussiert • verdeckte, verborgene oder hintergründige Muster oder Figuren werden erkannt

• besseres visuelles Unterscheidungsvermögen • höhere Fähigkeiten bei kontextlosen Figuren, wie Zahlen, Abbildungen • höhere Verarbeitungsgeschwindigkeit in Bezug auf Tonlagenerkennung, Tonlagenzuordnung und kontextlosen Tönen • höhere Leistung bei der Erkennung von Tonlageänderungen • besseres Unterscheidungs- und Kategorisierungsvermögen von Tonlagen • höhere Genauigkeit bei der Wiedererkennung grafischer Hinweise • bessere Verarbeitung phonologischer Reize • Mitgefühl	• Fähigkeit, visuell-strukturhaft, mathematisch, räumlich und assoziativ zu denken, Dinge oder Wörter in Muster zu transferieren, zu speichern und abzurufen • Fähigkeit, in Wörtern zu denken, sich ein enormes Faktenwissen anzueignen und abzurufen • außergewöhnliche Kreativität • außergewöhnliche und vertiefte Interessen, die in außergewöhnlichen Leistungen münden • stereotype Verhaltensweisen (neuerdings: „Stimming") als Strategie, um Stress abzubauen

Das Symptom des fehlenden Blickkontakts wird aus dieser Perspektive ebenfalls als prinzipiell kluge, wenigstens aber sinnvolle Strategie gedeutet, die besonders den Übergang zwischen Normalität und Wahrnehmungsbesonderheit zu verdeutlichen vermag:

> „Wenn autistische Menschen damit beginnen, Blickkontakt zu vermeiden, kann dies ein Indiz dafür sein, dass autistische Menschen entdeckt haben, dass Mimik für sie informativ ist, und sie dann vom informativen Zuhören oder Sprechen ablenkt. Die Vermeidung von Blickkontakt autistischer Menschen kann wie bei nicht-autistischen Menschen ein Zeichen für konzentriertes Zuhören sein" (Dern 2008, 33).

Die Identifizierung der Stärken ist es, die Autismusbild I zu Autismusbild II macht und die Voraussetzung ist für einen mehrdimensionalen Blick auf *den* Autismus und *den* Menschen mit Autismus. Die Identifizierung der Stärken ist aber umgekehrt auch Teil der Weiterentwicklung von Autismusbild I zu Autismusbild II. Es handelt sich also um eine Wechselbeziehung: Die Autismusbilder beeinflussen die Autismusforschung und ihre Ergebnisse, wie umgekehrt die Beschäftigung mit dem Autismus die (Weiter-)Entwicklung von Autismusbildern anregen.

In aktuellen Beschreibungen autistischer Verhaltensweisen wird also die tendenziell defizitorientierte Perspektive um eine ressourcenorientierte Sicht ergänzt (vgl. u. a. Dern 2008; Geist 2017; Preißmann 2013; 2015; Sautter 2012; Schirmer 2015; Theunissen 2010, 272ff; Theunissen 2010; Theunissen/Schubert 2010, 21ff; Zimpel 2014; 2015).

> „Beim Studium der Autismus-Spektrum-Störung (ASS) hat es eine Verschiebung von der reinen Beschreibung und Erklärung der autistischen Defizite zu einer Erforschung der Stärken und Schwächen gegeben" (Golan/Baron-Cohen 2010, 135).

Dies wird auch deutlich durch jene Arbeiten, die sich explizit auf Interessen, Stärken und Fähigkeiten autistischer Menschen beziehen (vgl. Geist 2017; Hartl 2010; Hermelin 2002; Prizant 2016; Stillman 2009; 2012; Theunissen/Schubert 2010; Theunissen 2015; Vermeulen 2012). Dieser Perspektivenwechsel wird einmal durch Publikationen von Menschen mit Autismus selbst ermöglicht, findet sich beispielsweise aber auch bei Attwood, der zur Frage der Gestaltung des beruflichen Lebens von Personen mit Asperger-Syndrom folgende hilfreiche und erschwerende Eigenschaften gegenüberstellt:

Tabelle 19: Ressourcenorientierte und defizitorientierte Sicht auf Menschen mit der Diagnose Asperger-Syndrom (vgl. Attwood 2008, 351)

Mögliche Stärken	**Mögliche Defizite in folgenden Bereichen**
• tolerant • ausdauernd • perfektionistisch • kann Fehler schnell erkennen • technisch begabt • Sinn für soziale Gerechtigkeit und Integrität • stellt überholte Rituale in Frage • akkurat • achtet auf Details • denkt logisch • gewissenhaft • verfügt über Fachwissen • verwendet originelle Problemlösungsstrategien • ehrlich • arbeitet besonders gut bei Routineaufgaben und klaren Erwartungen	• Teamfähigkeit • als Vorgesetzter arbeiten • konventionelle Methoden • sensorische Wahrnehmung • Pünktlichkeit und Arbeitsroutinen • Stress und Angst bewältigen und mitteilen • realistische Berufserwartungen • die Arbeit mit der eigenen Qualifikation in Einklang bringen (häufig überqualifiziert) • Anweisungen missverstehen • mit Veränderungen zurechtkommen • Ratschläge annehmen (werden als Kritik aufgefasst) • Körperpflege und Hygiene • Einordnung in die Gruppe – ist leichtgläubig und anfällig für Mobbing • um Hilfe bitten • Organisation und Planung • Konfliktlösung – neigt dazu, anderen die Schuld zu geben • zwischenmenschliche Fähigkeiten

Dose, der die Attwoodsche Perspektive auf Menschen mit Asperger-Syndrom insofern kritisch diskutiert, als er vor einseitigen, also ausschließlich defizit- *oder* stärkenorientierten Beschreibungen der autismusspezifischen Symptomatik warnt und den Begriff „Aspie" hinterfragt, plädiert für eine mehrdimensionale Perspektive:

> „Dazu kann ich nur sagen: das eine schließt das andere nicht aus. Selbstverständlich, und das realisiert sich in einem an den persönlichen Fähigkeiten und Möglichkeiten (Ressourcen) ausgerichteten ‚ressourcen-orientierten' Behandlungsansatz, interessieren uns

> bei jedem zu behandelnden Patienten mit einer autistischen Störung seine Stärken, Potenziale, Vorlieben und Besonderheiten. Nur so kann eine auf individuelle Bedürfnisse und Möglichkeiten zugeschnittene Behandlung durchgeführt werden. Andererseits muss zuerst überhaupt einmal festgestellt werden, mit was für einer Störung, was für einem Problem wir es überhaupt zu tun haben" (2006, 158).

Und auch Bundschuh fordert Ende der 90er Jahre einen Wandel von der Defizit- zur Kompetenzorientierung in der Sonderpädagogik, der eben auch die Beschreibung des Autismus einbeziehen soll[89] (2000, 78ff).

Dass es sich hierbei aber eigentlich nicht um eine neue Sicht handelt, sondern um eine historisch zugrunde gelegte und gewachsene, zeigt folgende Textstelle Bleulers, in der er das „schizoide Wesen" an Schizophrenie erkrankter Menschen greifbar macht:

> „Im Guten zeigt sich das schizoide Wesen als Charakterfestigkeit, Unbeugsamkeit, Eigenständigkeit und als Voraussetzung originellen, schöpferischen Schaffens. Im Unguten zeigt es sich als Rücksichtslosigkeit, Starrsinn, Egoismus, Ungeselligkeit, Weltfremdheit, Fanatismus oder sogar als Grausamkeit" (1983, 577).

Diese mehrdimensionale Betrachtung autistischen Verhaltens bestimmte also die Anfänge der Autismusforschung, um im Verlauf einzutrüben und um im Heute wieder an Klarheit und Präsenz zu gewinnen mit dem Ziel, historisch gewachsene Grenzziehungen zwischen Norm und Abweichung zu relativieren und auf die Verschiedenheit des Menschen interindividuell aufmerksam zu machen, ohne ausschließlich pathologisieren, sondern auch sensibilisieren zu wollen. Hierbei hängt es von der Interpretation des Begriffs der Verschiedenheit ab (vgl. dazu Ahrbeck 2014, 33ff), ob eine Trennung erfolgt *innerhalb* des Autismus-Spektrums oder *zwischen* Menschen mit und ohne Autismus. Im ersten Fall ist es selbstredend, dass es innerhalb des Autismus-Spektrums verschiedene Formen der Ausprägung gibt – legt dies doch gerade die Spektrumsidee nahe. Dass Menschen mit und ohne Autismus verschieden sind, ist an sich eine tautologische Aussage. Relevant darüber nachzudenken wird es dann, wenn der Begriff der Verschiedenheit per se positiv gedeutet wird, wenn eine faktische Abweichung, also ein Verhalten oder Empfinden, das als abweichend und damit als belastend erlebt wird, und zwar von außen oder von innen, als *nur* verschieden abgetan wird. Und auch dann, wenn die

89 Die Frage nach einer adäquaten Beschreibung von Menschen mit Behinderung im Allgemeinen und der Behinderungsbegriff als zentrale Kategorie der Heil-und Sonderpädagogik im Speziellen sind bis heute in der Sonderpädagogik ausgesprochen aktuell und werden auf dem Hintergrund verschiedener Menschenbildannahmen und Normen höchst kontrovers diskutiert. Übersichten finden sich z. B. bei Barsch/Bendokat 2002; Bleidick/Ellger-Rüttgardt 2008, 92; Felkendorff 2003; Lindmeier 1993, 244; Moser/Sasse 2008; Neumann 1995; Stinkes 2003, 31ff. Letztlich ist diese Diskussion auch übertragbar auf den Begriff Autismus.

Verschiedenheit zur zentralen Größe wird, indem sie zwischen dem und den Verschiedenen trennt, indem beispielsweise die autismusbedingte Verschiedenheit von Betroffenen oder ihrer Familien selbst als besondere Form des Seins gedeutet wird, von der die „Neurotypischen" ohnehin nichts zu verstehen vermögen. Oder wenn Autismus als Rätsel dargestellt wird, wenn Menschen mit Autismus als besonders herausfordernd beschrieben werden.

Beide Formen der Darstellung sind problembehaftet. Autismus ausschließlich als Abweichung zu sehen bedeutet, die Möglichkeit der Variabilität der autistischen Symptomatik zu übergehen und zu vereinheitlichen. Autismus als „nur" verschieden zu deuten, kann die Situation des Personenkreises bagatellisieren, zumindest dann, wenn diese Deutung mit einem Verzicht auf Formen der Unterstützung und Hilfen propagiert wird.

> „Die Aussage, ‚es ist normal, verschieden zu sein' banalisiert (...) Verschiedenheit, weil sie weder die radikale Fremdheit noch die Verantwortlichkeit dem anderen Menschen gegenüber ernst nimmt" (Stinkes 2012, 21).

War bis in die 1970er Jahre des letzten Jahrhunderts ein induktives Autismusbild vorherrschend, d. h., die Beschreibung von Einzelfällen ist Legitimation, um über Menschen mit Autismus im Allgemeinen zu referieren, steht in den 80er Jahren ein deduktives Autismusbild im Vordergrund, also das Bemühen, über die Erfassung einer Gruppe für den einzelnen Menschen hilfreiche Rückschlüsse zu erarbeiten (vgl. Kap. 5.6).

Menschen mit Autismus heute unterliegen beiden Zugängen – in der Gegenwart erfolgt eine Verschränkung induktiver und deduktiver Zugänge, wobei möglicherweise der deduktive Zugang überhaupt erst durch induktives Vorgehen möglich gemacht werden konnte. Abhängig von der Sichtweise auf den Menschen mit Autismus gestaltet sich demgemäß die Art einer Begleitung oder Förderung. Und wenngleich gegenwärtig die quantitativ hohe Quellenlage der Literatur suggeriert, eine Vielzahl an Formen der autismusspezifischen Therapie und Förderung stünden zur Verfügung, ist es bei Sichtung tatsächlich so, dass nahezu alle Ansätze historisch gewachsen, teilweise modifiziert sind und es, wie in Kap. 3.1 und Kap. 6 dargelegt, keinen Königsweg der Unterstützung gibt (vgl. Bresser 1991, 204). Es ist das Autismusbild, auf dem ein Ansatz basiert, das den Weg einer Begleitung bestimmt. Hier ist es wiederum der Bundesverband autismus, der sich stark für die Berücksichtigung einer mehrdimensionalen Sicht und für eine explizit interdisziplinäre Ausrichtung der Autismusforschung in der Arbeit mit und für Menschen mit Autismus einsetzt (vgl. Bundesverband autismus e. V. 1993, 21).

7.4 Menschen mit Autismus als Objekt von Ratgebern und von Forschung sowie als Subjekt – als Expertinnen und Experten in eigener Sache

Parallel zur Inflation der Überblicksarbeiten zum Autismus explodiert in den 1990er Jahren die **Ratgeberliteratur**, einmal für Familien, aber auch für Berufsgruppen, die mit Menschen mit Autismus arbeiten (vgl. Aarons/Gittens 2010; Bahr 2013; Bernard-Opitz 2015; Brealy/Davies 2009; Dodd 2011; Fabri/Andrews/Pukki 2016; Ganz/Schmidt 2016; Janert 2003; Lorenz 2003; Maus 2017; Moser 2014; Norall/Brust 2012; Nikolic 2009; Richman 2004; Rollett/Kastner-Koller 2007; Schirmer 2006; Schmidt 2015; Schütz 2016; Seger 2011; 2017; Steindal 2007; Vermeulen 2011), in jüngster Zeit für Menschen mit Autismus selbst (vgl. Blodig 2016; Hölzel 2012; Matthews/Williams 2011; Matzies-Köhler/Schuster 2009; Myers 2016; Schneider/Köneke 2009) und/oder für ihre Mitmenschen[90], wie Mitschülerinnen und Mitschüler (vgl. Hächler/Tschirren 2014; Kaufmann 2014; Matzies-Köhler 2013) oder für alle universell gleichzeitig (vgl. Poustka u. a. 2004b; 2009).

Die Ratgeber intendieren mit anderer Akzentuierung im Vergleich zur übrigen Literatur zum Menschen mit Autismus eine Veränderung und Verbesserung eines Zustands oder Problems, das sich in einem bestimmten Kontext zeigt. Sie sind alltagsbezogen und geben meist eher allgemeine Hinweise für eine breite Leserschaft. Die Abgrenzung zwischen Ratgebern und anderen Quellen erfolgt künstlich und idealtypisch, erscheint aber dennoch sinnvoll, weil Publikationen mit einem deutlich ratgebenden Appell in den letzten Jahren zunehmen. Sie fordern zu einem Umdenken oder besseren Handeln auf, sind also deutlich normativ ausgerichtet.

Ratgebend sind hier sowohl Autismusexperten und -expertinnen, also Personen, die auf einem Forschungshintergrund oder in ihrer beruflichen Praxis mit Autismus befasst sind, aber auch Eltern und Betroffene selbst (vgl. Behrmann/Seng 2012; Döhler/Döhler 2014; Eiken-Lücknau 2016; Maus 2017; Preißmann 2007; 2008; 2009; 2013; 2015; 2016; Schönberg/Keller 2014).

Damit unterliegt die Autismusforschung einem allgemeinen Trend – dass es Ratgeber für tatsächlich alle Lebenslagen und Lebensfragen gibt, dürfte eine Erscheinung des ausgehenden 20. und beginnenden 21. Jahrhunderts sein. Der Ratgeberliteratur liegt in aller Regel Autismusbild II zugrunde, indem sie zunächst

90 Neuerdings erscheinen Bilderbücher über Autismus (vgl. Birnbacher 2013; Hächler/Tschirren/Mambourg 2014; Langer 2014; Lutz 2015; Mueller/Ballhaus 2014; Salber 2013). Sie richten sich an Kindergarten- und Grundschulkinder und intendieren eine kindgemäße Aufklärung über die Thematik. Inwiefern es sinnvoll sein kann, ein drei- oder vierjähriges, auch ein sechsjähriges Kind über Autismus oder autistische Kinder informieren zu wollen, ist fraglich. Kindheit wird auf diese Weise, zumindest droht die Gefahr, doppelt indoktriniert, und zwar auf Seiten des Kindes, das informiert und auf Seiten des Kindes, *über* das informiert werden soll.

eine isolierte Problemstellung, wie ein Symptom des Autismus (vgl. Batts 2013; Bundesverband autismus e. V. 2004b; Elvén 2015; vds Brandenburg 2005) bzw. Bedarfe der Beratung, aber auch ihre eigene Daseinsberechtigung darlegt, um in einem zweiten Schritt ausgehend von den Stärken autistischer Menschen Handlungsstrategien und/oder geeignete Fördermaßnahmen vorzustellen (vgl. Girsberger 2015; Jenny 2013). Neben eher allgemeinen bzw. universellen Ratgebern, beziehen sich andere, wie die Literatur über Menschen mit Autismus, auf für den Personenkreis in einer bestimmten Lebensphase relevante Fragen, wie zum Thema **Frühförderung** (vgl. Bundesverband autismus e. V. 1991), **Schule** (vgl. Bundesverband autismus e. V. 1991; Matzies-Köhler 2015; Schirmer 2013; Schmidt 2015; 2016; Thomas 2009), **Arbeitsleben** (vgl. Blodig 2016; Bundesverband autismus e. V. 2008; Nashef 2014; Schmidt 2016), **Wohnen** (vgl. Bundesverband autismus e. V. 2004a), oder einer **spezifischen Förderung** (vgl. Bundesverband autismus e. V. 2003; 2004c).

Die Ratgeberliteratur zum Autismus von Menschen mit Autismus selbst vermittelt zwischen einer Außen- und Innensicht und ist damit bemüht, eine verstehende Annäherung zwischen Menschen mit und ohne Autismus zu erreichen (vgl. Matzies-Köhler/Schuster 2009; Preißmann 2009; 2012; 2013; 2015).

Die sich noch in den Anfängen befindende Ratgeberliteratur von Menschen mit Autismus für Menschen mit Autismus entspricht dem Konzept von Selbsthilfegruppen.

Die Ratgeberliteratur von Autismusexperten und -expertinnen für Betroffene und ihre Familien verfolgt ebenfalls das Anliegen, einen Beitrag zur Verbesserung der Lebensqualität der Betroffenen in verschiedenen Lebenslagen zu leisten. Sie kann dabei unterstützen, den Menschen besser zu verstehen. Ihre eigene Daseinsberechtigung aber fußt auf dem Schicksal der Betroffenen, sie macht sie überhaupt erst zu Betroffenen. Sie setzt voraus, dass Menschen mit Autismus und ihre Familien einen Beratungsbedarf haben. Angesichts der Anzahl der Ratgeber ist diese Voraussetzung sicher nicht falsch. Aber es könnte auch umgekehrt sein: Die Ratgeberliteratur zementiert in den Eltern und den Betroffenen den Glauben, beratungsbedürftig zu sein, *weil* es sie gibt, weil Ratgeber Optimierung versprechen.

Und die Ratgeber, die sich von Fachleuten an Fachleute richten, unterstreichen umso mehr das Bild des autistischen Menschen, der derart schwierig ist (bei allen zu berücksichtigenden Stärken), dass es erforderlich wird, ratgebend *über* ihn und den Umgang *mit ihm* zu referieren. Ebenso aber fußen die Ratgeber auf einem Beratungsbedarf der Betreuerinnen und Betreuer, der Mitmenschen, die sich im konkreten Umgang mit einer Person mit Autismus hilflos erleben. In Bezug auf den Menschen mit Autismus ist es wichtig sich zu vergegenwärtigen, dass es primär nicht sein Verhalten ist, dass beratungsbedürftig ist, sondern dass es erst beratungsbedürftig *gemacht* wird durch die Unsicherheit des nicht-autistischen Begleiters, Betreuers oder Elternteils. Und genau auf dieser Unsicherheit basiert die Legitimation des Ratgebers von Experten für Experten. Autistische Menschen sind an sich nicht der Anlass für die Mehrzahl der Ratgeber. Anlass ist die Hilflosigkeit der Helfer im Umgang mit autistischen Verhaltensweisen. Dies dürfte auch der Grund sein, weshalb die Ratgeber erst mit den 90er Jahren expandieren, nämlich zeitgleich mit der Etablierung verschiedener institutioneller Hilfe- und Förderformen, innerhalb derer eine Begegnung mit dem Menschen erfolgt. Das ist einerseits erfreulich, sind also Menschen mit Autismus in der Gesellschaft angekommen. Es ist aber auch bedenklich, weil mit ihrer Integration Probleme auf ihr Sein projiziert werden.

In diesem Zusammenhang sprechen Cloerkes und Kastl von

> „behinderten Menschen im Netz der Institutionen" und meinen ein „Netz im Sinne eines ‚Netzes', das einen ‚auffängt' und ‚stützt' (...); Netz im Sinne eines ‚Netzwerks', in das man eingebunden, einbezogen, in das man integriert ist (...); Netz im Sinne eines ‚Netzes', in dem man sich verfängt, – damit sind Assoziationen wie ‚Abhängigkeit' und ‚Verstrickung' (...) angesprochen (...)" (2007, 11).

Daneben werden Menschen aus dem Autismus-Spektrum zum **Objekt der Forschung** in Form von (Einzel-)Fallstudien und der Untersuchung von Gruppen, einmal wenn es darum geht zu zeigen, dass ein bestimmter Ansatz oder ein Konzept möglicherweise Gültigkeit beanspruchen oder unterstützend wirken kann (vgl. Cordes/Dzikowski 1991; Evertsbusch/Dordel 2000; Högner/Johann/Sarimski 2012; Pelz/Becker 2006; Probst 2011; Süss-Burghart 1994; Wenglorz 2001; 2003), aber auch um neue Diagnoseinstrumente auf ihre Validität hin prüfen und einsetzen zu können (vgl. Bergmann u. a. 2012; Hoffmann u. a. 2015). Forschungsinhalt ist der Personenkreis auch dann, wenn einzelne symptomatologische Besonderheiten und Lebensbereiche des Menschen oder seines Umfelds untersucht und Best-Practice-Beispiele vorgestellt werden, wie z. B. in Form von Modellprojekten zur schulischen Integration oder zur Teilhabe in einem Lebens-/Arbeitsbereich, um Rückschlüsse auf Pathogenese, Ursache und sinnvolle Wege der Förderung, Begleitung und Integration ziehen, und schließlich, um Prognosen treffen zu können über den (Langzeit-)Verlauf der Störung und einen vermuteten generellen Hilfe- und Förderbedarf (vgl. Baeriswyl-Rouiller 1991; Baumgartner/Dalferth 2009; Bölte/Wörner/Poustka 2005; Bundesverband autismus e. V. 2001b; Cordes 1995; Czerwenka 2017; Dalferth 1995; Dalferth/Vogel 2006; Dalferth/Baumgartner 2008; Demes 2011; Dzikowski 1992; 1993; Eberhardt 2015; Eberhardt/Nußbeck 2015; Grubich 2009; Hausotter/Maaß 1996; Heyder 2001; Hoehne 2006; Klauß 2008; Klosinksi/Troje 2004; Lang 2015; Müller/Nußbeck 2007; Oberfeld u. a. 2016; Proft u. a. 2017; Rickert-Bolg 2016; Schenz/Weber/Berger 2011; Schonauer u. a. 2001; Steinhausen 2004, 2013; Werner 2016; Wilmert 1991).

Schließlich sind es Menschen mit Autismus selbst und/oder ihre Familien, die über ihr Leben oder eine Lebensphase mit Autismus in Form von **(auto-) biographischen Zeugnissen** berichten (vgl. Anders 2014; Arlt-Rohrbacher 2015; autismus Stuttgart 2008a; 2008b; 2008c; Barnett 2014; Barron/Barron 1992; Bauerfeind 2016; Blickenstorfer 2004; Brache 2008; Brauns 2002; Bürger 2013; Callahan 1992; Cullen 2017; Diligenski 2003; Effer 2017; Eifel/Eifel 2014; Empt 1996; Ervas 2013; Diederich 1996; Fischer/Fischer 2014; Fleischmann/Fleischmann 2013; Flensburger Hefte 2011; Frankland 1996; Freihow 2005; Gardner 2010; Gaudard 2013; Gerland 1998; Grandin 1994; 1997; 2005; Hardt 2014; Hertz 1995; Higashida 2014; Hoopmann 2013; Hübner 2016; Isaacson 2009; Iversen 2010; Jägerfeld 2014; Jascur 2016; Johansson 2012; Jörg-Labonde/Labonde 2008; Kegel/Tramitz 1991; Keulen/Kosog 2004; Klein 2003; 2009; Knauerhase 2016; Koppetsch 1994; Korber 2012; Köstli 2015; Lefèvre 1993; 1997; Linke 2015; MacDonnell 1995; Maurice 1997; Maus 2014; Mayr-Vons 2014; Medienprojekt Wuppertal e. V. 2009; Müller 1996; Müller 2016; Mueller/Ballhaus 2011; Mukhopadhyay 2005; 2017; Nieß 1995; Nieß/Dirlich-Wilhelm 1995; O´Neill 2001; Paradiz 2003; Preißmann 2005; 2012; Prince-Hughes 2008; Ribas 1995; Robison 2008; Rohde 1999; Romberg/Büttner 2010; Santhalathi 2004; Schäfer 1997; Scheib 2011; Schicha 2015; Schmidt 2012; 2013; 2014; Schreiter 2014; Schuster 2007; Sellin 1993; 1995; Seng 2017; Sitar-Wagner 2011; Stacey 2004; Stehli 1993; Tammet 2007; 2009; Uebelacker 2006; Vero 2014; Villscheider 2003; Westphälinger 1996; Willey 2003; Williams 1992; 1994; Winkelmann 2015; 2016; Wintermeier 2016; Wolf 2016; Zaragoza 2012; Zettel/Zettel 2016; Zöller 1989; 1992; 2001; 2003; 2004; 2006; 2009; 2011; 2015).

Dass Menschen aus dem Autismus-Spektrum Einblick gewähren in ihr Denken, ihr (Er-)Leben, ihr Sein, ihre (Lebens-)Erschwernisse und ihre Glücksmomente, ihre Gedanken und Wahrnehmung ihrer selbst und ihrer (Um-)Welt, all das bedeutet die größte und weitreichendste Neuerung der Autismusbeschreibung in der Gegenwart. Nimmt die Forschung diese Form des Zugangs ernst, und zwar ungeachtet der jeweils individuellen Motive der Autorinnen und Autoren mit Autismus, über ihr Leben zu schreiben, wird Autismusbild I als alleinige Größe auf Dauer nicht mehr haltbar sein können.

Innerhalb der (Auto-)Biographien ist zu unterscheiden zwischen einer Gruppe von Autorinnen und Autoren, die bemüht sind, ihr Sein der nicht-autistischen Welt zu verdeutlichen. Diese Autorinnen und Autoren erleben ihre Störung als abweichend. Das Bild, das nicht nicht-autistische Menschen nach ihrer Überzeugung von ihnen haben, ist weitgehend internalisiert, steht aber gleichermaßen einem Eigenbild gegenüber, das im Prozess des Schreibens Widersprüche zwischen Außen- und Innenwahrnehmung aufdeckt (vgl. z. B. Rohde 1999; Sellin 1993; 1995; Zöller 1989; 1992; 2001; 2003; 2004; 2006; 2009; 2011; 2015).

Eine zweite Gruppe erlebt sich als verschieden von Menschen ohne eine Autismusdiagnose, erkennt allerdings die Zuschreibung einer Störung nicht oder nur bedingt an (vgl. z. B. Brauns 2002; Knauerhase 2016; Preißmann 2005; 2012; Schuster 2007; Schäfer 1997).

Die Unterscheidung dieser beiden Gruppen ist abhängig vom Schweregrad der autistischen Symptomatik und dem damit korrelierenden subjektiven Leidensdruck. Gemeinsam ist ihnen, dass über den Weg des Schreibens (Reflexions-)Austausch mit den potentiellen Leserinnen und Lesern erfolgt und beabsichtigt ist. Das Geschriebene wird zu einer Brücke zwischen Menschen mit und ohne Autismus.

So hält beispielsweise Knauerhase fest:

> „Ich schreibe über Autismus unter anderem auch, um Nichtautisten die autistische Welt, so wie ich sie sehe, zu beschreiben und zu erklären. Ich biete meine Sichtweise an, damit es anderen leichter fällt zu verstehen, was Autismus bedeutet und bedeuten kann. (...) *Wichtig ist mir das Verständnis*" (2016, 80; Herv. im Orig.).

Damit sind die (Auto-)Biographien nicht nur wie in Kap. 6 angedacht, als Korrektiv der Forschung, sondern auch als Spiegel und als Beleg für die Idee der Dimensionalität des Autismus zu deuten. Entsprechend belegen die (Auto-)Biographien die Annahme eines fließenden Übergangs zwischen Autismusbild II und III – dieser ist abhängig vom persönlichen Erleben und der dem Bild jeweils zugrundegelegten Haltung. Auch die (Auto-)Biographien verweisen auf die Annahme, dass in der Beschäftigung mit Autismus nichts sicher und alles möglich ist. **Oliver Sacks** (1933–2015) hält hierzu fest, dass Menschen mit Autismus „mit dem Problem der Einzigartigkeit konfrontiert" seien (vgl. Sacks 2008, 322). So ermöglicht die Auseinandersetzung mit den Schriften autistischer Menschen eine Annäherung, eine vage Vorstellung, ein im besten Fall subjektives Nachempfinden und Verstehen des Erlebens und Verhaltens des jeweiligen Autors oder der jeweiligen Autorin. Aber es bleibt der Versuch des Verstehens dieses einen Menschen. Vergleichbares gilt für die biographischen Dokumente von Eltern autistischer Kinder, die sehr eindrücklich darauf verweisen, dass es eben nicht *den* Weg im Leben mit einem autistischen Kind gibt. Sie sind Zeugnis der Suche nach einem gemeinsamen, funktionierenden Weg, der so bisher nicht begangen wurde. Dies dürfte auch eine Erklärung für die hohe Anzahl (auto-)biographischer Texte sein: sie gleichen sich kaum, es handelt sich immer wieder tatsächlich um neue Pfade auf einem Weg mit Autismus.

Zöller fasst seine Motive des Schreibens folgendermaßen zusammen:

> „Ich möchte sensibilisieren für die Probleme von Autisten. Ich schreibe, um eine Ordnung in meine Wahrnehmungen, Gedanken und Gefühle zu bekommen. Ich habe immer geschrieben, um verstanden zu werden. (...) Ich habe früh eine kommunikative Absicht verfolgt und habe Reaktionen provoziert" (2012, 31f).

Für andere Autoren aus dem Autismus-Spektrum nimmt er an:

> „Ich meine, dass alle Buchautoren zuerst schreiben, um über sich Klarheit zu bekommen, dann aber im zweiten Schritt an andere Betroffene denken und helfen wollen; auch wenn dies so gar nicht ins Bild von autistischen Menschen passen will, so ist es doch die Realität. Hinter allem Schreiben verbergen sich leidvolle Erfahrungen des Missverstandenwerdens und des Gefühls der Ausgegrenztheit" (ebd., 32).

Zentrale Gemeinsamkeit aller (auto-)biographischer Zeugnisse autistischer Menschen ist ihre Leistung, ihre Gedanken zu verschriftlichen. Dass sie die Kraft aufbringen, sich zu erklären, andere teilhaben zu lassen an ihrem Leben, dass sie in einem teilweisen höchst mühsamen Procedere, zum Beispiel durch Gestützte Kommunikation, Buchstabe für Buchstabe eine Brücke bauen zwischen der Umwelt und sich selbst, dass sie in Sprache, zuweilen in Gedichten eine Ausdrucksform für sich finden können, dass sie den Mut entwickeln in die Welt durch die Beschreibung ihrer Welt zu finden, dass sie nicht aufgeben, für ihre Rechte zu kämpfen, indem sie konkrete Aufklärungsarbeit leisten, dass sie vermeintliche Widersprüche zwischen ihrem Verhalten und der Deutung ihres Verhaltens vermögen aufzudecken, all dies kann nicht genug gewürdigt werden.

Dieser abschließende Versuch, die Flut an Quellen innerhalb der Autismusforschung mithilfe der herausgearbeiteten Autismusbilder zu systematisieren, ist eine Momentaufnahme. Dennoch zeigt sich, dass die innerhalb der Forschung und Praxis behandelten Themen jeweils historisch gewachsen sind und sich diese hinsichtlich des theoretischen Zugriffs und der Ausformulierung, je nach Autismusbild sortieren lassen. Bei näherer Beschäftigung mit der Thematik der vorliegenden Arbeit erscheint es daher sinnvoll und erforderlich, zunächst zu prüfen, welches Anliegen der jeweilige Autor oder die jeweilige Autorin ausgehend von seiner bzw. ihrer Haltung verfolgt, um zu verstehen, weshalb und auf welcher Weise er bzw. sie über Autismus und Menschen mit Autismus referiert. Dass es derart viele Publikationen gibt, ist also mit der Komplexität des Begriffs und den damit in Zusammenhang stehenden Autismusbildern und Zugängen verbunden und in der Folge mit der Möglichkeit, Autismus unterschiedlich zu interpretieren.

Die Vielfalt der Interpretationsmöglichkeiten ist zweifelsohne überfordernd, sie ist aber auch Beleg dafür, dass das Bemühen um ein Verstehen und Erklären, eine Annäherung an Autismus und Menschen mit Autismus nicht mit eindimensionalen Denkschemata zu bewältigen ist.

Die Vielgestaltigkeit der Autismusforschung spiegelt damit die Vielgestaltigkeit der Bilder des Autismus und des Menschen. Die Geschichte des Autismus und die aus ihr hervorgegangenen Autismusbilder werden auf diese Weise zu einem Wegweiser durch das Labyrinth der Forschung – das jeweilige Bild verweist auf seinen Hintergrund und der Hintergrund trägt dazu bei, das jeweilige Bild zu erschließen und zu konturieren.

„Ich war davon ausgegangen, dass es mir leichtfallen würde, diese kurze Einführung zum Thema Autismus zu schreiben. Wie sehr hatte ich mich getäuscht! Es war ein langwieriger, langsamer und manchmal sogar schmerzhafter Prozess. (...) Dabei musste ich einmal mehr feststellen, dass es wenig gesicherte Fakten zum Thema Autismus gibt."
In: Uta Frith: Autismus. Eine sehr kurze Einführung. Bern 2013, S. 7.

„Ich hätte viele Dinge begriffen, hätte man sie mir nicht erklärt."
In: Stanislaw Jerzy Lec: Alle unfrisierten Gedanken. München, Wien 1982, S. 92.

„Wir begreifen alles, und deshalb können wir nichts begreifen."
In: Stanislaw Jerzy Lec: Alle unfrisierten Gedanken. München, Wien 1982, S. 12.

* * *

8 Schlussbetrachtung

Die Struktur der Autismusforschung heute folgt trotz unermesslich breiter Quellenlage *einem* Denkschema: Je nach Fragestellung des Zugriffs wird Autismus als Störung (Autismusbild I), als Kontinuum bzw. als ein Spektrum einer Störung zu einer Stärkenperspektive (Autismusbild II) oder als eine ausschließliche mögliche Form des Seins (Autismusbild III) vorausgesetzt oder skizziert. Welches der drei Bilder den Ausgangspunkt für weitere Überlegungen bildet, ist abhängig von der grundlegenden Haltung, also dem Menschenbild der Autorin bzw. des Autors und ihrem bzw. seinem Anliegen für die Sache und/oder für den Menschen.

Das jeweilige Anliegen wiederum ist verbunden mit einer in einer bestimmten Epoche vorherrschenden Tendenz des Umgangs mit Behinderung und psychischer Störung.

Autismusbild I, Autismusbild II und Autismusbild III sind daher nicht als negativ oder positiv zu bewerten. Jedes Bild für sich beansprucht – je nach Anliegen und zeitlicher Einordnung – Richtigkeit und Relevanz, bringt jeweils Stärken und Nachteile mit sich. Allerdings, wenngleich die Übergänge fließend sein können und sich wechselseitige Bezüge herstellen lassen, dürfen alle drei Bilder nicht vermischt werden und erfordern eine Entscheidung, wie Autismus und wie die Situation des Menschen mit Autismus gesehen und bewertet werden soll. Da sich die drei Autismusbilder in der Geschichte der Forschung finden, wenngleich in unterschiedlicher Ausprägung, können sie als historisch gewachsen und gleichermaßen als aktuell gedeutet werden.

Die Geschichte des Autismus und des Menschen mit Autismus verläuft allerdings nicht linear. Die Klassifikation der Störung und des Menschen variiert. Die der Beschreibung zugrunde gelegte Haltung der Autorin bzw. des Autors variiert, ebenso die daraus abgeleiteten Fördervorschläge und Unterstützungsangebote. Das jeweilige Interesse der Personen, die sich mit Thema Autismus und der Situation von Menschen mit Autismus auseinandersetzen, variiert. Das jeweils zu beschreibende Verhalten des Personenkreises variiert. Und das jeweils beschriebene Verhalten und Erleben des Personenkreises selbst variiert.

U. a. verweisen Selbsthilfegruppen mit dem Satz „Kennst du eine Person mit Autismus, so kennst du eine Person mit Autismus" (Ünlü 2016, 8; Hacking 2016, 61) auf ebendiese Variabilität.

Der Frage, wie es aber dennoch möglich sein kann, Menschen mit Autismus als *eine* Gruppe zu identifizieren und damit der Autismusforschung *einen* gemeinsamen Gegenstand zuzuschreiben, geht der kanadische Wissenschaftsphilosoph **Ian Hacking**, geb. 1936, mit Einführung und Diskussion des Begriffs der „Menschenarten" nach, den er folgendermaßen definiert:

> „Ich benutze den Ausdruck ‚Menschenarten' vor allem zur Darstellung der *Arten* – von Systemen der Klassifikation – und nicht für die Leute selbst und deren Gefühle. Obwohl ich davon ausgehe, dass Menschenarten Arten des Verhaltens, Handelns oder des Temperaments einschliessen, ist es die Kategorisierung der Menschen, die mich beschäftigt" (2012, 12; Herv. im Orig.).

Und an anderer Stelle:

> „Mit Menschenarten meine ich Arten, über die wir systematisches, allgemeines und exaktes Wissen haben möchten; Klassifikationen, die benutzt werden könnten, um allgemeine Wahrheiten über Menschen zu formulieren; Verallgemeinerungen, die ausreichend wirkungsvoll sind, um wie Gesetze über Menschen, ihre Handlungen und ihre Stimmungen zu erscheinen. Wir verlangen nach Gesetzen, die präzise genug sind, um vorherzusagen, was Individuen tun werden oder wie sie auf Versuche ansprechen, ihnen zu helfen oder ihr Verhalten zu ändern. Vorbild sind die Naturwissenschaften. Nur eine Art von Kausalität wird als relevant erachtet: direkte einwandfreie Verursachung" (ebd., 13).

Hacking zufolge sind Menschen mit Autismus aus historischer Sicht als solch eine „Menschenart" definierbar. Zentral ist seine These, dass durch Klassifikation, also durch die Bestimmung von Gemeinsamkeiten einer Gruppe, die Gruppe selbst verändert wird und die Gruppe ihrerseits wiederum verändernd auf die jeweilige Klassifikation wirkt. Klassifikation und Klassifizierte stehen in einem wechselseitigen Verhältnis und verändern sich daher kontinuierlich und gegenseitig. Hacking bezeichnet dieses Phänomen als „**Looping-Effekt**".

> „Die Einführung einer Klassifikation von Menschen schliesst einen Looping- oder Rückkoppelungseffekt ein. Neue Sortierungen und Theoretisierungen führen zu Veränderungen in den Selbstkonzepten und im Verhalten der klassifizierten Menschen. Diese Verände-

rungen erfordern Revisionen der Klassifikation und der Theorien, der Kausalzusammenhänge und der Erwartungen. Es werden Arten modifiziert, revidierte Klassifikationen gebildet, und die Klassifizierten verändern sich erneut, Schlaufe um Schlaufe" (ebd., 51).

Auf diese Weise kann erklärt werden, weshalb die von Beginn der Autismusforschung an auffindbaren Autismusbilder existieren und sich gleichermaßen einem Wandel unterwerfen konnten. Die Variabilität des Autismus und seiner Erforschung ist dann Ergebnis der hohen Bandbreite der Klassifikationsversuche, denen aber die Annahme *eines* Phänomens gemein ist. Umgekehrt ist die hohe Bandbreite der Klassifikation Ergebnis der Variabilität des Autismus, die sich im Begriff des autistischen Verhaltens vollends entfaltet. Denn von autistischen Verhaltensweisen zu sprechen bedeutet, die Vielgestaltigkeit des Autismus zu berücksichtigen. So wird verständlich, weshalb verschiedene Autismusbilder nebeneinander existieren können und müssen. Umso deutlicher wird dies in Auseinandersetzung mit (auto-)biographischen Zeugnissen autistischer Menschen, die gerade auf die Einmaligkeit der Situation des Menschen mit einer Diagnose aus dem Autismus-Spektrum verweisen. Hacking ist also gerade nicht so zu verstehen, als spräche er ein Plädoyer für oder gegen Klassifikationen aus. Vielmehr geht es ihm darum zu erklären *und* zu verstehen, weshalb es Klassifikationen gab und gibt. Und genau dies erscheint, besonders bei Betrachtung der Geschichte des Autismus, legitim und sinnvoll: Klassifikation bedeutet zwar Trennung, aber eben *nicht*, und das ist mit Blick in die Autismusforschung bedeutsam, mit dem Ziel, auszusondern, sondern mit dem Anliegen, mithilfe von Kategorien zu verstehen, also Annäherung an „den" Autismus und damit „die" Menschen mit Autismus zu erreichen. Die angesprochenen Looping-Effekte sind also weder gut noch schlecht, sie aber aufzudecken und zu beschreiben, war ein Anliegen der Arbeit. Dass ebendiese Looping-Effekte wiederum zu Folgeeffekten führen können, wie diagnosebedingte Stigmatisierungen, steht außer Frage. Im Kontext der Auseinandersetzung mit der Autismusforschung geht es aber eben nicht um Bewertung der Geschichte sondern darum, Bilder des Autismus in ihrem Werden nachvollziehen und mithilfe dieser Bilder Forschungszugriffe und -ergebnisse zuordnen zu können.

Die Besonderheit der gegenwärtigen Autismusforschung besteht darin, dass die drei Autismusbilder, wenngleich sie sich widersprechen und sie nicht vermischt werden sollten, dennoch nebeneinander existieren können und dürfen, sogar müssen, weil sie als Ganzes ein Abbild der gesamten Autismusforschung und ihrer Problemstellungen darstellen.

Die in den vorangegangenen Kapiteln geleistete Analyse der Autismusbilder kann hier zur notwendigen Klarheit und Gerichtetheit innerhalb der Autismusforschung und hinsichtlich des Verstehens des autistischen Menschen beitragen. Zugleich ist der These von Uta Frith: „Die Geschichte des Autismus muss noch geschrieben werden" (2013, 40), ein Stück weit entgegengekommen.

Dass alles möglich und nichts sicher ist, bedeutet gerade nicht, dass das Thema Autismus willkürlich behandelt wird, sondern umgekehrt: Die verschiedenen Forschungszugänge stehen für das Bemühen, mehrdimensional Annäherungen an ihren Gegenstand zu erreichen. Die Gegenwart ist damit insofern auch zu einem vorläufigen Höhepunkt der Interdisziplinarität geworden als kein Autismusbild für sich allein die Situation des Menschen oder eine einzige Definition des Autismus repräsentiert.

Wenngleich eine Vermischung auszuschließen ist, vermag jedes Autismusbild für sich allein nicht die Bandbreite des gesamten Autismus-Spektrums abzubilden. Die Autismusbilder sind also miteinander verbunden, zumindest dann, wenn die jeweiligen Forschungsbemühungen nicht mehr als konkurrierend, sondern als sich ergänzend akzeptiert werden.

Vogeley fragt in diesem Zusammenhang, „ob nicht naturalistische und normativistische Ansätze miteinander vereinbar sein können, also eine Integration einer wissenschaftlichen und einer lebensweltlichen Perspektive" möglich ist (2010, 152).

Diese Ansätze *müssen*, das ist sicher eine der zentralen Herausforderungen der zukünftigen Autismusforschung, vereinbar sein können. Und sie müssen deshalb vereinbar sein, weil sie integraler Bestandteil des Autismus und damit der Autismusforschung sind. Autismus ist eben nicht „nur" Störung, Krankheit, Abweichung, Behinderung und damit zwingend behandlungs- oder förderbedürftig. Autismus ist aber auch nicht „nur" eine besondere Form des Seins, eine Begabung, eine veränderte Wahrnehmung der Welt und des Menschen. Autismus (be-)greifen zu wollen, erfordert Zeit und die Offenheit zur Verschränkung mehrerer Sichtweisen und mehrerer Formen der Begleitung und Förderung.

Jasmine Lee O'Neill, eine Frau mit Autismus hält dazu fest:

> „Einen Menschen mit Autismus wirklich kennenzulernen und ihn in seinen Fähigkeiten und Beeinträchtigungen annähernd richtig einzuschätzen, braucht Zeit und Umsicht" (O'Neill 2001, 17).

Daher sind all jene Ansätze, die sich darum bemühen, den Menschen in seinem Sein und Werden sowie in seiner Geschichte sehen zu können und zu wollen, vermutlich jene, die die Geschichte des Autismus und der Autismusforschung nachhaltig fortschreiben werden.

Wenn also allen drei Autismusbildern unterstellt wird, historisch gewachsen und gleichermaßen höchst aktuell zu sein, so ging es aber vorrangig doch um etwas anderes. Mithilfe einer historischen Perspektive sollte gezeigt werden, wie kompliziert es ist, ein Bild bzw. Bilder des Autismus sowie des Menschen mit Autismus zu finden. Die jeweiligen Bilder wollen erklären *oder* wollen verstehen, in dem Bewusstsein, dass jegliche Erklärungsversuche und Verstehenszugänge vorläufig bleiben müssen.

Welches Bild man auch einzeln oder im Zusammenhang mit den beiden anderen verwendet, alle drei weisen aus unterschiedlichen Perspektiven auf das Phänomen Autismus und Menschen mit (aber auch ohne) Autismus, um die Menschen mit Autismus zur Gänze erfassen und verstehen zu können. Aber gerade die Anerkennung dieser epistemischen Grenze ist die Kehrseite der Anerkennung der Bilder *und* „Bildlosigkeit in Bezug auf den Menschen" (Bollnow zit. nach Mattner/Gerspach 1997, 44) mit und ohne Autismus.

9 Anhang: Zeittabelle zu relevanten Ereignissen für die Autismusforschung[91]

1896: Am **13.06.1896** wird **Leo Kanner** in Klekotow/Österreich-Ungarn (heutige Ukraine) geboren. Am **03.04.1981** stirbt er im Alter von 85 Jahren (vgl. Nissen 2005, 477ff).

Um 1900: Nissen (2005) zeichnet die Geschichte des Begriffs der *Kinder- und Jugendpsychiatrie* nach, die insofern für die Autismusforschung relevant ist, als sowohl Kanner als auch Asperger als (Mit-)Begründer der Kinder- und Jugendpsychiatrie gelten. Es wird angenommen, dass um **1900** der Terminus „Kinderpsychiatrie" und um ca. **1910** die Arztbezeichnung „Jugendpsychiater" entstanden (vgl. Nissen 2005, 458f; Schott; Tölle 2006, 320f). So wird u. a. auf folgende für die Etablierung der Kinder- und Jugendpsychiatrie relevante Eckdaten verwiesen: **1911** wird in Wien die Abteilung für Kinder- und Jugendpsychiatrie im Verband der Kinderklinik im universitären Bereich eröffnet, an der **1934 Hans Asperger** die Leitung der Heilpädagogischen Abteilung, von 1946 bis 1949 vertretungsweise die Gesamtleitung der Kinderklinik übernehmen sollte und in Vorstandsfunktion von 1962 bis 1977 tätig ist. Die heutige Universitätsklinik für Kinder- und Jugendheilkunde Wien feiert also erst 2011 ihr 100-jähriges Bestehen, das in der Festschrift: „100 Jahre Wiener Universitätsklinik für Kinder- und Jugendheilkunde" historisch aufgearbeitet wird (vgl. Internetseite des Klinikums: http://www.meduniwien.ac.at).

1906: Am **18.02.1906** wird **Hans Asperger** in der Nähe von Wien geboren. Am **21.10.1980** stirbt er im Alter von fast 75 Jahren.

1909: Vorläufer der **Antipsychiatriebewegung**: Die Zeitschrift „Volkstümliche Zeitschrift des Bundes für Irrenrechtsreform und Irrenfürsorge" erscheint. Sie wird von einer Laienbewegung, der „Psychiatrischen Gruppe des Allgemeinen Deutschen Kulturbundes" herausgegeben als Sammlung ‚wahrheitsgetreuer und beweisbarer Mitteilungen über schlechte Behandlung, ungerechtfertigte Internierungen angeblich Geisteskranker und Entmündigungsangelegenheiten' (Schott/Tölle 2006, 206f).

1912: Die Bezeichnung „Jugendpsychiater" wird von **Ludwig Scholz** (1868–1918) in die Fachdiskussion eingebracht.

1917: **August Homburger** (1873–1930) gründet die erste Heilpädagogische Beratungsstelle an der Universitätsklinik Heidelberg. Kanner bezeichnete ihn einst als einen

91 Auf die Beteiligung im Überblick genannter Kinder- und Jugendpsychiater bzw. der (Kinder- und Jugend-)Psychiatrie an den Gräueltaten im Nazi-Regime wird nicht eingegangen – nicht, um die Vergangenheit zu verdrängen oder gar zu beschönigen. Diese Untaten gehören ohne Zweifel auch zur Geschichte des Autismus und bedürfen einer ausführlichen und differenzierten Betrachtung, die jedoch hier nicht geleistet werden kann. Übersichten zu diesem bis heute äußerst wichtigen Problem finden sich u. a. bei Jantzen 1993; Klee 2003; 2007; Neuhäuser 2010, 19f; Sheffer 2018.

‚pioneer in child psychiatry' (Stutte 1974, 83). Seit 2006 wird jährlich der August-Homburger-Preis für besondere wissenschaftliche Leistungen in der kinder- und jugendpsychiatrischen Forschung vergeben.

1920: In das Jahr **1920** fällt die Gründung eines Klinischen Jugendheims als Abteilung der Psychiatrie und Nervenklinik in Tübingen. **1921** entstehen Kinder-Krankenstationen an der Charité in Berlin und am Krankenhaus „Burghölzli" in Zürich (vgl. Schott/Tölle 2006, 321). Ärztlicher Direktor des „Burghölzli", der heutigen Psychiatrischen Universitätsklinik Zürich, ist in der Zeit von **1898 bis 1927 Eugen Bleuler**, der also, so lässt sich vermuten, auch auf institutioneller Ebene den Bedarf an der Hinwendung zum Kinder- und Jugendbereich gesehen und unterstützt hat. Sein Sohn **Manfred Bleuler** ist ebenfalls in der Funktion als ärztlicher Direktor an derselben Klinik von **1942 bis 1969** tätig. Nach Nissen ist es **Moritz Tramer** (1882–1963), Doktorand von Eugen Bleuler und später Psychiater und Mathematiker, der im Rahmen eines Vortrags vor der Schweizerischen Gesellschaft für Psychiatrie am 19. Mai 1933 „offiziell" den Begriff der Kinderpsychiatrie einführt und durch seine systematisierenden Darstellungen das Fachgebiet klar abgrenzt von der Psychiatrie, Pädiatrie und Heilpädagogik (vgl. Nissen 2005, 459). Die Zeitschrift „Acta Paedopsychiatrica", die von 1934 bis 1952 unter dem Titel „Zeitschrift für Kinderpsychiatrie" und in den Jahren 1953 bis 1994 unter erst genanntem Titel erscheint, wird von Tramer gegründet und zeitweise von Kanner mitherausgegeben (vgl. ebd., 457; 478). Bis zu ihrem Einstellen ist diese Zeitschrift u. a. auch ein wichtiges Organ für Publikationen zum Thema Autismus. U. a. von Kanner wird der Begriff der Kinderpsychiatrie für sein Lehrbuch „Child Psychiatry" 1935 übernommen (vgl. ebd., 458).

1935: Das Lehrbuch „Child Psychiatry" von **Leo Kanner** erscheint. Mit diesem Werk wird er bis heute als Begründer amerikanischen Kinder- und Jugendpsychiatrie eingeschätzt. Für die Etablierung der Kinder- und Jugendpsychiatrie *in Deutschland* gelten folgende Werke als einflussnehmend (vgl. Nissen 2005, 358f):
„Allgemeine Psychopathologie" (**1878**) und „Die psychischen Störungen des Kindesalters" (**1887**) von **Hermann Emminghaus** (1845–1904),
„Geisteskrankheiten im Kindesalter" (**1904**; **1906**) von **Georg Theodor Ziehen** (1862–1950),
„Anomale Kinder" (**1912**) von **Ludwig Scholz** (1868–1918),
„Die Psychopathologie des Kindesalters" (**1923**) von **Wilhelm Strohmayer** (1874–1936), Nachfolger von Ziehen und späterer Freund von **Otto Binswanger** (1852–1929), Onkel von **Ludwig Binswanger** (1881–1966), der **ab 1906** mit Bleuler und C.G. Jung bekannt wird, bei Jung seine Dissertation verfasst und den später eine intensive Freundschaft mit Freud verbinden sollte. Der Nachlass Ludwig Binswangers befindet sich heute im Binswanger-Archiv der Universität Tübingen.
„Allgemeine Psychopathologie" (**1923**) von **Karl Jaspers** (1883–1969),
„Medizinische Grundlagen der Heilpädagogik" (**1925**) von **Erwin Lazar** (1877–1932),
„Vorlesungen über die Psychopathologie des Kindesalters" (**1926**) von **August Homburger** (1873–1930),
„Neurosen im Kindesalter" (**1927**) von **Walther Cimbal** (1877–1964),
„Lehrbuch der allgemeinen Kinderpsychiatrie" (**1942**) von **Moritz Tramer** (1882–1962),

„Heilpädagogik“ (**1952**) von **Hans Asperger** (1906–1980),
„Kinderpsychiatrie“ (**1964**) von **Jakob Lutz** (1903–1998),
„Psychiatrie der Gegenwart“ (**1960**) von **Hermann Stutte** (1909–1982).

1938/1939: Die „Deutsche Gesellschaft für Kinder- und Jugendpsychiatrie und Heilpädagogik“ (seit 2003: „Deutsche Gesellschaft für Kinder- und Jugendpsychiatrie, Psychosomatik und Psychotherapie e. V.“ – DGKJP) wird von dem Leipziger Psychiater **Paul Schröder** (1873–1941) und von **Werner Villinger** (1887–1961) (vgl. Nissen 2005, 293; 467 sowie Internetseite der DGKJP) gegründet.

1943: Erstbeschreibung des Frühkindlichen Autismus durch **Leo Kanner** (1896–1981).

1944: Erstbeschreibung des Asperger-Syndroms durch **Hans Asperger** (1906–1980).

1954: **Hermann Stutte** (1909–1982) wird erster Lehrstuhlinhaber der Klinik für Kinder- und Jugendpsychiatrie in **Marburg** (vgl. Klosinski 2003, 11). Gemeinsam mit Kanner in Amerika und mit Tramer in der Schweiz ist er damit in dieser Zeit und in dieser Position einziger Vertreter des Faches. Gemeinsam mit **Werner Villinger** (1887–1961), u. a. Mitbegründer der Vereinigung Lebenshilfe und 1. Vorsitzender ihres wissenschaftlichen Beirats, gründet er das „Jahrbuch für Jugendpsychiatrie“, das seit 1973 unter dem Namen „Zeitschrift für Kinder- und Jugendpsychiatrie“ erscheint (vgl. Nissen 2005, 489ff). Nachfolger Stuttes auf dessen Lehrstuhl ist von **1978** bis **2006 Helmut Remschmidt** (geb. 1938), einer der führenden Autismusforscher in der Bundesrepublik und von 1989 bis 2006 Vorsitzender des wissenschaftlichen Beirats des Bundesverbands autismus e. V.. Seit 2008 hat **Katja Becker** diese Position inne.
Stutte arbeitet u. a. zusammen mit:
Hubert Harbauer (1919–1980), Direktor der Klinik für Psychiatrie und Psychotherapie des Kinders- und Jugendalters der Goethe-Universität in Frankfurt am Main von 1973 bis zu dessen plötzlichem Tode (Nachfolger Harbauers **von 1986 bis 2008 Fritz Poustka; seit 2008 Christine M. Freitag**),
Peter Strunk, geb. 1929, arbeitete als Professor in der Abt. für Kinder- und Jugendpsychiatrie der Universitätsklinik Freiburg,
Christian Eggers, geb. 1938, ehem. Direktor der Rheinischen Kliniken für Psychiatrie und Psychotherapie des Kindes- und Jugendalters,
Reinhart Lempp (1923–2012), von 1971 bis 1989 Lehrstuhlinhaber des Faches der Kinder- und Jugendpsychiatrie an der Universität Tübingen,
Gerhardt Nissen (1923–2014), von 1971 bis 1991 Direktor der Klinik für Kinder- und Jugendpsychiatrie und -psychotherapie an der Julius-Maximilians-Universität Würzburg (erster Lehrstuhl für Kinder- und Jugendpsychiatrie in Bayern). Auch **Kanner** lernt er persönlich kennen:
„Bei späteren persönlichen Begegnungen mit Kanner sei er immer wieder von dessen enormer Literaturkenntnis, von dessen bevorzugtem historischen Zugang zu fachlichen Grundsatzfragen und von der nuancierten und differenzierten Ausdrucksfähigkeit beeindruckt gewesen; er habe von Kanner vielfältige Anregungen erfahren“ (Nissen 2005, 478).

1957: Von 1957 bis **1982** leitet **Eckart Förster** (1920–1999) in Essen eine Erziehungsberatungsstelle, das spätere Jugendpsychiatrische Institut und im Krankenhaus Essen-Werden eine Jugendpsychiatrische Abteilung. Förster ist von 1980 bis 1982 Vorsitzender der „Deutschen Gesellschaft für Kinder- und Jugendpsychiatrie“ und Mitbegründer und Vorsitzender des „Berufsverbandes deutscher Kinder-

und Jugendpsychiater", durch den letztlich die kassenärztliche Versorgung psychisch kranker Kinder in der BRD eingeführt und sichergestellt wird.

1958: Der Begriff „Verhaltenstherapie" wird von **Arnold A. Lazarus** (1932–2013) in die Fachsprache eingeführt (vgl. Nissen 2005, 424).

November 1958: Die **Elterninitiative „Bundesvereinigung Lebenshilfe für geistig Behinderte e. V." in Marburg** wird gegründet. Damit beginnt verstärkt die Diskussion um die Erziehung und Bildung geistig behinderter Menschen (Mitbegründer der Lebenshilfe: Dr. h. c. Tom Mutters, 1917–2016).

1960: **KMK-Gutachten zur Ordnung des Sonderschulwesens**, das die Eigenständigkeit der Arbeit in den Sonderschulen ansieht als eine Gewährleistung für eine produktive Weiterentwicklung des Sonderschulwesens im Ganzen. Es sprach sich aus für eine hohe Differenzierung der Sonderschultypen – ohne Berücksichtigung der späteren Schule für Geistigbehinderte: Blindenschule, Sehbehindertenschule, Gehörlosenschule, Schwerhörigenschule, Sprachheilschule, Körperbehindertenschule, Krankenschule und Hausunterricht, Hilfsschule, Beobachtungsschule, Erziehungsschwierigenschule, Gefängnisschule/Schule im Jugendstrafvollzug, Sonderberufsschule. Der Wunsch nach Eigenständigkeit des gesamten Sonderschulwesens auch durch die wissenschaftliche Sonderpädagogik, d. h. eine Verbindung von allgemeiner und besonderer Pädagogik, wurde nicht angestrebt.

Dieses Streben nach Eigenständigkeit bedeutet aber auch die Begründung der Arbeit von Sonderschulen: Es geht nicht mehr primär um die Entlastung der Regelschule, sondern um ein Recht auf angemessene Bildung und Erziehung durch ein Erinnern an die ‚Pflicht der Allgemeinheit' und die ‚Achtung vor der Menschenwürde' auch behinderter Menschen.

„Das Ansehen der Sonderschulen in der Öffentlichkeit muß gehoben werden. Das deutsche Volk hat gegenüber den Menschen, die durch Leiden oder Gebrechen benachteiligt sind, eine geschichtliche Schuld abzutragen Sie dürfen nicht als weniger wertvoll betrachtet und behandelt werden. Das deutsche Volk muß die Aufgabe wieder ernst nehmen, allen Kindern und Jugendlichen, die die allgemeinen Schulen nicht mit Erfolg besuchen können, den Weg zu einem sinnerfüllten Leben zu bereiten" (KMK 1960, 16 zit. nach Ellger-Rüttgardt 2008, 304).

„Diejenigen Kinder, deren Erziehbarkeit und Bildbarkeit so gering sind, daß sie weder in Schulen noch in Heilpädagogischen Kindergärten gefördert werden können, haben auch ein Anrecht darauf, als Menschen beachtet und behandelt zu werden. Der Staat darf sich der Verpflichtung nicht entziehen, auch diesen Kindern gerecht zu werden (…)" (KMK 1960, 48, zit. nach ebd., 304).

1961: Als erstes Bundesland führt **Hessen** „Sonderschulklassen für praktisch Bildbare" ein.

1962: Die **Vierteljahresschrift „Lebenshilfe"** erscheint, die mit der Ausgabe 3/1980 umgewandelt wird in die **Fachzeitschrift „Geistige Behinderung"**.

1962: Mit dem Bundessozialhilfegesetz werden „Arbeitsstätten" für behinderte Menschen legalisiert und als „Beschützende Werkstatt" oder „Geschützte Werkstatt" bezeichnet.

Oktober 1963: Das **bayrische** Kultusministerium entscheidet, eigene Klassen (Hilfsschulsonderklassen) für geistig behinderte Kinder an Hilfsschulen einzurichten.

1962: Die **„National Autistic Society"** wird in Großbritannien ins Leben gerufen, eine der (Mit-)Begründerinnen ist **Lorna Wing** (1928–2014).

1963: Gründung einer geschützten Werkstatt für behinderte Jugendliche in Wien durch **Andreas Rett** (1924–1997), der **1965** die ersten 35 Fälle des später nach ihm benannten Rett-Syndroms dokumentiert und publiziert.

1964: Die „**Aktion Sorgenkind**" (heute: „**Aktion Mensch**") wird ins Leben gerufen.

1965–1975: Psychiatriebewegung.

1965: Die bis heute in Amerika sehr wichtige „**Autism Society**" wird von **Bernard Rimland** (1928–2006) und **Ruth C. Sullivan** (geb. 1924) gegründet (vgl. www.autism-society.org). Funktion, Organisation und Bedeutung der Gesellschaft mit Sitz in Bethesda, Maryland/USA sind in etwa vergleichbar mit jenen des Bundesverbands autismus in der BRD.

1967: Das „**Autism Research Institute**" (ARI) wird von **Bernard Rimland** gegründet. Seit 2006 steht es unter der Leitung von Stephen M. Edelson mit Sitz in San Diego, Kalifornien/USA (vgl. http://www.autism.com).

1967: Einführung des Begriffs „Werkstatt für Behinderte" (Legalisierung der Bezeichnung 1974 mit der Verabschiedung des Schwerbehindertengesetzes).

1968: Am 20. Mai 1968 wird auf dem 71. Deutschen Ärztetag in Wiesbaden das Fach der Kinder- und Jugendpsychiatrie in den Weiterbildungskatalog der Bundesärztekammer aufgenommen. **1969** wird der Facharzt für Kinder- und Jugendpsychiatrie in der BRD eingeführt (vgl. Engbarth 2003, 19ff). Seit **1993** lautet die offizielle Berufsbezeichnung ‚Facharzt für Kinder- und Jugendpsychiatrie und -psychotherapie' (vgl. Nissen 2005, 507f).

In den Richtlinien der Bundesärztekammer von 1992 wird das Arbeitsgebiet des Facharztes für Kinder- und Jugendpsychiatrie und -psychotherapie folgendermaßen definiert:

„Die Kinder- und Jugendpsychiatrie und -psychotherapie umfasst die Erkennung, nicht operative Behandlung, Prävention und Rehabilitation bei psychischen, psychosomatischen, entwicklungsbedingten und neurologischen Erkrankungen oder Störungen sowie bei psychischen und sozialen Verhaltensauffälligkeiten im Kindes- und Jugendalter" (Engbarth 2003, 19ff).

1969: Bank-Mikkelsen formuliert das „**Normalisierungsprinzip**".

1970: Erweiterung der ersten im Jahre 1951 gegründeten selbstständigen Kinderstation mit 19 Betten durch **Walter Spiel** (1920–2003); 1975: Gründung der ersten Universitätsklinik für Neuropsychiatrie des Kindes- und Jugendalters in Österreich.

1970: Gründung der Montessori-Schule der „Aktion Sonnenschein" in München durch **Theodor Hellbrügge** (1919–2014), Leiter des Kinderzentrums – erstes Sozialpädiatrisches Zentrum (SPZ) Deutschlands: Die im Montessori-Kinderhaus des Kinderzentrums umgesetzte integrierte Erziehung von nicht-behinderten und mehrfach verschiedenartig behinderten Kindern sollte in einer Montessori-Schule fortgeführt werden. Bis heute besteht die Stiftung Aktion Sonnenschein – Hilfe für das mehrfach behinderte Kind. Hellbrügge führt daneben u. a. die heute üblichen Kinder-Vorsorge-Untersuchungen ein.

1970: Gründung des Bundesverbands **Hilfe für das autistische Kind e. V.** (seit **2006: autismus Deutschland e. V.: Bundesverband zur Förderung von Menschen mit Autismus**).

1971: **Psychiatrie-Enquete**: Bericht über die Situation der Psychiatrie in der BRD, der im deutschen Bundestag am 5. März 1970 beantragt, am 23. Juni 1971 beschlossen und im Jahre 1975 vorgelegt wird (vgl. Schott/Tölle 2006, 312):

„In intensiver mehrjähriger Arbeit entstand ein umfangreicher Bericht über die Geschichte und Situation der psychiatrischen Versorgung sowie über Verbesserungsvorschläge, insgesamt eine auch im internationalen Vergleich einmalige Bestandsaufnahme und Psychiatrieplanung. Vier Hauptanliegen wurden herausgestellt: gemeindenahe Organisation, bedarfsgerechte Versorgung, Koordination der Angebote, Gleichstellung psychisch Kranker mit körperlich Kranken, und das sowohl in akuten Stadien wie in der Rehabilitation und Behindertenfürsorge" (ebd., 313).

1971: Die „**Declaration on the Rights of Mentally Retarded Persons**" (dt.: „Erklärung der Rechte geistig behinderter Menschen") wird durch die Vereinten Nationen (UNO) verabschiedet.

1971: Die „**Aktion Psychisch Kranke**" (APK e. V.) wird von Abgeordneten aller Fraktionen des Deutschen Bundestages und Fachleuten auf dem Gebiet der Psychiatrie gegründet. Heute versteht sich der Verein als Bindeglied zwischen Politik und Psychiatrie und als Lobby für Menschen, die psychisch krank sind (vgl. Internetseite des Vereins: www. apk-ev.de).

1971: Als Alternative zur traditionellen und ältesten wissenschaftlichen Vereinigung auf psychiatrischem Gebiet (Gründung 1842), der „Deutschen Gesellschaft für Psychiatrie und Nervenheilkunde" (heute: Deutsche Gesellschaft für Psychiatrie und Psychotherapie, Psychosomatik und Nervenheilkunde DGPPN), wird die bis heute engagierte „**Deutsche Gesellschaft für Soziale Psychiatrie**" **(DGSP)** gegründet (vgl. Schott/Tölle 2006, 312).

1971: Die internationale und auf diesem Gebiet führende Zeitschrift „**The Journal of Autism and Childhood Schizophrenia**" wird von Leo Kanner und Stella Chess, amerikanische Kinder- und Jugendpsychiaterin (1914–2007), gegründet (vgl. Wolff 2004, 201). 1979 wird sie, u. a. aufgrund der Bemühungen Rutters, Autismus als Entwicklungsstörung und nicht mehr als Schizophrenie wahrzunehmen (vgl. Eggers 1978, 19), umbenannt und heute von Fred R. Volkmar unter dem Titel „**The Journal of Autism and Developmental Disorders**" herausgegeben (vgl. Wolff 2004, 201).

1972: **KMK-Empfehlung zur Ordnung des Sonderschulwesens**. Sie kann als ein Beleg für den Übergang und die Widersprüchlichkeit einer Phase der Neuorientierung in der Sonderpädagogik gelten. Sie führt die Empfehlung von 1960 weiter (Sonderschule als eine eigenständige Schulform, repräsentiert in 10 verschiedenen Sonderschularten: Schule für Blinde, Schule für Gehörlose, Schule für Geistigbehinderte, Schule für Körperbehinderte, Schule für Kranke und Hausunterricht, Schule für Lernbehinderte, Schule für Schwerhörige, Schule für Sehbehinderte, Schule für Sprachbehinderte, Schule für Verhaltensgestörte), enthält aber auch erste Reformtendenzen wie die Empfehlung für mehr Durchlässigkeit zwischen den einzelnen Sonderschultypen und zu den allgemeinen Schulen sowie bei „Grenzfällen" die betreffenden Kinder in der allgemeinen Schule durch Differenzierung so gut wie möglich zu fördern.

1973: **Bildungsratsempfehlung** („**Empfehlungen der Bildungskommission des Deutschen Bildungsrates**"). Sie stellt einen Wendepunkt der Debatte um eine gemeinsame Erziehung behinderter und nicht-behinderter Kinder und Jugendlicher dar. neue Statt eines separaten Sonderschulwesens wird die gemeinsame Erziehung behinderter und nicht-behinderter Kinder propagiert. Diese Empfehlungen werden von den Befürwortern der Integrationsidee gesehen als „erste[s] offizielle[s] bildungspolitische[s] Dokument, das die gemeinsame Beschulung von Kindern und Jugendlichen mit und ohne Behinderung empfiehlt" (Eberwein 1998, 1). Sie lösten sich von der damals vorherrschenden Überzeugung, dass behinderten Kindern in abgeschirmten Einrichtungen am besten geholfen werden könne:

„Die Bildungskommission folgt dieser Auffassung nicht. Sie legt in der vorliegenden Empfehlung eine neue Konzeption zur Förderung behinderter und von Behinderung bedrohter Kinder und Jugendlicher vor, die eine weitmögliche gemeinsame Unterrichtung von Behinderten und Nichtbehinderten vorsieht und selbst für behinderte Kinder, für die eine gemeinsame Unterrichtung mit Nichtbehinderten nicht sinnvoll erscheint, soziale Kontakte mit Nichtbehinderten ermöglicht. Damit stellt sie der bisher vorherrschenden schulischen Isolation Behinderter ihre schulische Integration entgegen" (Deutscher Bildungsrat 1973, 15f; zit. nach Ellger-Rüttgardt 2008, 308).

1975: Beginn der **Entpsychiatrisierung** auf Basis einer Untersuchung einer Kommission, die festhält,

„‚dass, von einer Minderzahl eindeutig krankenhausbedürftiger geistig Behinderter abgesehen, das psychiatrische Krankenhaus für die Behandlung und Betreuung dieser Personengruppe nicht geeignet ist. Geistig Behinderte bedürfen in erster Linie heilpädagogisch-sozialtherapeutischer Betreuung (…).' Die Empfehlung, Behinderteneinrichtungen außerhalb der psychiatrischen Krankenhäuser aufzubauen, wurde zuerst im Rheinland aufgegriffen. Der Landschaftsverband Rheinland, als Träger der psychiatrischen Kliniken, fasste den Entschluss, eigenständige Heime neben den größeren Psychiatrien in seinem Bereich zu schaffen" (Hähner u. a. 1997, 27).

1975: Die „**Declaration on the Rights of Disabled Persons**" (dt.: "Erklärung der Rechte behinderter Menschen") von den Vereinten Nationen (UNO) verabschiedet, schließt alle Menschen mit Behinderung ein und fordert u. a., vor Diskriminierungen zu schützen. Unabhängig von Art und Schwere der Behinderung genießen Menschen mit Behinderung dieselben Menschenrechte wie alle anderen Menschen auch.

1976: Die von autismus Deutschland e. V., Bundesverband zur Förderung von Menschen mit Autismus zwei jährlich herausgegebene **Zeitschrift „autismus"** erscheint erstmals.

1976: 2. Auflage des Buches „Geistig Behinderte" von **Hubert Harbauer** (1919–1980), der den Bereich der Kinder- und Jugendpsychiatrie weiter emanzipiert und ausbaut.

1979: Als erstes Bundesland in der BRD gibt **Rheinland-Pfalz** Empfehlungen zur Förderung von Schülern mit extrem autistischen Verhaltensweisen heraus.

1980: Die internationale Vereinigung „**Autism Europe**" wird gegründet mit dem Ziel der Stärkung der Rechte von Menschen mit Autismus und ihrer Familien und der Verbesserung ihrer Lebensqualität, u. a. gefördert durch die Europäische Kommission (vgl. http://www.autismeurope.org).

1982: Beschluss der Vereinten Nationen am 3. Dezember, ein Weltaktionsprogramm für Menschen mit Behinderung durchzuführen, in dessen Folge am **20. Dezember 1993** die „**Standard Rules on the Equalization of Oppurtunities for Persons with Disabilities**" (dt.: "Rahmenbestimmungen für die Herstellung der Chancengleichheit für behinderte Menschen") verabschiedet werden. Übergeordnetes Anliegen ist die Verbesserung der Chancengleichheit für und von Menschen mit Behinderung.

1982: Gründung der „**Stiftung Irene**" in Hamburg (vgl. www.stiftung-irene.de), einer gemeinnützigen Stiftung zum Wohle autistischer Menschen, durch **Helen und Werner Blohm**, die die Stiftung nach ihrer autistischen Tochter benennen. Aus der Stiftungsarbeit ist **1983** die in der BRD *erste* stationäre Wohneinrichtung für erwachsene Menschen mit Autismus, vorwiegend mit der Diagnose Frühkindlicher Autismus, hervorgegangen, der **Weidenhof**, ein umgebauter Bauernhof in Seerau bei Hitzacker in der Nähe von Lüneburg. Heute stehen 35 Wohnplätze und Arbeits- und Beschäftigungsangebote für autistische Menschen zur Verfügung (vgl. www.weidehof-autismus.de).

1983: Das **„Institut für Autismusforschung"** wird von **Hans Erwin Kehrer** (1917–2002) gegründet, der sich intensiv für die Frühdiagnostik und Therapie geistig behinderter und besonders autistischer Kinder und Jugendlichen einsetzt (vgl. Nissen 2005, 499).

1985: Mit eher praxisorientiertem Schwerpunkt wird die Zeitschrift "**Focus on Autism and other Developmental Disabilities**" ins Leben gerufen (vgl. Wolff 2004, 201; Bölte 2008, 26).

1986: **Alfred** und **Françoise Brauner** sammeln in ihrem Buch „**Das unwirkliche Kind**" (Original: „**L'enfant déréel**") Figuren mit autistischem Verhalten aus Märchen, Romanen und Erzählungen (vgl. Kehrer 1989, 164).

1987: Die Empfehlung des Landesinstituts für Schule und Weiterbildung in **NRW** „Kinder mit autistischem Verhalten in Schulen für Geistigbehinderte" wird herausgegeben.

1987: Die Zeitschrift „**The International Autism Research Review**" erscheint erstmals (vgl. Wolff 2004, 201; Bölte 2008, 26).

1988: Die Empfehlungen zur Förderung von Kindern und Jugendlichen mit autistischem Verhalten des Ministeriums für Kultus, Jugend und Sport **Baden-Württemberg** erscheinen.

November 1989: Das Übereinkommen über die Rechte des Kindes/**UN-Kinderrechtskonvention** wird von der UN-Generalversammlung angenommen und tritt im September 1990 in Kraft, **1992** auch in **Deutschland** (allerdings mit einigen Einschränkungen).

Seit 1989: Neugründung von über 100 Sozialpädiatrischen Zentren (SPZ) in Deutschland.

1992: Die Empfehlungen zur Förderung von Schülerinnen und Schülern mit autistischem Verhalten werden durch das Ministerium für Bildung, Wissenschaft und Weiterbildung in **Rheinland-Pfalz** herausgegeben.

1992: Am 10. Mai 1992 wird die „**Charta für Menschen mit Autismus**" beim 4. Kongress von Autismus-Europa in Den Haag vorgelegt.

1992: Gründung der ersten Selbstvertretungsorganisation autistischer Menschen „**ANI (Autism Network International)**" durch **Jim Sinclair**, **Kathy Grant** und **Donna Williams** in den USA. Diese Autismusorganisation versteht sich als unabhängig von Eltern- und Autismusverbänden und intendiert u. a. einen gleichberechtigten und respektvollen Austausch und Umgang **zwischen** Menschen mit und ohne Autismus (vgl. Paetz 2015, 29).

1993: 3. Dezember 1993: Internationaler Tag der Menschen mit Behinderung.

1994: 6. Mai 1994: **KMK-Beschluss: Empfehlungen zur sonderpädagogischen Förderung in den Schulen in der BRD**. In diesen Ausführungen zur neuen Sichtweise sonderpädagogischer Förderung ist die Erfüllung sonderpädagogischen Förderbedarfs nicht an Sonderschulen gebunden; diesem kann auch in allgemeinen Schulen (einschließlich beruflicher Schulen) vermehrt entsprochen werden.

1994: 7. bis 10. Juni 1994: **Salamanca Erklärung** und der Aktionsrahmen zur Pädagogik für besondere Bedürfnisse angenommen von der UNESCO-Weltkonferenz „Pädagogik für besondere Bedürfnisse: Zugang und Qualität" in Spanien (vgl.: http://www.unesco.at/bildung/basisdokumente/salamanca_erklaerung.pdf).

1994: Verfassungsgebot im Grundgesetz/Art. 3: Niemand darf wegen seiner Behinderung benachteiligt werden.

1994: **Duisburger Erklärung**: Grundlegung des Anspruchs und Rechts auf Selbstbestimmung.

1996: Die „**Charta für Menschen mit Autismus**" wird am 9. Mai 1996 als schriftliche Deklaration vom Europäischen Parlament übernommen.

1996: Das internationale Forschungsprojekt **IMGSAC** (International Molecular Genetics Study of Autism Consortium) wird ins Leben gerufen und mit ihm die Realisierung mehrerer Großstudien zur Ergründung möglicher **genetischer Ursachen des Autismus** (vgl. Dodd 2007, 24f).

1996: KMK-Beschluss: Empfehlungen zum Förderschwerpunkt Hören.

1997/1999: Handreichungen zu den Empfehlungen zur Förderung von Schülerinnen und Schülern mit autistischem Verhalten des Ministeriums für Bildung, Wissenschaft und Weiterbildung **Rheinland-Pfalz**.

1997: Die internationale Zeitschrift „**Autism: The International Journal of Research and Practice**" erscheint erstmals (vgl. Wolff 2004, 201; Bölte 2008, 26).

1998: **Erklärung von Venedig: Autismus und andere tiefgreifende Entwicklungsstörungen**. Offiziell: **IACAPAP-Erklärung** (International Association of Child and Adolescent Psychiatry and Allied Professions – Internationale Organisation der nationalen Gesellschaften für Kinder- und Jugendpsychiatrie, Psychologie und verwandter Berufe). In dieser Erklärung werden folgende Richtlinien zur Betreuung von Menschen mit Autismus zusammengefasst (Warnke/Lehmkuhl 2003, 229f):

„1. Die Staaten und Gemeinden sollten klinische Einrichtungen zur Früherkennung und Evaluation für Vorschulkinder mit schwerwiegenden Entwicklungs- und psychiatrischen Störungen aufbauen.

2. Die Behandlung sollte so früh wie möglich beginnen und wenn nötig, während des ganzen Lebens fortgesetzt werden.

3. Die Kinder und ihre Familien sollten mit einer Reihe von Behandlungs- und Betreuungsmöglichkeiten versorgt werden, mit dem Hauptziel, ihre Anpassung zu verbessern, ihre Symptome zu reduzieren, ihren Entwicklungsprozess zu beschleunigen und Personen mit Autismus möglichst in der Familie und der Gemeinschaft zu versorgen. Alle Maßnahmen sollten den spezifischen, individuellen Bedürfnissen und Fähigkeiten angepasst sein, die Behandlungen sollten sorgfältig auf ihre Wirksamkeit und Sicherheit hin überprüft werden.

4. Es sollte ein Behandlungsplan erstellt werden, der auf der Zusammenarbeit von Fachkräften verschiedener Fachgebiete und der Familie basiert; die Behandlung und Betreuung sollte soweit wie möglich auf die jeweiligen Wünsche der Person

mit Autismus und PDD eingehen und die Individualität, Autonomie und persönliche Würde der Betroffenen und ihrer Familie respektieren.

5. Forschungsinitiativen von großer Bandbreite sind erforderlich für das Verständnis der biologischen Grundlagen des Autismus und ihm verwandter Störungen, seiner neuropsychologischen Besonderheiten und seiner wirksamen verhaltens- und biologischen (einschließlich pharmakologischen) Behandlungsmöglichkeit. Besonders vielsprechend sind dabei die genetische Forschung, die molekularbiologische Forschung, die neuen bildgebenden Verfahren, die Neurochemie, die Neuropharmakologie und die Neuropsychologie. Auch im Bereich der verhaltenspädagogischen und psychologischen Maßnahmen sind weitere Forschungsbemühungen erforderlich.

6. Ausbildungsprogramme – sowohl für die klinische Versorgung als auch für die Forschung – sollen ein möglichst hohes wissenschaftliches Niveau garantieren. Es sollen Standards für die klinische Versorgung als Leitfaden für die Ausbildung entwickelt werden.

7. Alle Behandlungsmaßnahmen und wissenschaftlichen Untersuchungen müssen den höchsten ethischen Anforderungen genügen; ebenso besteht die ethische Verantwortung der Fachkräfte, ihre Methoden zu überprüfen und sich kontinuierlich fortzubilden."

1998: KMK-Beschlüsse: Empfehlungen zum Förderschwerpunkt Sehen, zum Förderschwerpunkt körperliche und motorische Entwicklung und zum Förderschwerpunkt Unterricht kranker Schülerinnen und Schüler.

1998: KMK-Beschlüsse: Empfehlungen zum Förderschwerpunkt geistige Entwicklung und zum Förderschwerpunkt Sprache.

1999: KMK-Beschluss: Empfehlungen zum Förderschwerpunkt Lernen.

1999: **Liane Holliday Willey**, geb. 1959, US-amerikanische Autorin, führt im Rahmen ihrer Autobiographie „**Pretending to be normal**" (1999), dt.: „**Ich bin Autistin – aber ich zeige es nicht**" (2003) den Begriff „**Aspie**" ein. Sie selbst erhielt im Alter von 40 Jahren, also im Jahre 1999 die Diagnose Asperger-Syndrom.

2000: KMK-Beschluss: Empfehlungen zum Förderschwerpunkt emotionale und soziale Entwicklung.

2000: KMK-Beschluss: Empfehlungen zu Erziehung und Unterricht von Kindern und Jugendlichen mit autistischem Verhalten.

2001: Die Zeitschrift „**Good Autism Practice**" wird in England durch die Universität Birmingham und weitere Kooperationspartner initiiert (vgl. Wolff 2004, 201; Bölte 2008, 26).

2002: Sonderpädagogische Förderung. **Bremer Rahmenplan** für die Primarstufe, die Sekundarstufe I und II. Förderschwerpunkt autistisches Verhalten.

2002: Handreichung zur schulischen Förderung von Schülerinnen und Schülern mit dem Förderschwerpunkt Autismus in **Berlin**.

2003: Das „**Autism Genome Project**", ein weltweites Forschungsprojekt, das der Frage nach **genetischen Ursachen des Autismus** nachgeht, wird ins Leben gerufen. 120 Wissenschaftler aus über 60 Forschungseinrichtungen in 11 Ländern (Europa, USA und Kanada) sind beteiligt, aus Deutschland Prof. Dr. Christine Freitag (Klinik für Psychiatrie, Psychosomatik und Psychotherapie des Kindes- und Jugendalters des Universitätsklinikums der Goethe Universität Frankfurt am Main) und PD Dr. Sabine Klauck (Deutsches Krebsforschungszentrum in der Helmholtz-Gemeinschaft). Die beiden deutschen Arbeitsgruppen werden durch Mittel der Deutschen Forschungsgemeinschaft sowie der Europäischen Union gefördert (vgl. Homepage des Deutschen Krebsforschungszentrums: http://www.dkzg.de/en/mga/Groups/Autism.html). Das Projekt läuft unter dem Arbeitstitel: „Genetics of Autism Spectrum" bis heute.

Mai 2004: Gründung des Vereins **„aspies e. V."** mit Sitz in Berlin, der sich als „Selbsthilfeorganisation von und für Menschen im Autismus-Spektrum" versteht (vgl. www.aspies.de). Derzeit hat der Verein ca. 180 Mitglieder.

2004: Gründung der Organisation von und für Menschen mit Autismus „**Aspies for Freedom**" (AFF) durch Gareth und Amy Nelson
(Internet: www.aspiesforfreedom.com).
„AFF setzt sich im Wesentlichen gegen eine Heilung und somit Eliminierung von Autismus ein (...), spricht sich offen gegen verhaltensmodifizierende, unmoralische und ethisch nicht vertretbare Behandlungsmethoden, wie etwa Fesselungen oder Elektroschocks aus. Stattdessen fordern sie eine Neubeurteilung der bereits existierenden Therapiemethoden mit Blick auf ihre moralische Neutralität und unterstützen die Erforschung von Interventionen, welche die Verbesserung der Lebensqualität von Autisten zum Ziel haben. Darüber hinaus ist es die erklärte Absicht von AFF, ein realistisches Verständnis von Autismus in der Gesellschaft zu etablieren" (Theunissen/Paetz 2011, 35).

2004: Handreichung zur schulischen Förderung von Kindern und Jugendlichen mit autistischem Verhalten. Entwurf. **Baden-Württemberg** (überarb. Fassung **2008**).

2004: Einstiegshilfen für den Unterricht von Kindern und Jugendlichen mit Autismus. **Hessen** (3., überarb. Aufl. **2009**).

2005: Autismus – eine (nicht) alltägliche Herausforderung. Dokumentation der Arbeitsgruppe Autismus in **Brandenburg** (überarb. Fassung **2010**).

2005: Die US-amerikanische Non-Profit-Organisation „**Autism Speaks**" mit Sitz in New York City wird von **Suzanne** und **Bob Wright** (u. a. Direktor von NBC) ein Jahr nach der Autismusdiagnose ihres Enkels ins Leben gerufen, um auf das Thema Autismus aufmerksam zu machen. Mithilfe von Spendengeldern soll u. a. die Erforschung möglicher Ursachen des Autismus gefördert werden. Das o. g. Autism Genome Projekt wurde/wird u. a. durch Autism Speaks gefördert (vgl. www.autismspeaks.org). Autism Speaks verfolgt ein diametral entgegengesetztes Anliegen im Vergleich zu ASAN (Autistic Self Advocacy Network). Bob Wright tritt im Mai 2015 als Vorsitzender der Organisation zurück. Im Juli 2016 verstirbt seine Frau Suzanne. Sein Nachfolger ist seither Brian Kelly.

2005: Der **Autistic Pride Day** wird von Aspies for Freedom (AFF) am 18.06.2005 eingeführt mit dem Ziel öffentlichkeitswirksam „Autismus als wertvolle Eigenschaft des eigenen menschlichen Seins wertzuschätzen und nicht als Mangel wahrzunehmen" (Theunissen/Paetz 2011, 36).

2006: Kinder und Jugendliche mit Autismus sowie Sonderpädagogische Förderung in **NRW**. Informationen für Eltern von Kindern mit Behinderung.

2006–2009: **Schleswig-Holstein**: Förderschwerpunkt Autistisches Verhalten, Bde. 1 bis 3.

2006: **Sachsen**: Chronisch kranke Kinder im Schulalltag. Empfehlungen zur Unterstützung und Förderung: „Krankheitsbild Autismus" (Neuauflage 2009).

2006: Die „**NDAR**“, „**National Database for Autism Research**“, eine Forschungsdatenbank zur Förderung und Bündelung des wissenschaftlichen Datenaustausches zum Thema Autismus, wird in den USA ins Leben gerufen.

2006: „**Autism Consortium**“ wird in Boston/USA gegründet mit dem Ziel, die Forschung zum Thema Autismus durch eine aktive und bewusste *Zusammenarbeit zwischen Wissenschaft und Familie* zu verbessern (vgl. www.autismconsortium.org). Die Kollaboration verschiedener Disziplinen verschiedener Hochschulen wird als erforderlich angesehen: „ASD is a disorder that cannot wait for results to come from ‚business as usual'“
(http://www.autismconsortium.org/about/#sthash.mtQGjAPw.dpuf).

November 2006: Gründung der gemeinnützigen Organisation „**ASAN**“ **(Autistic Self Advocacy Network)** durch **Ari Ne'eman** und **Scott Michael Robertson** mit Sitz in Washington, DC/USA. Ziel ist die Ausweitung der Rechte von Menschen mit Behinderung auf die Belange autistischer Menschen im vorschulischen, schulischen, nach- und außerschulischen Bereich (vgl. Ne'eman & Team 2015, 51ff).
„ASAN vertritt den Standpunkt, dass es im Sinne von Neurodiversität keine normale Gattung Mensch gibt, sondern vielmehr eine breite Palette an Möglichkeiten, wie das menschliche Gehirn konstruiert sein und funktionieren kann, was wiederum zu einem vielfältigen Spektrum an Formen des menschlichen Seins führt“ (Theunissen/Paetz 2011, 33f).
Ne'eman wird Ende 2009 von Barack Obama persönlich in das National Council on Disability, das die US-Regierung in Belangen und Entscheidungen, die Menschen mit Behinderungen betreffen, berät, berufen (vgl. ebd. 34), dem er bis 2015 angehört. Ende 2016 tritt er als Präsident von ASAN zurück.

Dezember 2006: Das Übereinkommen über die Rechte von Menschen mit Behinderungen („**Behindertenrechtskonvention**“) wird durch die Generalversammlung der Vereinten Nationen in New York verabschiedet.

2007: In Zusammenarbeit mit autismus Deutschland e. V. erfolgt die Gründung des Vereins „**Autismus, Kunst und Kultur e. V., akku e. V.**“ (vgl. www.akku-ev.org), seit **2010** tätig als Verband (vgl. www.initiative-akku.org) in Paderborn. Zentrales Anliegen ist die Förderung von Künstlerinnen und Künstlern mit Autismus, die Realisierung von Ausstellungen, Vernissagen und Lesungen. Der Kunstbegriff wird weit gefasst, gemeint sind Arbeiten aus: Malerei, Zeichnung, Bildhauerei, Installations-, Foto- und Videokunst, Tanz, Schauspiel, Literatur, Poesie, Musik. Aktuell sind ca. 230 kunstschaffende Menschen mit Autismus beim Verband gemeldet (vgl. ebd.).

2007: Die „**AFK: Autismus-Forschungs-Kooperation**“ wird gegründet. Hierbei handelt es sich um einen Zusammenschluss autistischer Menschen und Wissenschaftler des Max-Planck-Instituts für Bildungsforschung und der Freien Universität Berlin. Ausgangspunkt dieser Kooperation ist, dass Menschen mit Autismus vorhandene Forschungsbemühungen nicht als Spiegel ihrer eigentlichen Interessen und Bedarfe erleb(t)en. Daher ist ein wesentliches Element dieser Kooperation, aus der Perspektive autistischer Menschen für sie relevante Fragestellungen gemeinsam mit Wissenschaftlern zu bearbeiten, um dauerhaft einen Beitrag zur Verbesserung der Lebensqualität des Personenkreises zu erreichen (vgl. www.autismus-forschungs-kooperation.de/ueber-uns).

2007: Die „**Wissenschaftliche Gesellschaft Autismus-Spektrum**" (**WGAS**) wird ins Leben gerufen, die u. a. die jährlich stattfindende Veranstaltung „Wissenschaftliche Tagung Autismus Spektrum" (WTAS) ausrichtet.

Dezember 2007: „**Autismus-Kultur**" entsteht, ein Netzwerk von Menschen mit und ohne Autismus, die sich wissenschaftlich und politisch mit Autismus auseinandersetzen (vgl. www.autismus-kultur.de) und Autismus als Teil der neurologischen Vielfalt wahrnehmen.

2008: 2. April 2008: Der **UN-Welt-Autismus-Tag** entsteht. In allen Mitgliedsstaaten der Vereinten Nationen dient der Tag der Aufklärung über Autismus in der Öffentlichkeit. Im Jahre **2007** erklärt die UNO-Generalversammlung den 2. April eines Jahres dauerhaft zum Welt-Autismus-Tag.

2008: Die Zeitschrift „**Autism Research**" (Hrsg.: Anthony J. Bailey, Prof. für Psychiatrie an der University of British Columbia Vancouver) erscheint erstmals. Die Herausgabe wird ermöglicht durch „**INSAR**", **International Society for Autism Research**", die seit **2001** mit Sitz in West Hartford, Connecticut/USA besteht. Diese Gesellschaft richtet jährlich das „**International Meeting for Autism Research**" („**IMFAR**") aus, das nach Bölte das wichtigste Forum für die Autismusforschung darstellt (vgl. Bölte 2008, 27).

2009: 23. März 2009: Die **UN-Behindertenrechtskonvention** tritt **in Deutschland** in Kraft. Innerhalb von zwei Jahren, dann mindestens alle vier Jahre muss jeder Vertragsstaat einen Bericht über die Erfüllung der Konvention vorlegen.

2009: **Berlin**: Sonderpädagogische Förderung in den Berliner Schulen. Teil 6: Autismus.

2009: Ein Konzept zur schulischen Förderung von autistischen Kindern und Jugendlichen erscheint auf Elterninitiative in **Hamburg**.

April 2009: Die „**Bernhard-Hermann-Bosch-Stiftung**" wird in Sehnde von **Bernhard Günther Bosch** und **Ursula Eggebrecht-Bosch** nach dem Tod ihres Sohnes (1958–2008) gegründet. Die Stiftung ist nach ihm benannt. Neben Öffentlichkeitsarbeit und beratender Funktion ermöglicht die Stiftung ideelle und finanzielle Förderung von Erwachsenen mit der Diagnose Asperger-Syndrom ab dem 18. Lebensjahr in Norddeutschland, insbesondere im Raum Hannover (vgl.www.bhbosch-stiftung.de).

Februar 2010: „**autWorker**" wird gegründet. Hierbei handelt es sich um eine Genossenschaft autistischer Menschen mit Sitz in Hamburg, die sich definiert als *Bindeglied zwischen autistischen Menschen und der Arbeitswelt*, um den Personenkreis darin zu unterstützen, eine ihrer Kompetenzen und Begabungen entsprechende Anstellung auf dem allgemeinen Arbeitsmarkt zu finden (vgl. www.autworker.de). Vorstandsvorsitzender ist **Hajo Seng**, „Experte in eigener Sache" und bekannt geworden durch eine ganze Reihe an Publikationen (vgl. hajoseng.de). Gefördert wird das Projekt durch die „Homann-Stiftung" (Hamburg), die „**Stiftung Irene**" (Hamburg) und das Bundesministerium für Arbeit und Soziales. Aus der Arbeit von „autWorker" sind weitere Projekte entstanden, u. a. „**autSocial e. V.**", ein Verein, der sich für die Verbesserung der Lebensqualität von autistischen Menschen in Hamburg einsetzt sowie die Initiative „**Querdenken**", die Weiterbildungsmodule zum Autismusbegleiter anbietet (vgl. www.autismus-weiterbildung.de).

2010: Die Zeitschrift „**Molecular Autism**" wird von **Simon Baron-Cohen** (geb. 1958) (Cambridge) und **Joseph Buxbaum** (New-York) herausgegeben. Sie veröffentlicht interdisziplinär orientierte Beiträge u. a. zu den Themen klinische Forschung, Ätiologie, Epidemiologie, Behandlung von ASS, neurologische und kognitive Entwicklung (vgl. http://molecularautism.com).

2010: 18. November 2010: Pädagogische und rechtliche Aspekte der Umsetzung des Übereinkommens der Vereinten Nationen vom 13. Dezember 2006 über die Rechte von Menschen mit Behinderungen in der schulischen Bildung. Beschluss der Kultusministerkonferenz (vgl. http://www.kmk.org/fileadmin/veroeffentli chungen_beschluesse/2010/2010_11_18-Behindertenrechtkonvention.pdf).

November 2011: Das mehrfach ausgezeichnete IT-Unternehmen „**auticon**" mit Sitz in der BRD wird gegründet. Es verfügt über Niederlassungen in Berlin, München, Düsseldorf, Frankfurt, Stuttgart, Hamburg sowie London und Paris. Seit **Mitte 2012** werden Personen mit der Diagnose Asperger-Syndrom fest eingestellt und projektbezogen eingesetzt. „Als erstes Unternehmen in Deutschland beschäftigt auticon ausschließlich Menschen im Autismus-Spektrum als Consultants im IT-Bereich" (www.auticon.de). Anliegen des Unternehmens ist es u. a., den Arbeitnehmerinnen und Arbeitnehmern ein Arbeitsumfeld zu schaffen, in dem sie ihre Stärken entfalten und ihre Ressourcen einbringen können.

Juni 2011: Der erste weltumfassende Bericht zur Behinderung „**World Report on Disability**" durch die WHO und die Weltbank wird veröffentlicht (vgl. http://www.iljaseifert.de/wp-content/uploads/weltbericht-behinderung-2011.pdf).

2011: Am 15. Juni wird der Nationale Aktionsplan der Bundesregierung „**NAP 1.0**" zur Umsetzung der Behindertenrechtskonvention vom Bundeskabinett verabschiedet.

2011: Das Kultusministerium in **Sachsen-Anhalt** publiziert eine Handreichung zur sonderpädagogischen Förderung, u. a. auch für Kinder und Jugendliche mit autistischem Verhalten.

2011: In **Bayern** werden vom Staatsinstitut für Schulqualität und Bildungsforschung mit Sitz in München Informationsblätter des Mobilen Sonderpädagogischen Dienstes Autismus (MSD-A) herausgegeben.

2011: 3.8.: Übereinkommen der Vereinten Nationen über Rechte von Menschen mit Behinderungen. Erster Staatenbericht der Bundesrepublik Deutschland. Hrsg. vom Bundesministerium für Arbeit und Soziales (vgl. http://www.bmas.de/SharedDocs/Downloads/DE/staatenbericht-2011.pdf;jsessionid=E4F50313C9B3837E75CAEEB90055F295?__blob=publicationFile).

2011: 20.10.: Inklusive Bildung von Kindern und Jugendlichen mit Behinderung in Schulen. Beschluss der Kultusministerkonferenz (vgl. http://www.bildung-lsa.de/files/848fefa60ec15531a34e4b9250c66f7f/2011_10_20_Inklusive_Bildung.pdf).

2012: Der Blog: „**Quergedachtes. Ein Blog über Autismus. Autismus aus Sicht eines Autisten**" entsteht. Beiträge von **Aleksander Knauerhase**, geb. 1974, Referent, Autor und Social Consultant für Autismus (vgl. www.quergedachtes.wordpress.com).

2013: Der als gemeinnützig anerkannte Selbsthilfeverein „**autiCare e. V.**" „von Autisten für Autisten" (vgl. www.auticare.de) mit Hauptsitz in Dinslaken und weiteren Anlaufstellen in Hamburg und Hamm entsteht. Gründungsmitglied ist u. a. **Samantha Becker**, medial bekannt geworden durch ihre 2013 erschienene Autobiographie „Die unsichtbare Folter. Asperger Autismus aus der Sicht einer Betroffenen“. Eines der Hauptanliegen des Vereins ist es, autistische Menschen zur Beratung, Begleitung und Förderung anderer von Autismus Betroffener zu gewinnen. So wird u. a. intendiert, ein Autismuszentrum zu gründen, in dem sich überwiegend autistische Menschen begegnen (Autisten als Therapeuten und als zu therapierende Menschen).

Oktober 2014: Die erste Zeitschrift für Autisten von Autisten: „**N#MMER. Das Magazin für Autisten, AD(H)Sler und Astronauten**“ (vgl. https://nummer-magazin.de) wird von **Denise Linke**, geb. 1989, herausgegeben. Sie erhielt im Alter von 22 Jahren die Diagnose Asperger-Syndrom.

2015: Seit dem 25. März existiert der **autismus Landesverband Baden-Württemberg e. V.** bestehend aus den Regionalverbänden autismus Südbaden e. V., autismus Heilbronn e. V., autismus Nordbaden-Pfalz e. V. und autismus Stuttgart e. V..

2015: Der Landtag von **Baden-Württemberg** verabschiedet am 15. Juli die **Änderung des Schulgesetzes zur Inklusion**. Die Einführung des Elternwahlrechts und die Abschaffung der Pflicht zum Besuch einer Sonderschule stellen zentrale Elemente der Gesetzesänderung dar. Sonderschulen sollen sich zu so genannten Sonderpädagogischen Bildungs- und Beratungszentren (SBBZ) weiterentwickeln.

2015: Im Europäischen Parlament wird die „**Written Declaration on Autism**“ (dt.: „Schriftliche Erklärung zum Autismus“) am 29. September 2015 von 418 Abgeordneten des Europäischen Parlaments unterzeichnet. Ziel des Papiers ist die Verabschiedung einer europäischen Strategie für Autismus, die u. a. Diagnostik, evidenzbasierte Förderung für alle Altersgruppen und eine Unterstützung der Forschung in ganz Europa fordert (vgl. http://www.autimeurope.org/files/files/ep-written-declaration-autism-2015.pdf).

2016: Der erste Teil der Interdisziplinären **S3-Leitlinie zu Autismus-Spektrum-Störungen** im Kindes-, Jugend- und Erwachsenenalter der DGKJP und der DGPPN mit Stand vom 23.02.2016 wird veröffentlicht. Schwerpunkt bildet der Bereich der Diagnostik. Einbezogen sind insgesamt 14 Fachgesellschaften, Berufsverbände und Patientenorganisationen (vgl. Vllasaliu/Freitag 2016). Teil 2 mit dem Fokus auf den Bereich der Therapie soll Ende 2019 erscheinen.

2016: Am 18. Juni 2016 verabschiedet das Bundeskabinett die zweite Auflage des Nationalen Aktionsplans zur Behindertenrechtskonvention „**NAP 2.0**“. Maßnahmen zur Umsetzung der Inklusionsidee beziehen sich auf folgende 13 Handlungsfelder: Arbeit und Beschäftigung, Bildung, Rehabilitation und Pflege, Kinder und Familie, Frauen, ältere Menschen, Bauen und Wohnen, Mobilität, Kultur, Sport und Freizeit, gesellschaftliche Teilhabe, Persönlichkeitsrechte, internationale Zusammenarbeit und Bewusstseinsbildung.

2016: Am 18. August 2016 setzt sich autismus Deutschland e. V. mithilfe einer **Online-Petition** für Nachbesserungen beim geplanten Bundesteilhabegesetz (BTHG) ein. 20.000 Menschen beteiligen sich an dieser Petition.

2016: Am 16. Dezember 2016 stimmt der Bundesrat dem am 1. Dezember 2016 vom Bundestag beschlossenen **Gesetz zur Stärkung der Teilhabe und Selbstbestimmung von Menschen mit Behinderungen (Bundesteilhabegesetz – BTHG/SGB IX)** zu. Das Gesetz tritt in mehreren Stufen zum 1. Januar 2017, zum 1. Januar 2018 und zum 1. Januar 2020 in Kraft.

2017: Zum 1. Januar 2017 tritt eine Änderung des **Pflegeversicherungsgesetzes** (SGB XI) in Kraft. Die Definition von Pflegebedürftigkeit wird erweitert, indem diese nicht mehr ausschließlich körperliche Einschränkungen eines Menschen, sondern gleichberechtigt auch geistig und psychisch bedingte Einschränkungen der Selbstständigkeit und Teilhabemöglichkeiten einer Person berücksichtigt. Das bisherige Modell der Pflegestufen 0 bis 3 wird ersetzt durch die Einstufung in Pflegegrade 1 bis 5.

Literaturverzeichnis

A

Aarons, Maureen; Gittens, Tessa: Das Handbuch des Autismus. Ein Ratgeber für Eltern und Fachleute. Weinheim, Basel 2010 (1. Aufl. 1994).

Aarons, Maureen; Gittens, Tessa: Autismus kompensieren. Soziales Training für Kinder und Jugendliche ab drei Jahren. Weinheim, Basel 2011.

Able, Brigitte; Köngeter, Ruth-Tatjana: Die Ohren öffnen für eine andere Welt. Autismus und die Möglichkeiten eines Hörtrainings. Berlin 2001.

Ackermann, Karl-Ernst: Prinzipien der schulischen Förderung von Kindern und Jugendlichen mit autistischem Verhalten. In: Figura, Jürgen; Friedsam, Peter; Heuel, Jürgen; Lang, Patrick; Schirmer, Brita (Hg.): Autismus und Schule. Fachtagungsbericht. Hrsg. von Verband Sonderpädagogik e. V., Landesverband Berlin. Berlin 2006, 11–17.

Adam, Heidemarie: Unterstützte Kommunikation. In: Kannewischer, Sybille; Wagner, Michael; Winkler, Christoph; Dworschak, Wolfgang u. a. (Hrsg.): Verhalten als subjektiv-sinnhafte Ausdrucksform. Festschrift für Konrad Bundschuh zum 60. Geburtstag. Bad Heilbrunn/Obb 2004, 105–115.

Ahrbeck, Bernd: Inklusion. Eine Kritik. 2. Aufl., Stuttgart 2014.

Alvin, Juliette: Musiktherapie mit einem autistischen Mädchen. In: Musiktherapie 1, 2, 1973.

Alvin, Juliette: Musik für das behinderte Kind und Musiktherapie für das autistische Kind. Stuttgart, New York 1988.

American Psychiatric Association (Hrsg.): Diagnostic and Statistical Manual of Mental Disorders. DSM-II. 2. Aufl., Washington 1968.

Amorosa, Hedwig: Autistische Störungen im Langzeitverlauf. In: Suchodoletz, Waldemar von (Hg.): Welche Chancen haben Kinder mit Entwicklungsstörungen? Göttingen, Bern, Toronto, Seattle, Oxford, Prag 2004, 109–126.

Amorosa, Hedwig: Spieltraining bei Kindern mit autistischen Syndromen. In: Kannewischer, Sybille; Wagner, Michael; Winkler, Christoph; Dworschak, Wolfgang u. a. (Hrsg.): Verhalten als subjektiv-sinnhafte Ausdrucksform. Festschrift für Konrad Bundschuh zum 60. Geburtstag. Bad Heilbrunn/Obb 2004, 241–252.

Amorosa, Hedwig: Historischer Überblick. In: Noterdaeme, Michele; Enders, Angelika (Hrsg.): Autismus-Spektrum-Störungen (ASS). Ein integratives Lehrbuch für die Praxis. Stuttgart 2010, 13–18.

Amorosa, Hedwig: Klassifikation. In: Noterdaeme, Michele; Enders, Angelika (Hrsg.): Autismus-Spektrum-Störungen (ASS). Ein integratives Lehrbuch für die Praxis. 1. Aufl., Stuttgart 2010, 19–30.

Anders, Gisa: Eine Fantasie guckt aus dem Fenster. Vom frühkindlichen Autismus zum selbstbestimmten Leben. Berlin 2014.

Anstötz, Christoph: Ethik und Behinderung. Ein Beitrag zur Ethik der Sonderpädagogik aus empirisch-rationaler Perspektive. Berlin 1990.

Antons, Vera; Zöller, Marlies: Autistische Verhaltensstörungen. Ein Versuch, sie zu verstehen und damit umzugehen. In: autismus 18, 1984, 11–15.

Antons, Vera: Die schulische Förderung von autistisch Behinderten. In: Verein zur Förderung autistisch Behinderter e. V.. Stuttgart 1991, 33.

Appel, Marja; Kleine Schaars, Willem: Anleitung zur Selbstständigkeit. Wie Menschen mit geistiger Behinderung Verantwortung für sich übernehmen. Weinheim, Basel 1999.

Arbeitsgemeinschaft FC der Regionalverbände: 10 Jahre FC in Deutschland. In: autimus 51, 2001, 57–59.

Arbeitshefte Kinderpsychoanalyse 22/23. Schwerpunktthema: Zugänge zum Autismus. Hrsg. am wissenschaftlichen Zentrum II. Gesamthochschule Kassel. April 1996.

Arens, Christiane; Dzikowski, Stefan (Hrsg.): Autismus heute. Aktuelle Entwicklungen in der Therapie autistischer Kinder. Band 1. Dortmund 1988.

Arens, Christiane; Dzikowski, Stefan (Hrsg.): Autismus heute 2. Neue Aspekte der Förderung autistischer Kinder. Körpertherapien, Festhaltetherapie, Medikamentöse Behandlung, Psychoanalytische Verfahren. Dortmund 1990.

Ariès, Philippe: Geschichte der Kindheit. 16. Aufl., München 2007 (1. Aufl. 1978).

Arlt-Rohrbacher, Svetlana: vielmehr – Ich. Leben mit dem Asperger Syndrom. Norderstedt 2015.

Arndt, Birgit: Erfahrungen mit der ‚Gestützten Kommunikation' in der Arbeit einer Autismusambulanz. In: autismus 37, 1994, 3–9.

Asperger, Hans: Das psychisch abnorme Kind. In: Wiener Klinische Wochenschrift 51, 1938, 1314–1317.

Asperger, Hans: Die „Autistischen Psychopathen" im Kindesalter. Archiv für Psychiatrie und Nervenkrankheiten 117, 1944 (eingereicht am 8. Oktober 1943). In: Remschmidt, Helmut; Kamp-Becker, Inge: Asperger-Syndrom. Berlin, Heidelberg 2006, 76–136.

Asperger, Hans: Autistisches Verhalten im Kindesalter. In: Villinger, Werner (Hrsg.): Jahrbuch für Jugendpsychiatrie und ihre Grenzgebiete Band II. Bern 1960, 53–67.

Asperger, Hans: Heilpädagogik. Einführung in die Psychopathologie des Kindes für Ärzte, Lehrer, Psychologen, Richter und Fürsorgerinnen. 3. Aufl., Wien 1961 (1. Aufl. 1952).

Asperger, Hans: Diagnostische und heilpädagogische Probleme bei autistischen Kindern. In: Kleinschmidt, Hans: Monatsschrift für Kinderheilkunde, Band 112, 1964, 206.

Asperger, Hans: Probleme des Autismus im Kindesalter. In: Japanese Journal of Child Psychiatry 7, 1, 1966.

Asperger, Hans: Heilpädagogik: Einführung in die Psychopathologie des Kindes; für Ärzte, Lehrer, Psychologen, Richter und Führsorgerinnen. 5. Aufl., Wien 1968 (3. Aufl. 1961).

Asperger, Hans: Zur Differentialdiagnose des kindlichen Autismus. In: Acta Paedopsychiatrica 35, 1968, 136–145.

Asperger, Hans: Autismus im Kindesalter. In: Folia Clinica International 19, 1969, 76.

Asperger Felder, Maria: Asperger-Syndrom – von den Schwierigkeiten mit Diagnostik und Behandlung. In: Praxis 103, 20, 2014, 1167.

Attwood, Tony: Bewegungsstörungen und Autismus: eine logische Begründung für den Gebrauch der Gestützten Kommunikation. In: autismus 35, 1993, 9–12.

Attwood, Tony: Ein ganzes Leben mit dem Asperger-Syndrom. Alle Fragen – alle Antworten. Stuttgart 2008.

Attwood, Tony: Das Asperger-Syndrom: Ein Ratgeber für Eltern. Stuttgart 2000 (Orig. 1998).

Attwood, Tony: Asperger-Syndrom. Wie Sie und Ihr Kind alle Chancen nutzen. Das erfolgreiche Praxis-Handbuch für Eltern und Therapeuten. Stuttgart 2005 (Orig. 1998).

Attwood, Tony: Ein ganzes Leben mit dem Asperger-Syndrom. Von Kindheit bis Erwachsensein – alles was weiterhilft. 2. Aufl., Stuttgart 2012.

Attwood, Tony; Garnett, Michelle: Ich mag dich! Das Gefühle-Lern-Programm für Asperger-Kids von 8 - 13. Stuttgart 2014.

Augustin, Anneliese: Ergotherapeutische Frühbehandlung beim autistischen Kind. In: Beschäftigungstherapie und Rehabilitation 2, 4, 1985, 91–98.

autismus Deutschland e. V. Bundeverband zur Förderung von Menschen mit Autismus (Hrsg.): Autismus im Wandel – Übergänge sind Herausforderung. Tagungsband der 11. Bundestagung vom 16. bis 18. September 2005 in Leipzig. Hamburg 2006.

autismus Deutschland e. V. Bundesverband zur Förderung von Menschen mit Autismus in Zusammenarbeit mit dem wissenschaftlichen Beirat: Die sozialrechtliche Zuordnung autistischer Störungen bei Kindern, Jugendlichen und ggfs. jungen Volljährigen in Abgrenzung der Vorschriften des SGB XII (Sozialhilfe) und SGB VIII (Kinder- und Jugendhilfe. Hamburg 2008.

autismus Deutschland e. V. Bundesverband zur Förderung von Menschen mit Autismus (Hrsg.): Leitlinien. Arbeit für Menschen mit Autismus in Werkstätten. 2., veränderte Aufl., Hamburg 2008.

autismus Deutschland e. V. Bundesverband zur Förderung von Menschen mit Autismus (Hrsg.): Inklusion von Menschen mit Autismus. Tagungsband der 13. Bundestagung vom 07. bis 09. Oktober 2011 in Hamburg. Karlsruhe 2011.

autismus Deutschland e. V. Bundesverband zur Förderung von Menschen mit Autismus (Hrsg.): Autismus in Forschung und Gesellschaft. Tagungsband der 14. Bundestagung vom 24. bis 26. Oktober 2014 in Dresden. Karlsruhe 2014.

autismus Deutschland e. V. Bundesverband zur Förderung von Menschen mit Autismus: Forderungen zur ‚inklusiven' Beschulung von Schülerinnen und Schülern mit Autismus. In: autismus 77, 2014, 52–53.

autismus Deutschland e. V. Bundesverband zur Förderung von Menschen mit Autismus: Rechte von Menschen mit Autismus. Ratgeber zu den Rechtsansprüchen von Menschen mit Autismus und ihrer Angehörigen. Hamburg 2014.

autismus Deutschland e. V. Bundesverband zur Förderung von Menschen mit Autismus: Merkblatt über die Rechte von Menschen mit Autismus und ihrer Angehörigen. Hamburg 2015.

autismus Stuttgart e. V. Regionalverband zur Förderung von autistischen Menschen (Hrsg.): Annäherungen. 25 Jahre autistische Menschen verstehen lernen. Festschrift. Stuttgart 2003.

autismus Stuttgart e. V. Regionalverband zur Förderung von autistischen Menschen (Hrsg.): Autistische Menschen verstehen lernen I. Aktual. Neuaufl., Stuttgart 2008a.

B

Bach, Stefan: Autismus. Struktur und Verlauf Tiefgreifender Entwicklungsstörungen. Eine systemtheoretische Betrachtung. In: Behindertenpädagogik und Integration. Band 8. Hrsg. von Georg Feuser. Frankfurt am Main 2013.

Backhaus, Andreas: Die Rolle der Integrationsfachdienste bei der beruflichen Eingliederung von Menschen mit Autismus. In: impulse. Fachzeitschrift der Bundesarbeitsgemeinschaft für Unterstützte Beschäftigung 48, 4, 2008, 30–33.

Baeriswyl-Rouiller, Irene: Die Situation autistischer Menschen. Ergebnisse einer Untersuchung der Schweizerischen Informations- und Dokumentationsstelle für Autismusfragen. Bern, Stuttgart 1991.

Bahr, Reiner: Igel-Kinder. Kinder und Jugendliche mit Asperger-Syndrom verstehen. Ostfildern 2013.

Baker, Jed; Bernard-Opitz, Vera; Abel, Charlotte: Soziale Foto-Geschichten für Kinder mit Autismus. Visuelle Hilfen zur Vermittlung von Spiel, Emotion und Kommunikation. Stuttgart 2014.

Banafsche, Minou: Soziale Kompetenz – Schlüsselqualifikationen und Barriere im Arbeitsleben. In: autismus 83, 2017, 11.

Banaschewski, Tobias; Poustka, Luise; Holtmann, Martin: Autismus und ADHS über die Lebensspanne. Differenzialdiagnosen oder Komorbidität? In: Der Nervenarzt 5, 82, 2011, 573–581.

Barnett, Kristine: Der Funke – Die Geschichte eines autistischen Jungen, der es allen gezeigt hat. München 2014.

Baron-Cohen, Simon; Leslie, Alan M.; Frith, Uta: Does the autistic Child have a ‚Theory of Mind'? In: Cognition 21, 1985, 37–46.

Baron-Cohen, Simon: The autistic Child's Theory of Mind: a Case of specific developmental Delay. In: Journal of Child Psychology and Psychiatry 30, 1989, 285–297.

Baron-Cohen, Simon: Out of Sight or out of Mind? Another Look at Deception in Autism. In: Journal of Child Psychology and Psychiatry 33, 1992, 1141–1155.

Baron-Cohen, Simon; Tager-Flusberg, Helen; Lombardo, Michael (Hrsg.): Understanding other Minds. Oxford 2000.

Baron-Cohen, Simon; Wheelwright, Sally; Hill, Jacqueline; Raste, Yogini; Plumb, Ian: The ‚Reading the Mind in the Eyes' Test Revised Version: A study with Normal Adults and Adults with Asperger-Syndrome or High-functioning Autism. In: Journal of Child Psychology and Psychiatry 42, 2, 2001, 241–251.

Baron-Cohen, Simon; Knickmeyer, Rebecca C.; Belmonte Matthew K.: Sex Differences in the Brain: Implications for explaining Autism. In: Science 310, 2005, 819–823.

Barron, Judy; Barron, Sean: Hört mich denn niemand? Eine Mutter und ihr Sohn erzählen, wie sie gemeinsam den Autismus besiegten. München 1992.

Barsch, Sebastian; Bendokat, Tim: Political Correctness in der Heilpädagogik. In: Zeitschrift für Heilpädagogik 54, 11, 2002, 451–455.

Barth, Gottfried Maria: Wenn der suchende Blick ins Leere geht. Asperger-Syndrom und die Schwierigkeiten psychiatrischer, psychotherapeutischer und psychoanalytischer Therapie. In: Verein für Psychoanalytische Sozialarbeit (Hg.): Misslingen des Anderen im Asperger-Syndrom. Psychoanalytische Näherungen. 1. Aufl., Frankfurt am Main 2011, 38–57.

Basler-Eggen, Andrea: Gestützte Kommunikation – Erfahrungen aus der Schulpraxis. In: Kaminski, Maria (Hrsg.): Pädagogische Förderung von Kindern und Jugendlichen mit Autismus. Würzburg 2000.

Basler-Eggen, Andrea: Gestützte Kommunikation (FC) in Klassen für autistische und geistigbehinderte Schüler. In: Boenisch, Jens; Bunk, Christof (Hrsg.): Forschung und Praxis der Unterstützten Kommunikation. Karlsruhe 2001, 118–126.

Batts, Brenda: Aufs Klo, fertig los! Toilettentraining von Kindern mit Autismus und anderen Entwicklungsstörungen. Tübingen 2013.

Bauer, Karl-Oswald: Professionelles Handeln in pädagogischen Feldern. Weinheim, München 1997.

Bauerfeind, Silke: Ein Kind mit Autismus zu begleiten, ist auch eine Reise zu sich selbst. Das Buch zu Ellas Blog. Norderstedt 2016.

Bauers, Gabriele: Von der Interaktionseinheit zur Theory of Mind – Möglichkeiten der Förderung. In: autismus 79, 2015, 40–42.

Baum, Jan: Das Verhalten autistischer Kinder in der Dunkelheit. In: Kehrer, Hans E. (Hrsg.): Kindlicher Autismus. Bibliotheca Psychiatrica 157. Basel, München, Paris, London, New York, Sidney 1978, 66–74.

Baumgartner, Frank; Dalferth, Matthias: Berufliche Qualifizierung von Menschen mit Autismus im Berufsbildungswerk St. Franziskus Abensberg. In: Sonderpädagogische Förderung heute 54, 1, 2009, 37–52.

Baumgartner, Frank; Dalferth, Matthias; Vogel, Heike: Berufliche Teilhabe für Menschen aus dem autistischen Spektrum (ASD). Heidelberg 2009.

Beck, Christoph; Dworschak, Wolfgang; Eibner, Sarah: Schulbegleitung am Förderzentrum mit dem Förderschwerpunkt Geistige Entwicklung. In: Zeitschrift für Heilpädagogik 7, 2010, 244–254.

Becker, Heinz: Bis ins (hohe) Alter! Tagesbetreuung von Menschen mit Autismus. In: autismus Deutschland e. V. Bundesverband zur Förderung von Menschen mit Autismus (Hrsg.): Autismus in Forschung und Gesellschaft. Tagungsband der 14. Bundestagung vom 24. bis 26. Oktober 2014 in Dresden. Karlsruhe 2014, 310–328.

Becker, Nicole: ‚Schwierig oder krank?' ADHS zwischen Pädagogik und Psychiatrie. Bad Heilbrunn 2014.

Becker, Samantha: Die unsichtbare Folter. Asperger Autismus aus der Sicht einer Betroffenen. Norderstedt 2013.

Behrmann, Kristin; Seng, Hajo: Tomaten gehören nicht auf die Augen. Nonnenhorn 2012.

Benenzon, Rolando E.: Musiktherapie beim infantilen Autismus. In: Musiktherapie 1, Heft 2, 1973, 11–25.

Benenzon, Rolando O.: Die Musiktherapie bei kindlichem Autismus. In: ders.: Einführung in die Musiktherapie. München 1983, 130–138.

Bengel, Angelika: Ein Leben mit dem Asperger-Syndrom. Der Versuch einer rehistorisierenden Entschlüsselung der doppelten Realität. In: Behindertenpädagogik 1, 54, 2015, 41–73.

Benner, Dietrich: Allgemeine Pädagogik. Eine systematisch-problemgeschichtliche Einführung in die Grundstruktur pädagogischen Denkens und Handelns. 4. Aufl., Weinheim, München 2001.

Bergeest, Harry: Maria Montessori. In: Buchka, Maximilian; Grimm, Rüdiger; Klein, Ferdinand: Lebensbilder bedeutender Heilpädagoginnen und Heilpädagogen im 20. Jahrhundert. 2. durchgesehene Aufl., München 2002, 237–250.

Beringer, Kurt: Handbuch der Geisteskrankheiten. Band IX, Teil V, Die Schizophrenie. Berlin 1932.

Bernard-Opitz, Vera; Blesch, Günter: Fördermöglichkeiten für autistische Kinder. Bericht aus dem Psychologischen Dienst des Anstaltsbereichs Mosbach. In: autismus 18, 1984, 8–10.

Bernard-Opitz, Vera: Neue Ansätze in der Verhaltensmodifikation autistischer Kinder. In: Beschäftigungstherapie und Rehabilitation 2, 4, 1985, 99–102.
Bernard-Opitz, Vera; Blesch, Günter; Holz, Karin: Sprachlos muss keiner bleiben. Handzeichen und andere Kommunikationshilfen für autistisch und geistig Behinderte. Freiburg 1988.
Bernard-Opitz, Vera; Blesch, Günter; Leib, Dünna: Kommunikationsförderung – ein Erfahrungsbericht. Aus dem Kommunikationsförderbereich der Johannes-Anstalten Mosbach. In: Geistige Behinderung 30, 1991, 1.
Bernard-Opitz, Vera: Funktionale Verhaltensanalyse und strukturierte Therapie bei autistischen und geistig behinderten Kindern. In: Geistige Behinderung 34, 4, 1995, 298–307.
Bernard-Opitz, Vera; Häußler, Anne: Praktische Hilfen für Kinder mit Autismus-Spektrum-Störungen (ASS). Fördermaterialien für visuell Lernende. Stuttgart 2000.
Bernard-Opitz, Vera: Applied Behavior Analysis (ABA)/Autismusspezifische Verhaltenstherapie (AVT). In: Bölte, Sven (Hrsg.): Autismus. Spektrum, Ursachen, Diagnostik, Intervention, Perspektiven. Bern 2009, 242–259.
Bernard-Opitz, Vera: Videomodellierung. In: Bölte, Sven (Hrsg.): Autismus. Spektrum, Ursachen, Diagnostik, Intervention, Perspektiven. Bern 2009, 316–320.
Bernard-Opitz, Vera: Visuelle Methoden in der Autismus-spezifischen Verhaltenstherapie (AVT). Das ‚Cartoon- und Skript-Curriculum' zum Training von Sozialverhalten und Kommunikation. Stuttgart 2014.
Bernard-Opitz, Vera: Kinder mit Autismus-Spektrum-Störungen (ASS). Ein Praxishandbuch für Therapeuten, Eltern und Lehrer. 3., überarb. und erw. Aufl., Stuttgart 2015 (1. Aufl. 2005).
Bernard-Opitz, Vera: Teleberatung zur Entwicklung von Lern- und Verhaltensprogrammen bei Autismus-Spektrum-Störungen. In: autismus 79, 2015, 32–39.
Bernard-Opitz, Vera: Lernen von positiven Alternativen zu Verhaltensproblemen. Reihe: AutismusKonkret. Hrsg. von Vera Bernard-Opitz. Stuttgart 2017.
Bernard-Opitz, Vera; Nikopoulos, Christos: Lernen mit ABA und AVT. Applied Behavior Analysis und Autismusspezifische Verhaltenstherapie. Reihe: AutismusKonkret. Hrsg. von Vera Bernard-Opitz. Stuttgart 2017.
Berze, Josef: Beiträge zur psychiatrischen Erblichkeits- und Konstitutionsforschung. In: Z. Neur. Band 96, 1925, 603–652.
Bettelheim, Bruno: Der Weg aus dem Labyrinth. Leben lernen als Therapie. Stuttgart 1975.
Bettelheim, Bruno: Psychologie Heute: Autismus und Psychoanalyse. Ein Gespräch mit Bruno Bettelheim. In: Psychologie Heute Heft 2, 1976, 13–17.
Bettelheim, Bruno: Laurie – ein autistisches Kind. In: Psychologie Heute Heft 2, Februar 1976, 18–21.
Bettelheim, Bruno: Die Geburt des Selbst. The Empty Fortress. Therapie autistischer Kinder. München 1977a (Orig. 1967).
Bettelheim, Bruno: Gespräche mit Müttern. München 1977b.
Bettelheim, Bruno: Erziehung zum Überleben. Zur Psychologie der Extremsituation. München 1982 (Orig. 1979).
Beyer, Jannik; Gammeltoft, Lone: Autismus und Spielen. Kompensatorische Spiele für Kinder mit Autismus. Weinheim 2002.
Bier, Andreas: Zärtlichkeit und Sexualität autistischer Menschen. Eine deskriptive Studie aus der Sicht der Eltern. Weinheim 1989.
Biermann, Adrienne: Gestützte Kommunikation im Widerstreit. Berlin 1999.
Biermann, Adrienne; Bober, Allmuth; Nußbeck, Susanne: Resolution zur Gestützten Kommunikation. In: Heilpädagogische Forschung 4, 2002.
Binder, Hans: Zum Problem des schizoiden Autismus. In: Z. Neur. Band 125, 1930, 655–677.
Birkebach, Merete; Winter, Ulrike: Musiktherapie mit autistischen Kindern. In: Beschäftigungstherapie und Rehabilitation 2, 4, 1985, 113–117.
Birnbacher, Birgit: Mal lichterloh, mal wasserblau. Ein Kinderbuch zum Thema Autismus. Salzburg 2013.
Birngruber, Cordula; Arendes, Silke: Werkstatt Unterstützte Kommunikation. Karlsruhe 2009.

Biscaldi-Schäfer, Monica; Rauh, Reinhold; Tebartz van Elst, Ludger; Riedel, Andreas: Autismus-Spektrum-Störungen vom Kindes- bis ins Erwachsenenalter. Klinische Aspekte, Differenzialdiagnose und Therapie. In: Nervenheilkunde 7 – 8, 2012, 498–507.

Bleidick, Ulrich: Über sonderpädagogische Anthropologie. In: Zeitschrift für Heilpädagogik 18, 1967, 245–264.

Bleidick, Ulrich: Exkurs: Entwurf einer Anthropologie des Behinderten und seiner Erziehung. In: ders.: Pädagogik der Behinderten. Grundzüge einer Theorie der Erziehung behinderter Kinder und Jugendlicher. 2. Aufl., Berlin 1974, 317–379.

Bleidick, Ulrich: Die Behinderung im Menschenbild und hinderliche Menschenbilder in der Erziehung von Behinderten. In: Zeitschrift für Heilpädagogik 41, 8, 1990, 514–534.

Bleidick, Ulrich: Das Dilemma mit der Integration. In: Die Sonderschule 40, 1995, 329–346.

Bleidick, Ulrich; Hagemeister, Ursula: Einführung in die Behindertenpädagogik. Band 1. 6. Aufl., Stuttgart, Bern, Köln 1998.

Bleidick, Ulrich: Behinderung als pädagogische Aufgabe. Stuttgart, Berlin, Köln 1999.

Bleidick, Ulrich; Ellger-Rüttgardt, Sieglind Luise: Behindertenpädagogik – eine Bilanz. Bildungspolitik und Theorieentwicklung von 1950 bis zur Gegenwart. Stuttgart 2008.

Bleuler, Eugen: Demetia Praecox oder die Gruppe der Schizophrenien. Leipzig, Wien 1911.

Bleuler, Eugen: Lehrbuch der Psychiatrie. Unveränderter Nachdruck der 15., von Manfred Bleuler bearbeiteten Auflage. Berlin, Heidelberg, New York 1983 (1. Aufl. 1916).

Bleuler, Eugen: Das autistisch-undisziplinierte Denken in der Medizin und seine Überwindung. 5. Aufl., Berlin, Heidelberg, New York 1962 (1. Aufl. 1919).

Blickenstorfer, Dominique: Meine Welt – deine Welt. Meine Lebensgeschichte mit Asperger-Syndrom und Hochbegabung. Berlin 2004.

Blodig, Ina: Hochfunktionale Autisten im Beruf. Navigationshilfen durch die Arbeitswelt. Paderborn 2016.

Blohm, Helen: … und Irene auch. In: autismus 11, 1981, 12–13.

Blomberg, Harald: Autismus ist heilbar. Rhythmisches Bewegungstraining und optimale Ernährung bei Autismus und ADHS. Kirchzarten 2015.

Böddeling, Helmut: Aktuelle Rechtsfragen bei der Beschulung autistischer Kinder. In: Kaminski, Maria; Rumpler, Franz; Stollger, Norbert (Hrsg.): Pädagogische Förderung von Kindern und Jugendlichen mit Autismus. Würzburg 2000, 135–138.

Bönisch, Erhard: Erfahrungen mit Pyrithioxin bei hirngeschädigten Kindern mit autistischem Syndrom. In: Praxis der Kinderpsychologie 8, 1968, 308–310.

Boban, Ines; Hinz, Andreas (Hg.): Index für Inklusion. Lernen und Teilhabe in Schulen der Vielfalt entwickeln. Halle/Saale 2003.

Boban, Ines; Hinz, Andreas: Qualitätsentwicklung des Gemeinsamen Unterrichts durch den ‚Index für Inklusion'. In: Pithan, Annebelle; Schweiker, Wolfhard (Hg.): Inklusion. Ein Lesebuch. Münster 2011, 29–33.

Boban, Ines; Hinz, Andreas (Hrsg.): Erfahrungen mit dem Index für Inklusion. Kindertageseinrichtungen und Grundschulen auf dem Weg. Bad Heilbrunn 2015.

Boban, Ines; Hinz, Andreas (Hrsg.): Arbeit mit dem Index für Inklusion. Entwicklungen in weiterführenden Schulen und in der Lehrerbildung. Bad Heilbrunn 2016.

Boban, Ines; Hinz, Andreas (Hrsg.): Inklusive Bildungsprozesse gestalten. Nachdenken über Horizonte, Spannungsfelder, Schritte. Seelze 2017.

Boenisch, Jens; Bünk, Christof (Hrsg.): Forschung und Praxis der Unterstützten Kommunikation. Karlsruhe 2001.

Boenisch, Jens; Bünk, Christof (Hrsg.): Methoden der Unterstützen Kommunikation. Karlsruhe 2003.

Boenisch, Jens; Sachse, Stefanie: Diagnostik und Beratung in der Unterstützten Kommunikation. Theorie, Forschung und Praxis. Karlsruhe 2007.

Böttinger, Traugott: Exklusion durch Inklusion? Stolpersteine bei der Umsetzung. Stuttgart 2016.

Böttinger, Traugott: Inklusion. Gesellschaftliche Leitidee und schulische Aufgabe. Stuttgart 2016.

Böhm, Winfried: Wörterbuch der Pädagogik. 14., überarb. Aufl., Stuttgart 1994.

Böhm, Winfried; Schiefelbein, Ernesto; Seichter, Sabine: Projekt Erziehung. Ein Lehr- und Lernbuch. Paderborn 2008.

Bollmeyer, Henrike; Engel, Kathrin; Hallbauer, Angela; Hüning-Meier, Monika: UK inklusive. Teilhabe durch Unterstützte Kommunikation. Karlsruhe 2011.

Bölte, Sven; Crecelius, Kai; Poustka, Fritz: Der Fragebogen über Verhalten und soziale Kommunikation (VSK): psychometrische Eigenschaften eines Autismus-Screening-Instruments für Forschung und Praxis. In: Zeitschrift für psychologische Diagnostik und differentielle Psychologie 46, 3, 2000, 149–155.

Bölte, Sven; Poustka, Fritz: Intervention bei autistischen Störungen: Status quo, evidenzbasierte, fragliche und fragwürdige Techniken. In: Zeitschrift für Kinder- und Jugendpsychiatrie und Psychotherapie 30, 4, 2002, 271–280.

Bölte, Sven; Uhlig, Nora; Poustka, Fritz: Das Savant-Syndrom: eine Übersicht. In: Zeitschrift für Klinische Psychologie und Psychotherapie 31, 2002, 291–297.

Bölte, Sven; Bosch, Gerhard: Bosch's Cases: a 40 years Follow-up of Patients with Infantile Autism and Asperger Syndrome. In: German Journal Psychiatry 7, 2004, 10–13.

Bölte, Sven; Poustka, Fritz: Diagnostische Beobachtungsskala für Autistische Störungen (ADOS). Erste Ergebnisse zur Zuverlässigkeit und Gültigkeit. In: Zeitschrift für Kinder- und Jugendpsychiatrie und Psychotherapie 32, 2004, 45–50.

Bölte, Sven; Poustka, Fritz: Psychodiagnostische Verfahren zur Erfassung autistischer Störungen. In: Zeitschrift für Kinder- und Jugendpsychiatrie und Psychotherapie 33, 2005, 5–14.

Bölte, Sven: Historischer Abriss. In: ders. (Hrsg.): Autismus. Spektrum, Ursachen, Diagnostik, Intervention, Perspektiven. Bern 2009, 21–30.

Bölte, Sven: Symptomatik und Klassifikation. In: ders. (Hrsg.): Autismus. Spektrum, Ursachen, Diagnostik, Intervention, Perspektiven. Bern 2009, 31–45.

Bölte, Sven: Fragebogen, Beobachtungsskalen, Interviews. In: ders. (Hrsg.): Autismus. Spektrum, Ursachen, Diagnostik, Intervention, Perspektiven. Bern 2009, 155–174.

Bölte, Sven: Psychobiosoziale Intervention bei Autismus. In: Der Nervenarzt 5, 82, 2011, 590–596.

Bölte, Sven: ist Autismus heilbar? In: autismus 80, 2015, 6–13.

Bohlken, Eike; Thies, Christian: Einleitung. In: dies. (Hrsg.): Handbuch Anthropologie. Der Mensch zwischen Natur, Kultur und Technik. Stuttgart, Weimar 2009, 1–10.

Bollnow, Otto Friedrich: Methodische Prinzipien der pädagogischen Anthropologie. In: Höltershinken, Dieter (Hrsg.): Das Problem der pädagogischen Anthropologie im deutschsprachigen Raum. Darmstadt 1976, 247–251.

Bollnow, Otto Friedrich: Die anthropologische Betrachtungsweise in der Pädagogik. In: König, Eckard; Ramsenthaler, Horst (Hrsg.): Diskussion Pädagogische Anthropologie. München 1980, 36–54.

Bollnow, Otto Friedrich: Anthropologische Pädagogik. 3. Aufl., Bern, Stuttgart 1983.

Bonus, Bettina; Assion, Hans-Jörg: Asperger-Syndrom – eine Übersicht der diagnostischen Kriterien. In: Fortschr. Neurol. Psych. 65, 1997, 41–48.

Bonus, Bettina; Assion, Hans-Jörg; Deister, Arno: Koinzidenz von Epilepsie und Asperger-Syndrom. Kasuistik und Übersicht. In: Der Nervenarzt 68, 9, 1997, 759–764.

Booth, Tony; Ainscow, Mel: Index für Inklusion. Ein Leitfaden für Schulentwicklung. Hrsg. von Bruno Achermann, Donja Amirpur, Maria-Luise Braunsteiner, Heidrun Demo, Elisabeth Plate, Andrea Platte. Weinheim, Basel 2017.

Bormann-Kischkel, Christiane; Dirlich-Wilhelm, Hanne: Möglichkeiten der Diagnostik spezifischer kognitiver Ausfälle bei Kindern mit schweren Sprachstörungen. In: Zeitschrift für Kinder- und Jugendpsychiatrie 9, 1981, 5–15.

Bormann-Kischkel, Christiane: Das Syndrom des frühkindlichen Autismus. In: Frühförderung interdisziplinär 3, 1984, 145–153.

Bosch, Gerhard: Bemerkungen zur Selbst- und Weltgestaltung bei autistischen Kindern. In: Zentralblatt für die gesamte Neurologie und Psychiatrie. Referatenteil d. Archiv für Psychiatrie und Nervenkrankheiten, vereinigt mit Zeitschrift für die gesamte Neurologie und Psychiatrie, Berlin 1958, 16–17.

Bosch, Gerhard: Der frühkindliche Autismus – eine klinische und phänomenologisch-anthropologische Untersuchung am Leitfaden der Sprache. Monographien aus dem Gesamtgebiet der Neurologie und Psychiatrie Heft 96. Berlin 1962.

Bosch, Gerhard: Soziale Faktoren der geistigen Entwicklung, unter besonderer Berücksichtigung frühkindlich autistischer und hospitalisierter Kinder. In: Der Nervenarzt 35, 1964, 294–299.

Bosch, Gerhard: Infantile Autism. Clinical and phenomenonological anthropological Investigation taking Language as the Guide. Berlin, Heidelberg, New York 1970.

Bosch, Gerhard: Autismus. In: Spiel, Walter: Die Psychologie des 20. Jahrhunderts. Band XII. Konsequenzen für die Pädagogik. Zürich 1980, 324–357.

Bosch, Gerhard: Auch Sonne zwischen Ungewittern. Wege und Bilder einer Entwicklung von Krieg zu Krieg. Erinnerungen Band I. Buchreihe: ‚Zeitzeugen berichten'. Frankfurt am Main 1998a.

Bosch, Gerhard: Neue Wege zum Humanen. Leben und Wirken in der Psychiatrie der Nachkriegszeit 1946 bis 1980. Erinnerungen Band II. Buchreihe: ‚Zeitzeugen berichten'. Frankfurt am Main 1998b.

Bosch, Gerhard; Spitczok von Brisinski, Ingo: Diskussion: Sprache und Autismus. Forum der Kinder- und Jugendpsychiatrie und Psychotherapie 15, 3, 2005, 111–114.

Bowden, Amber: Emma lernt Reiten. In: autismus 11, 1981, 10–12.

Brache, Nadine: Das Häschen in der Grube. Ein langer Weg zur Diagnose. Hochbegabt? Angst? AD(H)S? Asperger-Syndrom! Bargteheide 2008.

Braun, Walter: Pädagogische Anthropologie im Widerstreit: Genese und Versuch einer Systematik. Bad Heilbrunn/Obb 1989.

Brauns, Axel: Buntschatten und Fledermäuse: Leben in einer anderen Welt. 3. Aufl., Hamburg 2002.

Brealy, Jackie; Davies, Beverly: So helfen Sie Ihrem autistischen Kind. Praktische Tipps für ein besseres Familienleben. Hrsg. von Sven Bölte. Bern 2009.

Bresser, Paul H.: Das autistisch-undisziplinierte Denken und der Autismus. In: Krankenhauspsychiatrie 2, 1991, 203–205.

Bruning, Nicole; Konrad, Kerstin; Herpertz-Dahlmann, Beate: Bedeutung und Ergebnisse der Theory of Mind-Forschung für den Autismus und andere psychiatrische Erkrankungen. In: Zeitschrift für Kinder- und Jugendpsychiatrie und Psychotherapie 33, 2, 2005, 77–88.

Buchenau-Schlömer, Julia; Offergeld-Schnapka, Anja; Lechmann, Claus: Ein ABA-Team an einem Autismus-Therapie-Zentrum (ATZ). In: autismus Deutschland e. V. Bundesverband zur Förderung von Menschen mit Autismus (Hrsg.): Autismus in Forschung und Gesellschaft. Tagungsband der 14. Bundestagung vom 24. bis 26. Oktober 2014 in Dresden. Karlsruhe 2014, 123–140.

Buchenau-Schlömer, Julia; Werner, Natalie: ABA und Autismus – Ein Blick auf Kernkriterien und professionelle Standards der Angewandten Verhaltensanalyse. In: autismus 80, 2015, 28–33.

Bundesministerium für Bildung und Wissenschaft (Hrsg.): Bremer Projekt – kompensatorisches Programm für autistische Kinder. Wissenschaftlicher Bericht über das 2. Projektjahr 1973/74. Bremen 1974.

Bundesverband Hilfe für das autistische Kind e. V. (Hrsg.): Die Zukunft des jugendlichen und erwachsenen Autisten. Tagungsbericht der 5. Bundestagung vom 06. bis 08. November 1981 in Baunatal. Hamburg 1982.

Bundesverband Hilfe für das autistische Kind e. V. (Hrsg.): Grundlagen der Pädagogik autistischer Kinder unter besonderer Berücksichtigung ihrer schulischen Erziehung und Bildung: Fachgespräch von Pädagogen am 29. Oktober 1983 an der Uni Bremen. Hamburg 1984.

Bundesverband Hilfe für das autistische Kind e. V. (Hrsg.): Die Schritte des autistischen Jugendlichen in das Arbeitsleben. Hamburg 1984.

Bundesverband Hilfe für das autistische Kind e. V. (Hrsg.): Therapeutische Ansätze in Theorie und Praxis. Tagungsband der 6. Bundestagung in Düsseldorf 1984. Hamburg 1985.

Bundesverband Hilfe für das autistische Kind. Vereinigung zur Förderung autistischer Menschen e. V. (Hrsg.): Diagnose? – Autismus! – Was tun? Schulische Förderung. Hamburg 1991.

Bundesverband Hilfe für das autistische Kind. Vereinigung zur Förderung autistischer Menschen e. V. (Hrsg.): Diagnose? – Autismus! – Was tun? Früherkennung und Frühförderung. Hamburg 1991.

Bundesverband Hilfe für das autistische Kind. Vereinigung zur Förderung autistischer Menschen e. V. (Hrsg.): Zur Situation autistischer Menschen in der Bundesrepublik Deutschland. Erstellt in Zusammenarbeit mit dem Wissenschaftlichen Beirat. Hamburg 1993.

Bundesverband Hilfe für das autistische Kind. Vereinigung zur Förderung autistischer Menschen e. V. (Hrsg.): Leitlinien für die Arbeit in Therapiezentren für Menschen mit Autismus. 2. Aufl., Hamburg 2000.

Bundesverband Hilfe für das autistische Kind. Vereinigung zur Förderung autistischer Menschen e. V. (Hrsg.): Begutachtung von Menschen mit frühkindlichem Autismus zur Ermittlung der Pflegebedürftigkeit. Stade 2001a.

Bundesverband Hilfe für das autistische Kind. Vereinigung zur Förderung autistischer Menschen e. V. (Hrsg.): Denkschrift. Zur Situation autistischer Menschen in der Bundesrepublik Deutschland. Aktual. Neuauflage, Hamburg 2001b.

Bundesverband Hilfe für das autistische Kind. Vereinigung zur Förderung autistischer Menschen e. V. (Hrsg.): Früherkennung und Frühförderung. 6., aktual. Aufl., Hamburg 2002.

Bundesverband Hilfe für das autistische Kind. Vereinigung zur Förderung autistischer Menschen e. V.: Schulische Förderung. Information. Hamburg 2003.

Bundesverband Hilfe für das autistische Kind. Vereinigung zur Förderung autistischer Menschen e. V.: Stellungnahme des wissenschaftlichen Beirats: Hinweise zum Umgang und zur Förderung von Kindern und Jugendlichen mit Asperger-Syndrom und High-functioning-Autismus. Hamburg 2003.

Bundesverband Hilfe für das autistische Kind. Vereinigung zur Förderung autistischer Menschen e. V.; vds-Fachverband für Behindertenpädagogik (Hrsg.): Autismus macht Schule. Würzburg 2003.

Bundesverband Hilfe für das autistische Kind. Vereinigung zur Förderung autistischer Menschen e. V. (Hrsg.): Leitlinien für die Arbeit in Wohnstätten für Menschen mit Autismus. 3., überarb. Aufl., Stade 2004a.

Bundesverband Hilfe für das autistische Kind. Vereinigung zur Förderung autistischer Menschen e. V. (Hrsg.): Der vorbeugende Umgang mit herausforderndem Verhalten. Übernommen von P.D. Matthews und J.P. Sanders (The Irish Society for Autism). Stade 2004b.

Bundesverband Hilfe für das autistische Kind. Vereinigung zur Förderung autistischer Menschen e. V. (Hrsg.): Sicherstellung der autismusspezifischen therapeutischen Förderung. Stade 2004c.

Bundschuh, Konrad: Facilitated Communication bei Menschen mit schweren Kommunikationsstörungen als Herausforderung und Aufgabe für die Sonder- und Heilpädagogik. In: Zeitschrift für Heilpädagogik 8, 1998, 358–364.

Bundschuh, Konrad: Von der Defizit- zur Kompetenzorientierung in der Sonderpädagogik – Bedeutung für das Phänomen Autismus. In: Bundesverband Hilfe für das autistische Kind. Vereinigung zur Förderung autistischer Menschen e. V. (Hrsg.): Mit Autismus leben – Kommunikation und Kooperation. Tagungsband der 9. Bundestagung vom 27. Februar bis 01. März 1998 in Magdeburg. Hamburg 2000, 78–91.

Bundschuh, Konrad: Einführung in die sonderpädagogische Diagnostik. 6. Aufl., München 2005.

Bungart, Jörg: ‚Der inklusive Arbeitsmarkt – Ideales Konstrukt oder reale Chance?‘ Teilhabe am allgemeinen Arbeitsmarkt für Menschen mit besonderem Unterstützungsbedarf. In: autismus 77, 2014, 17–22.

Burchard, Falk: Praktische Anwendung und theoretische Überlegungen zur Festhaltetherapie bei Kindern mit frühkindlichem autistischem Syndrom. In: Praxis der Kinderpsychologie und Kinderpsychiatrie 33, 1984, 282–290.

Burchard, Falk: Festhaltetherapie bei Kindern mit autistischen Verhaltensweisen: Der psychologische und der physiologische Ansatz. In: Geistige Behinderung 2, 1985, 103–113.

Burchard, Falk: Verlaufsstudie zur Festhaltetherapie – erste Ergebnisse bei 85 Kindern. In: Praxis der Kinderpsychologie und Kinderpsychiatrie 37, 1988, 89–98.

Burchard, Falk: Festhaltetherapie in der Kritik. Dreiteilige Beobachtungsstudie zur Praxis der Festhaltetherapie nach ein bis fünf Jahren. Berlin 1992.

Bürger, Janina: Eine Welt zwischen Autismus und Borderline. Norderstedt 2013.

Bürger-Prinz, Hans; Schorsch, Eberhard: Anmerkungen zum Begriff des Autismus. In: Der Nervenarzt, 40, 1969, 454–459.
Burtscher, Reinhard: Bedürfnisse und Wünsche älterer Eltern von erwachsenen Kindern mit Behinderung. In: autismus Deutschland e. V. Bundesverband zur Förderung von Menschen mit Autismus (Hrsg.): Autismus in Forschung und Gesellschaft. Tagungsband der 14. Bundestagung vom 24. bis 26. Oktober 2014 in Dresden. Karlsruhe 2014, 329–341.

C

Caldwell, Phoebe: Du weißt nicht, wie das ist! Wirkungsvolle Interaktion mit Menschen mit Störungen im autistischen Spektrum (SaS) und schweren Lernbehinderungen. Weinheim, München 2004.
Callahan, Mary: Tony. Diagnose Autismus. 14. Aufl., Bergisch Gladbach 1992.
Carstensen, Katja: Das Asperger-Syndrom. Sexualität, Partnerschaft und Eltern sein. Norderstedt 2009.
Chess, Stella: Autism in Children with Congenital Rubella. In: Journal of Autism and Childhood Schizophrenia 1, 1, 1971, 33–47.
Chess, Stella: Follow-up report on Autism in Congenital Rubella. In: Journal of Autism and Childhood Schizophrenia 7, 1, 1977, 69–81.
Cholemkery, Hannah; Freitag, Christine: Soziales Kompetenztraining für Kinder und Jugendliche mit Autismus-Spektrum-Störungen. Weinheim, Basel 2014.
Cloerkes, Günther; Kastl, Jörg Michael (Hrsg.): Leben und Arbeiten unter erschwerten Bedingungen. Menschen mit Behinderungen im Netz der Institutionen. Heidelberg 2007.
Coleman, M.; Gruber, H.; Nyhan, W.: Purine Metabolism in Autism. Stallone Fund 1983.
Compart, Pamela J.; Laake, Dana: Kochen für Kinder mit ADHS und Autismus. Der ultimative Weg zu gluten- und caseinfreiem Essen. Bern 2014.
Cordes, Hermann; Wilker, Friedrich Wilhelm: Bremer Projekt (Kompensatorisches Programm für autistische Kinder). In: Verein zur gemeinnützigen Förderung der Sonderschule (Hrsg.): Die Sonderschule heute 23, 1974, 32–36.
Cordes, Hermann; Wilker, Friedrich Wilhelm: Schulische Förderung autistischer Kinder. Hrsg.: Bundesverband Hilfe für das autistische Kind e. V., Bremen, Hamburg 1977.
Cordes, Hermann; Wilker, Friedrich Wilhelm: Kompensatorische Erziehung bei autistischen Kindern. In: Bundesverband Hilfe für das autistische Kind e. V. (Hrsg.), Hamburg 1976a.
Cordes, Hermann; Wilker, Friedrich Wilhelm: Das Bremer Projekt – Therapie des frühkindlichen Autismus. In: Bundesverband Hilfe für das autistische Kind e. V. (Hrsg.). Hamburg 1976b, 8–39.
Cordes, Hermann: Entwurf eines Unterrichtskonzepts für autistische Kinder mit verschiedenen Funktionsniveaus. In: Bundesverband Hilfe für das autistische Kind e. V. (Hrsg.): Therapie und schulische Förderung autistischer Kinder in England, USA und Deutschland. Tagungsband der 4. Bundestagung vom 24. bis 25. November 1978 in Frankfurt am Main. Hamburg 1979, 93–101.
Cordes, Hermann: Autistische Kinder in der Schule – Unterricht und Therapie für autistische Kinder nach lerntheoretischen Prinzipien – Modellversuch A 5261. In: Hilfe für das autistische Kind Bremen e. V.. Bremen 1980.
Cordes, Hermann: Curriculum des Bremer Projekts. Bremen 1983.
Cordes, Hermann: Früherkennung und Frühförderung bei Frühkindlichem Autismus. In: Frühförderung interdisziplinär 4, 1985, 17–29.
Cordes, Hermann: Die Bedeutung lerntheoretischer Prinzipien für die Förderung autistischer Kinder. In: Beschäftigungstherapie und Rehabilitation 2, 4, 1985, 103–109.
Cordes, Hermann: Lernprogramme zur Erweiterung der Handlungskompetenz autistischer Kinder im Alltag. In: Bundesverband Hilfe für das autistische Kind e. V. (Hrsg.): Autismus – heute und morgen. Dritter Europäischer Kongress der Internationalen Assoziation. Hamburg 1988.
Cordes, Hermann; Dzikowski, Stefan: Frühförderung autistischer Kinder. Bericht über ein Frühförderprogramm des Bremer Projekts. Bremen 1991.
Cordes, Hermann: Kommunikationsfähigkeiten autistischer Kinder und FC. In: autismus 42, 1996, 30–36.

Cordes, Ragna: Soziale Interaktion autistischer Kleinkinder. Videogestützte Analyse der Kommunikation zwischen Mutter und Kind. Weinheim 1995.

Cordes, Ragna; Cordes, Hermann: Elterntraining/Frühe Intervention. In: Bölte, Sven (Hrsg.): Autismus. Spektrum, Ursachen, Diagnostik, Intervention, Perspektiven. Bern 2009, 301–315.

Cloerkes, Günther: Soziologie der Behinderten. 2. Aufl., Heidelberg 2001.

Cloerkes, Günther: Soziologie der Behinderten. 3. Aufl., Heidelberg 2007.

Courchesne, Eric; Lincoln, Alan J.: Maturation of cognitive event-related Brain Botentials in Autism. Stallone Fund 1984.

Courchesne, Eric u. a.: Abnormal Neuroanatomy in a Nonretarded Person with Autism. In: Arch. Of Neurology 44, 3, 1987, 335–341.

Courchesne, Eric u. a.: Pathophysiologic Findings in Nonretarded Autism and Receptive Developmental Language Disorder. In: Journal of Autism and Developmental Disorders 19, 1, 1989, 1–17.

Courchesne, Eric u. a.: Hypoplasia of Cerepellar Vermal Lobules VI and VII in Autism. In: The New England Journal of Medicine 318, 21, 1988, 1349–1354.

Creak, Mildred: The Schizophrenic Syndrome in Childhood. Progress Report of a Working Party. In: British Med. Journal 2, 1961, 889–890.

Crossley, Rosemary; Schützendorf, Ralf: Gestützte Kommunikation. Ein Trainingsprogramm. Weinheim, Basel 1997.

Crummenerl, Elvira: Hilfe für Kinder in Ketten. In: Lüdenscheider Nachrichten, 28.07.1970a.

Crummenerl, Elvira: Das gefangene Ich. In: Lüdenscheider Nachrichten, 28.09.1970b.

Crummenerl, Elvira: Aufruf. Erschienen in: ‚Die Sprachheilarbeit', ‚DPWV-Nachrichten' und ‚Hörgeschädigte Kinder'. Im Überblick in: Hilfe für das autistische Kind e. V. Lüdenscheid 1971.

Crummenerl, Elvira: Offener Brief an das Bundesgesundheitsministerium. In: Hilfe für das autistische Kind e. V. Lüdenscheid 1971.

Crummenerl, Elvira: Ein Tag mit Dietrich. In: Hilfe für das autistische Kind e. V. Lüdenscheid 1971.

Crummenerl, Elvira: Buchbesprechung: Dirk: ein Kind im eigenen Gefängnis. In: Leben und Erziehen 8, 1971.

Cullen, Tahni: Josiahs Stimme. Ein stummer Junge erzählt vom Himmel. Holzgerlingen 2017.

Czerwenka, Silke: Umfrage von autismus Deutschland e. V. zur schulischen Situation von Kindern und Jugendlichen mit Autismus. In: autismus 83, 2017, 42–48.

D

Dacheneder, Winfried: Grundlagen der vestibulären Stimulation. In: Feuser, Georg; Ostkamp, Ulrich; Rumpler, Franz (Hrsg.): Förderung und schulische Erziehung schwerstbehinderter Kinder und Jugendlicher. Stuttgart 1983, 119–128.

Dalferth, Matthias: Synopse verschiedener Symptomlisten zur Diagnostizierung des frühkindlichen Autismus. In: Zeitschrift für Heilpädagogik 37, 3,1986, 167–179.

Dalferth, Matthias: Behinderte Menschen mit Autismus-Syndrom: Probleme der Perzeption und der Affektivität. Ein Beitrag zum Verständnis und zur Genese der Behinderung. Heidelberg 1987.

Dalferth, Matthias: Festhalten im Heim – Zur Legitimation und Effektivität eines umstrittenen Verfahrens. In: Behindertenpädagogik 27, 2, 1988, 206–218.

Dalferth, Matthias: Visuelle Perzeption, Blickkontakt und Blickabwendung beim frühkindlichen Autismus. Zur Rekonstruktion einer ängstigenden Erfahrung und ihrer Manifestation im Autismussyndrom. In: Prax. Kinderpsychol. Kinderpsychiat. 37, 3, 1988, 69–78.

Dalferth, Matthias: Zur Beschäftigungssituation von Menschen aus dem autistischen Spektrum. In: autismus 83, 2017, 35–38.

Dalferth, Matthias: Therapie im Alltag – Alltag als Therapie? In: Dzikowski, Stefan; Arens, Christiane (Hrsg.): Autismus heute. Band 2. Neue Aspekte der Förderung autistischer Kinder. Dortmund 1990, 245–259.

Dalferth, Matthias: Autistisch behinderte Menschen in der Werkstatt für Behinderte. In: Die Rehabilitation. Zeitschrift für Praxis und Forschung in der Rehabilitation 32, 2, 1993, 126–133.

Dalferth, Matthias: Jugendliche mit Autismussyndrom und autistischen Zügen in Berufsbildungswerken. In: Die Rehabilitation. Zeitschrift für Praxis und Forschung in der Rehabilitation 32, 4, 1993, 217–226.

Dalferth, Matthias: Eingliederung autistischer Menschen in Arbeitsprozesse. Problemstellungen und methodische Ansätze. In: Geistige Behinderung 33, 1, 1994, 49–60.

Dalferth, Matthias: Behinderte Menschen mit Autismussyndrom. Heidelberg 1995.

Dalferth, Matthias: Soziale Eingliederung von Menschen mit schwerster geistiger Behinderung und autistischen Verhaltensweisen aus der Psychiatrie in ein Kleinstheim. In: autismus 42, 1996, 4–8.

Dalferth, Matthias: Autistische Mitarbeiter in der WfbM. Problemstellungen und Lösungsmöglichkeiten. In: Bundesverband Hilfe für das autistische Kind. Vereinigung zur Förderung autistischer Menschen e. V. (Hrsg.): Autismus und Gesellschaft. Tagungsband der 10. Bundestagung vom 01. bis 03. März 2002 in Trier. Hamburg 2003, 136ff.

Dalferth, Matthias; Vogel, Heike: Der Übergang ins Arbeitsleben. Hoffnungsvolle Ergebnisse eines Forschungsprojektes. In: autismus Deutschland e. V. Bundeverband zur Förderung von Menschen mit Autismus (Hrsg.): Autismus im Wandel – Übergänge sind Herausforderung. Tagungsband der 11. Bundestagung vom 16. bis 18. September 2005 in Leipzig. Hamburg 2006, 160–171.

Dalferth, Matthias: Spiegelneuronen und Autismus. In: Geistige Behinderung 46, 3, 2007a, 215–231.

Dalferth, Matthias: Autismus, autistische Störungen, autistische Züge. In: Theunissen, Georg; Kulig, Wolfram; Schirbort, Kerstin (Hrsg.): Handlexikon Geistige Behinderung. Schlüsselbegriffe aus der heil- und Sonderpädagogik, Sozialen Arbeit, Medizin, Psychologie, Soziologie und Sozialpolitik. Stuttgart 2007b, 34–37.

Dalferth, Matthias; Baumgartner, Frank: Wo leben erwachsene Menschen mit Autismus in Deutschland? In: autismus 65, Mai 2008, 2–5.

Dalferth, Matthias: Eine Frage der Einstellung – Berufsausbildung und Begleitung für eine Tätigkeit auf dem allgemeinen Arbeitsmarkt. In: autismus Deutschland e. V. Bundesverband zur Förderung von Menschen mit Autismus (Hrsg.): Autismus in Forschung und Gesellschaft. Tagungsband der 14. Bundestagung vom 24. bis 26. Oktober 2014 in Dresden. Karlsruhe 2014, 223–240.

Danne, Hermann: Applied Behaviour Analysis und Verbal Behaviour. Grundlagen und Umsetzung bei Autismus. Ulm 2009.

Danner, Helmut: Methoden geisteswissenschaftlicher Pädagogik. 3. Aufl., München, Basel 1994.

Darby, John K.: Neuropathologic Aspects of Psychosis in Children. In: Journal of Autism and Childhood Schizophrenia 6, 4, 1976, 339–352.

Darr, George C.; Worden, Frederic G.: Case Report twenty-eight Years after an Infantile autistic Disorder. In: American Journal of Orthopsychiatry 21, 1951, 559–570.

de Bruin, Colette: Die entscheidenden 5. Wo, wer, was, wie, wann. Ein Leitfaden zur Erziehung und Betreuung von Kindern mit Autismus. Doetinchem 2013.

Deckers, Doris: TEACCH im Wohnheim. Entwicklungsbericht zum Wohnheim für Menschen mit Autismus für die Zeit vom 01.01.01 bis 31.03.03. In: autismus 58, 2004, 18–21.

Dederich, Markus (Hrsg.): Inklusion statt Integration? Heilpädagogik als Kulturtechnik. Gießen 2006.

Degner, Martin: Visualisierung, Strukturierung und Bedeutungsvollmachung. Unterrichtsmethoden zur pädagogischen Förderung autistisch behinderter Menschen. In: lernen konkret 2, 2003, 2–8.

Degner, Martin: Der TEACCH Ansatz in der Schule für Geistig Behinderte – theoretische Grundlagen und praktische Umsetzung. In: Boenisch, Jens; Otto, Katrin (Hrsg.): Leben im Dialog – Unterstütze Kommunikation über die gesamte Lebensspanne. Karlsruhe 2005, 286–305.

Degner, Martin: Strukturierung, Visualisierung und Individualisierung als grundlegende Strategien der Entwicklungsförderung autistisch behinderter Menschen. In: Wegenke, Monika; Castaneda, Claudio (Hrsg.): Gemeinsamkeit herstellen. Wege der Kommunikation zwischen Menschen mit und ohne Autismus. Karlsruhe 2005.

Degner, Martin: Mehr Selbstständigkeit für Menschen mit Autismus: Der TEACCH-Ansatz als evidenzbasierte Fördermethode. Marburg 2011.

Degner, Martin; Burger, Christiane: Strukturierung, Visualisierung und Individualisierung. Unterrichtsstrategien (nicht nur) für autistisch behinderte Menschen. In: Boenisch, Jens; Bünk, Christof (Hrsg.): Methoden der Unterstützen Kommunikation. Karlsruhe 2003, 135–154.

Degner, Martin; Müller, Christoph Michael (Hrsg.): Autismus. Besonderes Denken – Förderung mit dem TEACCH-Ansatz. Nordhausen 2008.

Delacato, Carl H.: Der unheimliche Fremdling. Das autistische Kind. Ein neuer Weg zur Behandlung. 1. Aufl., Freiburg im Breisgau 1975.

Delacato, Carl H.: Der unheimliche Fremdling. 3., erw. Aufl., Freiburg im Breisgau 1985.

Delacato, Carl H.: Beitrag in: autismus 39, 1995, 24.

Dellisch, Heide: Das symbiotisch-psychotische Syndrom (M.S. Mahler). In: Praxis der Kinderpsychologie und Kinderpsychiatrie 32, 8, 1983, 305–310.

Demes, Britta: Als käme ich von einem anderen Stern. Schülerinnen und Schüler mit Aspergersyndrom. Oberhausen 2011.

De Myer, Marian K. u. a.: Imitation in autistic, early Schizophrenic, and non-psychotic subnormal Children. In: Journal of Autism and Childhood Schizophrenia 2, 1972, 264–287.

De Myer, Marian K.; Hingtgen, Joseph N.; Jackson, Roger K.: Infantile Autism Reviewed: A Decade of Research. In: Schizophrenia Bulletin 7, 3, 1981, 388–451.

De Myer, Marian K.: Familien mit autistischen Kindern. Probleme der Kinder und Sorgen der Eltern. Stuttgart 1986 (Orig. Washington 1979).

Denner, Silvia (Hrsg.): Soziale Arbeit mit psychisch kranken Kindern und Jugendlichen. Stuttgart 2008.

Dern, Sebastian: Autistische Intelligenz, autistische Wahrnehmung und autistische Denkmuster, die wir alle unterschiedlich stark teilen. In: autismus 66, 2008, 28–35.

Diederich, Ines: Schule zur Diskussion: Hier vorgestellt eine gelungene Beschulung eines autistischen Jungen an einer Schule für Körperbehinderte. In: autismus 41, 1996, 16–17.

Dienelt, Karl: Pädagogische Anthropologie. Eine Wissenschaftstheorie. Köln, Weimar, Wien 1999.

Diligenski, Nikolai: Worte durchbrechen das Schweigen. Selbstzeugnisse aus dem Leben eines russischen Autisten. Berlin 2003.

Dirkneite, Helmut; Hunze, Waltraud: Wahrnehmungsstörungen. In: Lernen konkret, 3, 1986, 13–16.

Dilling, Horst; Mombour, Werner; Schmidt, Martin H.; Schulte-Markwort, Elisabeth (Hrsg.): Internationale Klassifikation psychischer Störungen. ICD-10. Kapitel V (F) – Forschungskriterien. Bern, Göttingen, Toronto, Seattle 1994 (WHO 1993).

Dirlich-Wilhelm, Hanne: Therapie autistischer Kinder. In: Frühförderung interdisziplinär 3, 1984, 172–176.

Dirlich-Wilhelm, Hanne; Schreibman, Laura: Frühkindlicher Autismus. In: Lauth, Gerhard W.: Brack, Udo B.; Linderkamp, Friedrich: Verhaltenstherapie mit Kindern und Jugendlichen. Praxishandbuch. Weinheim 2001, 77–85.

Dittrich, Ilse: Das Therapiezentrum Hannover. In: autismus 18, 10, 1984, 2–8.

Dodd, Susan: Autismus. Was Betreuer und Eltern wissen müssen. München 2007.

Döhler, Christiane; Döhler, Deniz: AuJA. Autismus akzeptieren und handeln. Ein Leitfaden von Eltern für Eltern. Norderstedt 2014.

Döringer, Irmgard; Müller, Christina: Zur Diskussion der Wirksamkeit von Autismus-Therapien. In: autismus 78, 2014, 13–20.

Doman, Glenn: Was können Sie für Ihr hirnverletztes Kind tun? Freiburg im Breisgau 1980.

Domes, Gregor; Kumbier, Ekkehardt; Herpertz-Dahlmann, Beate; Herpertz, Sabine C.: Autismus und soziale Kognition. In: Der Nervenarzt 79, 3, 2008, 261–274.

Doose, Stefan: Supported Employment für Menschen im Autismus Spektrum. In: impulse. Fachzeitschrift der Bundesarbeitsgemeinschaft für Unterstützte Beschäftigung 48, 4, 2008, 26–29.

Dornes, Martin: Margaret Mahlers Theorie neu betrachtet. In: Psyche. Zeitschrift für Psychoanalyse 50, 11, 1996, 989–1018.

Dose, Matthias: Medikamentöse Behandlung bei autistischen Störungen. In: Bundesverband Hilfe für das autistische Kind. Vereinigung zur Förderung autistischer Menschen e. V. (Hrsg.): Autismus und Gesellschaft. Tagungsband der 10. Bundestagung vom 01. bis 03. März 2002 in Trier. Hamburg 2003, 68–75.

Dose, Matthias: Krisen im Erwachsenenalter – medikamentöse und nicht-medikamentöse Therapiemöglichkeiten. In: Bundesverband Hilfe für das autistische Kind. Vereinigung zur Förderung autistischer Menschen e. V. (Hrsg.): Autismus im Wandel – Übergänge sind Herausforderung. Tagungsband der 11. Bundestagung vom 16. bis 18. September 2005 in Leipzig. Hamburg 2006, 58–70.

Dose, Matthias: Die ‚Unentdeckten'. Diagnose Erwachsener mit Asperger-Autismus. In: autismus Deutschland e. V. Bundeverband zur Förderung von Menschen mit Autismus (Hrsg.): Autismus im Wandel – Übergänge sind Herausforderung. Tagungsband der 11. Bundestagung vom 16. bis 18. September 2005 in Leipzig. Hamburg 2006, 153–159.

Dose, Matthias: (Wie) können Medikamente helfen? Reflexionen aus 30-jähriger Expertise. In: autismus Deutschland e. V. Bundesverband zur Förderung von Menschen mit Autismus (Hrsg.): Autismus in Forschung und Gesellschaft. Tagungsband der 14. Bundestagung vom 24. bis 26. Oktober 2014 in Dresden. Karlsruhe 2014, 163–176.

Dosen, Anton: Psychische Störungen bei geistig behinderten Menschen. Stuttgart 1997.

Duker, Pieter C.: Gebärdensprache mit autistischen und geistig behinderten Menschen. Ein Handbuch der Gebärden. Dortmund 1991.

Dworschak, Wolfgang: Schulbegleitung/Integrationshilfe. Ergebnisse einer Studie des Lebenshilfe-Landesverbandes Bayern. Hrsg. von Lebenshilfe für Menschen mit geistiger Behinderung – Landesverband Bayern e. V. Erlangen 2012.

Dzikowski, Stefan; Arens, Christiane (Hrsg.): Autismus heute. Band 1. Aktuelle Entwicklungen in der Therapie autistischer Kinder. Dortmund 1988.

Dzikowski, Stefan; Vogel, Cordula: Störungen der sensorischen Integration bei autistischen Kindern. Probleme von Diagnose, Therapie und Erfolgskontrolle. Weinheim 1988.

Dzikowski, Stefan; Arens, Christiane (Hrsg.): Autismus heute. Band 2. Neue Aspekte der Förderung autistischer Kinder. Dortmund 1990.

Dzikowski, Stefan: Die Behandlung des autistischen Syndroms: Therapieansätze – Strukturen, Ergebnisse, Kritik. In: Hilfe für das autistische Kind. Vereinigung zur Förderung autistischer Menschen e. V. (Hrsg.): Soziale Rehabilitation autistischer Menschen – Möglichkeiten und Grenzen. Tagungsband der 7. Bundestagung vom 15. bis 17. Februar 1991 in Düsseldorf. Hamburg 1991, 66–77.

Dzikowski, Stefan: Früherkennung autistischer Kinder – Ergebnisse einer Aktion. In: autismus 34, 1992, 20–23.

Dzikowski, Stefan: Früherkennungsaktion in Bremen – Nachtrag. In: autismus 35, 1993.

Dziobek, Isabel; Bölte, Sven: Neuropsychologie und funktionelle Bildgebung. In: Bölte, Sven (Hrsg.): Autismus. Spektrum, Ursachen, Diagnostik, Intervention, Perspektiven. Bern 2009, 131–152.

Dziobek, Isabel; Köhne, Svenja: Bildgebung bei Autismusspektrumstörungen. Eine Übersicht. In: Der Nervenarzt 5, 82, 2011, 564–572.

E

Eberhardt, Melanie: Autismus und Sprache. Wörter, Sätze und Gespräche verstehen. Marburg 2015.

Eberhardt, Melanie; Nußbeck, Susanne: Timo sucht etwas im Internet. Er nimmt die Maus und…? – Eine Studie zum Sprachverstehen bei Kindern mit Autismus. In: Forschung Sprache 3, 1, 2015, 3–17.

Ebert, Dieter: Das Asperger-Syndrom im Erwachsenenalter. In: Psychiatrie und Psychotherapie Up2date 2, 2, 2007, 105–115.

Ebert, Dieter; Fangmeier, Thomas; Lichtblau, Andrea; Peters, Julia; Biscaldi-Schäfer, Monica; Tebartz van Elst, Ludger: Asperger-Autismus und hochfunktionaler Autismus bei Erwachsenen. Das Therapiemanual der Freiburger Autismus-Studiengruppe. Göttingen, Bern, Wien u. a. 2013.

Eckert, Andreas; Neff, Riccarda: Schulische Integration von Kindern mit Autismus-Spektrum-Störungen – Hinweise für den integrativen Unterricht. In: Schweizerische Zeitschrift für Heilpädagogik 17, 2011, 14–21.

Eckert, Andreas; Mehring, Susanne: Gelingensbedingungen schulischer Förderung von Kindern und Jugendlichen mit Autismus-Spektrum-Störungen. In: Zeitschrift für Heilpädagogik 10, 2012, 422–432.

Eckert, Andreas; Sempert, Waltraud: Kinder und Jugendliche mit Autismus-Spektrum in der Schule. In: Vierteljahresschrift für Heilpädagogik und ihre Nachbargebiete (VHN) 81, 2012, 221–233.
Eckert, Andreas; Mehring, Susanne: Autismus-Spektrum-Störungen (ASS) in der Adoleszenz: Übergänge und Herausforderungen. In: Schweizerische Zeitschrift für Heilpädagogik 19, 2013, 422–432.
Eckert, Andreas; Wüthrich, Sergej: Soziale Integration von Kindern und Jugendlichen mit Autismus-Spektrum-Störung in ihren Schulklassen. In: Schweizerische Zeitschrift für Heilpädagogik 19, 2013, 13–23.
Eckert, Andreas: Gelingende schulische Förderung – zwischen Inklusion und Separation. In: autismus Deutschland e. V. Bundesverband zur Förderung von Menschen mit Autismus (Hrsg.): Autismus in Forschung und Gesellschaft. Tagungsband der 14. Bundestagung vom 24. bis 26. Oktober 2014 in Dresden. Karlsruhe 2014, 179–188.
Effer, Barbara: Die mit dem Teddy spricht. Eine wahre Geschichte, die Mut machen will, nicht vor dem Ziel aufzugeben. 2. Aufl., Norderstedt 2017.
Eggers, Christian: Autistisches Syndrom (Kanner) und Pockenschutzimpfung. In: Klin. Pädiat. 188, 1976, 172–180.
Eggers, Christian: Zur nosologischen Abgrenzung zwischen frühkindlichem Autismus und kindlicher Schizophrenie. In: Kehrer, Hans E. (Hrsg.): Kindlicher Autismus. Bibliotheca Psychiatrica, No. 157. Basel, München, Paris, London, New York, Sydney 1978, 1–21.
Ehrhardt, Kirsten; Kristen, Ursi: Henri und seine Freunde: Zwanzig Comics zur Unterstützen Kommunikation. Karlsruhe 2006.
Ehrich, Andreas: SPECIALISTERNE – Die Spezialisten. In: impulse. Fachzeitschrift der Bundesarbeitsgemeinschaft für Unterstützte Beschäftigung 48, 4, 2008, 34–39.
Eichel, Elisabeth: Gestützte Kommunikation bei Menschen mit autistischer Störung. Dortmund 1996.
Eichhorn, Johannes; Goetze, Rosemarie; Klein, Michael: Zu Problemen der Diagnostik, Erziehung und Bildung bei Kindern mit autistischem Syndrom. Berlin (Ost) 1982.
Eifel, Elke; Eifel, Jan-Philipp: Nie Licht für Joel. Eine Kindheit und Jugend im Autismus. Berlin 2014.
Eiken-Lücknau, Dagmar: Mia – meine ganz besondere Freundin. Schwarzenfeld 2016.
Eisenberg, Leon: The autistic Child in Adolescence. In: Amer. J. Psychiat. 112, 1956, 556–566.
Ellger-Rüttgardt, Sieglind Luise: Geschichte der Sonderpädagogik. Eine Einführung. München 2008.
Ellger-Rüttgardt, Sieglind Luise: Inklusion. Vision und Wirklichkeit. Stuttgart 2016.
Elvén, Bo Hejlskov: Herausforderndes Verhalten vermeiden. Menschen mit Autismus und psychischen oder geistigen Einschränkungen positives Verhalten ermöglichen. Tübingen 2015.
Empfehlungen zur Förderung von Schülern mit extrem autistischem Verhalten. Hrsg.: Kultusministerium Rheinland-Pfalz, 1979.
Empfehlungen zur Förderung von Schülerinnen und Schülern mit autistischem Verhalten. Hrsg.: Ministerium für Bildung und Kultur Rheinland-Pfalz. Grünstadt 1992.
Empt, Angelika: Verpaßter Anschluß. In: autismus 42, 1996, 20–23.
Engbarth, Anette: Die Geschichte der Kinder- und Jugendpsychiatrie und ihre Bedeutung für die heutige Praxis. Frankfurt am Main 2003.
Erb, Maurice; Sarasin, Philipp: Michel Foucault. In: Bohlken, Eike; Thies, Christian (Hrsg.): Handbuch Anthropologie. Der Mensch zwischen Natur, Kultur und Technik. Stuttgart, Weimar 2009, 92–97.
Erfurth, Andreas: Autismus-Spektrum-Störungen bei Erwachsenen. In: Psychopraxis.neuropraxis 18, 3, 2015, 67.
Ervas, Fulvio: Wenn ich dich umarme, hab keine Angst. Die wahre Geschichte von Franco & Andrea Antonello. Zürich 2013 (Orig. 2012).
Esser, Brigitte: Die Rolle der Fettsäuren bei ADHD, Dyslexie, Dyspraxie und Autismus. In: Erfahrungsheilkunde 52, 8, 2003, 531–534.
Evertsbusch, Axel; Dordel, Sigrid: Zum Einfluss von Ausdauertraining auf das Verhalten autistischer Menschen. In: Sportwissenschaft 30, 3, 2000, 262–277.

Eyal, Gil; Hart, Brendan: Was tun Autismus-Therapien eigentlich (wenn sie nicht heilen)? In: Netzwerk Entresol (Hrsg.): Autismus – Zu einer klinischen und kulturellen Diagnose. Zürich 2016, 13–59.

F

Fachgruppe Autismus im vds Berlin (Hrsg.): Handreichung zur schulischen Förderung von Schülerinnen und Schülern mit dem Förderschwerpunkt Autismus in Berlin. Heft 3 (Entwurf), 2002.

Falkai, Peter; Wittchen, Hans-Ulrich (Hrsg.): Diagnostisches und Statistisches Manual Psychischer Störungen. DSM-V. Mitherausgegeben von Manfred Döpfner, Wolfgang Gaebel, Wolfgang Maier, Winfried Rief, Henning Saß, Michael Zaudig. Göttingen, Bern, Wien u. a. 2015.

Fangmeier, Thomas; Lichtblau, Andrea; Peters, Julia; Biscaldi-Schäfer, Monica; Ebert, Dieter; Tebartz van Elst, Ludger: Psychotherapie des Asperger-Syndroms im Erwachsenenalter. In: Der Nervenarzt 82, 5, 2011, 628–635.

Fegert, Jörg M.; Eggers, Christian; Resch, Franz (Hrsg.): Psychiatrie und Psychotherapie des Kindes- und Jugendalters. 1. Aufl., Berlin, Heidelberg 2004.

Fegert, Jörg M.; Eggers, Christian; Resch, Franz (Hrsg.): Psychiatrie und Psychotherapie des Kindes- und Jugendalters. 2., vollständig überarb. und aktual. Aufl., Berlin, Heidelberg 2012.

Feilbach, Thomas: Strukturierung und Visualisierung – Möglichkeiten einer autismusspezifischen Förderung auf der Grundlage des TEACCH Programms. In: Dobslaw, Gudrun (Hrsg.): Menschen mit autistischen Störungen. Eine Herausforderung für die Praxis. Dokumentation der Arbeitstagung der DGSGB am 7.11.2003 in Kassel. Materialien der DGSGB Band 8. Berlin 2005, 27–32.

Feineis-Matthews, Sabine; Schlitt, Sabine: Umschriebene Verhaltenstherapeutische Maßnahmen. In: Bölte, Sven (Hrsg.): Autismus. Spektrum, Ursachen, Diagnostik, Intervention, Perspektiven. Bern 2009, 229–241.

Felder, Marion; Schneiders, Katrin: Inklusion kontrovers. Herausforderungen für die Soziale Arbeit. Frankfurt am Main 2016.

Felkendorff, Kai: Ausweitung der Behinderungszone: Neuere Behinderungsbegriffe und ihre Folgen. In: Cloerkes, Günther (Hrsg.): Wie man behindert wird. Texte zur Konstruktion einer sozialen Rolle und zur Lebenssituation betroffener Menschen. Heidelberg 2003, 25–52.

Felten, Michael: Die Inklusionsfalle. Wie eine gut gemeinte Idee unser Bildungssystem ruiniert. Gütersloh 2017.

Fender, Brit: Hilfen von Kindern und Jugendlichen mit Asperger-Syndrom durch den TEACCH-Ansatz. Norderstedt 2012.

Feuling, Martin: Von einer Unmöglichkeit, zur/zum Anderen. Entwicklungsverläufe bei Adoleszenten. In: Verein für Psychoanalytische Sozialarbeit (Hg.): Misslingen des Anderen im Asperger-Syndrom. Psychoanalytische Näherungen. 1. Aufl., Frankfurt am Main 2011, 155–176.

Feuser, Georg: Die Beschulung von Kindern mit Autismus-Syndrom in einer Schule für Geistigbehinderte (Sonderschule). In: Prax. Kinderpsychol. Kinderpsychiat. 25, 2, 1976a, 57–67.

Feuser, Georg: Notwendigkeit und Möglichkeit einer pädagogischen Förderung von Kindern mit frühkindlichem Autismus in Sonderkindergarten und Sonderschule. In: Zeitschrift für Heilpädagogik 27, 11, 1976b, 643–657.

Feuser, Georg: Grundlagen zur Pädagogik autistischer Kinder. Zum gesellschaftswissenschaftlich-erziehungswissenschaftlichen Verständnis des ‚frühkindlichen Autismus'. Weinheim, Basel 1979.

Feuser, Georg: Autistische Kinder. Gesamtsituation, Persönlichkeitsentwicklung, schulische Förderung. Solms-Oberbiel 1980.

Feuser, Georg: Autismus. Autismus heute – Forderung an morgen. In: Behinderte in Familie, Schule und Gesellschaft 3, 1984, 29–36.

Feuser, Georg: Pädagogik autistischer Kinder. In: Lernen konkret 3, 2, 1984/1985, 29–31.

Feuser, Georg: Stereotypien und selbstverletzendes Verhalten bei autistischen Kindern. In: Behindertenpädagogik 24, 3, 1985, 262–274.

Feuser, Georg: Zum Verständnis von Stereotypien und selbstverletzenden Verhaltensweisen bei Kindern mit Autismus-Syndrom unter Aspekten der pädagogisch-therapeutischen Arbeit. In: Beschäftigungstherapie und Rehabilitation 2, 4, 1985, 75–90.

Feuser, Georg: Aspekte der Kritik des Verfahrens des ‚erzwungenen Haltens' (Festhaltetherapie) bei autistischen und anders behinderten Kindern und Jugendlichen. In: Jahrbuch für Psychopathologie und Psychotherapie VII, Köln 1987, 73–134.

Feuser, Georg: Festhaltetherapie? Theoretische Grundlagen und praktische Implikationen aus der Sicht eines Skeptikers. In: Jeltsch-Schudel, Barbara; Balbi-Kayser, Margrith; Burgener, Andrea (Hrsg.): Aspekte 25. Zentralstelle für Heilpädagogik. Luzern 1987, 27–49.

Feuser, Georg: Autistische Kinder. Gesamtsituation, Persönlichkeitsentwicklung, schulische Förderung. 2. Aufl., Solms-Oberbiel 1987.

Feuser, Georg: Thesen und Aufruf zum ‚Erzwungenen Halten'. In: Behindertenpädagogik 27, 2, 1988, 222–224.

Feuser, Georg: ‚Geistigbehinderte gibt es nicht!' Projektionen und Artefakte in der Geistigbehindertenpädagogik. In: Geistige Behinderung 1, 1996, 18–25.

Feuser, Georg: Autismus – eine Herausforderung des Mitmensch-Seins. In: autismus 52, 2001, 4–16.

Feuser, Georg: Integration autistischer Menschen im Wandel politischer Konstellationen. In: autismus Deutschland e. V. Bundesverband zur Förderung von Menschen mit Autismus (Hrsg.): Autismus im Wandel – Übergänge sind Herausforderung. Tagungsband der 11. Bundestagung vom 16. bis 18. September 2005 in Leipzig. Hamburg 2006, 243–257.

Feuser, Georg (Hg.): Inklusion – ein leeres Versprechen? Zum Verkommen eines Gesellschaftsprojekts. Gießen 2017.

Fiedler, Dörte: Soziale Kompetenz bei Menschen mit geistiger Behinderung. Bad Heilbrunn 2007.

Finck, Iris; Ohder, Svantje: Lernwelten. Schulische und pädagogische Förderung in den Berliner Schul-/Hortgruppen für Schülerinnen und Schüler mit Autismus. Hrsg. von Hilfe für das autistische Kind. Vereinigung zur Förderung autistischer Menschen. Regionalverband Berlin e. V. Berlin 2001.

Fink, Franz (Hrsg.): Inklusion in der Behindertenhilfe und Psychiatrie. Vom Traum zur Wirklichkeit. Freiburg im Breisgau 2011.

Fischer, Corinne; Fischer, Bob: Ich liebe einen Asperger! Unsere Ehe, unsere Kinder und das Asperger-Syndrom. Stuttgart 2014.

Fischer, Dieter: …den Dialog suchen. Behinderte Menschen fördern, begleiten und betreuen. Würzburg 1998.

Fischer, Erhard: Vom Vertrauten zum Neuen. Förderung der Wahrnehmung bei Kindern und Jugendlichen mit autistischem Verhalten. In: Zeitschrift für Heilpädagogik 46, 3, 1995, 108–115.

Fischer, Erhard: ‚Verhaltensauffälligkeiten' als Ausdruck subjektiven Erlebens und Befindens. Aspekte des Verstehens und Helfens. In: Zeitschrift für Heilpädagogik 47, 2, 1996, 59–67.

Fischer, Erhard: ‚Geistige Behinderung' – Fakt oder Konstrukt? Sichtweisen und aktuelle Entwicklungen. In: ders. (Hg.): Pädagogik für Menschen mit geistiger Behinderung. Sichtweisen – Theorien – aktuelle Herausforderungen. Oberhausen 2003, 13–44.

Fischer, Erhard: Geistige Behinderung im Kontext der ICF – ein interdisziplinäres, mehrdimensionales Modell? In: ders. (Hg.): Pädagogik für Menschen mit geistiger Behinderung. Sichtweisen, Theorien, Aktuelle Herausforderungen. Oberhausen 2003, 296–324.

Fischer, Ernst: Der frühkindliche Autismus (Kanner). In: Jb. Jugendpsychiatrie Band 4, Bern 1965, 157–205.

Fischer, Michal: Frühkindlicher Autismus. In: Psychopraxis 14, 4, 2011, 17–19.

Flatz, Thomas; Gleußner, Michaela: Neurofeedback bei ADHS und Autismus. In: Pädiatrie & Pädologie 49, 1, 2014, 22–27.

Flehmig, Inge: Sensorische Integration bei autistischen Verhaltensweisen. In: Beschäftigungstherapie und Rehabilitation 2, 4, 1985, 69–74.

Fleischmann, Arthur; Fleischmann, Carly: ‚In mir ist es laut und bunt.' Eine Autistin findet ihre Stimme – ein Vater entdeckt seine Tochter. München 2013 (Orig. 2012).

Flensburger Hefte: Autisten berichten. Einblicke in die geistige Welt. Flensburg 2011.

Flitner, Andreas (Hrsg.): Wege zur Pädagogischen Anthropologie. Versuch einer Zusammenarbeit der Wissenschaften vom Menschen. Heidelberg 1963.

Flitner, Andreas; Scheuerl, Hans (Hrsg.): Einführung in pädagogisches Denken und Sehen. Weinheim, Basel 2000.

Flitner, Andreas: Konrad, sprach die Frau Mama... Über Erziehung und Nicht-Erziehung. München, Zürich 2004.

Folstein, Susan; Rutter, Michael: Infantile autism: A genetic study of 21 twin pairs. In: J. Child Psychol. Psychiat. 18, 1977, 297–321.

Fornefeld, Barbara: Das schwerstbehinderte Kind und seine Erziehung. 3. Aufl., Heidelberg 1998.

Fornefeld, Barbara: Selbstbestimmung und Erziehung von Menschen mit Behinderung – ein Widerspruch? In: Behinderte in Familie, Schule und Gesellschaft 23, 1, 2000, 27–34.

Fornefeld, Barbara: Einführung in die Geistigbehindertenpädagogik. 3. Aufl., München, Basel 2004.

Foucault, Michel: Wahnsinn und Gesellschaft. Frankfurt am Main 1973 (Orig. 1961).

Frankland, Mark: Glaswände. Leben mit einem Autisten. München 1996.

Fredet, Francine: Trotzdem gebe ich mein Kind nicht auf. Leben mit einem geistig behinderten Kind. Mainz 1980.

Freeman, B.J.; Frankel, Fred; Ritvo, E.R.: The Effects of Response contingent vestibular Stimulation on the Behavior of Autistic and retarded Children. In: Journal of Autism and Childhood Schizophrenia 6, 4, 1976, 353–358.

Freihow, Halfdan W.: Lieber Gabriel – die Geschichte meines autistischen Jungen. Freiburg im Breisgau 2005.

Freitag, Christine M.: The Genetics of autistic Disorders and its clinical Relevance: a Review of the Literature. In: Mol. Psychiatry 12, 2007, 2–22.

Freitag, Christine M.: Autismus-Spektrum-Störungen. München, Basel 2008.

Freitag, Christine M.: Genetik autistischer Störungen. In: Zeitschrift für Kinder- und Jugendpsychiatrie und Psychotherapie 36, 2008, 7–14.

Freitag, Christine M.: Diagnose und Therapie autistischer Störungen. In: Monatsschrift Kinderheilkunde 12, 2009a, 1257–1266.

Freitag, Christine M.: Neurobiologie: Umweltfaktoren, Immunsystem, Neuroanatomie, Neurochemie und Neurophysiologie. In: Bölte, Sven: Autismus. Spektrum, Ursachen, Diagnostik, Intervention, Perspektiven. Bern 2009b, 108–130.

Freitag, Christine M.: Autismus-Spektrum-Störung nach DSM-V. In: autismus Deutschland e. V. Bundesverband zur Förderung von Menschen mit Autismus (Hrsg.): Autismus in Forschung und Gesellschaft. Tagungsband der 14. Bundestagung vom 24. bis 26. Oktober 2014 in Dresden. Karlsruhe 2014, 65–74.

Frese, Christian: Arbeit für Menschen mit Autismus in den Werkstätten für behinderte Menschen (WfbM) und das Recht auf eine 1:1 Betreuung (persönliche Assistenz). In: autismus 78, 2014, 44–48.

Frese, Christian: Aktuelles aus der Politik. Aktivitäten zum Bundesteilhabegesetz. In: autismus 79, 2015, 49–50.

Frese, Christian: Aktuelles zum Thema Recht. Aktuelle Urteile zu den Rechten von Menschen mit Autismus. In: autismus 81, 2016, 53–56.

Frese, Christian: Online-Petition von autismus Deutschland e. V. zum geplanten Bundesteilhabegesetz (BTHG). In: autismus 82, 2016, 48–49.

Friedman, E.; Brown, W.; Cohen, J.; Jenkins, E.; Wolf, E.: Effects of folic Acid on the Treatment of Fragile X autistic Individuals. Stallone Fund 1983.

Friedemann, Adolf: Sollen wir Kinder als ‚autistische Psychopathen' (H. Asperger), bzw. als ‚autistic' (L. Kanner) bezeichnen? In: Jahrbuch für Jugendpsychiatrie und ihre Grenzgebiete. Hrsg. von Werner Villinger. Band II, Bern, Stuttgart 1960, 249ff.

Frith, Uta: Neuere psychologische Studien über Autismus in England. In: Hilfe für das autistische Kind. Regionalverband Nordbaden-Pfalz e. V. (Hrsg.): Autismus. Erscheinungsbild, mögliche Ursachen, Therapieangebote. Tagungsberichte 1972. Lüdenscheid 1973, 13–21.

Frith, Uta: Sprache und Denken bei autistischen Kindern. In: Kehrer, Hans E. (Hrsg.): Kindlicher Autismus. Bibliotheca Psychiatrica No. 157. Basel, München, Paris, London, New York, Sydney 1978, 55–65.

Frith, Uta (Hrsg.): Autism and Asperger-Syndrome. Cambridge 1991.

Frith, Uta: Autismus. Ein kognitionspsychologisches Puzzle. Heidelberg, Berlin, New York 1992 (Orig. 1989).

Frith, Uta; Houston, Rab: Autism in History: The Case of Hugh Blair of Borgue. Oxford 2000.

Frith, Uta: Autismus. Eine sehr kurze Einführung. Bern 2013 (Orig. 2008).

Fröhlich, Ute: Noterdaeme, Michele; Joos, Bettina; Buschmann, Anke: Elterntraining zur Anbahnung sozialer Kommunikation bei Kindern mit Autismus-Spektrum-Störungen: Training Autismus – Sprache – Kommunikation (TASK). München 2014.

Frost, Eva: Gedanken zur Autismusforschung. In: Zeitschrift für psychoanalytische Theorie und Praxis 14, 4, 1999, 416–437.

Frye, I.B.M.: Fremde unter uns. Autisten, ihre Erziehung, ihr Lebenslauf. Amsterdam, Meppel 1968.

G

Gagelmann, Hartmut: Kai lacht wieder. 4. Aufl., Olten/Freiburg 1984.

Ganz, Andreas; Schmidt, Bernhard J.: Klartext kompakt. Das Asperger-Syndrom für Ärzte. Norderstedt 2016.

Ganz, Andreas; Schmidt, Bernhard J.: Klartext kompakt. Das Asperger-Syndrom nicht nur für Psychotherapeuten. Norderstedt 2016.

Gardner, Nuala: Ein Freund namens Henry. Die ungewöhnliche Freundschaft zwischen meinem autistischen Sohn und seinem Hund. Köln 2010.

Gaudard, Gerhard: GedankenWelten eines Autisten. St. Gallen 2013.

Geiger, Stefan: Die Behandlung eines autistischen Kindes mit massiven autoaggressiven und aggressiven Verhaltensweisen. In. autismus 13, 1982, 5–8.

Geiger, Stefan: Die Begleitung eines autistischen Jungen im Heim. In: 139. Jahresbericht Anstalt Stetten 1988, 14–16.

Geist, Ulrike: Mit einem anderen Blick. Zur geistigen Dimension des Autismus. Frankfurt am Main 2017.

Gerland, Gunilla: Ein richtiger Mensch sein. Stuttgart 1998.

Ghazziuddin, Mohammad; Tsai, Luke Y.; Ghaziuddin, Neera.: Brief Report: A Comparison of the diagnostic Criteria for Asperger Syndrome. In: Journal of Autism and Developmental Disorders 22, 4, 1992, 643–649.

Giesecke, Hermann: Pädagogik als Beruf. Grundformen pädagogischen Handelns. Weinheim, München 1987/2007.

Giesecke, Hermann: Warum ich gegen eine inklusive Schule bin. Die zerstörerische Naivität ideologisch motivierter Schulreformen. Selbstverlag 2017.

Gillberg, Christopher; Terenius, Lars: Endorphine Activity in the autistic Syndromes of Childhood. Stallone Fund 1985.

Gillberg, Christopher: Die Neurobiologie des Frühkindlichen Autismus. Augenblicklicher Forschungsstand und künftige Forschungstrends. In: Bundesverband Hilfe für das autistische Kind e. V. (Hrsg.): Autismus – heute und morgen. Tagungsband 3. Europäischer Kongress, Hamburg 1988, 43–54.

Gillberg, I. Carina; Gillberg, Christopher: Asperger Syndrome – some epidemiological Considerations: a Research Note. In: Journal of Child Psychology and Psychiatry 30, 4, 1989, 631–638.

Gillberg, Christopher: Clinical and neurobiological Aspects of Asperger-Syndrome in six Family Studies. University Press, Cambridge 1991.

Gillberg, Christopher: Asperger Syndrome and High Functioning Autism. In: Brit. J. Psychiatry 172, 1998, 200–209.

Gillberg, Christopher: A Guide to Asperger Syndrome. University Press, Cambridge 2002.

Gillingham, Gail: Autismus: Zu wenig oder zu viel Wahrnehmungspotential? Entwurf einer Therapie, die von den Erfahrungen und Gefühlen, wie autistische Personen sie beschrieben haben, ausgeht. In: autismus 34, 1992, 8–14.

Girsberger, Thomas: Die vielen Farben des Autismus. Spektrum, Ursachen, Diagnose, Therapie und Beratung. Stuttgart 2014.

Girsberger, Thomas: So macht me das! Gebrauchsanweisungen für den Alltag. 2. Aufl., Gelterkinden (Schweiz) 2015.

Goebel-Gülke, Urte: Bürger eines fremden Planeten? Eingemauert in Vorurteile und Tabus: Steffen, 14 Jahre, autistisch behindert. In: Lebenshilfe-Zeitung 1, Februar 1988, 12.

Göppel, Rolf; Rauh, Bernhard (Hrsg.): Inklusion. Idealistische Forderung. Individuelle Förderung. Institutionelle Herausforderung. Stuttgart 2016.

Goetschel, Jenny: KOMPASS – Zürcher Kompetenztraining für Jugendliche mit Autismus-Spektrum-Störungen. Stuttgart 2012.

Goffman, Erving: Stigma. Über Techniken der Bewältigung beschädigter Identität. Frankfurt am Main 1967 (Orig. 1963).

Goffman, Erving: Asyle. Frankfurt am Main 1973 (Orig. 1961).

Golan, Ofer; Baron-Cohen, Simon: Systematisches Training zum Erkennen von Emotionen bei Erwachsenen mit Autismus-Spektrum-Störungen. In: Steinhausen, Hans-Christoph; Gundelfinger, Ronnie (Hrsg.): Diagnose und Therapie von Autismus-Spektrum-Störungen. Grundlagen und Praxis. Stuttgart 2010, 135–159.

Goll, Harald H.; Goll, Jelena (Hrsg.): Selbstbestimmung und Integration als Lebensziel. Grundfragen, Grundlagen und Umsetzungsmöglichkeiten einer inklusiven, nicht sondernden Pädagogik für Menschen mit (geistiger) Behinderung. Hammersbach 1998.

Goßlau, Gesine: Förderung der Kommunikationsfähigkeit am Beispiel eines Kindes mit autistischer Behinderung. Eine Einzelfallstudie. Berlin 2001.

Gottesleben, Eva: Strukturierung und Visualisierung als Unterstützung für autistische Menschen. Praktische Umsetzung in einer Wohneinheit. Bielefeld 2004.

Gottstein, Matthias; Wegenke, Monika; Kuhfuß, Sonja; Pister, Nancy: FC im Unterricht. Erfahrungen von Nutzer, Stützerin, Lehrerin und Mitschülerin. In: ISAAC-Gesellschaft für Unterstützte Kommunikation (Hrsg.): Handbuch der Unterstützten Kommunikation. Karlsruhe 2003, Kap. 6, 3–6.

Grandin, Temple: Durch die gläserne Tür. München 1994 (Orig. 1986).

Grandin, Temple: Ich bin die Anthropologin auf dem Mars. München 1997 (Orig. 1995).

Grandin, Temple: Ich sehe die Welt wie ein frohes Tier. Wie ich als Autistin Menschen und Tiere einander näher bringen kann. Berlin 2005.

Grice, Dorothy E.; Buxbaum, Joseph D.: The Genetics of Autism Spectrum Disorders. In: Neuromolecular Med. 8, 2006, 451–460.

Grösel, Stefanie: Lernen – Arbeit – Lebensqualität. In: autismus 83, 2017, 30–31.

Groschwald, Anne; Rosenkötter, Henning: Inklusion in Krippe und Kita. Ein Leitfaden für die Praxis. Freiburg im Breisgau 2015.

Gross, H.P.; Schlange, H.: ‚Autistisches' Verhalten im Kindesalter und seine Ursachen. In: Zeitschrift für Kinderheilkunde 92, 1965, 343–353.

Grubich, Rainer: Autismus und Integration. Das Wiener Modell als Beispiel des Gelingens. In: Behinderte Menschen. Zeitschrift für gemeinsames Leben, Lernen und Arbeiten 4, 2009, 1–10.

Gruen, Arno; Prekop, Jirina: Über das Festhalten als therapeutische Maßnahme im Autismus. Theoretische Betrachtungen. In: Praxis der Kinderpsychologie und Kinderpsychiatrie 35, 1986, 248–253.

Gruhle, Hans Walter: Psychologie der Schizophrenie. Berlin 1929.

Gualtieri, C. T.: Hicks, R.E.: Stimulants and Neuroleptics in Hyperactive Children (Letter to the Editor). In: Journal of American Academy of Child Psychiatry 24, 3, 1985.

Gualtieri, C. T.: Neue Entwicklungen in der Psychopharmakologie des Autismus. In: Bundesverband Hilfe für das autistische Kind e. V. (Hrsg.): Autismus im Europa von morgen. Kongressbericht: 4. Europäischer Kongress. Hamburg 1993, 62–71.

Gudjons, Herbert: Pädagogisches Grundwissen. 9. Aufl., Bad Heilbrunn 2006.

Gundelfinger, Ronnie; Studer, Nadja: Autismus im Wandel. In: Psychoscope 34, 1-2, 2013, 4–7.

H

Haack, Karl-Hermann: FC als Kommunikationsform anerkannt. In: autismus 54, 2002, 33–34.

Habermas, Jürgen: Die Normalität einer Berliner Republik. Frankfurt am Main 1995.

Hächler, Pascale; Tschirren, Barbara; Mambourg, Martine: Ich bin Loris. Kindern Autismus erklären. Köln 2014.

Hacking, Ian: Menschenarten. The Looping Effects of Human Kinds. Zürich 2012 (Orig. 1995).

Hacking, Ian: Wie wird Autismus zu Autismus? In: Netzwerk Entresol (Hrsg.): Autismus – Zu einer klinischen und kulturellen Diagnose. Zürich 2016, 61–88.

Haeberlin, Urs: Das Menschenbild für die Heilpädagogik. 6. Aufl., Bern, Stuttgart, Wien 2010.

Haeberlin, Urs: Grundlagen der Heilpädagogik. Weinheim 2005.

Hahne, Mathilde: LOCH TUTE AUA AUGE – Sensomotorische Angebote im Unterricht mit autistischen Kindern. In: Lernen konkret, 3, 1986, 20–21.

Hähner, Ulrich: Kompetent begleiten: Selbstbestimmung ermöglichen, Ausgrenzung verhindern! Die Weiterentwicklung des Konzepts ‚Vom Betreuer zum Begleiter'. Hrsg. von der Bundesvereinigung Lebenshilfe für Menschen mit geistiger Behinderung. Marburg 2005.

Hähner, Ulrich; Niehoff, Ulrich; Sack, Rudi; Walther, Helmut: Die Duisburger Erklärung. In: dies.: Vom Betreuer zum Begleiter. Eine Neuorientierung unter dem Paradigma der Selbstbestimmung. Marburg 1997, 103f.

Hähner, Ulrich; Niehoff, Ulrich; Sack, Rudi; Walther, Helmut: Vom Betreuer zum Begleiter. Eine Neuorientierung unter dem Paradigma der Selbstbestimmung. Marburg 1997.

Hallbauer, Angela: Meine Stimme ist mein Talker! Elektronische Hilfen als Chance für eine verbesserte Alltagskommunikation. In: autismus Deutschland e. V. Bundesverband zur Förderung von Menschen mit Autismus (Hrsg.): Autismus im Wandel – Übergänge sind Herausforderung. Tagungsband der 11. Bundestagung vom 16. bis 18. September 2005 in Leipzig. Hamburg 2006, 104–114.

Hamann, Bruno: Pädagogische Anthropologie. 2. Aufl., Bad Heilbrunn/Obb 1993.

Hamann, Markus: Auf Menschen zugehen lernen – Darstellendes Spiel als Hilfe für Menschen mit Autismus. In: autismus 79, 2015, 46–48.

Hansen, Berit: Menschen mit Autismus als Subjekte verstehen. Berlin 2001.

Hansen, Gerd: ‚Behinderte sind doch in erster Linie Menschen, und deshalb…' - Theoretische Argumente gegen die sukzessive Nivellierung sonder- und heilpädagogischen Spezialwissens. In: Sonderpädagogik 31, 1, 2001, 25–33.

Hänsel, Dagmar; Schwager, Hans J.: Einführung in die sonderpädagogische Schultheorie. Weinheim, Basel, Berlin 2003.

Hardt, Ingrid: Wie das Wetter im April. Wismar 2014.

Hartl, Michaela: Emotionen und affektives Erleben bei Menschen mit Autismus. Eine Untersuchung unter analytischer Betrachtung autobiographischer Texte. Wiesbaden 2010.

Hartmann, Hellmut; Rohmann, Ulrich H.: Eine Zwei-System-Theorie der Informationsverarbeitung und ihre Bedeutung für das autistische Syndrom und andere Psychosen. In: Prax. Kinderpsychol. Kinderpsychiat. 33, 1984, 272–281.

Hartmann, Hellmut; Rohmann, Ulrich H.; Kalde, Michael; Jakobs, Günter: Das mehrdimensionale Therapie-Modell des Zentrums für Autismusforschung und Entwicklungstherapie in Viersen. In: Arens, Christiane; Dzikowski, Stefan (Hg.): Autismus heute. Aktuelle Entwicklungen in der Therapie autistischer Kinder. Band 1. Dortmund 1988, 127–128.

Hartmann, Hellmut; Kalde, Michael, Michael; Jakobs, Günter; Rohmann, Ulrich H.: Die Aufmerksamkeits-Interaktions-Therapie (AIT). In: Arens, Christiane; Dzikowski, Stefan (Hg.): Autismus heute. Aktuelle Entwicklungen in der Therapie autistischer Kinder. Band 1. Dortmund 1988, 129–138.

Hartmann, Hellmut; Rohmann, Ulrich: Die Zwei-Prozeß-Theorie der Informationsverarbeitung und ihre Bedeutung für Psychosen (Mehrleistungen). In: Oepen, Godehard (Hrsg.): Psychiatrie des rechten und linken Gehirns. Köln 1988, 156–162.

Hartmann, Klaus: Zur Problematik des kindlichen Autismus und der psychiatrischen Nosologie. In: Prax. Kinderpsycholog. Kinderpsychiat. 13, 1964, 91–95.

Hasenclever, Rebecca: TEACCH – ein Ansatz zur Förderung von Menschen mit Autismus. München 2013.

Häusler, Ingrid: Kein Kind zum Vorzeigen? Hamburg 1979.

Häußler, Anne: Das TEACCH Programm im Bereich Arbeit. In: Bundesverband Hilfe für das autistische Kind. Vereinigung zur Förderung autistischer Menschen, e. V. (Hg.): Integrierende Arbeitsbegleitung von Menschen mit Autismus. Tagungsband der Arbeitstagung vom 18. bis 20. September 1998 in Fulda. Bonn 1999, 6–18.

Häußler, Anne: Strukturierung als Hilfe zum Verstehen und Handeln: Die Förderung von Menschen mit Autismus nach dem Vorbild des TEACCH-Ansatzes. In: International Society of Alternative and Augmentative Communication (ISAAC) u. a. (Hg.): Unterstützte Kommunikation mit nichtsprechenden Menschen. Dortmund 2000, 72–85.

Häußler, Anne: SOKO Autismus: Ein gruppenpädagogisches Angebot zur Förderung der sozialen Kompetenz von Menschen mit Autismus auf der Grundlage des TEACCH-Konzeptes. In: Bundesverband Hilfe für das autistische Kind e. V. (Hg.): High-functioning Autismus und das Asperger Syndrom. Tagungsband der Arbeitstagung vom 22. bis 24. Oktober 1999 in Köln. Hamburg 2000, 78–86.

Häußler, Anne: TEACCH – ein kommunikationsorientierter Ansatz zur ganzheitlichen Förderung von Menschen mit Autismus. In: Wilken, Etta (Hrsg.): Unterstütze Kommunikation. Eine Einführung in Theorie und Praxis. Stuttgart, Berlin, Köln 2002, 131–152.

Häußler, Anne: SOKO Autismus: Gruppenangebote zur Förderung sozialer Kompetenzen bei Menschen mit Autismus: Erfahrungsbericht und Praxishilfen. Dortmund 2003.

Häußler, Anne: SOKO Autismus: Förderung der SOzialen KOmpetenz bei Kindern und Erwachsenen mit Autismus. Gruppenpädagogische Angebote auf der Basis des TEACCH Konzepts. In: Hilfe für das autistische Kind. Bundesverband zur Förderung autistischer Menschen e. V. (Hrsg.): Autismus und Gesellschaft. Tagungsband der 10. Bundestagung vom 01. bis 03. März 2002 in Trier. Hamburg 2003, 172–178.

Häußler, Anne: Der TEACCH Ansatz zur Förderung von Menschen mit Autismus. Einführung in Theorie und Praxis. Dortmund 2005.

Häußler, Anne: Entwurf eines Kompetenzzentrums für Autismus auf Basis des TEACCH Modells. In: Figura, Jürgen; Friedsam, Peter; Heuel, Jürgen; Lang, Patrick; Schirmer, Brita (Hg.): Autismus und Schule. Fachtagungsbericht. Hrsg. von Verband Sonderpädagogik e. V., Landesverband Berlin. Berlin 2006, 18–28.

Häußler, Anne: Der TEACCH Ansatz – ein umfassendes Konzept zur Förderung von Menschen mit Autismus und ähnlichen Kommunikationsbehinderungen. In Loeper Literaturverlag & ISAAC (Hrsg.): Handbuch der unterstützen Kommunikation. 3. Aufl., Karlsruhe 2006.

Häußler, Anne: Der TEACCH-Ansatz zur Förderung von Menschen mit Autismus und ähnlichen Kommunikationsbehinderungen. In: Nußbeck, Susanne; Biermann, Adrienne; Adam, Heidemarie (Hrsg.): Sonderpädagogik der geistigen Entwicklung. Band 4. Handbuch Sonderpädagogik. Göttingen, Bern u. a. 2008, 345–370.

Häußler, Anne; Happel, Christina; Tuckermann, Antje; Altgassen, Mareike; Adl-Amini, Katja: SOKO Autismus. Gruppenangebote zur Förderung sozialer Kompetenzen bei Menschen mit Autismus – Erfahrungsbericht und Praxishilfen. Dortmund 2003/2013.

Häußler, Anne; Tuckermann, Antje: Praxis TEACCH: Rund um Haus und Garten. Dortmund 2011.

Häußler, Anne; Tuckermann, Antje; Lausmann, Eva: Praxis TEACCH: Neue Materialien zur Förderung der Sozialen Kompetenz. Dortmund 2011.

Häußler, Anne; Fritzsche, Julia; Tuckermann, Antje: Praxis TEACCH: Informelle Förderdiagnostik. Ansätze für eine Förderung entdecken. Dortmund 2013.

Häußler, Anne; Tuckermann, Antje; Kiwitt, Markus: Praxis TEACCH: Wenn Verhalten zur Herausforderung wird. Dortmund 2014.

Hausotter, Anette; Maaß, Bernd: Schulische Unterstützung von Schülerinnen und Schülern mit autistischem Syndrom in Schleswig-Holstein. In: autismus 41, 1996, 19–20.

Hedderich, Ingeborg; Biewer, Gottfried; Hollenweger, Judith; Markowetz, Reinhard (Hrsg.): Handbuch Inklusion und Sonderpädagogik. Bad Heilbrunn 2016.

Heiland, Helmut: Die Pädagogik Rousseaus. In: Gesamtschul-Informationen 1/2, Berlin 1989, 74–96.

Heiland, Helmut: Maria Montessori. 8. Aufl., Reinbek bei Hamburg 2000.

Heilmann, Joachim: Kann denn Zwang Liebe sein? Anmerkungen zum Thema ‚Festhalten' als Therapie. In: Arens, Christiane; Dzikowski, Stefan (Hg.): Autismus heute. Aktuelle Entwicklungen in der Therapie autistischer Kinder. Band 1. Dortmund 1988, 39–48.

Heilmann, Joachim: Beziehungsarbeit mit dem Kind genügt nicht – über die Bedeutsamkeit einer kontinuierlichen Zusammenarbeit mit den Eltern autistischer Kinder. In: Autismus-Therapie-Institut Langen (Hrsg.): Die Bedeutung von Beziehungsaspekten in der pädagogischen und therapeutischen Arbeit mit autistischen Menschen. Dokumentation der Ambulanzen-Fortbildung aller Autismus-Therapieambulanzen vom 15. bis 17. März 2001. Langen 2001, 27–46.

Heilmann, Joachim: Menschen mit der Diagnose Asperger-Autismus. Psychoanalytisch-pädagogische Verstehenszugänge und Handlungsmöglichkeiten. In: Verein für Psychoanalytische Sozialarbeit (Hg.): Misslingen des Anderen im Asperger-Syndrom. Psychoanalytische Näherungen. 1. Aufl., Frankfurt am Main 2011, 58–81.

Heimbach, Ariane: Bloß nicht zu nett sein! Brauchen autistische Kinder besonders einfühlsame Eltern? Nein, meinen manche Experten: Sie brauchen *klare Befehle und hartes Training.* Dem kleinen Johan aus Bremen hat eine Therapie aus den USA geholfen, die viele als seelenlose Dressur kritisieren. In: Zeit Wissen der ZEIT Nr. 3, April, Mai 2013, 64–69.

Heimlich, Ulrich; Kahlert, Joachim (Hrsg.): Inklusion in Schule und Unterricht. Wege zur Bildung für alle. Stuttgart 2012.

Henn, Katharina; Thurn, Leonore; Besier, Tanja; Künster, Anne K.; Fegert, Jörg M.; Ziegenhain, Ute: Schulbegleiter als Unterstützung von Inklusion im Schulwesen. Erhebung zur gegenwärtigen Situation von Schulbegleitern in Baden-Württemberg. In: Zeitschrift für Kinder- und Jugendpsychiatrie und Psychotherapie 42, 6, 2014, 397–403.

Herbrecht, Evelyn; Bölte, Sven; Poustka, Fritz: KONTAKT – Frankfurter Kommunikations- und soziales Interaktions-Gruppentraining bei Autismus-Spektrum-Störungen: Therapiemanual. Göttingen, Bern, Wien 2008.

Herbrecht, Evelyn; Poustka, Fritz: Frankfurter Gruppentraining sozialer Fertigkeiten für Kinder und Jugendliche mit autistischen Störungen. In: Zeitschrift für Kinder- und Jugendpsychiatrie und Psychotherapie, 35 2007, 33–40.

Herbrecht, Evelyn; Bölte, Sven: Training sozialer Fertigkeiten. In: Bölte, Sven (Hrsg.): Autismus. Spektrum, Ursachen, Diagnostik, Intervention, Perspektiven. Bern 2009, 333–344.

Herbst, Lutz Dietrich: Autismus: Überlegungen zur Pathologisierung situativer menschlicher Verhaltensweisen. In: Behindertenpädagogik 24, 3, 1985, 302–305.

Herbst, Lutz Dietrich: Wider die Zwänge des ‚Autisten' – Anmerkungen zur Mutter- und Kind-Haltetherapie bei beziehungsauffälligen Kindern. In: Behindertenpädagogik 27, 2, 1988, 197–206.

Hermelin, Beate; O'Connor, N.: Experiments with autistic Children. Pergamon Press, Oxford 1970.

Hermelin, Beate: Wahrnehmung und Denken bei autistischen Kindern. In: Kehrer, Hans E. (Hrsg.): Bibliotheca Psychiatrica No. 157. Basel, München, Paris, London, New York, Sydney 1978, 45–54.

Hermelin, Beate: Rätselhafte Begabungen. Eine Entdeckungsreise in die faszinierende Welt außergewöhnlicher Autisten. Stuttgart 2002 (Orig. 2001).

Hermle, Leopold E.; Oepen, Godehard: Hemisphärenlateralität und frühkindlicher Autismus. In: Nervenarzt 58, 1987, 644–647.

Herpertz-Dahlmann, Beate: Frühestmögliche Erkennung des Autismus. In: autismus Deutschland e. V. Bundeverband zur Förderung von Menschen mit Autismus (Hrsg.): Autismus im Wandel – Übergänge sind Herausforderung. Tagungsband der 11. Bundestagung vom 16. bis 18. September 2005 in Leipzig. Hamburg 2006, 62–69.

Herringer, Norbert: Empowerment in der Sozialen Arbeit. Eine Einführung. Stuttgart, Berlin, Köln 1997.

Hertz, Lone: Ich sage nichts, weil ich mich vor der Welt fürchte. Freiburg, Wien 1995.

Hesse, Daniela: Autismus und Lernmethode ABA – Angewandte Verhaltensanalyse. In: Praxis Sprache 59, 3-4, 2014, 200–201.

Hestermann, Jonas: Lebensqualität. In: autismus 83, 2017, 19.

Hettinger, Jochen: Selbstverletzendes Verhalten, Stereotypien und Kommunikation. Die Förderung der Kommunikation bei Menschen mit geistiger Behinderung oder Autismussyndrom, die selbstverletzendes Verhalten zeigen. Heidelberg 1996.

Heubrock, Dietmar; Petermann, Franz: Lehrbuch der Klinischen Kinderneuropsychologie. Grundlagen, Syndrome, Diagnostik und Intervention. Göttingen, Bern, Toronto, Seattle 2000, 181–186.

Heuer, Imke: Menschen mit Autismus im Job – Perspektiven für Unternehmen. In: autismus 83, 2017, 40–41.

Heyder, Wolfgang: Vorstellungswelten und innere Sprache bei autistisch Behinderten. Hamburg 2001.

Higashida, Naoki: Warum ich euch nicht in die Augen schauen kann. Ein autistischer Junge erklärt seine Welt. Reinbek 2014 (Orig. 2013).

Hilfe für das autistische Kind Regionalverband Nordbaden-Pfalz e. V. (Hrsg.): Autismus. Erscheinungsbild, mögliche Ursachen, Therapieangebote. Walldorf 1990.

Hilfe für das autistische Kind Regionalverband Weser-Ems e. V. (Hrsg.): Autistische Kinder in der Schule. Akademiefachtagung vom 12. bis 13. März 1990. Meppen 1990.

Hinz, Andreas: ‚Geistige Behinderung' und die Gestaltung integrativer Lebensbereiche. Überlegungen zu Erfahrungen und Perspektiven. In: Sonderpädagogik 26, 3, 1996, 144–153.

Hinz, Andreas; Körner, Ingrid; Niehoff, Ulrich (Hg.): Von der Integration zur Inklusion. Grundlagen – Perspektiven – Praxis. Hrsg. von der Bundesvereinigung Lebenshilfe für Menschen mit geistiger Behinderung e. V.. Marburg 2010.

Hippler, Kathrin; Klicpera, Christian: Hans Asperger und ‚seine Kinder' – eine retrospektive Untersuchung des Spektrums der ‚autistischen Psychopathie' anhand von Wiener Krankenakten. In: Zeitschrift für Kinder- und Jugendpsychiatrie und Psychotherapie 33, 2005, 35–47.

Hippler, Kathrin; Sousek, Roxane; Hackenberg, Brigitte: Das Asperger-Syndrom bei Erwachsenen. In: Psychopraxis 13, 2, 2010, 18–23.

Hoehne, Rainer: ‚… unser Kind ist noch ganz klein…' Die alltägliche Herausforderung an Familie und Gesellschaft. In: autismus Deutschland e. V. Bundeverband zur Förderung von Menschen mit Autismus (Hrsg.): Autismus im Wandel – Übergänge sind Herausforderung. Tagungsband der 11. Bundestagung vom 16. bis 18. September 2005 in Leipzig. Hamburg 2006, 93–97.

Högner, Johannes; Johann, Anne; Sarimski, Klaus: Elternerfahrungen mit autismusspezifischer Verhaltenstherapie im Vorschulalter. In: Frühförderung interdisziplinär 31, 3, 2012, 120–129.

Hölzel, Doris: Dodo Maria findet Freunde! Eine Geschichte in Reimen für Autisten. Halle 2012.

Hörster, Reinhard: Pädagogisches Handeln. In Krüger, Heinz-Hermann; Helsper, Werner (Hrsg.): Einführung in Grundbegriffe und Grundfragen der Erziehungswissenschaft. 7. Aufl., Opladen 2006, 35–43.

Hoffmann, Dietrich; Gaus, Detlef; Uhle, Reinhard: Pädagogische Theorien und pädagogische Praxis. Zur Handlungsrelevanz von Erziehungswissenschaft. Hamburg 2005.

Hoffmann, Hermann: Schizothym – Cyclothym. In: Z. Neur. Band 82, 1923, 93–104.

Hoffmann, Wiebke; Heinzel-Gutenbrunner, Monika; Becker, Katja; Kamp-Becker, Inge: Screening von Kindern und Jugendlichen mit hochfunktionaler Autismus-Spektrum-Störung anhand ausgewählter Items des ADI-R. In: Zeitschrift für Kinder- und Jugendpsychiatrie und Psychotherapie, 43, 3, 2015, 207–219.

Hofmann, Christiane: Wie aus Unterrichtsstunden Therapieeinheiten werden – Zur Therapeutisierung des pädagogischen Alltags. In: Vierteljahresschrift für Heilpädagogik und ihre Nachbargebiete (VHN) 76, 4, 2007, 278–284.

Höltershinken, Dieter (Hrsg.): Das Problem der pädagogischen Anthropologie. Darmstadt 1976.

Holtmann, Martin: Neurofeedback. In: Bölte, Sven (Hrsg.): Autismus. Spektrum, Ursachen, Diagnostik, Intervention, Perspektiven. Bern 2009, 411–419.

Holtzapfel, Walter; Klimm, Hellmut; König, Karl; Lutz, Jakob; Müller-Wiedemann, Hans; Weihs, Thomas J. (Hrsg.): Der frühkindliche Autismus als Entwicklungsstörung. Erscheinungsformen und Hintergründe. Stuttgart 1981.

Holtzapfel, Walter: Eine menschenleere Welt – Autismus als Zeiterscheinung. In: Holtzapfel, Walter; Klimm, Hellmut; König, Karl; Lutz, Jakob; Müller-Wiedemann, Hans; Weihs, Thomas J.: Der frühkindliche Autismus als Entwicklungsstörung. Erscheinungsformen und Hintergründe. Stuttgart 1981, 183–184.

Hoopmann, Kathy: So seh ich deine Welt, willst du auch meine sehen? Asperger Innenansichten. Rastatt 2013.

Horn, Alfred: Division TEACCH – ein regionales ambulantes Versorgungssystem für autistische Kinder in North Carolina (USA). In: autismus, 11, 1981, 7–8.

Hottmann-Maier, Hortense: Felizitas lernt fliegen. Praktische Übungen zur frühen Förderung von Kindern mit Autismus. 2. Aufl., Karlsruhe 2008.

Hottmann-Maier, Hortense; Maier, Felizitas Kosima: Ich möchte gern ein Vogel sein. Förderung von Kindern mit Autismus im Schulalter. Karlsruhe 2009.

Hübner, Marlies: Verstörungstheorien. Die Memoiren einer Autistin, gefunden in der Badewanne. Berlin 2016.

Hüge, Alexandra: Prinzenkinder. Erscheinungsbild, mögliche Ursachen und Behandlungsansätze bei autistischem Syndrom. Marburg 2000.

Hügelschäfer, Lena: Förderung von Menschen mit Autismus nach dem TEACCH-Programm: eine praktische Skizze. Saarbrücken 2014.

Humphreys, Ann: Genetik und Autismus – Gibt es Zusammenhänge? In: autismus 23, 1987, 12–15.

Hutt, Corinne: Beiträge zur Ethologie zur Erforschung des kindlichen Autismus. In: Kehrer, Hans E. (Hrsg.): Kindlicher Autismus. Basel 1978, 34–44.

I

Iben, Gerd: Begriffe und Selbstverständnis der Heil- und Sonderpädagogik. In: ders. (Hrsg.): Heil- und Sonderpädagogik. Einführung in Problembereiche und Studium. Kronberg/Taunus 1975, 65–71.

Innerhofer, Paul: Sprachaufbau bei einem autistischen Mädchen (Vergleich des Konditionierungs- und Regelmodells). München 1979.

Innerhofer, Paul; Klicpera, Christian: Die Welt des frühkindlichen Autismus. Befunde, Analysen, Anstöße. München, Basel 1988.

Innerhofer, Paul; Klicpera, Christian: Die Welt des frühkindlichen Autismus. 3. Aufl., München, Basel 2002 (1. Aufl. 1988).

Isaacson, Rupert: Der Pferdejunge. Die Heilung meines Sohnes. Frankfurt am Main 2009 (Orig. 2009).

Iversen, Portia: Mein fremder Sohn. Wie es mir gelang, die Mauern des Autismus zu durchbrechen. München 2010 (Orig. 2006).

J

Jacobs, Kurt: Frühkindlicher Autismus in sonderpädagogischer Sicht. In: Fröhlingsdorf, Rudolf (Hrsg.): Frühkindlicher Autismus. Schriftenreihe des Pädagogischen Instituts der Landeshauptstadt Düsseldorf Heft 35, November 1977, 7–42.

Jacobs, Kurt: Autismus. Schulische Förderung und ambulante Therapie. Bonn-Bad Godesberg 1984/1986.

Jacobs, Kurt: Autistische Jugendliche. Berufliche Bildung und Integration. Bonn-Bad Godesberg 1984.

Jacobs, Kurt: La Bourguette and Le Grand Réal – zwei südfranzösische Selbsthilfe-Projekte der Lebensertüchtigung für Kinder, Jugendliche und Erwachsene mit autistischem und psychotischem Verhalten: In: Behindertenpädagogik 24, 3, 1985, 295–302.

Jacobs, Kurt: Das Betriebspraktikum als wesentlicher Baustein des berufsvorbereitenden Unterrichts – Einige Gedanken zur Vorbereitung von Jugendlichen mit autistischen Lebenserschwernissen auf die Übergangsphase Schule/Arbeitsfeld. In: autismus 58, 2004, 4–12.

Jägerfeld, Jenny: Der Schmerz, die Zukunft, meine Irrtümer und ich. München 2014.

Jakobs, Hajo: Heilpädagogik zwischen Anthropologie und Ethik. Eine Grundlagenreflexion aus kritisch-theoretischer Sicht. In: Beiträge zur Heil- und Sonderpädagogik. Hrsg. von Urs Haeberlin. 22. Beiheft zur Vierteljahresschrift für Heilpädagogik und ihre Nachbargebiete (VHN). Bern, Stuttgart, Wien 1997.

Janert, Sibylle: Autistischen Kindern brücken bauen. Ein Elternratgeber. München, Basel 2003.

Janetzke, Hartmut R.: Lerntheoretische Prinzipien als Förderungsgrundlage autistischer Kinder. In: Fröhlingsdorf, Rudolf (Hrsg.): Frühkindlicher Autismus. Schriftenreihe des Pädagogischen Instituts der Landeshauptstadt Düsseldorf, Heft 35, November 1977, 61–70.

Janetzke, Hartmut R.: Stichwort Autismus. 4., überarb. Aufl., München 1999.

Jantzen, Wolfgang: Sozialisation und Behinderung. Studien zu sozialwissenschaftlichen Grundfragen der Behindertenpädagogik. Gießen 1974.

Jantzen, Wolfgang: Zur begrifflichen Fassung von Behinderung aus der Sicht des historischen und dialektischen Materialismus. In: Zeitschrift für Heilpädagogik 27, 1976, 428–436.

Jantzen, Wolfgang: Der neue Terminus: Ontologisierung. In: Behindertenpädagogik 4, 1982, 189–190.

Jantzen, Wolfgang: Eine neuropsychologische Theorie des Autismus. In: Behindertenpädagogik 3, 1985b, 274–288.

Jantzen, Wolfgang; v. Salzen, Wolfgang: Halte-‚Therapie': Für wen Halt und für wen Therapie? In: Behindertenpädagogik 27, 2, 1988, 155–185.

Jantzen, Wolfgang: Eklektisch-empirische Mehrdimensionalität und der ‚Fall' Stutte – Eine methodologische Studie zur Geschichte der deutschen Kinder- und Jugendpsychiatrie. In: Zeitschrift für Heilpädagogik 44, 1993, 7, 454–472.

Jantzen, Wolfgang: Allgemeine Behindertenpädagogik. Berlin 2007.

Janzowski, Frank: Unterschiedliche wissenschaftliche Vorstellungen über den frühkindlichen Autismus. In: Aus den Vortragsreihen Autismus des Regionalverbandes Nordbaden-Pfalz Hilfe für das autistische Kind e. V., Band I. Walldorf 1990, 37–61.

Jascur, Juraj: Mein Leben in einer anderen Welt. 2. Aufl., Norderstedt 2016.

Jauch, Peter: Der Bürger, das Engagement und die Verantwortung – Anmerkungen zu emergenten Koalitionen des Wandels. In: Baur, Werner; Mack, Wolfgang; Schroeder, Joachim (Hrsg.): Bildung von unten denken. Aufwachsen in erschwerten Lebenssituationen – Provokationen für die Pädagogik. Bad Heilbrunn/Obb 2006, 47–75.

Jenny, Bettina: Gruppentrainings für Jugendliche mit Autismus-Spektrum-Störungen. In: Steinhausen, Hans-Christoph; Gundelfinger, Ronnie (Hrsg.): Diagnose und Therapie von Autismus-Spektrum-Störungen. Grundlagen und Praxis. Stuttgart 2010, 185–220.

Jenny, Bettina; Goetschel, Philippe; Isenschmid, Martina; Steinhausen, Hans-Christoph: KOMPASS – Zürcher Kompetenztraining für Jugendliche mit Autismus-Spektrum-Störungen. Ein Praxishandbuch für Gruppen- und Einzelinterventionen. Stuttgart 2011.

Jenny, Bettina: Das Rätsel der sozialen Welt. Wie Asperger-Betroffene lernen, sich angemessen zu verhalten. In: Psychoscope 34, 1-2, und 8–11, 2013.

Jerg, Jo; Merz-Atalik, Kerstin; Thümmler, Ramona; Tiemann, Heike (Hrsg.): Perspektiven auf Entgrenzung. Erfahrungen und Entwicklungsprozesse im Kontext von Inklusion und Integration. Bad Heilbrunn 2009.

Jörg-Labonde, Ute; Labonde, Jan: ‚Ich weiß, dass ich ein himmlischer Mensch bin.' Botschaften aus der stillen Welt meines autistischen Sohnes. München 2008.

Johansson, Iris: Eine andere Kindheit. Mein Weg aus dem Autismus. Stuttgart 2012.

Jørgensen, Ole Sylvester: Asperger: Syndrom zwischen Autismus und Normalität. Diagnostik und Heilungschancen. Weinheim, Basel 2002.

Judd, Lewis L.; Mandell, Arnold J.: Chromosome Studies in Early Infantile Autism. In: Arch. Gen. Psychiat. 18, 4, 1968, 450–457.

Judt, Waltraud: Facilitated Communication – Unterstützte Kommunikation. Eine einführende Bestandsaufnahme. In: autismus 32, 1991, 2–4.

Jung, Gerd: Erste Kontaktaufnahme zu zwei Kindern mit autistischem Verhalten. In: Lernen konkret 3, 1986, 7–9.

Jung, Gerd: Möglichkeiten der Kontaktaufnahme mit geistig behinderten autistischen Schülern. In: Geistige Behinderung 21, 2, 1982, Praxisteil.

Jung, Gerd: Die Festhaltetherapie. In Lernen konkret 3, 1986, 17–19.

Jung, Gerd: Behandlung des kindlichen Autismus durch Musiktherapie. In. Lernen konkret 3, 1986, 22–23.

K

Kalde, Michael; Jakobs, Günter: Konzept einer therapeutisch-orientierten Sprachförderung – z. B. für autistische Schüler. In: Lernen konkret 7, 2, 1988, 23–26.

Kalde, Michael: Vom spielerischen zum sprachlichen Dialog mit behinderten Kindern. Ein Buch zur handlungsorientierten Spiel- und Sprachmotivation. Dortmund 1992.

Kamp-Becker, Inge: Von der autistischen Psychopathie zum Asperger-Syndrom. Immer noch eine Herausforderung an Diagnostik und Therapie. In: autismus Deutschland e. V. Bundeverband zur Förderung von Menschen mit Autismus (Hrsg.): Autismus im Wandel – Übergänge sind Herausforderung. Tagungsband der 11. Bundestagung vom 16. bis 18. September 2005 in Leipzig. Hamburg 2006, 220–227.

Kamp-Becker, Inge; Bölte, Sven: Autismus. München, Basel 2011.

Kamp-Becker, Inge: Autismus-Spektrum-Störung: Eine valide Diagnose? In: autismus Deutschland e. V. Bundesverband zur Förderung von Menschen mit Autismus (Hrsg.): Autismus in Forschung und Gesellschaft. Tagungsband der 14. Bundestagung vom 24. bis 26. Oktober 2014 in Dresden. Karlsruhe 2014, 39–64.

Kamp-Becker, Inge: Autistische Züge. In: Theunissen, Georg; Kulig, Wolfram; Leuchte, Vico; Paetz, Henriette: Handlexikon Autismus-Spektrum. Schlüsselbegriffe aus Forschung, Theorie, Praxis und Betroffenen-Sicht. Stuttgart 2015, 55.

Kamp-Becker, Inge: DSM (Diagnostic and Staistical Manual of Mental Disorders). In: Theunissen, Georg; Kulig, Wolfram; Leuchte, Vico; Paetz, Henriette: Handlexikon Autismus-Spektrum. Schlüsselbegriffe aus Forschung, Praxis und Betroffenen-Sicht. Stuttgart 2015, 106–108.

Kane, Gudrun; Kane, John F.: Möglichkeiten und Grenzen der Festhaltetherapie. In: Geistige Behinderung 2, 1986, 113–121.

Kanner, Leo: Autistic Disturbances of affective Contact. In: Acta Paedopsychiatrica 35, 1968, 98–136. (erstmals publiziert in: The Nervous Child 2, 1943, 217–250).

Kanner, Leo: Early infantile Autism. In: Journal of Pediatrics 25, 1944, S. 211–217.

Kanner, Leo: Irrelevant and metaphorical Language in early infantile Autism. In: American Journal of Psychiatry 103, 1946, 242–246.

Kanner, Leo: Feeblemindedness: absolute, relative and apparent. In: The Nervous Child 7, 4, 1948, 363–397.

Kanner, Leo: Problems of Nosology and Psychodynamics of early infantile Autism. In: American Journal of Orthopsychiatry 19, 1949, 416–426.

Kanner, Leo: A discussion of early infantile autism. In: Digest of Neurology and Psychiatry 108, 1951, 158–162.

Kanner, Leo: The Conception of Wholes and Parts in early infantile Autism. In: American Journal of Psychiatry 108, 1951, 23–26.

Kanner, Leo: To what extant is early infantile Autism determined by constitutional Inadequacies? In: Proc. Ass. Res. Nerv. Ment. Dis. 33, 1954, S. 378–385.

Kanner, Leo; Eisenberg, Leon: Notes on the follow-up Studies of autistic Children. In: Hoch, Paul H.; Zubin, Joseph (Hrsg.): Psychopathology of Childhood. New York 1955, 227–239.

Kanner, Leo: The 'emotional Block'. In: American Journal of Psychiatry 113, 1956, 181–182.

Kanner, Leo; Eisenberg, Leon: Childhood Schizophrenia. Symposium 1955. 6. Early infantile Autism, 1943 – 55. In: American Journal of Orthopsychiatry 26, 1956, 556–566.

Kanner, Leo: Causes and Results of parental Perfectionism. In: The Journal of the South Carolina Medical Association 53, 1957, 379–383.

Kanner, Leo: The Specificity of early infantile Autism. In: Acta Paedopsychiatrica 25, 1958, 108–113.

Kanner, Leo; Lesser, Leonard J.: Early infantile Autism. In: Pediatric Clinic of North America 5, 1958, 711–730.

Kanner, Leo: Early infantile Autism. Feelings and their medical Significance 3, Columbus OH, Ross Laboratories 1961.

Kanner, Leo: Infantile Autism and the Schizophrenias. In: Behavioral Science 10, 1965, 412–420.

Kanner, Leo: Early infantile Autism revisited. In: Psychiatry Digest 29, 1968, 17–28.

Kanner, Leo: Autistic Disturbances of affective Contact. In: Acta Paedopsychiatrica 35, 1968, 100–136.

Kanner, Leo: Follow-up Study of eleven autistic Children. In: Journal of Autism and Childhood Schizophrenia 1, 2, 1971, 119–145.

Kanner, Leo: Childhood Psychosis: A historical Overview. In: Journal of Autism and Childhood schizophrenia 1, 1971, 14–19.

Kanner, Leo; Rodriguez, Alejandro; Ashenden, Barbara: How far can autistic Children go in matters of social Adaption? In: Journal of Autism and Childhood Schizophrenia 2, 1972, 9–33.

Kastl, Jörg Michael: Einführung in die Soziologie der Behinderung. Wiesbaden 2010.

Kastl, Jörg Michael: Inklusion und Integration. Ist ‚Inklusion' Menschenrecht oder eine pädagogische Ideologie? Soziologische Thesen. In: Lehren & Lernen 38, 12, 2012, 4–9.

Kaufhold, Roland (Hrsg.): Annäherung an Bruno Bettelheim. Mainz 1994.

Kaufman, Barry Neil: Ein neuer Tag. Wie wir unser Sorgenkind heilten. München 1984 (1. Aufl. 1976).

Kaufmann, Kathrin: Asperger-Syndrom. Aufklärung und Sensibilisierung der Mitschüler und Mitschülerinnen. Broschüre für Lehrpersonen von Schülern und Schülerinnen ab Kindergartenalter. Gelterkinden 2014.

Keenan, Mickey; Kerr, Ken P.; Dillenburger, Karola: Eltern als Therapeuten von Kindern mit Autismus-Spektrum-Störungen. Selbständigkeit fördern mit Applied Behaviour Analysis. Stuttgart 2014.

Kegel, Gerd; Tramitz, Christiane: Olaf. Kind ohne Sprache. Die Geschichte einer erfolgreichen Therapie. Opladen 1991.

Kehrer, Hans E.; Körber, H.P.: Sprachbehandlung durch Verhaltenstherapie bei autistisch-mutistischen Kindern. In: Acta Paedopsychiatrica 38, 1971, 2–17.

Kehrer, Hans E.: Verhaltenstherapie bei autistischen Kindern. In: Autismus. Erscheinungsbild, mögliche Ursachen, Therapieangebote. Hrsg.: Hilfe für das autistische Kind. Regionalverband Nordbaden-Pfalz e. V. Tagungsberichte 1972, 55–58.

Kehrer, Hans E.: Gutachten über den kindlichen Autismus. Symptome des infantilen Autismus. In: Autismus. Erscheinungsbild, mögliche Ursachen, Therapieangebote. Hrsg.: Hilfe für das autistische Kind. Regionalverband Nordbaden-Pfalz e. V. Tagungsberichte 1972, 112–115.

Kehrer, Hans E. (Hrsg.): Kindlicher Autismus. Bibliotheca Psychiatrica No. 157. Basel, München, Paris, London, New York, Sydney 1978.

Kehrer, Hans E.: Gutachten über die Situation von Kindern und Jugendlichen mit sog. ‚kindlichem Autismus' und über ihre körperliche und psychische Belastbarkeit (Dokumentation 10). In: Kluge, Karl-Josef (Hrsg.): Körperliche, seelische, heilpädagogische Belastbarkeit von lernbehinderten, geistigbehinderten, autistischen und verhaltensgestörten Kindern. Band 1. Schriftenreihe Bundesarbeitsgemeinschaft Hilfe für Behinderte Band 18. Bonn – Bad Godesberg 1978, 275–282.

Kehrer, Hans E.: Merkmal- und Symptomkatalog zur Erkennung des frühkindlichen Autismus. Ursachen und Verlauf. In: Hilfe für Behinderte e. V. (Hrsg.): Kommunikation zwischen Partnern. Bundesarbeitsgemeinschaft Hilfe für Behinderte Band 30, Düsseldorf 1982, 11–21.

Kehrer, Hans E.: Frühkindlicher Autismus. In: Kommunikation zwischen Partnern. Bundesarbeitsgemeinschaft Hilfe für Behinderte Band 230, Düsseldorf 1987, 8–19 und 24–25.

Kehrer, Hans E.: Autismus. Diagnostische, therapeutische und soziale Aspekte. Heidelberg 1989.

Kehrer, Hans E.: Medikamentöse Behandlung des autistischen Syndroms. In: Dzikowski, Stefan; Arens, Christiane (Hrsg.): Autismus heute. Band 2. Neue Aspekte der Förderung autistischer Kinder. Dortmund 1990, 201–208.

Kehrer, Hans E.: Geistige Behinderung und Autismus. Rat und Hilfe für eine Begleitung durchs Leben. Stuttgart 1995.

Kehrer, Hans E.: ‚Kritische Gedanken zu FC'. In: autismus 42, 1996, 40.

Kehrer, Hans E.: Autismus. Diagnostische, therapeutische und soziale Aspekte. 7. Aufl., unveränderter Nachdruck der 5., überarb. und aktual. Aufl., Heidelberg 2005 (1. Aufl. 1989).

Kessler-Kakoulidis, Lucia: Rhythmik und Autismus. Der integrative Ansatz Amélie Hoellerings in Theorie und Praxis. Gießen 2016.

Keulen, Konstantin und Kornelius; Kosog, Simone: Zu niemandem ein Wort. In der Welt der autistischen Zwillinge Konstantin und Kornelius. München, Zürich 2004 (1. Aufl. 2003).

Kind, Gabriele: Die rhythmisch-musikalische Erziehung in der Arbeit mit hirngeschädigten Kindern. In: Rhythmik in der Erziehung 1, Göttingen 1975.

Kirst, Simone: Zirkus Empathico – Eine App zum Training sozioemtionaler Kompetenzen bei Kindern im Autismus-Spektrum. In: autismus 80, 2015, 44–45.

Kischkel, Wolfgang: Autismus: Eine Störung des fronto-limbischen Systems. In: Behindertenpädagogik 24, 3, 1985, 288–295.

Kischkel, Wolfgang: Autistisches Syndrom bei Störung des frontolimbischen Systems: Ein Fallbeispiel. In: Prax. Kinderpsychol. Kinderpsychiat. 37, 3, 1988, 83–89.

Kischkel, Wolfgang; Störmer, Norbert: Kritische Überlegungen zur Festhaltetherapie. In: Behindertenpädagogik 27, 2, 1988, 185–197.

Kißgen, Rüdiger; Schleiffer, Roland: Zur Spezifitätshypothese eines Theory-of-Mind Defizits beim Frühkindlichen Autismus. In: Zeitschrift für Kinder- und Jugendpsychiatrie und Psychotherapie 30, 1, 2002, 29–40.

Kißgen, Rüdiger; Drechsler, Julia; Fleck, Stefan; Lechmann, Claus; Schleiffer, Roland: Autismus, Theory of Mind und figurative Sprache. In: Heilpädagogische Forschung 31, 2, 2005, 81–100 (Nachdruck in: Behindertenpädagogik 45, 2, 2006, 123–152).

Kißgen, Rüdiger; Franke, Sebastian; Ladinig, Barbara; Mays, Daniel; Carlitscheck, Jessica: Schulbegleitung an Förderschulen in Nordrhein-Westfalen: Ausgangslage, Studienkonzeption und erste Ergebnisse. In: autismus 77, 2014, 23–33.

Klauck, Sabine: Verhaltensgenetik, Molekulargenetik und Tiermodelle. In: Bölte, Sven (Hrsg.): Autismus. Spektrum, Ursachen, Diagnostik, Intervention, Perspektiven. Bern 2009, 87–107.

Klauck, Sabine M.; Poustka, Luise; Chiocchetti, Andreas: Genetik und Tiermodelle von Autismusspektrumstörungen. Neue Entwicklungen. In: Der Nervenarzt 5, 82, 2011, 553–563.

Klauß, Theo: Überwindung defizitärer Sichtweisen und Ermöglichung von Selbstbestimmung durch handlungsorientierten Unterricht für Schüler mit geistiger Behinderung. In: ders. (Hrsg.): Aktuelle Themen der schulischen Förderung. Heidelberg 2000, 105–150.

Klauß, Theo: Unterricht mit Facilitated Communication (FC). In: Bundschuh, Konrad (Hrsg.): Wahrnehmen – verstehen – handeln. Perspektiven für die Sonder- und Heilpädagogik im 21. Jahrhundert. Bad Heilbrunn/Obb 2000, 273–282.

Klauß, Theo; Lamers, Wolfgang: Alle Kinder alles lehren… brauchen sie wirklich alle Bildung? In: dies. (Hrsg.): Alle Kinder alles lehren… Grundlagen der Pädagogik für Menschen mit schwerer und mehrfacher Behinderung. Heidelberg 2003, 13–28.

Klauß, Theo: Die schulische Situation von Kindern mit autistischem Verhalten. In: Hennicke, Klaus (Hrsg.): Seelische Gesundheit von Menschen mit geistiger Behinderung. Band 2: Spezielle Problembereiche und Erscheinungsformen auffälligen Verhaltens. Dokumentation der Arbeitstagungen der DGSGB in Kassel 2000 – 2005. Berlin 2004, 195–206.

Klauß, Theo: Die schulische Situation von Kindern mit autistischem Verhalten. In: Dobslaw, Gudrun (Hrsg.): Menschen mit autistischen Störungen. Eine Herausforderung für die Praxis. Dokumentation der Arbeitstagung der DGSGB am 7.11.2003 in Kassel. Materialien der DGSGB Band 8. Berlin 2005, 15–26.

Klauß, Theo: Immer wieder am Scheideweg? Krisen im Leben von Menschen mit Autismus und ihren Familien. In: Bundesverband Hilfe für das autistische Kind. Vereinigung zur Förderung autistischer Menschen e. V. (Hrsg.): Autismus im Wandel – Übergänge sind Herausforderung. Tagungsband der 11. Bundestagung vom 16. bis 18. September 2005 in Leipzig. Hamburg 2006, 14–29.

Klauß, Theo: Wenn aus Kindern Erwachsene werden – Übergänge beim Ablösen vom Elternhaus. In: autismus Deutschland e. V. Bundeverband zur Förderung von Menschen mit Autismus (Hrsg.): Autismus im Wandel – Übergänge sind Herausforderung. Tagungsband der 11. Bundestagung vom 16 bis 18. September 2005 in Leipzig. Hamburg 2006, 171–182.

Klauß, Theo: Wohnen so normal wie möglich. Ein Wohnprojekt für Menschen mit Autismus. Heidelberg 2008.

Klee, Ernst: Das Personenlexikon zum Dritten Reich. Wer war was vor und nach 1945. Frankfurt am Main 2003.

Klee, Ernst: Das Kulturlexikon zum Dritten Reich. Wer war was vor und nach 1945. Frankfurt am Main 2007.

Klee, Ernst (Hrsg.): Dokumente zur ‚Euthanasie'. 6. Aufl., Frankfurt am Main 2007 (1. Aufl. 1985).

Klein, Ferdinand: Zur Erziehung von Kindern mit autistischen Verhaltensweisen. In: Zeitschrift für Heilpädagogik 1979, 426–427.

Klein, Ferdinand: Erziehung Geistigbehinderter mit autistischen Verhaltensweisen. In: Bach, Heinz (Hrsg.): Handbuch der Sonderpädagogik. Band 5: Pädagogik der Geistigbehinderten. Berlin 1979, 213–221.

Klein, Ferdinand: Halten. Heilpädagogik des Haltens bei autistischen Kindern im schulpflichtigen Alter unter besonderer Berücksichtigung der Befunde von Tinbergen und Zaslow. In: Zeitschrift Behinderte in Familie, Schule und Gesellschaft 3, 1984, 23–28.

Klein, Ferdinand: Hilfe beim frühkindlichen Autismus. In: Forschungsmagazin der Johannes-Gutenberg-Universität Mainz 2, 1989, 33–39.

Klein, Ferdinand: Heilpädagogisches Handeln und Erkennen als Antwort auf das kälter gewordene soziale und seelische Klima in unserer Gesellschaft. In: Gäch, Angelika (Hrsg.): Phänomene des Wandels. Wozu Heilpädagogik und Sozialtherapie herausgefordert sind. Luzern 2004, 191–203.

Klein, Rebecca: Leinen los ins Leben. Eine Autistin bereist mit Hilfe der ‚Gestützten Kommunikation' ihre innere und die äußere Welt. Norderstedt 2003.

Klein, Rebecca: Tanzendes Glück? Gedichtesammlung einer Frau mit Autismus von 1997–2009. Norderstedt 2009.

Kleine Schaars, Willem: Durch Gleichberechtigung zur Selbstbestimmung. Menschen mit geistiger Behinderung im Alltag unterstützen. Weinheim, Basel, Berlin 2003.

Klicpera, Christian: Medizinische und neuropsychologische Aspekte des frühkindlichen Autismus. In: Frühförderung interdisziplinär 3, 1984, 154–164.

Klicpera, Christian; Innerhofer, Paul: Diagnostik des frühkindlichen Autismus. In: Frühförderung interdisziplinär 3, 1984, 165–171.

Klicpera, Christian; Innerhofer, Paul: Die Welt des frühkindlichen Autismus. Unter Mitarbeit von Barbara Gasteiger-Klicpera. 3. Aufl., München 2002.

Klicpera, Christian; Gasteiger-Klicpera, Barbara: Wohnformen für Erwachsene mit autistischer Störung. Empfehlungen für die Organisation und Gestaltung. In: Geistige Behinderung 43, 2, 2004a, 155–165.

Klicpera, Christian; Gasteiger-Klicpera, Barbara: Außerfamiliäre Betreuung von Erwachsenen mit einer autistischen Störung im Wohnbereich: Wieweit sind spezielle Hilfen notwendig? In: Vierteljahresschrift für Heilpädagogik und ihre Nachbargebiete (VHN) 73, 2, 2004b, 151–166.

Klimm, Hellmut: Beobachtungen und Erwägungen beim Autismus. In: In: Holtzapfel, Walter; Klimm, Hellmut; König, Karl; Lutz, Jakob; Müller-Woedemann, Hans; Weihs, Thomas J.: Der frühkindliche Autismus als Entwicklungsstörung. Erscheinungsformen und Hintergründe. Stuttgart 1981, 87–105.

Klin, Ami; Pauls, David; Schultz, Robert; Volkmar, Fred: Three diagnostic Approaches to Asperger Syndrome: Implications for Research. In: Journal of Autism Developmental Disorders 35, 2, 2005, 221–234.

Klosinski, Günther: Kinder- und jugendpsychiatrische Brennpunkte. Für Sozial-, Sonder- und Heilpädagogen. Tübingen 2003.

Klosinksi, Gunther; Troje A. E.: Entwicklungsverlauf im 2. und 3. Lebensjahrzehnt bei 18 Patienten mit Kanner-Autismus. Ergebnisse einer qualitativen Retrospektivstudie unter besonderer Berücksichtigung des sozialadaptiven Verhaltens. In: Der Nervenarzt 75, 1, 2004, 23–28.

Kluge, Norbert: Kindheit. In: Bohlken, Eike; Thies, Christian (Hrsg.): Handbuch Anthropologie. Der Mensch zwischen Natur, Kultur und Technik. Stuttgart, Weimar 2009, 356–359.

Knauerhase, Aleksander: Autismus mal anders. Einfach, authentisch, autistisch. Berlin 2016.

Knorr, Philipp: Bausteine schulischer Förderung von Schülern mit Autismus-Spektrum-Störungen im inklusiven Unterricht. In: autismus Deutschland e. V. Bundesverband zur Förderung von Menschen mit Autismus (Hrsg.): Autismus in Forschung und Gesellschaft. Tagungsband der 14. Bundestagung vom 24. bis 26. Oktober 2014 in Dresden. Karlsruhe 2014, 189–200.

Koch, Ingeborg: Zur schulischen Situation autistischer Kinder und Jugendlicher in Deutschland. In: autismus 41, 1996, 12–13.

Koehler, Karl; Saß, Hans: Diagnostisches und Statistisches Manual Psychischer Störungen DSM-III. Weinheim, Basel 1984 (Orig. 1980).

Koelkebeck, Katja; Riedel, Andreas; Ohrmann, Patricia; Biscaldi-Schäfer, Monica; Tebartz van Elst, Ludger: Autismusspektrumstörungen mit hohem Funktionsniveau im Erwachsenenalter. In: Der Nervenarzt 85, 7, 2014, 891–902.

Kokemoor, Klaus: Autismus neu verstehen. Begegnung mit einer anderen Kultur. Mundefing 2016.

Koppetsch, Margarete: Der Frosch in der Milchschüssel. Eine Mutter kämpft für ihr autistisches Kind. Freiburg, Basel, Wien 1994.

Korber, Tessa: Ich liebe dich nicht, aber ich möchte es mal können. Berlin 2012.

Köster, Annika: Meerschweinchen als Co-Therapeuten im Autismus-Therapie-Zentrum. In: autismus 79, 2015, 43–45.

Köstli, Aline: Miss abgefahren... und als Gute-Nacht-Geschichte zwei Seiten aus dem Pilzbestimmungsbuch... Gelterkinden 2015.

Kowal-Summek, Ludger: Musiktherapie und Autismus. Zur Anwendung ausgewählter Methoden der Leiborientierten Musiktherapie. 2. Aufl., Wiesbaden 2016.

Knopf, Hartmut; Dauer, Steffen: Störungen des Sozialverhaltens bei Kindern und Jugendlichen. Schriftenreihe zur Entwicklung sozialer Kompetenz. Band 6, Berlin 2005.

König, Eckard; Ramsenthaler, Horst (Hrsg.): Diskussion Pädagogische Anthropologie. München 1980.

Kornmann, Reimer: Von der prinzipiell nie falschen Legitimation negativer Ausleseentscheidungen zum Etikettierungs-Ressourcen-Dilemma – oder: Gibt es überhaupt Perspektiven für eine förderungsorientierte Diagnostik? In: Behinderte in Familie, Schule und Gesellschaft 17, 1994, 51–59.

Krämer, Katharina; Gawronski, Astrid; Falter, Christine M.; Vogeley, Kai: Die ‚doppelte Unsichtbarkeit' autistischer Störungen und ihre Herausforderungen für Psychotherapeuten und Angehörige. In: Psychotherapeutenjournal 3, 14, 2015, 231–239.

Kranz, Heinrich: Der Begriff des Autismus und die endogenen Psychosen. In: ders. (Hrsg.): Psychopathologie heute: Professor Dr. med. Dr. phil., Dr. jur. h.c. Kurt Schneider zum 75. Geburtstag gewidmet. Stuttgart 1962.

Kretschmer, Ernst: Körperbau und Charakter. 13. und 14. Aufl., Berlin 1940.

Kristen, Ursi: Praxis Unterstützte Kommunikation. Eine Einführung. 5. Aufl. Düsseldorf 2005.

Krombholz, Andreas; Teschke, Bodo: Neurofeedback als Behandlungsansatz bei Aufmerksamkeits- sowie Konzentrationsproblemen und Störungen aus dem autistischen Formenkreis (Autismus). In: autismus 81, 2016, 40–42.

Krüger, Reinhard: Probleme mit der Verarbeitung und Artikulation emotionaler Zeichen bei Menschen mit Autismus-Spektrum-Störung (ASS). In: Behinderte Menschen. Zeitschrift für gemeinsames Leben, Lernen und Arbeiten 4, 2009, 41–60.

Krumenacker, Franz-Joseph: Bruno Bettelheim. München, Basel 1998.

Kruschel, Robert; Hinz, Andreas (Hrsg.): Zukunftsplanung als Schlüsselelement von Inklusion. Praxis und Theorie personenzentrierter Planung. Bad Heilbrunn 2015.

Kruse, Katja: Neue Regelungen für Pflegebedürftige. In: autismus 82, 2016, 42–47.

Kühn, Gabriele; Schneider, Jana: Zwei Wege zur Kommunikation. Praxisleitfaden zu TEACCH und PECS. Karlsruhe 2009.

Künstler, Sylvia; Unfried, Matthias: Autistisch? Der ist doch nur aggressiv... Missverständnisse durch aggressive Abwehrformen bei Menschen mit Asperger-Autismus. In: Verein für Psychoanalytische Sozialarbeit (Hg.): Misslingen des Anderen im Asperger-Syndrom. Psychoanalytische Näherungen. 1. Aufl., Frankfurt am Main 2011, 209–220.

Kuhn, Andreas: Ungleichheit, Teilhabe, Exklusion. Systematische Anfänge der Sonderpädagogik als pädagogische Theorie und Praxis. Bad Heilbrunn 2015.

Kumbier, Ekkehardt; Domes, Gregor; Herpertz-Dahlmann, Beate; Herpertz, Sabine C.: Autismus und autistische Störungen. Historische Entwicklung und aktuelle Aspekte. In: Der Nervenarzt 81, 1, 2010, 55–65.

Kusch, Michael; Petermann, Franz: Entwicklung autistischer Störungen. 2., erw. Aufl., Bern, Stuttgart, Toronto 1991.

Kusch, Michael; Petermann, Franz: Tiefgreifende Entwicklungsstörungen. In: Petermann, Franz (Hrsg.): Lehrbuch der Klinischen Kinderpsychologie und -psychotherapie. 4. Aufl., Göttingen, Bern, Toronto, Seattle 2000, 432–452.

Kusch, Michael; Petermann, Franz: Entwicklung autistischer Störungen. 3., vollständig überarb. Aufl., Göttingen, Bern u. a. 2001.

L

Lake, Raymond C.; Ziegler, Michael G.; Murphy, Dennis L.: Increased Norepinephrine Levels and Decreased Dopamine-?-Hydroxylase Activity in Primary Autism. In: Arch. Gen. Psychiatry 34, 1977, 553–556.

Landesinstitut für Schule und Weiterbildung Nordrhein-Westfalten (Hrsg.): Kinder mit autistischem Verhalten in Schulen für Geistigbehinderte. Soest 1987.

Landmann, Michael: Philosophische Anthropologie. Menschliche Selbstdeutung in Geschichte und Gegenwart. 4. Aufl., Berlin, New York 1976.

Lang, Monika; Hoch, Anne (Hrsg.): Gestützte Kommunikation – gestütztes Handeln. Fachtagung vom 16. März 2002 an der Justus-Liebig-Universität Gießen. Berlin 2003.

Lang, Monika (Hrsg.): MAASarbeit. Barrierefreiheit auf dem Weg in die Arbeitswelt für Menschen aus dem Autismusspektrum. Berlin 2015.

Lange, Johannes: Der Fall Berta Hempel. Eine klinisch-genealogische Studie. In: Z. Neur. Band 85, 1923, 170–273.

Lange, M.; Neuhäuser, Gerhard: Erfahrungen bei der Beschäftigungstherapie eines Kindes mit autistischen Verhaltensweisen. In: Beschäftigungstherapie und Rehabilitation 1, 1974, 11–14.

Langer, Hanna: Manuel. Mein Leben mit Autismus. Aufklärung in der Grundschule. Viersen 2014.

Lassahn, Rudolf: Pädagogische Anthropologie. Eine historische Einführung. Heidelberg 1983.

Laubner, Marian; Lindmeier, Bettina; Lübeck, Anika (Hrsg.): Schulbegleitung in der inklusiven Schule. Grundlagen und Praxishilfen. Weinheim, Basel 2017.

Lazar, Claudia: Laser-Akupunktur bei frühkindlichem Autismus. In: Deutsche Zeitschrift für Akupunktur 55, 4, 2012, 20.

Lec, Stanislaw Jerzy: Alle unfrisierten Gedanken. München, Wien 1982.

Lechmann, Claus; Diepers-Pérez, Iris; Grass, Heike; Pfeiffer, Frederik: Das Picture Exchange Communication System (PECS). In: Bölte, Sven (Hrsg.): Autismus. Spektrum, Ursachen, Diagnostik, Intervention, Perspektiven. Bern 2009, 375–386.

Lefèvre, Francoise: Stummer, kleiner Prinz. Die Geschichte meines autistischen Kindes. München 1993.

Lefèvre, Francoise: Schwarze Wolke Niemandsland. Die Geschichte der außergewöhnlichen Heilung des autistischen Kindes Julien-Hugo. Weinheim u. a. 1997.

Lelord, Gilbert; Rothenberger, Aribert: Dem Autismus auf der Spur. Verstehen, erklären, behandeln – ein Lesebuch. Göttingen 2000.

Lempp, Reinhart: Psychosen im Kindes- und Jugendalter – eine Realitätsbezugsstörung. Eine Theorie der Schizophrenie. Bern, Stuttgart, Wien 1973.

Lempp, Reinhart: Eine Pathologie der psychischen Entwicklung. 4., überarb. und ergänzte Aufl., Bern, Stuttgart, Wien 1981 (1. Aufl 1967).

Lempp, Reinhart: Vom Verlust der Fähigkeit, sich selbst zu betrachten. Eine entwicklungspsychologische Erklärung der Schizophrenie und des Autismus. Bern, Göttingen, Toronto 1992.

Lempp, Reinhart: Die autistische Gesellschaft. Geht die Verantwortlichkeit für andere verloren? München 1996.

Lempp, Thomas: Basics Kinder- und Jugendpsychiatrie. München 2011.

Lensing, Patrick J.: Gesichtsabwenden und Stereotypien. Zwei Verhaltensweisen im Dienste der Stimulation in normaler Entwicklung und bei frühkindlichem Autismus. In: Praxis der Kinderpsychologie 31, 1, 1982, 25–33.

Lenz, Albert (Hrsg.): Empowerment: neue Perspektiven für psychosoziale Praxis und Organisation. Tübingen 2002.

Lenzen, Dieter (Hg.): Erziehungswissenschaft. Ein Grundkurs. Hamburg 1994.

Leonhardt, Annette; Wember, Franz B. (Hrsg.): Grundfragen der Sonderpädagogik. Bildung – Erziehung – Behinderung. Ein Handbuch. Weinheim, Basel, Berlin 2003.

Leonhardt, Annette; Müller, Katharina; Truckenbrodt, Tilly (Hrsg.): Die UN-Behindertenrechtskonvention und ihre Umsetzung. Beiträge zur Interkulturellen und Internationalen vergleichenden Heil- und Sonderpädagogik. Bad Heilbrunn 2015.

Lernen konkret, 22, 2, 2003: Themenheft: Praktische Erfahrungen mit Methoden aus dem TEACCH Ansatz.

Leßmann, Lukas: ‚Zu exklusiv für Inklusion?‘ Bericht vom Autworker-Fachtag. In: autismus 80, 2015, 14–15.
Leukert, Melanie; Hasenclever, Rebecca; Kalaitzidis, Dimitros: Autismus. Symptomatik, Diagnostik und die Förderung Betroffener. Norderstedt 2013.
Lindmeier, Christian: Behinderung – Phänomen oder Faktum? Bad Heilbrunn 1993.
Lindmeier, Christian: Selbstbestimmung als Orientierungsprinzip der Erziehung und Bildung von Menschen mit geistiger Behinderung – kritische Bestandsaufnahme und Perspektiven. In: Die Sonderschule 44, 3, 1999, 209–224.
Lindmeier, Christian; Lindmeier, Bettina: Professionelles Handeln in der Arbeit mit geistig behinderten Erwachsenen unter der Leitidee der Selbstbestimmung. In: Behinderte in Familie, Schule und Gesellschaft 25, 4/5, 2002, 63–74.
Lingg, Albert; Theunissen, Georg: Psychische Störungen bei geistig Behinderten. Freiburg im Breisgau 1993.
Lingg, Albert; Theunissen, Georg: Psychische Störungen und Geistige Behinderung. Ein Lehrbuch und Kompendium für die Praxis. 4., überarb. und aktual. Aufl., Freiburg 2000, 87–94.
Linke, Denise: Nicht normal, aber das ist richtig gut. Mein wunderbares Leben mit Autismus und ADHS. München, Berlin 2015.
Lischewski, Andreas: ‚Tod des Subjekts!?‘ Zum Selbstverständnis Pädagogischer Anthropologie zwischen ‚Subjekt‘ und ‚Postmoderne‘. Würzburg 1996.
Lobisch, Brigitte G.: Malen ist Hoffnung. Gestütztes Malen und Zeichnen in der Kunsttherapie mit behinderten Jugendlichen und Autisten. Würzburg 1999.
Loch, Werner: Der pädagogische Sinn der anthropologischen Betrachtungsweise. In: Höltershinken, Dieter (Hrsg.): Das Problem der pädagogischen Anthropologie im deutschsprachigen Raum. Darmstadt 1976, 252–277.
Loeben-Sprengel, Stephanie: Möglichkeiten der Elternarbeit im Institut zur Therapie autistischer Verhaltensstörungen des Regionalverbandes Rhein/Main e. V. in Langen. In: autismus 8, 1979, 4–6.
Loeben-Sprengel, Stephanie; Soucos-Valavani, Irini; Voigt, Friedrich: Autistische Kinder und ihre Eltern. Veränderungen der familiären Interaktion. Weinheim 1981.
Lorenz, Judith: Erhöhtes Autismus-Risiko bei Einnahme von Antidepressiva. In: Zeitschrift für Geburtshilfe und Neonatologie 220, 2, 2016, 47.
Lorenz, Waltraud: Bildungsimpulse für Eltern autistischer Kinder. Regensburg 2003.
Lösche, Gisela: Entwicklung autistischer Kinder in den ersten dreieinhalb Lebensjahren. Weinheim 1992.
Lovaas, Ole Ivar; Schaefer, B.; Simmons, James Q.: Building social Behavior in autistic Children by use of electric Shock. In: Journal of Experimental Research in Personality 1, 1965, 99–109.
Lovaas, Ole Ivar: A Program for the Establishment of Speech in psychotic Children. In: Wing, J.K. (Hrsg.): Early childhood autism. London 1966, 125–154.
Lovaas, Ole Ivar; Freitag, G.; Nelson, K.; Whalen, C.: The Establishment of Imitation and its Use fort the Development of complex Behavior in schizophrenic Children. In: Behav. Res. Ther., 1967, 5, 171–181.
Lovaas, Ole, Ivar: A behavior Therapy Approach to the Treatment of Childhood Schizophrenia. In: Child Psychol. 1, 1967, 108–159.
Lovaas, Ole Ivar; Simmons James Q.: Manipulation of Self-Destruction in three retarded Children. In: Journal of Applied Behavior Analysis 2, 1969, 143–157.
Lovaas, Ole Ivar: Strengths and Weaknesses of operant conditioning Techniques for the Treatment of autism. Proceed. of the Conference and annual Meeting of the National Society for Autistic Children. 1970, 30–41.
Lovaas, Ole Ivar; Koegel, Robert L.; Simmons, James Q.; Long, Judith Stevens: Some Generalization and Follow-Up Measures on autistic Children in behavior Therapy. In: Journal of Applied Behavior Analysis 6, 1973, 131–166.
Lovaas, Ole Ivar; Schreibman, L.; Koegel, Robert L.: A behavior modification Approach to the Treatment of autistic Children. In: J. Autism Childhood Schizophrenia, 1974, 4, 2, 111–129.

Lovaas, Ole Ivar u. a.: Stimulus Overselectivity in Autism: a Review of Research. In: Psychological Bulletin 86, 1979, 1236–1254.

Luhmann, Niklas: Vertrauen. Ein Mechanismus der Reduktion sozialer Komplexität. 3. Aufl., Stuttgart 1989.

Lutz, Dorina: Svea ist besonders. Ein Autismusbuch für Kinder im Kindergarten-, Vorschul- und Grundschulalter. Nonnenhorn 2015.

Lutz, Jakob: Kinderpsychiatrie. Eine Anleitung zu Studium und Praxis für Ärzte, Erzieher, Fürsorger, Richter mit besonderer Berücksichtigung heulpädagogischer Probleme. 3., erw. und erg. Aufl., Zürich, Stuttgart 1961.

Lutz, Jakob: Zum Verständnis des Autismus Infantum als eine Ich-Bewußtseins-, Ich-Aktivitäts- und Ich-Einprägungsstörung. In: Acta Paedopsychiatrica 35, 1968, 161–177.

M

Maaß, Bernd: Unterricht mit Schülerinnen und Schülern mit Asperger-Syndrom in der allgemeinbildenden Schule – Das gelingt?! In: autismus Deutschland e. V. Bundesverband zur Förderung von Menschen mit Autismus (Hrsg.): Autismus im Wandel – Übergänge sind Herausforderung. Tagungsband der 11. Bundestagung vom 16. bis 18. September 2005 in Leipzig. Hamburg 2006, 128–133.

MacDonnell, Jane Taylor: Im Grenzland der Gefühle. Leben mit einem autistischen Sohn. München 1995.

Mahler, Margaret S.: Remarks on Psychoanalysis with psychotic Children. In: Q. J. Child Behav. 1, 1949, 18–21.

Mahler, Margaret S.: On child Psychosis and Schizophrenia: Autistic and symbiotic infantile Psychoses. In: Psychoanal. Study Child 7, 1952, 286–305.

Mahler, Margaret S.; Elkisch, Paula: Some Observations on Disturbances oft the Ego in a Case of infantile Psychosis. In: Psychoanal. Study Child 8, 1953, 252–261.

Mahler, Margaret S.: Autism and Symbiosis: two extreme Disturbances of Identity. In: Int. J. Psychoanal. 39, 1958, 77–83.

Mahler, Margaret S.: On early infantile Psychosis: the symbiotic and autistic Syndrome. In: Journal Am. Acad. Child Psychiat. 4, 1965, 554–568.

Mahler, Margaret S.: Über Psychose und Schizophrenie im Kindesalter. Autistische und symbiotische frühkindliche Psychosen. In: Psyche 12, 21, 1967, 895–914.

Mahler, Margaret S.: Symbiose und Individuation. Band 1. Psychosen im frühen Kindesalter. Stuttgart 1972.

Mahler, Margaret S.: Die psychische Geburt des Menschen. Symbiose und Individuation. 19. Aufl., Frankfurt am Main 2008 (1. Aufl. 1978).

Mahnke, Ursula: Zwischen Selbstbestimmung und Identität. Psychologische Aspekte der integrativen Förderung bei geistiger Behinderung. In: Geistige Behinderung 1, 2000, 40–48.

Mall, Winfried: Personen mit autistischem Verhalten im Heim für geistig Behinderte – Ergebnisse einer Umfrage. In: Jugendwohl 7, 62, 1981, 264–273.

Mall, Winfried: Warum werden Kinder autistisch? In: autismus 13, 1982, 9–12.

Mall, Winfried: Festhalte-Therapie bei Personen mit autistischem Verhalten im Heim für geistig Behinderte. In: Zeitschrift Zur Orientierung 1, 1983, 38–46.

Markowetz, Reinhard (Hrsg.): Die Zusammenarbeit von Jugendhilfe und Schule: Inklusion und Chancengleichheit zwischen Anspruch und Wirklichkeit. Bad Heilbrunn 2012.

Marshall, Abigail; Davis, Ronald Dell: Autismus verstehen & verändern. Am Leben teilnehmen mit dem Davis-Autismus-Ansatz. Hamburg 2013.

Martinus, Joest: Stereotypien: Beschreibung, Bedeutung, Behandlung aus ärztlicher Sicht. In: Bundesverband Hilfe für das autistische Kind e. V. (Hrsg.): Therapeutische Ansätze in Theorie und Praxis. Tagungsband der 6. Bundestagung 1984 in Düsseldorf. Düsseldorf 1984.

Matthews, Joan; Williams, James: Ich bin besonders! Autismus und Asperger. Das Selbsthilfebuch für Kinder und ihre Eltern. Stuttgart 2011 (1. Aufl. 2001).

Matthews, P.D.; Sanders, J.P.: Der vorbeugende Umgang mit herausforderndem Verhalten. Hrsg: autismus Deutschland e. V. Bundesverband zur Förderung von Menschen mit Autismus. 2. Aufl., Hamburg 2006.

Mattner, Dieter; Gerspach, Manfred: Heilpädagogische Anthropologie. Stuttgart, Berlin, Köln 1997.

Mattner, Dieter: Behinderte Menschen in der Gesellschaft zwischen Ausgrenzung und Integration. Stuttgart, Berlin, Köln 2000.

Matzies, Melanie: Applied Behavior Analysis. (Früh-)Förderung bei Autismus unter besonderer Berücksichtigung der Verhaltenstherapie nach O. Ivar Lovaas. Berlin 2004.

Matzies-Köhler, Melanie; Schuster, Nicole: Colines Welt hat tausend Rätsel. Alltags- und Lerngeschichten für Kinder und Jugendliche mit Asperger-Syndrom. Stuttgart 2009.

Matzies-Köhler, Melanie: Autismus. Adlerblick und Tunnelsicht. Tipps für Kids. Create Space Independent Publishing Platform. 1. Aufl., 2013.

Matzies-Köhler, Melanie: Autismus. Adlerblick und Tunnelsicht. Tipps für Lehrer. Create Space Independent Publishing Platform. 1. Aufl., 2015.

Matzies-Köhler, Melanie: Sozialtraining für Menschen im Autismus-Spektrum (AS): ein Praxisbuch. 2., vollständig überarb. und erw. Aufl., Stuttgart 2015 (1. Aufl. 2010).

Matzies-Köhler, Melanie; Vero, Gee: Meine Brücke zu dir. Menschen inner- und außerhalb des autistischen Spektrums im Dialog. Stuttgart 2017.

Maurice, Catherine: Ich würde euch so gern verstehen! 2. Aufl., Bergisch Gladbach 1997 (1. Aufl. 1993).

Maus, Inez: Anguckallergie und Assoziationskettenrasseln. Mit Autismus durch die Schulzeit. Leipzig 2014.

Maus, Inez: Geschwister von Kindern mit Autismus. Ein Praxisbuch für Eltern und Betreuende. Stuttgart 2017.

Mayr-Vons, Ellen: Robert und seine SQUEASE-Weste – ein Erfahrungsbericht. In: autismus 77, 2014, 47.

Mead, George Herbert: Geist, Identität und Gesellschaft aus der Sicht des Sozialbehaviorismus. Frankfurt am Main 1968.

Medienprojekt Wuppertal e. V.: Ich bin mir Gruppe genug. Einblicke in die Lebenswelt junger Menschen mit Asperger-Syndrom (DVD). Wuppertal 2009.

Meinberg, Eckhard: Das Menschenbild der modernen Erziehungswissenschaft. Darmstadt 1988.

Melton, David: Todd. Ein Bericht von der Heilung eines hirngeschädigten Kindes. Freiburg 1969.

Meltzer, Donald u. a.: Autismus. Eine psychoanalytische Erkundung. Frankfurt am Main 2011.

Menze, Clemens; Bunk, Gerhard P., Ofenbach, Birgit (Hrsg.): Menschenbilder. Festschrift für Rudolf Lassahn. Frankfurt am Main 1993.

Menze, Janina: Autismus und die Lernmethode ABA. Angewandte Verhaltensanalyse. Idstein 2012.

Merkens, Luise: Basale Lernprozesse zur Förderung der visuellen Wahrnehmungsfähigkeit bei Autismus, hirnorganischen Schädigungen und sensorisch-motorischen Deprivationen. In: Praxis der Kinderpsychologie 32, 1, 1983, 4–11.

Merton, Robert K.: Auf den Schultern von Riesen. Ein Leitfaden durch das Labyrinth der Gelehrsamkeit. Frankfurt am Main 1983 (Orig. 1965).

Mesibov, Gary: AAPEP: Entwicklungs- und Verhaltensprofil für Jugendliche und Erwachsene. Dortmund 2000.

Meyer, Almut-Hildegard: Kodieren statt Kategorisieren: Die ‚Internationale Klassifikation der Funktionsfähigkeit, Behinderung und Gesundheit' (ICF). In: Sonderpädagogische Förderung. Themenschwerpunkt: Kategorisierung und Dekategorisierung in der Sonderpädagogik 50, 2, 2005, 169–186.

Meyerhoff, Joachim: Wann wird es endlich wieder so, wie es nie war. 12. Aufl., Köln 2013.

Mietzner, Ulrike; Tenorth, Heinz-Elmar: Anthropologie als Thema und Problem in der Erziehungswissenschaft. Vielfalt der Methoden, Desiderat des Pädagogischen. In: Pädagogische Anthropologie – Mechanismus einer Praxis. Zeitschrift für Pädagogik 53, 2007, 52. Beiheft. Hrsg. von Ulrike Mietzner, Heinz-Elmar Tenorth, Nicole Welter. Weinheim, Basel 2007, 7–19.

Miller, Bernd: Die Förderung autistischer Kinder und Jugendlicher im Institut für Therapie autistischer Verhaltensstörungen. In: Bundesverband Hilfe für das autistische Kind e. V. (Hrsg.): Therapie des frühkindlichen Autismus. Hamburg 1976, 40–48.

Miller, Bernd: Grundlagen eines Therapie-Modells für die Entwicklung imitativer Fähigkeiten bei autistischen Kindern. Dissertation. Universität Hamburg 1978.

Miller, Bernd: Konzept für die Entwicklung imitativer Fähigkeiten bei autistischen Kindern. In: Bundesverband Hilfe für das autistische Kind e. V. (Hrsg.): Therapie und schulische Förderung autistischer Kinder in England, USA und Deutschland. Tagungsband der 4. Bundestagung vom 24. bis 25. November 1978 in Frankfurt am Main. Hamburg 1979, 132–142.

Miller, Bernd: Autistische Menschen im Spiegel wissenschaftlicher Orientierungsbemühungen. In: Behindertenpädagogik 24, 3, 1985, 242–247.

Ministerium für Bildung und Kultur Rheinland-Pfalz (Hrsg.): Empfehlungen zur Förderung von Schülerinnen und Schülern mit autistischem Verhalten. Grünstadt 1991 (überarb. Aufl.: 1999).

Ministerium für Kultus, Jugend und Sport Baden-Württemberg: Empfehlungen zur Förderung von Kindern und Jugendlichen mit autistischem Verhalten. Stuttgart 1988.

Ministerium für Schule und Weiterbildung des Landes NRW (Hrsg.): Sonderpädagogische Förderung in Nordrhein-Westfalen. Informationen für Eltern von Kindern mit Behinderung. 12, 2006, 40.

Minkowski, Eugène: La Schizophrénie. Paris 1927.

Moosecker, Jürgen: Der Symbolische Interaktionismus – Reflexionsfeld für die Heil- und Sonderpädagogik in mikro- und makrosoziologischer Perspektive? In: Forster, Rudolf (Hg.): Soziologie im Kontext von Behinderung. Theoriebildung, Theorieansätze und singuläre Phänomene. Bad Heilbrunn/Obb 2004, 103–126.

Morel, Julius; Bauer, Eva; Meleghy, Tamás; Niedenzu, Heinz-Jürgen; Preglau, Max; Staubmann, Helmut: Soziologische Theorie. Abriß der Ansätze ihrer Hauptvertreter. 5. Aufl., München, Wien 1997.

Moser, Katrin: Autismus-Spektrum-Störungen im kirchlichen Umfeld. Ein Leitfaden für Mitarbeiter aus Jugendarbeit und Seelsorge. Norderstedt 2014.

Moser, Vera; Sasse, Ada: Theorien der Behindertenpädagogik. München, Basel 2008.

Moser, Vera (Hrsg.): Die inklusive Schule. Standards für die Umsetzung. Stuttgart 2012.

Muchitsch, Elvira: Lebensbegleitung für Menschen mit Autismus. In: Autismus von innen. Behinderte in Familie, Schule und Gesellschaft 3, 2003, 58–65.

Mühl, Heinz: Mit nichtsprechenden Menschen kommunizieren. Der Erwerb von Handzeichen bei nichtsprechenden Menschen mit geistiger Behinderung und mit autistischem Verhalten. Eine Literaturanalyse. Karl von Ossietzky Universität Oldenburg, Zentrum für pädagogische Praxis, Oldenburg 1995.

Müller, Christoph M.: Autismus und Wahrnehmung. Eine Welt aus Farben und Details. Marburg 2007.

Müller, Christoph M.; Nußbeck, Susanne: Informationsverarbeitung bei Kindern mit Autismus. Eine Studie zur zentralen Kohärenz mit Puzzleaufgaben. Hamburg 2006.

Müller, Christoph M.; Nußbeck, Susanne: Orientieren sich Kinder mit Autismus stärker an Farbe und graphischer Ähnlichkeit als an Bedeutung? In: Sonderpädagogik 37, 4, 2007, 183–194.

Mueller, Dagmar H.; Ballhaus, Verena: Davids Welt. Vom Leben mit Autismus. Wien, München 2011/2014.

Müller, Diane: Keine Panik, … es ist doch nur Schule! Autismus und Schule im Zeitalter von Inklusion. Ein Erfahrungsbericht aus Sicht einer Schulbegleitung. Norderstedt 2014.

Müller, Heinrich; Müller, Lydia: Situationsbericht Timo nach Abschluß der Berufsfindung. In: autismus 41, 1996, 22–24.

Müller, Markus: Denkansätze in der Heilpädagogik. Eine systematische Darstellung heilpädagogischen Denkens und der Versuch einer Überwindung der ‚unreflektierten Paradigmenkonkurrenz'. Heidelberg 1991.

Müller-Garn, Ruth: … und halte dich an meiner Hand. Die Geschichte eines Sorgenkindes. Würzburg 1977.

Müller-Garn, Ruth: Das Morgenrot ist weit… Geschichten der Hoffnung. Würzburg 1980.

Müller-Trimbusch, Gabriele; Prekop, Jirina: Das Festhalten als Therapie bei Kindern mit Autismus-Syndrom. In: Frühförderung interdisziplinär 2, 1983, 129–139.

Müller-Teusler, Stefan (Hrsg.): Autistische Menschen. Leben in stationärer Betreuung. Freiburg im Breisgau 2008.

Müller-Wiedemann, Hans: Autistische Kinder: Eltern – Schule – Sozialisierung. In: Autismus. Erscheinungsbild, mögliche Ursachen, Therapieangebote. Hrsg.: Hilfe für das autistische Kind. Regionalverband Nordbaden-Pfalz e. V.. Tagungsberichte 1972, 23–29.

Müller-Wiedemann, Hans: Heilpädagogische Aspekte zur therapeutischen und sonderschulischen Förderung autistischer Kinder. In: Fröhlingsdorf, Rudolf (Hrsg.): Frühkindlicher Autismus. Schriftenreihe des Pädagogischen Instituts der Landeshauptstadt Düsseldorf 35, November 1977, 45–60.

Müller-Wiedemann, Hans: Gutachten zur schulpädagogischen Belastbarkeit bei autistischen Kindern und Jugendlichen (Dokumentation 11). In: Kluge, Karl-Josef (Hrsg.): Körperliche, seelische, heilpädagogische Belastbarkeit von lernbehinderten, geistigbehinderten, autistischen und verhaltensgestörten Kindern. Band 1. Schriftenreihe Bundesarbeitsgemeinschaft Hilfe für Behinderte Band 18. Bonn – Bad Godesberg 1978, 283–303.

Müller-Wiedemann, Hans: ‚Die verstellte Welt' – Zum geisteswissenschaftlichen Verständnis des frühkindlichen Autismus. In: Holtzapfel, Walter; Klimm, Hellmut; König, Karl; Lutz, Jakob; Müller-Wiedemann, Hans; Weihs, Thomas J.: Der frühkindliche Autismus als Entwicklungsstörung. Erscheinungsformen und Hintergründe. Stuttgart 1981, 65–83.

Müller-Wiedemann, Hans: Früherkennung und Gesichtspunkte der frühen Elternberatung. In: Holtzapfel, Walter; Klimm, Hellmut; König, Karl; Lutz, Jakob; Müller-Wiedemann, Hans; Weihs, Thomas J.: Der frühkindliche Autismus als Entwicklungsstörung. Erscheinungsformen und Hintergründe. Stuttgart 1981, 166–182 (Referat von 1980).

Müller-Wiedemann, Hans: Integrative heilpädagogische Übungstherapie auf der Grundlage anthroposophischer Menschenkunde. In: Dzikowski, Stefan; Arens, Christiane (Hrsg.): Autismus heute. Band 2. Neue Aspekte der Förderung autistischer Kinder. Dortmund 1990, 77–86.

Müller-Wiedemann, Hans: Menschenbild und Menschenbildung. Aufsätze und Vorträge zur Heilpädagogik, Menschenkunde und zum sozialen Leben. Stuttgart 1994.

Müller-Remus, Dirk: Im Spannungsfeld zwischen Inklusion und Wirtschaftlichkeit. In: autismus Deutschland e. V. Bundesverband zur Förderung von Menschen mit Autismus (Hrsg.): Autismus in Forschung und Gesellschaft. Tagungsband der 14. Bundestagung vom 24. bis 26. Oktober 2014 in Dresden. Karlsruhe 2014, 255–263.

Mürner, Christian: Das Bild behinderter Menschen im medien- und kulturgeschichtlichen Wandel anhand von Beispielen aus Kunst und Literatur. In: Vierteljahresschrift für Heilpädagogik und ihre Nachbargebiete (VHN) 73, 1, 2004, 101–115.

Mukhopadhyay, Tito R.: Der Tag, an dem ich meine Stimme fand – ein autistischer Junge erzählt. Reinbek 2005.

Mukhopadhyay, Tito R.: Wie soll ich sprechen, wenn sich meine Lippen nicht bewegen? Aus dem innersten meines autistischen Wesens. Berlin 2017 (Orig. 2011).

Myers, Peter: Das Ausmalbuch für Autisten. Stuttgart 2016.

N

Nagy, Christiane: Einführung in die Methode der gestützten Kommunikation (Facilitated Communication – FC). In: Verein Hilfe für das autistische Kind e. V., Regionalverband. München 1993.

Nagy, Christiane: Einige Gedanken zum Streit um die ‚Gestützte Kommunikation' (FC). In: autismus 35, 1993, 13–16.

Nagy, Christiane: Facilitated Communication – sind die Sorgen berechtigt? In: autismus 37, 1994, 9–10.

Nagy, Christiane: Gestützte Kommunikation. Konzept und Erfahrungen. In: Geistige Behinderung 35, 2, 1996, 160–170.

Nagy, Christiane: Gegendarstellung zu Prof. Kehrers Artikel ‚Kritische Gedanken zu FC'. In: autismus 42, 1996, 41–45.

Nagy, Christiane: 25 Jahre FC – Erfahrungen und Gedanken. In: autismus 83, 2017, 51–55.

Nashef, Anas: Asperger im Unternehmen: Eine Herausforderung für Führungskräfte. In: Wirtschaftspsychologie aktuell 21, 3, 2014, 15–16; 18.

Nashef, Anas: Das Drama des autistischen Kindes. Ein differentialdiagnostischer Annäherungsversuch. In: psychopraxis.neuropraxis 3, 2015, 88–92.

Nashef, Anas; Mohr, Lisa: Eine ‚gruppige' Erfahrung – Multifamilientherapie mit Asperger-Betroffenen und deren Familien. In: autismus 80, 2015, 34–39.
Ne'eman, Ari & Team: Autistic Self Advocacy Network (ASAN). In: Theunissen, Georg; Kulig, Wolfram; Leuchte, Vico; Paetz, Henriette: Handlexikon Autismus-Spektrum. Schlüsselbegriffe aus Forschung, Theorie, Praxis und Betroffenen-Sicht. Stuttgart 2015, 51–53.
Neuhäuser, Gerhard: Autismus und autistische Verhaltensweisen. In: Beschäftigungstherapie und Rehabilitation 1, 1974, 4–10.
Neuhäuser, Gerhard: Psychiatrie. Eine Einführung für Heilpädagogen und andere Berufe im Sozial- und Gesundheitswesen. Stuttgart 2010.
Neumann, Johannes (Hrsg.): ‚Behinderung'. Von der Vielfalt eines Begriffs und dem Umgang damit. Tübingen 1995.
Nickl-Jockschat, Thomas; Michel, Tanja Maria: Genetische und hirnstrukturelle Anomalien bei Autismus-Spektrum-Störungen. In: Der Nervenarzt 82, 5, 2011, 618–627.
Niehoff, Ulrich: Wege zur Selbstbestimmung. In: Geistige Behinderung 33, 3, 1994, 186–201.
Nikoloic, Natascha: Gefühle ohne Worte. Wie sich Menschen mit Autismus ihrer Emotionen bewusst werden können. Bern 2009.
Nielebock, Friedel; Ramminger, Edith; Lamatsch, Renate; Rahm, Hans: Werkstattbericht aus der ‚Schule am Ufer': Integration unserer Schülerinnen und Schüler mit der Diagnose Asperger-Syndrom in Regelschulen und Erfahrungen unseres Sonderpädagogischen Dienstes. In: Verein für Psychoanalytische Sozialarbeit (Hg.): Misslingen des Anderen im Asperger-Syndrom. Psychoanalytische Näherungen. 1. Aufl., Frankfurt am Main 2011, 190–208.
Nieß, Nicosia; Dirlich-Wilhelm, Hanne: Leben mit autistischen Kindern. Erfahrungen und Hilfen. Freiburg, Basel, Wien 1995.
Nieß, Susanne: Susannes Probleme. In: autismus 39, 1995, 6–11.
Nissen, Bernd (Hg.): Autistische Phänomene in psychoanalytischen Behandlungen. Gießen 2006.
Nissen, Gerhardt: Zur Klassifikation autistischer Syndrome im Kindesalter. In: Der Nervenarzt 42, 1, 1971, 35–39.
Nissen, Gerhardt: Der kindliche Autismus. In: Harbauer, Hubert; Lempp, Reinhart; Nissen, Gerhardt; Strunk, Peter: Lehrbuch der speziellen Kinder- und Jugendpsychiatrie. 1. Aufl., Berlin, Heidelberg, New York 1971, 303–314.
Nissen, Gerhardt: Wechselwirkungen bio- und informationsgenetischer Familien in den Familien autistischer Kinder. In: Kehrer, Hans E.: Kindlicher Autismus. Bibliotheca Psychiatrica, No. 157, Basel, München, Paris, London, New York, Sydney 1978, 22–33.
Nissen, Gerhardt: Autistische Syndrome. In: Harbauer, Hubert; Lempp, Reinhart; Nissen, Gerhardt; Strunk, Peter: Lehrbuch der speziellen Kinder- und Jugendpsychiatrie. 4. Aufl., Berlin, Heidelberg 1980, 428–443 (1. Aufl. 1971).
Nissen, Gerhardt: Autistische Syndrome. In: Eggers, Christian; Lempp, Reinhart; Nissen, Gerhardt; Strunk, Peter: Kinder- und Jugendpsychiatrie. 5., völlig neubearb. und erw. Aufl., Berlin, Heidelberg u. a. 1989, 518–534.
Nissen, Gerhardt: Autistische Störungen. In: ders.: Seelische Störungen bei Kindern und Jugendlichen: alters- und entwicklungsabhängige Symptomatik und ihre Behandlung. Stuttgart 2002, 261–297.
Nissen, Gerhardt: Kulturgeschichte seelischer Störungen bei Kindern und Jugendlichen. Stuttgart 2005.
Nitz, Heidelinde: Fallbeispiel Carsten. In: Lernen konkret 5, 3, 1986, 10–12.
Nitz, Heidelinde: Zusammenarbeit mit Eltern autistischer Kinder. In: Lernen konkret 5, 3, 1986, 24–25.
Noddings, Bettina: Führt die Ankunft der mit Asperger-Autismus diagnostizierten Kinder im Gymnasium zu einer Zerstörung des sozialen Bandes in der Schule? In: Verein für Psychoanalytische Sozialarbeit (Hg.): Misslingen des Anderen im Asperger-Syndrom. Psychoanalytische Näherungen. 1. Aufl., Frankfurt am Main 2011, 177–189.
Nohl, Herman: Die Autonomie der Pädagogik und der Bildungsbegriff. In: Baumgart, Franzjörg (Hrsg.): Erziehungs- und Bildungstheorien. Erläuterungen – Texte – Arbeitsaufgaben. Bad Heilbrunn 2007, 166–171.

Noller, Angela: Die neuen Chancen der intensiven Frühförderung: Lovaas und die Folgen. In: autismus Deutschland e. V. Bundeverband zur Förderung von Menschen mit Autismus (Hrsg.): Autismus im Wandel – Übergänge sind Herausforderung. Tagungsband der 11. Bundestagung vom 16. bis 18. September 2005 in Leipzig. Hamburg 2006, 70ff.

Nonn, Kerstin; Päßler, Daniela: Praxisanleitung für die Unterstütze Kommunikation. Stuttgart 2007.

Norall, Cynthia La Brie; Brust, Beth Wagner: Kinder mit Asperger einfühlsam erziehen. Stuttgart 2012.

Norman, Donald; Shallice, Tim: Attention to Action: willed and automatic Control of Behaviour. In: Davidson, Richard J.; Schwartz, Gary; Shapiro, David W.: Consciousness and Selfregulation. New York 1980.

Noterdaeme, Michele; Amorosa, Hedwig: Früherkennung autistischer Störungen. In: Monatsschrift Kinderheilkunde 150, 2, 2002, 149–156.

Noterdaeme, Michele: Komorbidität und Differenzialdiagnose. In: Bölte, Sven (Hrsg.): Autismus. Spektrum, Ursachen, Diagnostik, Intervention, Perspektiven. Bern 2009, 46–64.

Noterdaeme, Michele; Enders, Angelika (Hrsg.): Autismus-Spektrum-Störungen (ASS). Ein integratives Lehrbuch für die Praxis. 1. Aufl., Stuttgart 2010.

Noterdaeme, Michele: Wie früh lässt sich Autismus wirklich erkennen und diagnostizieren? In: autismus Deutschland e. V. Bundesverband zur Förderung von Menschen mit Autismus (Hrsg.): Autismus in Forschung und Gesellschaft. Tagungsband der 14. Bundestagung vom 24. bis 26. Oktober 2014 in Dresden. Karlsruhe 2014, 31–38.

Nußbeck, Susanne: Gestützte Kommunikation. Göttingen 2000.

Nyssen, Elke; Schön, Bärbel (Hrsg.): Perspektiven für pädagogisches Handeln. Eine Einführung in Erziehungswissenschaft und Schulpädagogik. Weinheim, München 1995.

O

Oberfeld, Christin; Brimmers, Stefanie; Lange, Sarah; Tröster, Heinrich: ELKASS – Eltern von Kindern mit Autismus-Spektrum-Störungen – Forschungsprojekt. In: autismus 81, 2016, 49–50.

Oesterreich, Rainer; Schirmer, Brita: Schwierigkeiten von Menschen mit autistischer Behinderung beim alltäglichen Handeln aus der Sicht eines handlungstheoretischen Modells. In: Heilpädagogische Forschung, 26, 4, 2000, 199–212.

O'Gorman, Gerald: Autismus in früher Kindheit. Entstehung, Symptome, Eigenart, Behandlung und erzieherische Maßnahmen. München, Basel 1976 (Orig. 1970).

O'Gorman, Gerald: Autismus in früher Kindheit. Beiträge zur Kinderpsychotherapie Band 19. München 1979.

O'Neill, Jasmin Lee: Autismus von innen. Nachrichten aus einer verborgenen Welt. Bern, Göttingen, Toronto, Seattle 2001.

Ophir, Yael: Die Behandlung des autistischen Kindes. In: Beschäftigungstherapie und Rehabilitation 6, 1988, 353–359.

Ornitz, Edward M.; Ritvo, Edward, R.: Neurophysiologic Mechanisms underlying perceptual Inconstancy in autistic and schizophrenic Children. In: Arch. Gen. Psychiat. 19, 1968, 22–27.

Otto, Bernd: Bruno Bettelheims Milieutherapie. Weinheim 1993.

Otto, Katrin; Wimmer, Barbara: Unterstützte Kommunikation. Ein Ratgeber für Eltern, Angehörige sowie Therapeuten und Pädagogen. 2. Aufl., Idstein 2008.

Oude-Aost, Jan: Autismus und Pseudomedizin. In: skeptiker 3, 2013, 107–113.

P

Paetz, Henriette: ANI (Autism Network International). In: Theunissen, Georg; Kulig, Wolfram; Leuchte, Vico; Paetz, Henriette: Handlexikon Autismus-Spektrum. Schlüsselbegriffe aus Forschung, Theorie, Praxis und Betroffenen-Sicht. Stuttgart 2015, 29.

Paetz, Henriette; Theunissen, Georg: Autismus-Spektrum. In: Theunissen, Georg; Kulig, Wolfram; Leuchte, Vico; Paetz, Henriette (Hrsg.): Handlexikon Autismus-Spektrum. Schlüsselbegriffe aus Forschung, Theorie, Praxis und Betroffenen-Sicht. Stuttgart 2015, 41–44.

Panksepp, Jaak; Lensing, Patrick: Brief Report: A Synopsis of an Open-Trial of Naltrexone Treatment of Autism with four Children. In: Journal of Autism and Developmental Disorders 21, 2, 1991, 243–249.

Paradiz, Valerie: Hörst du mich? Leben mit einem autistischen Kind. Düsseldorf, Zürich 2003.

Paschke-Müller, Mirjam S.; Biscaldi, Monica; Rauh, Reinhold; Fleischhaker, Christian; Schulz, Eberhard: TOMTASS – Theory of Mind-Training bei Autismusspektrumstörungen. Freiburger Therapiemanual für Kinder und Jugendliche. Berlin, Heidelberg 2013.

Paul, Manuela; Theunissen, Georg: Zur Umsetzung des TEACCH-Ansatzes – Erste Ergebnisse aus einer repräsentativen Erhebung in Deutschland. In: Dobslaw, Gudrun (Hrsg.): Menschen mit autistischen Störungen. Eine Herausforderung für die Praxis. Dokumentation der Arbeitstagung der DGSGB am 7.11.2003 in Kassel. Materialien der DGSGB Band 8. Berlin 2005, 33–37.

Pelz, Reta; Becker, Katja; Schmidt, Martin H.: Wie ein Blinder wieder sehen lernte. Verhaltenstherapie eines 17-jährigen Patienten mit somatoformer Störung und frühkindlichem Autismus. In: Verhaltenstherapie 16, 4, 2006, 293–299.

Pennac, Daniel: Schulkummer. Köln 2009.

Perepa, Prithvi: Autismus im Kleinkindalter. Grundlagenwissen für Eltern und professionelle Helfer. Paderborn 2016.

Pickartz, Andrea; Hölzl, Heinrich; Schmidt, Martin H. (Hrsg.): Autistische Menschen zwischen Jugend- und Behindertenhilfe. High Functioning Autism und Aspergersyndrom. Freiburg im Breisgau 2000.

Pithan, Annebelle; Schweiker, Wolfhard (Hg.): Evangelische Bildungsverantwortung: Inklusion. Ein Lesebuch. Münster 2011.

Pintschovius, Ursula: Integration in eine Grundschule. In: autismus 11, 1981, 8–10.

Popella, Erich: Zum Krankheitsbild des frühkindlichen Autismus. In: Der Nervenarzt 26, 7, 1955, 268–271.

Poustka, Fritz; Bölte, Sven; Feineis-Matthews, Sabine; Schmötzer, Gabriele: Autistische Störungen. Leitfaden Kinder- und Jugendpsychiatrie Band 5. Göttingen, Bern, Toronto, Seattle 2004a.

Poustka, Fritz; Bölte, Sven; Feineis-Matthews, Sabine; Schmötzer, Gabriele: Ratgeber Autistische Störungen. Informationen für Betroffene, Eltern, Lehrer und Erzieher. Ratgeber Kinder- und Jugendpsychotherapie Band 5. Göttingen, Bern, Toronto, Seattle 2004b.

Poustka, Fritz: Autismus: aus Forschung und Praxis. In: autismus Deutschland e. V. Bundeverband zur Förderung von Menschen mit Autismus (Hrsg.): Autismus im Wandel – Übergänge sind Herausforderung. Tagungsband der 11. Bundestagung vom 16. bis 18. September 2005 in Leipzig. Hamburg 2006, 45–56.

Poustka, Fritz; Bölte, Sven; Feineis-Matthews, Sabine; Schmötzer, Gabriele: Leitfaden Kinder- und Jugendpsychiatrie. Band 5. Autistische Störungen. 2., aktual. Aufl., Göttingen, Bern, Wien, Paris, Oxford, Prag 2008.

Poustka, Fritz: Neue Konzepte – zur Genetik autistischer Störungen. In: autismus Deutschland e. V. Bundesverband zur Förderung von Menschen mit Autismus (Hrsg.): Autismus – der individuelle Weg. Tagungsband der 12. Bundestagung vom 05. bis 07. September 2008 in Nürnberg. Hamburg 2009, 36–43.

Poustka, Fritz; Bölte, Sven; Feineis-Matthews, Sabine; Schmötzer, Gabriele: Ratgeber Autistische Störungen. Informationen für Betroffene, Eltern, Lehrer und Erzieher. Ratgeber Kinder- und Jugendpsychotherapie Band 5. 2., überarb. Aufl., Göttingen, Bern, Toronto, Seattle 2009.

Poustka, Luise; Poustka, Fritz: Psychopharmakologie autistischer Störungen. In: Zeitschrift für Kinder- und Jugendpsychiatrie und Psychotherapie 35, 2, 2007, 87–94.

Poustka, Luise; Banaschewski, Tobias; Poustka, Fritz: Psychopharmakologie autistischer Störungen. In: Der Nervenarzt 5, 82, 2011, 582–589.

Poustka, Luise; Rotherwel, Boris; Banaschewski, Tobias; Kamp-Becker, Inge: Intensive verhaltenstherapeutische Interventionsprogramme bei Autismus-Spektrum-Störungen. In: Kindheit und Entwicklung 2, 21, 2012, 81–89.

Poustka, Luise: Kühlschrankmutter. In: Theunissen, Georg; Kulig, Wolfram; Leuchte, Vico; Paetz, Henriette (Hrsg.): Handlexikon Autismus-Spektrum. Schlüsselbegriffe aus Forschung, Theorie, Praxis und Betroffenen-Sicht. Stuttgart 2015, 242f.

Prange, Klaus; Strobel-Eisele, Gabriele: Die Formen des pädagogischen Handelns. Eine Einführung. Stuttgart 2006, 37–101.

Preißmann, Christine: … und dass jeden Tag Weihnachten wär'. Berlin 2005.

Preißmann, Christine: Psychotherapie bei Menschen mit Asperger-Syndrom. Konzepte für eine erfolgreiche Behandlung aus Betroffenen- und Therapeutensicht. 2., vollständig überarb. und erw. Aufl. 2009 (1. Aufl. 2007).
Preißmann, Christine: Psychotherapie bei Menschen mit Asperger-Syndrom. In: Deutsches Ärzteblatt 12, 2007, 566–568.
Preißmann, Christine: Wohnen im Alter – Wünsche und Bedürfnisse autistischer Menschen. In: autismus 8, 2008, 17–23.
Preißmann, Christine: Psychotherapie und Beratung bei Menschen mit Asperger-Syndrom. Konzepte für eine erfolgreiche Behandlung aus Betroffenen- und Therapeutensicht. 2., überarb. und erw. Aufl., Stuttgart 2009.
Preißmann, Christine: Neuropsychologische Hintergründe – persönliche Erfahrungen. In: Behinderte Menschen. Zeitschrift für gemeinsames Leben, Lernen und Arbeiten 4, 2009, 27–39.
Preißmann, Christine (Hrsg.): Asperger – Leben in zwei Welten. Betroffene berichten: Das hilft mir in Beruf, Partnerschaft & Alltag. Stuttgart 2012.
Preißmann, Christine: Überraschend anders – Mädchen und Frauen mit Asperger. Stuttgart 2013.
Preißmann, Christine: Mädchen und Frauen mit Autismus-Spektrum-Störung. In: Psychopraxis 16, 4, 2013, 17–19.
Preißmann, Christine: Psychotherapie und Beratung bei Menschen mit Asperger-Syndrom. Konzepte für eine erfolgreiche Behandlung aus Betroffenen- und Therapeutensicht. 3., überarb. und erw. Aufl., Stuttgart 2013.
Preißmann, Christine: Mädchen und Frauen mit Autismus. In: autismus Deutschland e. V. Bundesverband zur Förderung von Menschen mit Autismus (Hrsg.): Autismus in Forschung und Gesellschaft. Tagungsband der 14. Bundestagung vom 24. bis 26. Oktober 2014 in Dresden. Karlsruhe 2014, 395–407.
Preißmann, Christine: Menschen mit Autismus. Schwierigkeiten minimieren und Ressourcen nutzen, um gut leben zu können. In: Behinderte Menschen. Zeitschrift für gemeinsames Leben, Lernen und Arbeiten 38, 2015. Heft 1: Autismus neu denken. Hrsg.: Verein Initiativ für behinderte Kinder und Jugendliche. Graz 2015, 47–53.
Preißmann, Christine: Glück und Zufriedenheit für Menschen mit Autismus. In: autismus 80, 2015, 16–24.
Preißmann, Christine: Gut leben mit einem autistischen Kind. Das Resilienz-Buch für Mütter. Stuttgart 2015.
Preißmann, Christine: Glück und Zufriedenheit für Menschen mit Autismus. Stuttgart 2016.
Preißmann, Christine: Autismus und Gesundheit. Besonderheiten erkennen – Hürden überwinden – Ressourcen fördern. Stuttgart 2017.
Prekop, Jirina (Hrsg.): Wir haben ein behindertes Kind. Stuttgart 1979, 11ff.
Prekop, Jirina: Frühkindlicher Autismus. In: Öff. Gesundh.-Wes. 44, 1982, 83–91.
Prekop, Jirina: ‚Festhalten'. Erste praktische Erfahrungen nach Tinbergen und Welch. In: autismus 13, 1982, 12–15.
Prekop, Jirina: Das Festhalten als Therapie bei Kindern mit Autismus-Syndrom. In: Frühförderung interdisziplinär 2, 1983, 54–64.
Prekop, Jirina: Anleitung der Therapie durch das Festhalten nach Welch/Tinbergen. In: autismus 15, 1983, 2–8.
Prekop, Jirina: Festhalten. Ein ganz offener Erfahrungsbericht über die Anwendung des ‚Festhaltens' bei autistischem Syndrom und bei Behinderten mit autistischen Zügen. In: Behinderte in Familie, Schule und Gesellschaft 3, 1984, 6–22.
Prekop, Jirina: Zur Festhalte-Therapie bei autistischen Kindern. Begründung und Anwendung. In: Der Kinderarzt 15, 6, 1984a, 798–802.
Prekop, Jirina: Zur Festhalte-Therapie bei autistischen Kindern. Begründung und Anwendung. 1. Fortsetzung. In: Der Kinderarzt 15, 7, 1984b, 952–953.
Prekop, Jirina: Praxis der Therapie durch das ‚Festhalten'. 2. Fortsetzung. In: Der Kinderarzt 15, 8, 1984c, 1943–1052.
Prekop, Jirina: Erfolgsrate der Therapie durch das Festhalten. 3. Fortsetzung. In: Der Kinderarzt 15, 9, 1984d, 1170–1175.

Prekop, Jirina: Behandlung von Stereotypien und Zwängen – Versuch einer Integration verschiedener Fachrichtungen zum Verständnis des Autismus und seiner Therapien. In: Bundesverband Hilfe für das autistische Kind e. V. (Hrsg.): Therapeutische Ansätze in Theorie und Praxis. Tagungsband der 6. Bundestagung 1984 in Düsseldorf. Düsseldorf 1984.

Prekop, Jirina: ‚Festhalten' – eine neue Therapie- und Lebensform. In: Deutsche Krankenpflegezeitschrift 6, 1985, 398–404.

Prekop, Jirina: Kasuistische Beiträge zur Festhaltetherapie. In: der Kinderarzt 16, 2, 1985, 182–189.

Prekop, Jirina: Festhalte-Therapie bei Autisten. In: Beschäftigungstherapie und Rehabilitation 2, 4, 1985, 110–112.

Prekop, Jirina: Der neue Terminus. Festhalten, Therapie durch das Festhalten. In: Sonderpädagogik 1, 15, 1985, 44.

Prekop, Jirina: Das Festhalten bei Menschen mit autistischen Verhaltensweisen. Sonderdruck in: Geistige Behinderung 2, 1986, 1–24.

Prekop, Jirina: Hättest du mich festgehalten… Grundlagen und Anwendung der Festhalte-Therapie. München 1990.

Prekop, Jirina: Festhalten und Festhaltetherapie. In: Fikar, Heinz; Fikar, Susanne; Thumm, Klaus-Eckart (Hrsg.): Körperarbeit mit Behinderten. Stuttgart 1991, 114–127.

Premack, David; Woodruff, Gregory: Does the Chimpanzee have a Theory of Mind? In: Behavioral and Brain Sciences 1, 1978, 515–526.

Prince-Hughes, Dawn: Heute singe ich mein Leben. Eine Autistin begreift sich und ihre Welt. 2. Aufl., Berlin 2008.

Prinsen, Hugolinus: Der frühkindliche Autismus. Versuch einer heilpädagogischen Behandlung. In: Heilpädagogische Werkblätter. Zweitmonatsschrift für Heilerziehung 23, 1, 1954, 2–11.

Prizant, Barry M.; Fields-Meyer, Tom: Einzigartig anders – und ganz normal. Kinder mit Autismus respektieren statt therapieren. Kirchzarten 2016.

Proft, Julia; Schoofs, Theresa; Krämer, Katharina; Vogeley, Kai: Autismus im Beruf. Coaching-Manual. Weinheim, Basel 2017.

Probst, Paul: Elterntrainings im Rahmen der Rehabilitation autistischer Kinder: Konzepte und Ergebnisse. In: Zeitschrift für Klinische Psychologie, Psychiatrie und Psychotherapie 49, 2001, 1–32.

Probst, Paul: Entwicklung und Evaluation eines psychoedukativen Elterngruppen-Trainingsprogramms für Familien mit autistischen Kindern. In: Praxis der Kinderpsychologie und Kinderpsychiatrie 52, 2003, 473–490.

Probst, Paul: Ergebnisse einer an TEACCH orientierten häuslichen Eltern-Kind-Intervention bei einem fünfjährigen Jungen mit Autismus-Spektrum-Störung: eine deskriptive Einzelfallstudie. In: Heilpädagogische Forschung 1, Band XXXVII, 2011, 23–40.

R

Ramachandran, Vilayanur S.; Oberman, Lindsay M.: Der blinde Spiegel Autismus. In: Spektrum der Wissenschaft. April 2007, 42–49.

Rang, Martin: Rousseaus Lehre vom Menschen. 2. Aufl., Göttingen 1965.

Rappaport, Julian: Ein Plädoyer für die Widersprüchlichkeit. Ein sozialpolitisches Konzept des ‚Empowerment' anstelle präventiver Ansätze. In: Verhaltenstherapie und psychosoziale Praxis 2, 1985, 257–278.

Remschmidt, Helmut; Schmidt, Martin; Klicpera, Christian (Hrsg.): Multiaxiales Klassifikationsschema für psychiatrische Erkrankungen im Kindes- und Jugendalter nach Rutter, Shaffer und Sturge. ICD-9. 1. Aufl., Bern, Stuttgart, Wien 1977.

Remschmidt, Helmut; Schmidt, Martin (Hrsg.): Multiaxiales Klassifikationsschema für psychiatrische Erkrankungen im Kindes- und Jugendalter nach Rutter, Shaffer und Sturge. ICD-9. 2., revidierte Aufl., Bern, Stuttgart, Toronto 1986.

Remschmidt, Helmut: Das autistische Kind – Eltern haben keine Schuld. Erkenntnisse zum Verständnis des frühkindlichen Autismus. In: Deutsches Ärzteblatt 84, 4, 29, 1987, 113–115.

Remschmidt, Helmut; Oehler, Claudia: Die Bedeutung genetischer Faktoren für die Ätiologie des frühkindlichen Autismus. In: autismus 30, 1990, 16–24.

Remschmidt, Helmut: Neuere Aspekte zur Ätiologie des frühkindlichen Autismus: Implikationen für die Therapie. In: Hilfe für das autistische Kind. Vereinigung zur Förderung autistischer Menschen e. V. (Hrsg.): Soziale Rehabilitation autistischer Menschen – Möglichkeiten und Grenzen. Tagungsband der 7. Bundestagung vom 15. bis 17. Februar 1991 in Düsseldorf. Hamburg 1991, 15–31.

Remschmidt, Helmut; Schmidt, Martin; Poustka, Fritz (Hrsg.): Multiaxiales Klassifikationsschema für psychische Störungen des Kindes- und Jugendalters nach ICD-10 der WHO. 4., vollständig überarb. und erw. Aufl, Bern, Göttingen, Toronto, Seattle 2001 (WHO 1996).

Remschmidt, Helmut; Martin, Matthias: Autistische Syndrome. In: Esser, Günter (Hrsg.): Lehrbuch der Klinischen Psychologie und Psychotherapie des Kindes- und Jugendalters. 2. Aufl., Stuttgart 2002/2003, 152 - 171.

Remschmidt, Helmut: Was wird aus autistischen Kindern? Untersuchungen zum Verlauf und zur Prognose. In: Bundesverband Hilfe für das autistische Kind. Vereinigung zur Förderung autistischer Menschen e. V. (Hrsg.): Autismus und Gesellschaft. Tagungsband der 10. Bundestagung vom 01. bis 03. März 2002 in Trier. Hamburg 2003, 127–135.

Remschmidt, Helmut: Autismus. Erscheinungsformen, Ursachen, Hilfen. 3. Aufl., München 2005.

Remschmidt, Helmut; Kamp-Becker, Inge: Neuropsychologie autistischer Störungen. In: Fortschritte der Neurologie und Psychiatrie 73, 2005, 654–663.

Remschmidt, Helmut; Kamp-Becker, Inge: Asperger-Syndrom. Heidelberg 2006.

Remschmidt, Helmut; Kamp-Becker, Inge: Differentialdiagnostik autistischer Störungen. In: autismus Deutschland e. V. Bundeverband zur Förderung von Menschen mit Autismus (Hrsg.): Autismus im Wandel – Übergänge sind Herausforderung. Tagungsband der 11. Bundestagung vom 16. bis 18. September 2005 in Leipzig. Hamburg 2006, 33–44.

Remschmidt, Helmut; Frese, Christian: Die sozialrechtliche Zuordnung autistischer Störungen. In: autismus 61, 6, 2006a, 27–28.

Remschmidt, Helmut; Frese, Christian: Aktuelle Entwicklungen bei der sozialrechtlichen Zuordnung autistischer Störungen. In: Die Sozialgerichtsbarkeit: SGb. Zeitschrift für das aktuelle Sozialrecht 53, 7, 2006b, 410–414.

Remschmidt, Helmut; Kamp-Becker, Inge: Das Asperger-Syndrom – eine Autismus-Spektrum-Störung. In: Deutsches Ärzteblatt 104, 2007, A873–A882.

Remschmidt, Helmut: Autismus. Erscheinungsformen, Ursachen, Hilfen. 4., überarb. und aktual. Aufl., München 2008.

Remschmidt, Helmut; Schmidt, Martin; Poustka, Fritz (Hrsg.): Multiaxiales Klassifikationsschema für psychische Störungen des Kindes- und Jugendalters nach ICD-10 der WHO. 5., vollständig überarb. und erw. Aufl., Bern 2009 (WHO 1996).

Rendle-Short, John; Clancy, H.G.: Infantile Autism. In: Med. J. Aust. 1968, 1, 921.

Rendle-Short, John: Infantile Autism in Australia. In: Med. J. Aust. 1969, 2, 245.

Rendle-Short, John: Childhood Autism. In: Brit. Med. J. 1970, 1, 627.

Ribas, Denys: Autismus. Ein Blick über die Mauer aus Schweigen. München 1995.

Richman, Shira: Wie erziehe ich ein autistisches Kind? Grundlagen und Praxis. Bern u. a. 2004.

Rickert-Bolg, Wolfgang: Lebenszufriedenheit und Autismus: Was können wir tun? In: autismus Deutschland e. V. Bundesverband zur Förderung von Menschen mit Autismus (Hrsg.): Autismus in Forschung und Gesellschaft. Tagungsband der 14. Bundestagung vom 24. bis 26. Oktober 2014 in Dresden. Karlsruhe 2014, 267–278.

Rickert-Bolg, Wolfgang: Ethische Grundlagen der Autismus-Therapie. In: autismus 78, 2014, 10–12.

Rickert-Bolg, Wolfgang: Evaluation der Arbeit von Autismus-Therapie-Zentren. In: autismus 82, 2016, 36–39.

Riedel, Andreas; Schröck, Constanze; Ebert, Dieter; Fangmeier, Thomas; Bubl, Emanuel; Tebartz van Elst, Ludger: Überdurchschnittlich ausgebildete Arbeitslose – Bildung, Beschäftigungsverhältnisse und Komorbiditäten bei Erwachsenen mit hochfunktionalem Autismus in Deutschland. In: Psychiatrische Praxis 43, 1, 2016, 38–44.

Rimland, Bernard: Megavitamins, Hypogycemia and Food Intolerances as related to Autism. Paper presented at the annual Meeting of the National Society for Autistic Children at Flint, Michigan, USA 1972.

Rimland, Bernard: Savant copabilities of autistic Children and their cognitive Implications. In: Serban, George (Ed.): Cognitive Defects in the Development of mental Illness. New York 1978.
Rimland, Bernard: Bruchstück Genies. In: Psychologie Heute, Januar 1979, 54–60.
Rimland, Bernard: Die Megavitamin-Therapie bei Autismus und verwandten Krankheiten. In: autismus 18, 1984, 16–17.
Rimland, Bernard: Die Alternative auf dem Lande. In: autismus 31, 1991, 6–8.
Rittmann, Barbara: Gruppentraining für Erwachsene mit hochfunktionalem Autismus. Ein praktischer Leitfaden für Konzeption und Durchführung. In: autismus Deutschland e. V. Bundesverband zur Förderung von Menschen mit Autismus (Hrsg.): Autismus in Forschung und Gesellschaft. Tagungsband der 14. Bundestagung vom 24. bis 26. Oktober 2014 in Dresden. Karlsruhe 2014, 141–156.
Rittmann, Barbara: Die Bedeutung verhaltenstherapeutischer Förderung in Autismus-Therapiezentren. In: autismus 78, 2014, 21–31.
Rittmann, Barbara; Rickert-Bolg, Wolfgang: Autismus-Therapie in der Praxis. Methoden, Vorgehensweisen, Falldarstellungen. Stuttgart 2017.
Ritvo, Edward R. u. a.: Increased Blood Serotonin and Platelets in early infantile Autism. In: Arch. Gen. Psychiat. 23, 1970, 566–572.
Ritvo, Edward R.: Neuropathologie, Epidemiologie, Familienuntersuchungen, Elektroretinographie, Immunologie und Fenfluramin-Behandlung. In: Bundesverband Hilfe für das autistische Kind e. V. (Hrsg.): Autismus – heute und morgen. Kongressband. 3. Europäischer Kongress. Hamburg 1988, 35–42.
Robison, John Elder: Schau mich an! Mein Leben mit Asperger. Köln 2008.
Rock, Kerstin: Sonderpädagogische Professionalität unter der Leitidee der Selbstbestimmung. Bad Heilbrunn/Obb 2001.
Rödler, Peter: Diagnose: Autismus. Ein Problem der Sonderpädagogik. Frankfurt am Main 1983.
Rödler, Peter: Paradox? Dialogische Pädagogik mit ‚Autisten'. Paradox? Möglich? Voraussetzung! In: Behinderte in Familie, Schule und Gesellschaft 3, 1984, 37–42.
Rödler, Peter: SISYPHOS – Gedanken zur Reflexion des Autismus. In: Behindertenpädagogik 24, 3, 1985, 248–262.
Rödler, Peter: ‚Autismustherapie' aus pädagogischer Sicht – für einen Neubeginn in der Pädagogik ‚autistischer' Kinder. In: Jacobs, Kurt: Autismus. Schulische Förderung und ambulante Therapie. Bonn-Bad Godesberg 1986, 123–142.
Rödler, Peter: Bewährte Grundlagen der pädagogischen Arbeit mit autistischen Menschen. In: Bundesverband Hilfe für das autistische Kind e. V. (Hrsg.): Autismus und Familie. Tagungsband der 8. Bundestagung vom 18. bis 20. November 1994 in Baunatal. Hamburg 1994.
Rödler, Peter: Einige grundlegende Überlegungen zur Förderung von Kindern und Jugendlichen mit autistischem Verhalten. In: Drave, Wolfgang; Rumpler, Franz; Wachtel, Peter (Hrsg.): Empfehlungen zur sonderpädagogischen Förderung. Allgemeine Grundlagen und Förderschwerpunkte (KMK) mit Kommentaren. Würzburg 2000b, 405–409.
Rödler, Peter: Pubertät als krisenanfällige Zeit. In: autismus Deutschland e. V. Bundeverband zur Förderung von Menschen mit Autismus (Hrsg.): Autismus im Wandel – Übergänge sind Herausforderung. Tagungsband der 11. Bundestagung vom 16. bis 18. September 2005 in Leipzig. Hamburg 2006, 84–97.
Rödler, Peter: Von Autisten und anderen Mysterien. In: autismus Deutschland e. V. Bundesverband zur Förderung von Menschen mit Autismus e. V. (Hrsg.): Autismus im Wandel – Übergänge sind Herausforderung. Tagungsband der 11. Bundestagung vom 16. bis 18. September 2005 in Leipzig. Hamburg 2006, 258–267.
Rödler, Peter: Verhaltensmodifikation zwischen Dirigismus und Entwicklungsförderung. In: autismus Deutschland e. V. Bundeverband zur Förderung von Menschen mit Autismus (Hrsg.): Autismus im Wandel – Übergänge sind Herausforderung. Tagungsband der 11. Bundestagung vom 16. bis 18. September 2005 in Leipzig. Hamburg 2006, 80–93.
Rödler, Peter; Berger, Ernst; Jantzen, Wolfgang (Hrsg.): Es gibt keinen Rest! Basale Pädagogik für Menschen mit schwersten Beeinträchtigungen. Weinheim, Basel 2009.

Rogers, Sally J.; Dawson, Geraldine: Early Start Denver Model for Young Children with Autism. Promoting Language, Learning and Engagement. New York 2010.
Rogers, Sally J.; Dawson, Geraldine; Vismara, Laurie A.: Frühe Förderung für Ihr Kind mit Autismus. Das Early Start Denver Model in der Praxis. Paderborn 2016.
Rohde, Katja: Ich Igelkind. Botschaften aus einer autistischen Welt. 2. Aufl., München 1999.
Rohmann, Ulrich H. u. a.: Erste Ergebnisse einer modifizierten Form der Festhaltetherapie. In: autismus 17, 1984, 10–13.
Rohmann, Ulrich H.; Facion, J.: Behandlung von Autoaggressionen unter Berücksichtigung verschiedener Methoden der Basis-Interaktion. In: Bundesverband Hilfe für das autistische Kind e. V. (Hrsg.): Therapeutische Ansätze in Theorie und Praxis. Tagungsband der 6. Bundestagung in Düsseldorf 1984. Hamburg 1985, 96–104.
Rohmann, Ulrich H.; Hartmann, Hellmut: Autoaggression. Grundlagen und Behandlungsmöglichkeiten. Dortmund 1988.
Rohmann, Ulrich H.; Kalde, Michael; Hartmann, Hellmut; Jakobs, Günter: Das therapeutische Konzept der Körperzentrierten Interaktion. In: Arens, Christiane; Dzikowski, Stefan (Hg.): Autismus heute. Aktuelle Entwicklungen in der Therapie autistischer Kinder. Band 1. Dortmund 1988, 139–152.
Rohmann, Ulrich H.; Jakobs, Günter; Kalde, Michael; Hartmann, Hellmut: Modifizierte Festhaltetherapie (MFT). Beschreibung und Abgrenzung zur Festhaltetherapie. In: Arens, Christiane; Dzikowski, Stefan (Hg.): Autismus heute. Aktuelle Entwicklungen in der Therapie autistischer Kinder. Band 1. Dortmund 1988, 153–158.
Rohmann, Ulrich H.; Elbing, Ulrich: Festhaltetherapie und Körpertherapie. Beschreibung und kritische Würdigung der Mutter-Kind-Haltetherapie, Wut-Reduktions-Methode, Festhaltetherapie, basalen Kommunikation, modifizierte Festhaltetherapie, Musik- Körpererfahrungstherapie, integrativen Körpertherapie, körperkonzentrierten Interaktion. Dortmund 1990.
Rollett, Brigitte; Kastner-Koller, Ursula: Praxisbuch Autismus für Eltern, Erzieher, Lehrer und Therapeuten. München, Jena 2007 (1. Aufl. 1994).
Romberg, Johanna; Büttner, Florian: Schmidt, und wie er die Welt sieht. Porträt über Peter Schmidt. In: GEO 3, 2010, 98–111.
Rosenblum, Stuart M. u. a.: Auditory Brainstem evoked Responses in autistic Children. In: Journal of Autism and Developmental Disorders 10, 2, 1980, 215–225.
Rosenkötter, Henning; Nyffenegger, Claudia: Das Gehörtraining nach Dr. Guy Bérard. In: autismus 38, 1994, 3–7.
Rothmayr, Angelika: Pädagogik und Unterstützte Kommunikation. Eine Herausforderung für die Aus- und Weiterbildung. Karlsruhe 2008.
Rousseau, Jean-Jacques: Emil oder Über die Erziehung. 12. Aufl., Paderborn, München, Wien, Zürich 1995.
Rumpler, Franz: Schulische Förderung von Kindern mit Autismus. In: Bundesverband Hilfe für das autistische Kind. Vereinigung zur Förderung autistischer Menschen e. V. (Hrsg.): Autismus und Gesellschaft. Tagungsband der 10. Bundestagung vom 01. bis 03. März 2002 in Trier. Stade 2003, 27–43.
Rumsey, Judith u. a.: Hemispheric Asymmetries, fourth ventricular Size and cerebellar Morphology in Autism. In: Journal of Autism and Developmental Disorders 18, 1, 1988, 127–137.
Rumsey, Judith u. a.: Brain Metabolism in Autism. In: Arch. Gen. Psychiatry 42, 1985, 448–455.
Rupprecht, Waldtraut (Hrsg.): Autistische Kinder in einer Sonderschule für Lernbehinderte. Dortmund 1982.
Rupprecht, Waldtraut: Frühförderung aus Elternsicht. In: Frühförderung interdisziplinär 3, 1984, 177–183.
Rutter, Michael: Diagnosis and definition. In: Rutter, Michael; Schopler, Eric: Autism, a Reappraisal of Concepts and Treatment. London, New York 1978.
Rutter, Michael: Ätiologie, Therapie und Familie: Bio-psychologischer Ansatz. In: Bundesverband Hilfe für das autistische Kind e. V. (Hrsg.): Kongressbericht. Autismus Europa 10. bis 12. Juni 1983 in Paris. 2. Europäischer Bericht der nationalen Vereinigungen im Dienste der Personen, die durch Autismus oder Kindheitspsychosen behindert sind. Hamburg 1983, 25–31.

Rutter, Michael: Diagnose und Definition des Autismus. Aktuelle Konzepte. In: Bundesverband Hilfe für das autistische Kind e. V. (Hrsg.): Autismus – heute und morgen. Kongressbericht. 3. Europäischer Kongress. Hamburg 1988, 16–34.

Rutter, Michael; Schopler, Eric: Classification of pervasive developmental Disorders: some Concepts and practical Considerations. In: Journal of Autism and Developmental Disorders 22, 4, 1992, 459–482.

S

Sachse, Stefanie; Birngruber, Cordula; Arendes, Silke: Lernen und Lehren in der Unterstützen Kommunikation. Karlsruhe 2007.

Sacks, Oliver: Der Mann, der seine Frau mit einem Hut verwechselte. Reinbek bei Hamburg 2008.

Salber, Eva: Nino. Ein Bilderbuch als Türöffner für Gespräche zum Thema Autismus-Spektrum-Störungen. Nordhausen 2013.

Sammeck, Monika: Der frühkindliche Autismus. Eine kritische Übersicht über die internationale Literatur 1943 bis einschließlich 1971 unter besonderer Berücksichtigung der Veröffentlichungen in deutscher und englischer Sprache. Göttingen 1973.

Sander, Alfred: Konzepte einer inklusiven Pädagogik. In: Pithan, Annebelle; Schweiker, Wolfhard (Hg.): Inklusion. Ein Lesebuch. Münster 2011, 13–17.

Santalahti, Sylvi: Leben mit high-functioning-autism. Eine finnische Mutter berichtet. Berlin 2004.

Sappok, Tanja: Autismusdiagnostik bei Erwachsenen mit Intelligenzminderung. In: autismus Deutschland e. V. Bundesverband zur Förderung von Menschen mit Autismus (Hrsg.): Autismus in Forschung und Gesellschaft. Tagungsband der 14. Bundestagung vom 24. bis 26. Oktober 2014 in Dresden. Karlsruhe 2014, 87–93.

Sappok, Tanja; Gaul, Isabell; Dziobek, Isabel; Bölte, Sven; Diefenbacher, Albert; Bergmann, Thomas: Der Diagnostische Beobachtungsbogen für Autismus-Spektrumstörungen (DIBAS). In: Psychiatrische Praxis 42, 3, 2015, 140–146.

Sarasin, Philipp: Michel Foucault zur Einführung. 2., überarb. Aufl., Hamburg 2006.

Sarimski, Klaus: Kinder und Jugendliche mit geistiger Behinderung. Göttingen, Bern, Toronto, Seattle 2001.

Sarimksi, Klaus: Förderung sozialer Kompetenzen. In: Nußbeck, Susanne; Biermann, Adrienne; Adam, Heidemarie (Hrsg.): Sonderpädagogik der geistigen Entwicklung. Band 4, Göttingen, Bern, 2008, 313–326.

Sarimski, Klaus: Therapie bei syndromalem Autismus. In: Bölte, Sven (Hrsg.): Autismus. Spektrum, Ursachen, Diagnostik, Intervention, Perspektiven. Bern 2009, 357–369.

Sarimski, Klaus: Behinderte Kinder in inklusiven Kindertagesstätten. Stuttgart 2012.

Saß, Henning; Wittchen, Hans-Ulrich; Zaudig, Michael: Diagnostisches und Statistisches Manual Psychischer Störungen DSM-IV. Übersetzt nach der vierten Auflage des Diagnostic and Statistical Manual of Mental Disorders der American Psychiatric Association. Göttingen, Bern, Toronto, Seattle 1996 (Orig. 1994).

Saß, Henning; Wittchen, Hans-Ulrich; Zaudig, Michael; Houben, Isabel: Diagnostisches und Statistisches Manual Psychischer Störungen – Textrevision. DSM-IV-TR. Göttingen, Bern, Toronto, Seattle 2003 (Orig. 2000).

Sausmikat, Julia; Smollich, Martin: Ernährungstherapie bei Autismus-Spektrum-Störungen im Kindes- und Jugendalter: wie ist die Evidenz? In: Klinische Pädiatrie 228, 2, 2016, 62–68.

Sautter, Hartmut: Autistische Kinder. Herausforderung an die Schulwirklichkeit. In: Hiller, Gotthilf Gerhard; Kautter, Hansjörg: Chancen stiften – Psychologie und Pädagogik auf den Hinterhöfen der Gesellschaft. Ulm-Langenau 1990, 61–71.

Sautter, Hartmut: Autismus und Zeitgeist. Halle 1995.

Sautter, Hartmut: Autismus – Ätiologie, Theorien und therapeutische Konzepte. Fernuniversität Gesamthochschule in Hagen 1998.

Sautter, Hartmut: Bruno Bettelheim. In: Buchka, Maximilian; Grimm, Rüdiger; Klein, Ferdinand: Lebensbilder bedeutender Heilpädagoginnen und Heilpädagogen im 20. Jahrhundert. 2., durchgesehene Aufl., München 2002, 21–32.

Sautter, Hartmut: Förderorientierte Erhebungen. In: Stahl, Burkhard; Irblich, Dieter (Hrsg.): Diagnostik bei Menschen mit geistiger Behinderung. Ein interdisziplinäres Handbuch. Göttingen, Bern, Toronto, Seattle, Oxford, Prag 2005, 186–203.

Sautter, Hartmut: Außensicht – Innensicht. Menschen mit Autismus begleiten. In: Sautter, Hartmut; Schwarz, Katja; Trost, Rainer (Hrsg.): Kinder und Jugendliche mit Autismus-Spektrum-Störung. Neue Wege durch die Schule. Stuttgart 2012, 17–30.

Sautter, Hartmut: Über die (Un-)Möglichkeit, einander zu verstehen. In: Barth, Ulrike; Maschke, Thomas (Hrsg.): Inklusion – Vielfalt gestalten. Ein Praxisbuch. Stuttgart 2014, 122–132.

Scarpa, Angela; Wells, Anthony; Attwood, Tony: Die Gefühle erforschen von Kindern mit hochfunktionalem Autismus oder Asperger-Syndrom. Das STAMP-Handbuch. Tübingen 2016.

Schaar, Elmar: Die Empfehlungen der Kultusministerkonferenz zur Förderung von Kindern und Jugendlichen mit Autismus. In: Kaminski, Maria; Rumpler, Franz; Stollger, Norbert (Hrsg.): Pädagogische Förderung von Kindern und Jugendlichen mit Autismus. Würzburg 2000, 8–13.

Schäfer, Gerd E.: Erziehung an den Grenzen – Bruno Bettelheim. In: Neue Praxis 21, 3, 1991, 187–199.

Schäfer, Susanne: Sterne, Äpfel und buntes Glas - mein Leben mit Autismus. Stuttgart 1997.

Schanen, N. Carolyn: Epigenetics of Autism Spectrum Disorders. In: Hum. Mol. Genet. 15, Spec. No. 2, 2006, R138–R150.

Schanze, Christian (Hrsg.): Psychiatrische Diagnostik und Therapie bei Menschen mit Intelligenzminderung. Ein Arbeits- und Praxisbuch für Ärzte, Psychologen, Heilerziehungspfleger undpädagogen. 2., überarb. und erw. Aufl., Stuttgart 2013.

Schatz, Yvette; Schellbach, Silke: Mit Schuhen lernen. Ein Arbeitsbuch für Eltern und Fachleute. Nordhausen 2003.

Schatz, Yvette; Schellbach, Silke: Kompetenzmappen. Entwicklung visualisieren – ein didaktischer Weg. Nordhausen 2005.

Schatz, Yvette; Schellbach, Silke; Degner, Martin: Kleine Wege. Ein Förderkonzept nach dem TEACCH-Ansatz. In: Sachse, Stefanie; Birngruber, Cordula; Arendes, Silke (Hrsg.): Lernen und Lehren in der Unterstützen Kommunikation. Dortmund 2007, 77–86.

Schatz, Yvette; Schellbach, Silke: Ideenkiste Nr. I. Eine Kiste voller Ideen zur praktischen Umsetzung von pädagogischen Inhalten nach dem TEACCH-Ansatz. Nordhausen 2008.

Schatz, Yvette; Schellbach, Silke: Ideenkiste Nr. II. Zeit und Raum. Eine Kiste voller Ideen zur praktischen Umsetzung von pädagogischen Inhalten nach dem TEACCH-Ansatz. Nordhausen 2012.

Schatz, Yvette; Schellbach, Silke: Frühförderung von Kindern im Autismusspektrum im Konzept KleineWege. In: autismus Deutschland e. V. Bundesverband zur Förderung von Menschen mit Autismus (Hrsg.): Autismus in Forschung und Gesellschaft. Tagungsband der 14. Bundestagung vom 24. bis 26. Oktober 2014 in Dresden. Karlsruhe 2014, 101–114.

Scheele Knight, Monika: Der Autismus unserer Zeit. Zur Popularität einer Metapher. In: autismus 77, 2014, 6–12.

Scheib, Asta: Das stille Kind. München 2011.

Schenz, Christina; Weber, Karin; Berger, Albert: Behindert und/oder begabt? Lehrkräfte im Spannungsfeld zwischen Norm und Besonderheit. In: Zeitschrift für Heilpädagogik 1, 2011, 18–26.

Scheuerl, Hans: Pädagogische Anthropologie. Eine historische Einführung. Stuttgart, Berlin, Köln, Mainz 1982.

Schicha, Robin: Außerirdische Reportagen vom Schulalltag. Ein junger Autist beschreibt seine Erdensicht. Hannover 2015.

Schiffer, C; Ristow, G; Becker, K; Schmidt, Martin H.: Asperger-Syndrom – eine zu spät diagnostizierte Störung? In: Klinische Pädiatrie 219, 2, 2006, 87–90.

Schilling, Johannes: Anthropologie für soziale Berufe: Menschenbilder in der Sozialen Arbeit. Neuwied, Kriftel 2000.

Schirmer, Brita: Autismus in Berlin. Ein Handbuch und Ratgeber. Berlin 2002.

Schirmer, Brita: Autismus. Von der Außen- zur Innenperspektive. In: Autismus von innen. Behinderte in Familie, Schule und Gesellschaft 3, 2003, 20–32.

Schirmer, Brita: ‚Die Lehrer hörte ich nur selten'. Wahrnehmungsbesonderheiten von Menschen mit autistischer Behinderung im Bereich des Hörens und Konsequenzen für die sonderpädagogische

Förderung. In: Autismus von innen. Behinderte in Familie, Schule und Gesellschaft 3, 2003, 34–45.
Schirmer, Brita: Pädagogische Schlussfolgerungen aus der Analyse autobiographischer Berichte von Menschen mit autistischer Behinderung über ihre Probleme, Blickkontakt zu halten. In: Autismus von innen. Behinderte in Familie, Schule und Gesellschaft 3, 2003, 46–56.
Schirmer, Brita: Elternleitfaden Autismus. Stuttgart 2006.
Schirmer, Brita: Autismus und Pubertät. In: Behinderte Menschen. Zeitschrift für gemeinsames Leben, Lernen und Arbeiten 4, 2009, 63–72.
Schirmer, Brita: Schulratgeber Autismus-Spektrum-Störungen. Ein Leitfaden für LehrerInnen. 3., überarb. Aufl., München 2013.
Schirmer, Brita: Die Stärken stärken und nicht nur an den Schwächen messen. In: Behinderte Menschen. Zeitschrift für gemeinsames Leben, Lernen und Arbeiten 38, 2015. Heft 1: Autismus neu denken. Hrsg.: Verein Initiativ für behinderte Kinder und Jugendliche. Graz 2015, 55–62.
Schirmer, Brita; Alexander, Tatjana: Leben mit einem Kind im Autismus-Spektrum. Stuttgart 2015.
Schirmer, Brita: Nur dabei sein reicht nicht. Lernen im inklusiven schulischen Setting. Reihe: AutismusKonkret. Hrsg. von Vera Bernard-Opitz. Stuttgart 2017.
Schlack, Hans G.: Frühkindlicher Autismus und das ‚therapeutische Dreieck'. In: autismus 49, 2000, 10–13.
Schlitt, Sabine; Berndt, Kerstin; Freitag, Christine M.: Das Frankfurter Autismus-Elterntraining (FAUT-E). Psychoedukation, Beratung und therapeutische Unterstützung. Stuttgart 2015.
Schmalenbach, Bernhard: Eine heilpädagogische Psychologie der Hand. Entwicklungspsychologische und heilpädagogische Aspekte unter besonderer Berücksichtigung des Autismus und des Down-Syndroms. Luzern 2007.
Schmauch, Ulrike: Ist Autismus heilbar? Zur Psychoanalyse des frühkindlichen Autismus; Bruno Bettelheim und Margaret Mahler. 4. Aufl., Eschborn 1985.
Schmidt, Bernhard J.: Klartext kompakt. Das Asperger-Syndrom für Lehrer. Norderstedt 2015.
Schmidt, Bernhard J.: Klartext kompakt. Das Asperger-Syndrom für Eltern. Norderstedt 2015.
Schmidt, Bernhard J.: Klartext kompakt. Das Asperger Syndrom. Zwischen Mobbing und Inklusion. Norderstedt 2016.
Schmidt, Bernhard J.: Klartext kompakt. Das Asperger-Syndrom für Arbeitgeber. Norderstedt 2016.
Schmidt, Martin: Neue Ergebnisse der Therapieforschung beim frühkindlichen Autismus. In: Hilfe für das autistische Kind. Vereinigung zur Förderung autistischer Menschen e. V. (Hrsg.): Soziale Rehabilitation autistischer Menschen – Möglichkeiten und Grenzen. Tagungsband der 7. Bundestagung vom 15. bis 17. Februar 1991 in Düsseldorf. Hamburg 1991, 32–43.
Schmidt, Peter: Ein Kaktus zum Valentinstag. Ein Autist und die Liebe. Ostfildern 2012.
Schmidt, Peter: Der Junge vom Saturn. Wie ein autistisches Kind die Welt sieht. Ostfildern 2013.
Schmidt, Peter: Kein Anschluss unter diesem Kollegen. Ein Autist im Job. Ostfildern 2014.
Schneider, Carl: Psychologie der Schizophrenen. Leipzig 1930.
Schneider, Hans: Über den Autismus. Berlin, Göttingen, Heidelberg 1964.
Schneider, Karla; Köneke, Vanessa: Warum Bretter manchmal vor Köpfen kleben… und man im Sitzen miteinander gehen kann. Ein Alltagsleitfaden für Kinder und Jugendliche mit Autismus. Nordhausen 2009.
Schneider, Lucia (Hrsg.): Gelingende Schulen: Gemeinsamer Unterricht kann gelingen. Schulen auf dem Weg zur Inklusion. Baltmannsweiler 2012.
Schnell, Irmtraud (Hrsg.): Herausforderung Inklusion. Theoriebildung und Praxis. Bad Heilbrunn 2015.
Schnell, Walter: Zur Festhalte-Therapie. In: Sozialpädiatrie 2, 13, 1991, 122–125.
Schöler, Jutta: Alle sind verschieden. Auf dem Weg zur Inklusion in der Schule. Weinheim, Basel 2009.
Schönberg, Matthias; Keller, Mirjam: Paulchen und die Quadrate. Eine Asperger-Schafsgeschichte. Gelterkinden 2014.
Schönberger, Franz: Menschenbild und Methode. Ein Plädoyer für den bedachtsamen Griff in den Warenkorb pädagogischer und therapeutischer Methoden. In: Behinderte 6, 1991, 5–21.
Scholdei-Schlie, Monika: Unterstützung von jungen Menschen mit Autismus im Rahmen der Berufsvorbereitenden Bildungsmaßnahme (BvB) der LAG Gemeinsam leben – gemeinsam lernen,

Hessen. In: impulse. Fachzeitschrift der Bundesarbeitsgemeinschaft für Unterstützte Beschäftigung 41/42, 1/2, 2007, 39–42.
Schonauer, Klaus; Klar, M.; Kehrer, Hans E.; Arolt, Volker: Lebenswege frühkindlicher Autisten im Erwachsenenalter. Eine Übersicht über langzeitkatamnestische Daten. In: Fortschritte der Neurologie und Psychiatrie 69, 2001, 221–235.
Schopler, Eric: Early infantile Autism and receptor Processes. In: Archives of General Psychiatry, 13, 1965, 327–335.
Schopler, Eric: Visual versus tactile receptor Reference in normal and schizophrenic Children. In: Journal of Abnormal Psychology, 71, 1966, 108–114.
Schopler, Eric; Brehm, Sharon S.; Kinsbourne, Marcel; Reichler, Robert J.: Effect of Treatment Structure on Development in autistic Children. In: Archives of General Psychiatry, 24, 1971, 415–421.
Schopler, Eric; Loftin, Julie: Thinking Disorders in Parents of young psychotic Children. In: Journal of Abnormal Psychology, 72, 1969a, 281–287.
Schopler, Eric; Loftin, Julie: Thinking Disorders in Parents of psychotic Children: A Function of Test Anxiety. In: Archives of General Psychiatry, 20, 1969b, 174–181.
Schopler, Eric; Reichler, Robert J.: Observations on the Nature of human Relatedness. In: Journal of Autism and Childhood Schizophrenia, 1, 1971a, 283–296.
Schopler, Eric; Reichler, Robert J.: Parents as Co-therapists in the Treatment of psychotic Children. In: Journal of Autism and Childhood Schizophrenia, 1, 1971b, 87–102.
Schopler, Eric; Reichler, Robert J.: How well do Parents understand their own psychotic Child? In: Journal of Autism and Childhood Schizophrenia, 2, 1972, 387–400.
Schopler, Eric; Reichler, Robert J.; Lansing, Margaret: Strategien und Entwicklungsförderung. Band 2. Dortmund 1983.
Schopler, Eric; Lansing, Margret; Waters, Leslie: Übungsanleitungen zur Förderung autistischer und entwicklungsbehinderter Kinder. Dortmund 1987.
Schopler, Eric: Lehrer- und Elterntraining des TEACCH. In: Bundesverband Hilfe für das autistische Kind e. V. (Hrsg.): Autismus – heute und morgen. Kongressbericht. 3. Europäischer Kongress Hamburg, Mai 1988, 77–85.
Schopler, Eric; Lansing, Margret; Waters, Leslie: Übungsanleitung zur Förderung autistischer Kinder und entwicklungsbehinderter Kinder. 2. Aufl., Dortmund 1990.
Schopler, Eric; Reichler, Robert J.; Lansing, Margret: Förderung autistischer und entwicklungsbehinderter Kinder. 2. Aufl., Dortmund 1990.
Schopler, Eric; Lansing, Margaret; Waters, Leslie: Übungsanleitungen zur Förderung autistischer und entwicklungsbehinderter Kinder (0 – 6 Jahre). 3. Aufl., Dortmund 1996.
Schopler, Eric: PEP-R: Entwicklungs- und Verhaltensprofil. Dortmund 2000.
Schor, Bruno J.; Schweiggert, Alfons: Autismus – ein häufig verkanntes Problem. Kinder und Jugendliche mit autistischen Verhaltensweisen in allen Schularten. Donauwörth 1999.
Schott, Iris: Facilitated Communication oder Gestützte Kommunikation. Verband dt. Sonderschulen. Mitteilungen Nordrhein-Westfalen 4, 1996, 41–61.
Schott, Heinz; Tölle, Rainer: Geschichte der Psychiatrie. Krankheitslehren, Irrwege, Behandlungsformen. München 2006.
Schramm, Robert; Claypool-Frey, Regina G.: Verbal Behavior. In: Bölte, Sven (Hrsg.): Autismus. Spektrum, Ursachen, Diagnostik, Intervention, Perspektiven. Bern 2009, 260–272.
Schramm, Robert: Motivation und Verstärkung. Wissenschaftliche Intervention bei Autismus. Applied Behavior Analysis und Verbal Behavior. Ein Handbuch für Eltern, Lehrer, Erzieher und andere Fachleute. Hespe 2013 (1. Aufl. 2007).
Schreibman, Laura; Koegel, Robert L.: Autismus und Verhaltenstherapie. In: Psychologie Heute Heft 2, Februar 1976, 22–28.
Schreibman, Laura: Struktur und Organisation von Institutionen zur Förderung autistischer Kinder. In: Bundesverband Hilfe für das autistische Kind e. V. (Hrsg.): Therapie und schulische Förderung autistischer Kinder in England, USA und Deutschland. Tagungsband der 4. Bundestagung vom 24. bis 25. November 1978 in Frankfurt am Main. Hamburg 1979a, 65–74.
Schreibman, Laura: Der verhaltenstherapeutische Ansatz in der Behandlung autistischer Kinder. In: Bundesverband Hilfe für das autistische Kind e. V. (Hrsg.): Therapie und schulische Förderung

autistischer Kinder in England, USA und Deutschland. Tagungsband der 4. Bundestagung vom 24. bis 25. November 1978 in Frankfurt am Main. Hamburg 1979b, 118–131.
Schreiter, Daniela: Schattenspringer. Wie es ist, anders zu sein. Nettetal 2014.
Schrödinger, Erwin: Meine Weltansicht. Frankfurt am Main 1963.
Schütz, Jutta: Autismus verstehen. Ratgeber für Hilfesuchende. Norderstedt 2016.
Schumacher, Karin: Musiktherapie mit autistischen Kindern. Stuttgart, Jena, New York 1994.
Schumacher, Karin: Musiktherapie und Säuglingsforschung. Zusammenspiel. Einschätzung der Beziehungsqualität am Beispiel des instrumentalen Ausdrucks eines autistischen Kindes. 2., durchgesehene Aufl. Hamburg 1998.
Schumm, Hartmut: Sie leben, als ob andere nicht existieren. Autistische Kinder – wie wir sie verstehen und ihnen zu helfen versuchen. In: Mitteilungsheft der Mariaberger Heime 1987, 18–23.
Schuntermann, Michael F.: Einführung in die ICF. Grundkurs, Übungen, offene Fragen. Landsberg/Lech 2005.
Schuster, Nicole: Ein guter Tag ist ein Tag mit Wirsing. Berlin 2007.
Schuster, Nicole: Colines Welt hat neue Rätsel. Alltagsgeschichten und praktische Hinweise für junge Erwachsene mit Asperger-Syndrom. Stuttgart 2010.
Schuster, Nicole; Matzies-Köhler, Melanie: Colines Welt hat tausend Rätsel. Alltags- und Lerngeschichten für Kinder und Jugendliche mit Asperger-Syndrom. 2., erw. Aufl., Stuttgart 2011.
Schuster, Nicole; Schuster, Ute: Vielfalt leben. Inklusion von Menschen mit Autismus-Spektrum-Störungen. Mit praktischen Ratschlägen zur Umsetzung in Kita, Schule, Ausbildung, Beruf und Freizeit. Stuttgart 2013.
Schuster, Nicole: Schüler mit Autismus-Spektrum-Störungen. Eine Innen- und Außensicht mit praktischen Tipps für Lehrer, Psychologen und Eltern. Stuttgart 2013 (1. Aufl. 2010).
Schuster, Nicole: Schüler mit Autismus-Spektrum-Störungen. Eine Innen- und Außensicht mit praktischen Tipps für Lehrer, Psychologen und Eltern. 4., aktual. Aufl., Stuttgart 2017.
Schwäbisches Tagblatt: ‚Professor Reinhart Lempp in seiner Abschiedsvorlesung: Auch Akademiker sind Autisten.' Mittwoch, 12. Juli 1989.
Schwägerl, Dieter: Empfehlungen zur Förderung von Kindern und Jugendlichen mit autistischem Verhalten. In: Drave, Wolfgang; Rumpler, Franz; Wachtel, Peter (Hrsg.): Empfehlungen zur sonderpädagogischen Förderung. Allgemeine Grundlagen und Förderschwerpunkte (KMK). Würzburg 2000, 399–403.
Schweppe, Georg: Die schulische Förderung autistischer Kinder in Bremen. In: Zeitschrift für Heilpädagogik 36, 1985, 811–812.
Scotson, Linda: Doran. Ein Kind lernt leben. München 1987.
Scotson, Linda: Doran und seine Schwester. München 1992.
Seegmiller, J.E.; Gruber, H.; Coleman, M.: Research on purine Autism. Stallone Fund 1984.
Segal, Marilyn M.: Lauf doch, mein Kind! Freiburg 1967.
Seger, Britta: Was ist mit Tom? Geschichten zur Aufklärung über Autismus (Aspergersyndom) in Kindergarten und Grundschule. Karlsruhe 2011.
Seger, Britta: Paul mittendrin und doch allein? Autismus-Spektrum-Störung (Asperger-Syndrom) im Leben von Jugendlichen und jungen Erwachsenen. Karlsruhe 2017.
Seidel, Michael: Die Internationale Klassifikation der Funktionsfähigkeit, Behinderung und Gesundheit. In: Geistige Behinderung 42, 2003, 244–253.
Seidel, Michael: Selbstbestimmung für Menschen mit Autismus – eine Reflexion auf dem Hintergrund der aktuellen Selbstbestimmungsdiskussion in Deutschland. In: autismus 62, 2006, 2–8.
Seitz, Simone; Finnern, Nina-Kathrin; Korff, Natascha; Scheidt, Katja (Hrsg.): Inklusiv gleich gerecht? Inklusion und Bildungsgerechtigkeit. Bad Heilbrunn 2012.
Sellin, Annemarie: Bericht über die Arbeit mit Birger nach der Methode ‚Facilitated Communication' von August 1990 bis November 1990. In: autismus 33, 1992, 2–5.
Sellin, Annemarie: Die häufigsten Fragen zur Gestützten Kommunikation. In: autismus 42, 1996, 36–39.
Sellin, Birger: Ich will kein inmich mehr sein. Botschaften aus einem autistischen Kerker. Köln 1993.
Sellin, Birger: Ich Deserteur einer artigen Autistenrasse: neue Botschaften an das Volk der Oberwelt. Hrsg. von Michael Klonovsky. Köln 1995.

Seng, Hajo: ... zu Höchstleistungen motiviert. Asperger-Betroffene auf dem Arbeitsmarkt. In: autismus Deutschland e. V. Bundesverband zur Förderung von Menschen mit Autismus (Hrsg.): Autismus in Forschung und Gesellschaft. Tagungsband der 14. Bundestagung vom 24. bis 26. Oktober 2014 in Dresden. Karlsruhe 2014, 241–254.

Seng, Hajo: Autistische Intelligenz – Kommunikation und Kognition unter besonderen Bedingungen. In: autismus 79, 2015, 20–27.

Seng, Hajo; Kohl, Eleonora; Gatti, Tobias (Hrsg.): Typisch untypisch. Biografien von Asperger-Autisten. Stuttgart 2017.

Shapiro, Joseph P.: Rain Man würde gut nach Rockville passen. Wie autistische Erwachsene in einer Gemeinschaft leben und arbeiten können. In: autismus 31, 1991, 2–6.

Sheffer, Edith: Aspergers Kinder. Die Geburt des Autismus im „Dritten Reich". Frankfurt am Main 2018.

Siegenthaler, Hermann: Anthropologische Grundlagen zur Erziehung Geistig-Schwerbehinderter. Bern, Stuttgart 1983.

Siegel, Elaine V.: Tanztherapie. Stuttgart 1986.

Sievers, Mechthild: Frühkindlicher Autismus. Köln 1982.

Sigman, Marian; Capps, Lisa: Autismus bei Kindern. Ursachen, Erscheinungsformen und Behandlung. Bern, Göttingen 2000.

Silberman, Steve: Geniale Störung. Die geheime Geschichte des Autismus und warum wir Menschen brauchen, die anders denken. 1. Aufl., Köln 2016.

Simone, Rudy: Aspergirls. Die Welt der Frauen und Mädchen mit Asperger. Weinheim, Basel 2012.

Simonik, Oldrich; Vitkova, Marie (Hrsg.): Education and Talent 1. Brno 2008.

Sinzig, Judith: Bevor der ‚Ernst des Lebens' beginnt – Konsequente Erziehung als Herausforderung an Eltern und Frühtherapeuten/-innen. In: autismus Deutschland e. V. Bundeverband zur Förderung von Menschen mit Autismus (Hrsg.): Autismus im Wandel – Übergänge sind Herausforderung. Tagungsband der 11. Bundestagung vom 16. bis 18. September 2005 in Leipzig. Hamburg 2006, 98–103.

Sinzig, Judith: Frühkindlicher Autismus. Manuale psychischer Störungen bei Kindern und Jugendlichen. Hrsg. von Helmut Remschmidt. Berlin, Heidelberg 2011.

Sinzig, Judith; Resch, Franz: Autismus-Spektrum-Störungen. In: Fegert, Jörg M.; Eggers, Christian; Resch, Franz (Hrsg.): Psychiatrie und Psychotherapie des Kindes- und Jugendalters. 2., überarb. und aktual. Aufl., Berlin, Heidelberg 2012, 869–887.

Sinzig, Judith: Autismus und ADHS – Begleitsymptom oder Komorbidität? In: autismus Deutschland e. V. Bundesverband zur Förderung von Menschen mit Autismus (Hrsg.): Autismus in Forschung und Gesellschaft. Tagungsband der 14. Bundestagung vom 24. bis 26. Oktober 2014 in Dresden. Karlsruhe 2014, 75–86.

Sinzig, Judith: Autismus-Spektrum-Störungen. In: Monatsschrift Kinderheilkunde 163, 7, 2015, 673–680.

Sitar-Wagner, Gerda: Dem Leben entgegen. Der Weg mit unserer wahrnehmungsbehinderten autistischen Tochter. Innsbruck 2011.

Skuse, David: Mythen über Autismus. In: Steinhausen, Hans-Christoph; Gundelfinger, Ronnie (Hrsg.): Diagnose und Therapie von Autismus-Spektrum-Störungen. Grundlagen und Praxis. Stuttgart 2010, 23–43.

Slotta, Ina: Autismus. Der nicht gelungene Umgang mit Verschiedenheit. Dortmund 2002.

Snippe, Kristin: Autismus. Wege in die Sprache. Idstein 2013.

Snippe, Kristin: (K)ein Königsweg in Sicht? Evidenzbasierte Sprachtherapie bei Autismus. In: autismus Deutschland e. V. Bundesverband zur Förderung von Menschen mit Autismus (Hrsg.): Autismus in Forschung und Gesellschaft. Tagungsband der 14. Bundestagung vom 24. bis 26. Oktober 2014 in Dresden. Karlsruhe 2014, 115–122.

Solzbacher, Heike: Von der Dose bis zur Arbeitsmappe. Ideen und Anregungen für strukturierte Beschäftigung in Anlehnung an den TEACCH-Ansatz. Dortmund 2010.

Spanik, Stefan W.: Integration autistischer Schüler in Realschulen. In: autismus 41, 1996, 5–9.

Spatschek, Christian; Thiessen, Barbara u. a. (Hrsg.): Inklusion und Soziale Arbeit. Teilhabe und Vielfalt als gesellschaftliche Gestaltungsfelder. Leverkusen 2017.

Speck, Otto: Autonomie und Kommunität – Zur Fehldeutung von Selbstbestimmung in der Arbeit mit geistig behinderten Menschen. In: Theunissen, Georg (Hrsg.): Verhaltensauffälligkeiten – Ausdruck von Selbstbestimmung? Bad Heilbrunn/Obb 2000, 11–32.

Speck, Otto: System Heilpädagogik. Eine ökologisch reflexive Grundlegung. 5. Aufl., München, Basel 2003.

Speck, Otto: System Heilpädagogik. Eine ökologisch reflexive Grundlegung. 6. Aufl., München, Basel 2008.

Speck, Otto: Schulische Inklusion aus heilpädagogischer Sicht. Rhetorik und Realität. München, Basel 2010.

Spiel, Walter: Die endogenen Psychosen des Kindes- und Jugendalters. In: Bibliotheca Psychiatrica et Neurologica. Internationale Monatsschrift für Psychiatrie und Neurologie. Basel, New York 1961.

Spiel, Walter: Zur Problematik sogenannter schizoid-autistischer Zustandsbilder. In: Wiener Zeitschrift für Nervenheilkunde und deren Grenzgebiete 24, 1966, 26–30.

Spiel, Walter: Schizophrenie im Kindesalter. In: Pädiat. Prax. 6, 1967, 183–189.

Spitczok von Brisinski, Ingo: Prof. Dr. Gerhard Bosch zum 90. Geburtstag. In: Forum für Kinder- und Jugendpsychiatrie, Psychosomatik und Psychotherapie 18, 2, 2008, 4–11.

Spitczok von Brisinski, Ingo; Bosch, Gerhard jun.: Nachruf: Prof. Dr. Gerhard Bosch. 18.03.1918 – 20.10.2011. In: Forum der Kinder- und Jugendpsychiatrie, Psychosomatik und Psychotherapie 21, 2, 2011, 84–90.

Spitz, René A.: Vom Dialog. Stuttgart 1976.

Stacey, Patricia: Der Junge, der die Fenster liebte. Die Rettung eines autistischen Kindes. Weinheim, Basel 2004.

Städeli, Hermann: Ein Beitrag zur Problematik der Beziehungsschwierigkeiten von Müttern und ihren autistischen Kindern. In: Acta Paedopsychiatrica 35, 1968, 227–241.

Staehelin, John E.: Moralische Oligophrenie und Schizodie. In: Z. Neur. Band 82, 1923, 286–29.

Stark, Wolfgang: Empowerment. Neue Handlungskompetenzen in der psychosozialen Praxis, Freiburg im Breisgau 1996.

Stehli, Annabel: ‚Dancing in the Rain.' Ein autistisches Kind besiegt seine geheimnisvolle Krankheit. München 1993.

Stellungnahme des Bundesverbandes autismus Deutschland e. V. in Zusammenarbeit mit dem wissenschaftlichen Beirat: Die sozialrechtliche Zuordnung autistischer Störungen bei Kindern, Jugendlichen und ggf. jungen Volljährigen in Abgrenzung der Vorschriften des SGB XII (Sozialhilfe) und SGB VIII (Kinder- und Jugendhilfe). Hamburg 2008.

Steinbeck, John: Von Mäusen und Menschen. 19. Aufl., München 2007.

Steindal, Kari: Das Asperger-Syndrom. Wie man Personen mit Asperger-Syndrom und autistische Personen mit hohem Entwicklungsniveau (‚high-function autism') versteht und wie man ihnen hilft. Hrsg.: Bundesverband Hilfe für das autistische Kind. Vereinigung zur Förderung autistischer Menschen e. V., Hamburg 1996/2007 (Orig. 1994; Übersetzung durch Susanne Schäfer).

Steinhaus, Martina: Gründung einer ‚Fachgruppe Therapie' innerhalb des Bundesverbandes autismus Deutschland e. V. In: autismus 78, 2014, 8–10.

Steinhausen, Hans-Christoph: Psychische Störungen bei Kindern und Jugendlichen. Lehrbuch der Kinder- und Jugendpsychiatrie. München, Wien, Baltimore 1988, 57–64.

Steinhausen, Hans-Christoph: Leben mit Autismus in der Schweiz. Ergebnisse einer Umfrage im Jahr 2001 mit Unterstützung von Autismus Schweiz. Bern 2004.

Steinhausen, Hans-Christoph; Gundelfinger, Ronnie (Hrsg.): Diagnose und Therapie von Autismus-Spektrum-Störungen. Grundlagen und Praxis. Stuttgart 2010.

Steinhausen, Hans-Christoph: Was wird aus Kindern und Jugendlichen mit psychischen Störungen? Ergebnisse der Langzeitforschung. In: Zeitschrift für Kinder- und Jugendpsychiatrie und Psychotherapie 41, 6, 2013, 419–431.

Stern, Erich; Schachter; Michael: Zum Problem des frühkindlichen Autismus. In: Praxis der Kinderpsychologie und Kinderpsychiatrie 2, 5/6. Göttingen 1953, 113–119.

Stichling, Melitta; Paul, Manuela; Theunissen, Georg: Geistige Behinderung und Autismus. In: Wüllenweber, Ernst; Theunissen, Georg; Mühl, Heinz (Hrsg.): Pädagogik bei geistigen Behinderungen. Ein Handbuch für Studium und Praxis. Stuttgart 2006, 212–221.

Stichweh, Rudolf; Windolf, Paul (Hrsg.): Inklusion und Exklusion. Analysen zur Sozialstruktur und sozialen Ungleichheit. Wiesbaden 2009.

Stillman, William: Autismus und die Verbundenheit mit Gott. Erkenntnisse über die hohe Spiritualität von Menschen mit Autismus. Hanau 2009.

Stillman, William: Die Seele des Autismus. Warum wir die hohe Spiritualität von Menschen mit Autismus brauchen. Hanau 2012.

Stinkes, Ursula: Selbstbestimmung – Vorüberlegungen zur Kritik einer modernen Idee. In: Bundschuh, Konrad (Hrsg.): Wahrnehmen – Verstehen – Handeln. Perspektiven für die Sonder- und Heilpädagogik im 21. Jahrhundert. Bad Heilbrunn/Obb 2000, 169–192.

Stinkes, Ursula: Das Kind als ‚Subjekt seines eigenen Handelns': Kritische Anmerkungen zur Illusion einer Subjektpädagogik. In: Schell, Hans (Hrsg.): Selbstgestaltung in der Sonderpädagogik. Begegnungen mit Hansjörg Kautter. Heidelberg 2001, 269–279.

Stinkes, Ursula: Menschenbildannahmen zu dem Phänomen Behinderung. In: Irblich, Dieter; Stahl, Burkhard (Hg.): Menschen mit geistiger Behinderung. Göttingen, Bern, Toronto, Seattle 2003, 31–50.

Stinkes, Ursula: ‚Es ist normal, verschieden zu sein'. In: Lehren & Lernen 38, 12, 2012, 17–21.

Stockert von, Franz Günther: Psychosen im Kindesalter. Vortrag Frankfurter Medizinische Gesellschaft. 1951.

Stolz, Claudia: Förderung. In: Theunissen, Georg; Kulig, Wolfram; Leuchte, Vico; Paetz, Henriette (Hrsg.): Handlexikon Autismus-Spektrum. Schlüsselbegriffe aus Forschung, Theorie, Praxis und Betroffenen-Sicht. Stuttgart 2015, 141–143.

Stork, Jochen: Über autistische und psychotische Kinder. In: Kinderanalyse 2, 2, 1994, 125–137.

Straßmeier, Walter: Der besondere (Förder-)Erziehungsbedarf von Menschen mit geistiger Behinderung aus systemischer Sicht. In: Fischer, Erhard (Hg.): Pädagogik für Menschen mit geistiger Behinderung. Sichtweisen – Theorien – aktuelle Herausforderungen. 1. Aufl., Oberhausen 2003, 325–341.

Strunz, Sandra; Dziobek, Isabel; Roepke, Stefan: Komorbide psychiatrische Störungen und Differentialdiagnostik bei nicht-intelligenzgeminderten Erwachsenen mit Autismus-Spektrum-Störung. In: Psychotherapie Psychosomatik Medizinische Psychologie 64, 6, 2014, 206–213.

Stubbs, Gene E.: Autistic Symptoms in a Child with congenital Cytomegalovirus Infection. In: Journal of Autism and Childhood Schizophrenia 8, 1, 1978, 37–43.

Sturma, Dieter: Jean-Jacques Rousseau. München 2001.

Stutte, Hermann: Die Prognose der Schizophrenien des Kindes- und Jugendalters. Bericht II. Internationaler Kongreß für Psychiatrie. Band I, Zürich 1959.

Stutte, Hermann: Psychosen des Kindesalters. In: Opitz, Hans; Schmid, Franz (Hrsg.): Handbuch der Kinderheilkunde. Berlin, Heidelberg, New York 1969, 908–937.

Stutte, Hermann: August Homburgers Bedeutung in der Geschichte der Kinderpsychiatrie. In: Heidelberger Jahrbücher. Berlin, Heidelberg 1974, 83ff.

Sucharewa, Grunja Jefimowna: Die schizoiden Psychopathien im Kindesalter. In: Monatsschrift für Psychiatrie und Neurologie, 1926, Band 60, 235–261.

Sülberg, Hermann: Das gefangene Ich. In: Zeitschrift Stern 19, 30.04.1980, 72–80.

Süss-Burghart, Heinz: Frühkindlicher Autismus. Ein Fallbericht. In: Verhaltenstherapie 4, 1, 1994, 38–43.

Sutton, Nina: Bruno Bettelheim. Hamburg 1996.

Sykes, Nuala H.; Lamb Janine A.: Autism: the Quest for the Genes. In: Expert Rev. Mol. Med. 9, 2007, 1–15.

Symalla, Rositta; Feilbach, Thomas: Der TEACCH-Ansatz. In: Bölte, Sven (Hrsg.): Autismus. Spektrum, Ursachen, Diagnostik, Intervention, Perspektiven. Bern 2009, 273–287.

Szalavitz, Maia: Eine zu intensive Welt. In: Behinderte Menschen. Zeitschrift für gemeinsames Leben, Lernen und Arbeiten 38, 2015. Heft 1: Autismus neu denken. Hrsg.: Verein Initiativ für behinderte Kinder und Jugendliche. Graz 2015, 4–7.

Szatmari, Peter; Bartolucci, Giampierro; Bremner, R.: Asperger's syndrome and autism: Comparison of early history and outcome. In: Dev. Med. Child Neurol. 3, 1989, 709–720.

T

Tammet, Daniel: Elf ist freundlich und fünf ist laut. Ein genialer Autist erklärt seine Welt. 4. Aufl., Düsseldorf 2007.

Tammet, Daniel: Wolkenspringer. Von einem genialen Autisten lernen. Düsseldorf 2009.

Tanner, Jakob: Historische Anthropologie zur Einführung. Hamburg 2004.

Tanner, Jakob: Historische Anthropologie. In: Bohlken, Eike; Thies, Christian (Hrsg.): Handbuch Anthropologie. Der Mensch zwischen Natur, Kultur und Technik. Stuttgart, Weimar 2009, 147–156.

Tantam, Digby: Annotation: Asperger's Syndrome. In: Journal of Child Psychology and Psychiatry, 29, 1988a, 245–255.

Tebartz van Elst, Ludger (Hrsg.): Das Asperger-Syndrom im Erwachsenenalter und andere hochfunktionale Autismus-Spektrum-Störungen. Berlin 2013.

Tebartz van Elst, Ludger; Biscaldi-Schäfer, Monica; Riedel, Andreas: Autismus-Spektrum-Störungen im DSM-V. Autismus als neuropsychiatrische Entwicklungs- und psychiatrische Basisstörung. In: Info Neurologie & Psychiatrie 16, 4, 2014, 50–59.

Tebartz van Elst, Ludger: Autismus und ADHS. Zwischen Normvariante, Persönlichkeitsstörung und neuropsychiatrischer Krankheit. Stuttgart 2016.

Terinde, Ruth; Schweigstill, Kerstin: Wie können Menschen mit ASS mit ambulanter Unterstützung selbstbestimmt leben? In: autismus Deutschland e. V. Bundesverband zur Förderung von Menschen mit Autismus (Hrsg.): Autismus in Forschung und Gesellschaft. Tagungsband der 14. Bundestagung vom 24. bis 26. Oktober 2014 in Dresden. Karlsruhe 2014, 295–299.

Teufel, Karoline; Wilker, Christian; Valerian, Jennifer; Freitag, Christine M.: A-FFIP – Autismusspezifische Therapie im Vorschulalter. Berlin 2017.

Textor, Annette: Einführung in die Inklusionspädagogik. Bad Heilbrunn 2015.

Theunissen, Georg: Empowerment – Paradigmenwechsel in der Behindertenhilfe. In: Behinderte in Familie, Schule und Gesellschaft 20, 1, 1997a, 55–62.

Theunissen, Georg: Empowerment – Wegweiser einer kritisch-konstruktiven Heilpädagogik. In: Behindertenpädagogik 36, 4, 1997b, 373–390.

Theunissen, Georg: Empowerment und Enthospitalisierung. In: ders. (Hrsg.): Enthospitalisierung – ein Etikettenschwindel? Neue Studien, Erkenntnisse und Perspektiven in der Behindertenhilfe. Bad Heilbrunn/Obb 1998, 62–93.

Theunissen, Georg: Wege aus der Hospitalisierung. Empowerment mit schwerstbehinderten Menschen. 2. Aufl., Bonn 2000.

Theunissen, Georg: Empowerment und Heilpädagogik. In: Zeitschrift für Heilpädagogik 5, 2002a, 178–182.

Theunissen, Georg: Von der Fremdbestimmung zur Selbstbestimmung. Impulse für die Arbeit mit Menschen, die als geistig behindert gelten. In: Behinderte in Familie, Schule und Gesellschaft 25, 1, 2002b, 47–58.

Theunissen, Georg: Krisen und Verhaltensauffälligkeiten bei geistiger Behinderung und Autismus. Forschung – Praxis – Reflexionen. Stuttgart 2003.

Theunissen, Georg: Pädagogik bei geistiger Behinderung und Verhaltensauffälligkeiten: ein Kompendium für die Praxis. 4. Aufl., Bad Heilbrunn 2005, 223–228.

Theunissen, Georg: Empowerment – als Konzept für die Behindertenarbeit kritisch reflektiert. In: Vierteljahresschrift für Heilpädagogik und ihre Nachbargebiete (VHN) 75, 2006, 213–224.

Theunissen, Georg: Empowerment behinderter Menschen. Inklusion – Bildung – Heilpädagogik – Soziale Arbeit. Freiburg im Breisgau 2007.

Theunissen, Georg: Fokus: Spezialinteressen – Autismus neu denken. In: Zeitschrift für Heilpädagogik 7, 61, 2010, 269–277.

Theunissen, Georg; Schubert, Michael: Starke Kunst von Autisten und Savants. Über außergewöhnliche Bildwerke, Kunsttherapie und Kunstunterricht. Freiburg im Breisgau 2010.

Theunissen, Georg; Paetz, Henriette: Autismus. Neues Denken – Empowerment – Best-Practice. Stuttgart 2011.

Theunissen, Georg: Empowerment und Inklusion behinderter Menschen. 3., erw. Aufl., Freiburg 2013a.

Theunissen, Georg: Menschen im Autismus-Spektrum. Verstehen, annehmen, unterstützen. Stuttgart 2014.

Theunissen, Georg; Schubert, Michael: Positive Verhaltensunterstützung: eine Arbeitshilfe für den pädagogischen Umgang mit herausforderndem Verhalten bei Kindern, Jugendlichen und Erwachsenen mit Lernschwierigkeiten, geistiger Behinderung und Autismus. 4., aktual. Aufl., Marburg 2014.

Theunissen, Georg: Schule und Autismus. Anregungen zur Wertschätzung ‚autistischer Intelligenz' als Grundlage für die pädagogische Praxis. In: Behinderte Menschen. Zeitschrift für gemeinsames Leben, Lernen und Arbeiten 38, 2015. Heft 1: Autismus neu denken. Hrsg.: Verein Initiativ für behinderte Kinder und Jugendliche. Graz 2015, 19–29.

Theunissen, Georg: Autistische Intelligenz. In: autismus 79, 2015, 6–19.

Theunissen, Georg; Kulig, Wolfram; Leuchte, Vico; Paetz, Henriette (Hrsg.): Handlexikon Autismus-Spektrum. Schlüsselbegriffe aus Forschung, Theorie, Praxis und Betroffenen-Sicht. Stuttgart 2015.

Theunissen, Georg: High Functioning Autism (hochfunktionaler Autismus). In: Theunissen, Georg; Kulig, Wolfram; Leuchte, Vico; Paetz, Henriette (Hrsg.): Handlexikon Autismus-Spektrum. Schlüsselbegriffe aus Forschung, Theorie, Praxis und Betroffenen-Sicht. Stuttgart 2015, 169–170.

Theunissen, Georg: Low Functioning Autism (niedrigfunktionaler Autismus). In: Theunissen, Georg; Kulig, Wolfram; Leuchte, Vico; Paetz, Henriette (Hrsg.): Handlexikon Autismus-Spektrum. Schlüsselbegriffe aus Forschung, Theorie, Praxis und Betroffenen-Sicht. Stuttgart 2015, 257–258.

Theunissen, Georg (Hrsg.): Autismus verstehen. Außen- und Innensichten. Stuttgart 2016.

Theunissen, Georg: Positive Verhaltensunterstützung bei Menschen aus dem Autismus-Spektrum. In: autismus 81, 2016, 6–21.

Theunissen, Georg: Antwort auf zwei Stellungnahmen zu meinem Beitrag über Positive Verhaltensunterstützung in der Zeitschrift ‚autismus' (2/2016) hrsg. von autismus Deutschland e. V.. In: autismus 83, 2017, 39.

Theunissen, Georg; Plaute, Wolfgang: Handbuch Empowerment und Heilpädaogik. Freiburg im Breisgau 2002, 11–43.

Thieme, Gerda: Leben mit unserem autistischen Kind. Möglichkeiten und Grenzen einer Hilfe im Elternhaus. Ein Bericht über die ersten 12 Lebensjahre. Lüdenscheid 1971. Hrsg.: Hilfe für das autistische Kind e. V.

Thiersch, Hans: Schwierige Balance. Über Grenzen, Gefühle und berufsbiografische Erfahrungen. Weinheim, München 2009.

Thimm, Walter: Kritische Anmerkungen zur Selbstbestimmungsdiskussion in der Behindertenhilfe, oder: Es muss ja immer wieder etwas Neues sein… In: Zeitschrift für Heilpädagogik 6, 1997, 222–232.

Thomas, George: Das Asperger-Syndrom. Strategien und Tipps für den Unterricht. Eine Handreichung für Lehrer. Hrsg. von autismus Deutschland e. V. Hamburg 2009.

Tietze-Fritz, Paula: Entwicklungs-Lernen mit kleinen Kindern. AD(H)S und autistisches Spektrum. Denkansätze, Förderideen, therapeutische Anregungen. Dortmund 2011.

Tinbergen, Niko; Tinbergen, Elisabeth A.: Autismus bei Kindern – Fortschritte im Verständnis und neue Heilbehandlungen lassen hoffen. Berlin, Hamburg 1984.

Todd, Richard: Effect of anti-serotonin Receptor Antibodies on neuronal Cultures. Stallone Fund 1985.

Todd, Richard; Hickok, Janice M.; Anderson, George M.; Cohen, Donald J.: Antibrain Antibodies in infantile Autism. Biol. Psychiatry, 23, 1988, 644–647.

Tomatis, Alfred A.: Neue Theorien zur Physiologie des Ohres. Vortrag gehalten am 2. Internationalen Kongress für Audio-Psycho-Phonologie. Paris 1972.

Trost, Rainer: Förderplanung mit Menschen mit geistiger Behinderung. In: Irblich, Dieter; Stahl, Burkhard (Hrsg.): Menschen mit geistiger Behinderung. Psychologische Grundlagen, Konzepte und Tätigkeitsfelder. Göttingen 2003, 502–558.

Trost, Rainer: Diagnostisches Handeln und personzentrierte Planung. In: Diagnostik bei Menschen mit geistiger Behinderung. Ein interdisziplinäres Handbuch. Göttingen, Bern, Toronto, Seattle, Oxford, Prag 2005, 204–214.

Trost, Rainer: Ein Konzept zur schulischen Förderung von Kindern und Jugendlichen aus dem autistischen Spektrum. Ergebnisse des Forschungsprojekts „Hilfen für Menschen mit autistischem Verhalten“. In: Sautter, Hartmut; Schwarz, Katja; Trost, Rainer: Kinder und Jugendliche mit Autismus-Spektrum-Störung. Neue Wege durch die Schule. Stuttgart 2012, 119–154.

Tsai, Luke Y.: Diagnostic Issues in High-Functioning Autism. In: Schopler, Eric; Mesibov, Gary B. (Hrsg.): High-functioning individuals with autism. New York 1992, 11–40.

Tschöpe, Bernd: Studienletter Autismus. Hrsg. von Beratungszentrum Alsterdorf der Ev. Stiftung Alsterdorf. Freiburg im Breisgau 2005.

Treptow, Rainer: Handlungskompetenz. In: Otto, Hans-Uwe; Thiersch, Hans (Hrsg.): Handbuch Sozialarbeit Sozialpädagogik. 3. Aufl., München, Basel 2005, 757–771.

Tuckermann, Antje; Häußler, Anne; Lausmann, Eva: Praxis TEACCH. Herausforderung Regelschule. Unterstützungsmöglichkeiten für Schüler mit Autismus-Spektrum-Störungen im lernzielgleichen Unterricht. Dortmund 2012.

Tustin, Frances: Ätiologie, Therapie und Familie: Psychoanalytischer Ansatz. In: Bundesverband Hilfe für das autistische Kind e. V. (Hrsg.): Kongressbericht. Autismus Europa 1983. 2. Europäischer Bericht der nationalen Vereinigungen im Dienste der Personen, die durch Autismus oder Kindheitspsychosen behindert sind. Paris, 10. bis 12. Juni 1983, Hamburg 1983, 19–24.

Tustin, Frances: Autistische Barrieren bei Neurotikern. Frankfurt 1988.

Tustin, Frances: Autistische Zustände bei Kindern. Stuttgart 1989.

Tustin, Frances: Der autistische Rückzug. Die schützende Schale bei Kindern und Erwachsenen. Tübingen 2008.

U

Uebelacker, Franz: Ich lasse mich durch wilde Fantasien tragen: ein Leben mit Gestützter Kommunikation (FC). 3. Aufl., Berlin 2006.

Ünlü, Can: Vorwort. Der unsichtbare Autist. In: Netzwerk Entresol (Hrsg.): Autismus – Zu einer klinischen und kulturellen Diagnose. Zürich 2016, 5–12.

Umschaden, Manfred: Das autistische Kind. Gefangen in seiner eigenen Welt? Freiburg im Breisgau 1995.

Unterstützte Kommunikation für Menschen mit geistiger Behinderung. Hrsg.: Bundesvereinigung Lebenshilfe für Menschen mit geistiger Behinderung e. V. Marburg 1998.

Urban, Michael; Schulz, Marc; Meser, Kapriel; Thoms, Sören (Hrsg.): Inklusion und Übergang. Perspektiven der Vernetzung von Kindertageseinrichtungen und Grundschulen. Bad Heilbrunn 2015.

Urbaniak, Beata; Schirmer, Brita: Die Frühförderung von Kindern mit Autismus-Spektrum-Störung. Berlin 2012.

Urbaniak, Beate: Applied Behavior Analysis (ABA) in der Therapie von Kindern mit Autismus. Stuttgart 2017.

V

van der Hopp, J. H.: Über Autismus, Dissoziation und affektive Demenz. In: Z. Neur., 97, 1925, 129–147.

van Krevelen, Dirk Arnold: Early nfantile Autism. In: Zeitschrift für Kinderpsychiatrie 19, 1952, 91–97.

van Krevelen, Dirk Arnold: Zur Problematik des Autismus. In: Prax. Kinderpsychologie und Kinderpsychiatrie 7, 1958, 87–93.

van Krevelen, Dirk Arnold; Kuipers, Christine: The Psychopathology of autistic Psychopathy. In: Acta Paedopsychiatrica 29, 1962, 22–31.

van Krevelen, Dirk Arnold: On the Relationship between early infantile Autism and autistic Psychopathy. In: Acta Paedopsychiatrica 30, 1963, 124–144.

van Krevelen, Dirk Arnold: Early infantile Autism and autistic Psychopathy. In: J. Autism Child Schiz. 1, 1971, 82–86.

vds Brandenburg (Hrsg.): Autismus und herausforderndes Verhalten. Fachtagung der AG Autismus im vds Brandenburg. Berlin 2005.

Verband katholischer Einrichtungen für Lern- und Geistigbehinderte und für Körperbehinderte (Hrsg.): Verstehen, Handeln, Gewährenlassen. Möglichkeiten und Grenzen im Umgang mit mehrfach behinderten Menschen mit autistischen Beziehungsstörungen. Tagungsbericht. Arbeitstagung für leitende Mitarbeiterinnen und Mitarbeiter in Diagnose, Therapie und Förderung vom 30.11. bis 03.12.1987 in Freiburg. Freiburg 1988.

Verein zur Förderung autistisch Behinderter e. V. (Hrsg.): Autistische Menschen verstehen lernen. Stuttgart 1991.

Vermeulen, Peter: ‚Ich bin was Besonderes.' Arbeitsmaterialien für Kinder und Jugendliche mit Autismus und/oder Asperger-Syndrom. Dortmund 2011 (1. Aufl. 2002).

Vermeulen, Peter: Das ist der Titel: über autistisches Denken. 2. Aufl., Arnheim 2012.

Vermeulen, Peter: Autismus als Kontextblindheit. Göttingen 2016.

Vero, Gee: Autismus – (m)eine andere Wahrnehmung. Feed a Read 2014.

Vetter, Karl Friedrich: Der Rand ist die Mitte! Gedanken zum 60. Geburtstag von Prof. Dr. Feuser, für den Pädagogik stets Gesellschaftspolitik ist. In: Rödler, Peter; Berger, Ernst; Jantzen, Wolfgang (Hrsg.): Es gibt keinen Rest! Basale Pädagogik für Menschen mit schwersten Beeinträchtigungen. Weinheim, Basel 2009, 7–15.

Villscheider, Barbara: Die Denkerin, die ich bin. Gedichte, Briefe, Dialoge. Bozen 2003.

Vllasaliu, Leonora; Freitag, Christine M.; Vogeley, Kai: Leitlinien für die Diagnostik von ASS im Kindes-, Jugend- und Erwachsenenalter. In: autismus Deutschland e. V. Bundesverband zur Förderung von Menschen mit Autismus (Hrsg.): Autismus in Forschung und Gesellschaft. Tagungsband der 14. Bundestagung vom 24. bis 26. Oktober 2014 in Dresden. Karlsruhe 2014, 94–97.

Vllasaliu, Leonora; Freitag, Christine M.: Erster Teil der S3-Leitlinie zu Autismus-Störungen dieses Jahr veröffentlicht. In: autismus 82, 2016, 39–41.

Vogeley, Kai: Zum Krankheitsbegriff der Autismus-Spektrum-Störungen (ASS). In: Die Psychiatrie 3, 2010, 148–153.

Vogeley, Kai: Anders sein. Asperger-Syndrom und Hochfunktionaler Autismus im Erwachsenenalter. Ein Ratgeber. Weinheim, Basel 2012.

Voges, Michael; Stüdemann, Michael: Bearbeitung des Therapieabschlusses mit einer jungen autistischen Frau. In: autismus 1980, 8–11.

Volkmar, Fred R.: DSM-IV Felduntersuchung über Autismus. In: autismus 36, 1993, 4–12.

Volkshochschule (VHS) Nördlicher Breisgau: Bildung bewegt. Programm Frühjahr/Sommer 2015.

von Essen, Uta: Vom Zeichen zum Symbol – Symbolisierungsprozesse in der Kunsttherapie. In: autismus 82, 2016, 6–14.

von Gontard, Alexander: Die Psychopathologie des Fragilen X-Syndroms. Z. Kinder-Jugendpsychiat. 17, 1989, 91–97.

von Stockert, Franz Günther: Psychosen im Kindesalter. In: Jb. Jugendpsychiat. Band 1., 1956, 223–232.

von Tetzchner, Stephen; Martinsen, Harald; Vogel, Sebastian: Einführung in Unterstützte Kommunikation. Heidelberg 2013.

W

Wacker, Elisabeth (Hrsg.): Teilhabe: Wir wollen mehr als nur dabei sein. Hrsg. von der Bundesvereinigung Lebenshilfe für Menschen mit geistiger Behinderung. Marburg 2005.

Wagner-Riddifort, Kathlen: Lesestunde mit Christopher. In: autismus 10, 1980, 8–12.

Walter, Siegfried: Autismus. Erscheinungsbild, Ursachen und Behandlungsmöglichkeiten. Hrsg. von Erik Dinges und Heinz-Lothar Worm. 3. Aufl., Buxtehude 2007.

Warnke, Andreas; Lehmkuhl, Gerd: Kinder- und Jugendpsychiatrie und Psychotherapie in Deutschland. Die Versorgung von psychisch kranken Kindern, Jugendlichen und ihren Familien. 4., überarb. und erw. Aufl., Stuttgart 2003.

Warren, Reed P.: Autoimmunity in Autism. Stallone Fund 1983.

Weber, Christian: SSRI während der Schwangerschaft – ein Risiko für Autismus? In: Zeitschrift für Geburtshilfe und Neonatologie 218, 1, 2014, 2.

Weber, Claudia Maria: Tanz – und Musiktherapie zur Behandlung autistischer Störungen. Göttingen 1999.

Weber, Doris: Zur Ätiologie autistischer Syndrome des Kindesalters. In: Praxis der Kinderpsychologie und Kinderpsychiatrie 15, 1966, 12–18.
Weber, Doris; Schmidt, Barbara: Autistisches Syndrom und Pseudoretinitis Pigmentosa nach Röteln-Embryopathie bei einem Zwillingspaar. In: Jahrbuch Jugendpsychiatrie 7, 1969, 117–146.
Weber, Doris: Der frühkindliche Autismus unter dem Aspekt der Entwicklung. Bern, Stuttgart, Wien 1970.
Weber, Doris: Kritische Anmerkungen zu DELACATO, C.H.: Der unheimliche Fremdling, das autistische Kind. Hyperion, Freiburg, 1975. In: Z. Kinder- und Jugendpsychiat. 10, 1982, 156–160.
Weber, Doris: Kritische Anmerkungen zu FEUSER, G.: Grundlagen zur Pädagogik autistischer Kinder. Gesellschaftswissenschaftlich-erziehungswissenschaftliches Verständnis des ‚frühkindlichen Autismus', 1979. In: Zeitschrift für Kinder- und Jugendpsychiatrie 10, 1982, 161–167.
Weber, Doris: Autistische Syndrome und dazugehörige Verhaltensweisen. In: Geistige Behinderung 1, 1982, 4–16.
Weber, Doris: Psychotische Störungen, insbesondere Autismus. Studienbrief der Fernuniversität-Gesamthochschule in Hagen. FB Erziehungs- und Sozialwissenschaften. 1983.
Weber, Doris: Autistische Syndrome. In: Remschmidt, Helmut; Schmidt, Martin H. (Hrsg.): Kinder- und Jugendpsychiatrie in Klinik und Praxis. Band II. Stuttgart 1985, 270–298.
Weber, Erich (Hrsg.): Pädagogik. Eine Einführung. I. Band: Grundfragen und Grundbegriffe. Teil 1: Pädagogische Anthropologie – Phylogenetische (bio- und kulturrevolutionäre) Voraussetzungen der Erziehung. 8. Aufl., Donauwörth 1995.
Wegenke, Monika; Castaneda, Claudio (Hrsg.): Gemeinsamkeit herstellen. Wege der Kommunikation zwischen Menschen mit und ohne Autismus. Karlsruhe 2005.
Wehrmann, Elisabeth: Fausts Blindheit. In: Die ZEIT Nr. 39, 21. 09.1990, 87.
Weihs, Thomas J.: Das entwicklungsgestörte Kind – heilpädagogische Erfahrungen in therapeutischer Gemeinschaft. Stuttgart 1974.
Weinmann, Stefan; Schwarzbach, Christoph; Begemann, Matthias; Roll, Stephanie; Vauth, Christoph; Willich, Stefan N.; Greiner, Wolfgang: Verhaltens- und fertigkeitsbasierte Frühintervention bei Kindern mit Autismus. In: GMS Health Technology Assessment 5, 2009, 1–10.
Weiß, Hans: Annäherung an den Empowerment-Ansatz als handlungsorientierendes Modell in der Frühförderung. In: Frühförderung interdisziplinär 11, 1992, 157–169.
Weiß, Hans: Empowerment in der Heilpädagogik und speziell in der Frühförderung – ein neues Schlagwort oder eine handlungsleitende Idee? In: Vierteljahresschrift für Heilpädagogik und ihre Nachbargebiete (VHN) 68, 1999, 23–35.
Weiß, Hans: Selbstbestimmung und Empowerment. Kritische Anmerkungen zu ihrer oftmaligen Gleichsetzung im sonderpädagogischen Diskurs. In: Färber, Hans P.; Lipps, Wolfgang; Seyfarth, Thomas (Hg.): Wege zum selbstbestimmten Leben trotz Behinderung. Tübingen 2000, 119–143.
Weiß, Hans: Inklusion und Exklusion im Zusammenhang von Armut und Benachteiligung. In: Lehren & Lernen 38, 12, 2012, 10–16.
Weiß, Michaela: Autismus. Therapien im Vergleich. Ein Handbuch für Therapeuten und Eltern. Berlin 2002.
Welten, Elke: Elterntraining zur Anbahnung sozialer Kommunikation bei Kindern mit Autismus-Spektrum-Störungen. In: Forum Logopädie 29, 1, 2015, 70.
Wendeler, Jürgen: Neuere Forschungsergebnisse. In: Wing, J.K. (Hrsg.): Frühkindlicher Autismus. Klinische, pädagogische und soziale Aspekte. 4. Aufl., Weinheim, Basel 1992, 283–347 (Orig. 1. Aufl. 1966, dt. 1. Aufl. 1973).
Wenglorz, Markus: Tagebuch, Foto und Video als Dokumentationsmethode autistischer Entwicklungsstörungen. Eine Fallstudie. In: Behnken, Imbke; Zinnecker, Jürgen (Hrsg.): Kinder. Kindheit. Lebensgeschichte. Ein Handbuch. Seelze-Velber 2001, 352–366.
Wenglorz, Markus: Kreative Pathologie. Längsschnittliche Analyse der Lautproduktion eines autistisch gestörten Mädchens, das nicht spricht, aber singt. Frankfurt am Main 2003.
Werning, Rolf (Hrsg.): Inklusion. Kooperation und Unterricht entwickeln. Bad Heilbrunn 2013.
Wesely, Sabine: Die Milieutherapie Bruno Bettelheims. Frankfurt am Main 1997.
Welch, Martha: Die haltende Umarmung. München 1991.
Welsch, Wolfgang: Unsere postmoderne Moderne. 5. Aufl., Berlin 1997.

Wendeler, Jürgen: Autistische Jugendliche und Erwachsene – Gespräche mit Eltern. Weinheim, Basel 1984.
Werning, Rolf; Balgo, Rolf; Palmowski, Winfried: Sonderpädagogik. München, Wien 2002.
Wettig, Heide: Familientherapie und Festhalten. In: Institut für Familientherapie Weinheim (Hrsg.): *sys*thema 3, 4, 1990, 8–27.
Wepil, Evelyne: Kritische Auseinandersetzung mit der Methode der sogenannten Gestützten Kommunikation (Facilitated Communication). In: autismus 36, 1993, 23–25.
Werner, Natalie: Befragung von Wohneinrichtungen zu selbstverletzendem Verhalten bei Erwachsenen mit Autismus. In: autismus 81, 2016, 57.
Westphälinger, Gerlinde: Die Odyssee einer Schullaufbahn eines autistischen Jungen mit gutem Ende. In: autismus 41, 1996, 13–16.
Wiebel, Renate: Autismus. In: Forum Logopädie 24, 3, 2010, 57.
Wiener, Gerhard: Direktiv oder nondirektiv? Zwei Ansätze in der Elternberatung. In: autismus 8, 1979, 7–9.
Wilczek, Brit: Schulbegleitung für Schülerinnen und Schüler mit Asperger-Syndrom. Hrsg. von autismus Deutschland e. V. 3. Aufl., Hamburg 2008.
Wilczek, Brit: Schulbegleitung für Schülerinnen und Schüler mit Asperger-Syndrom. Hrsg. von autismus Deutschland e. V. 4., veränderte Aufl., Hamburg 2010.
Wilhelm, Christian: Wie in Betrieben mit (autistischen?) Mitarbeitern umgegangen wird. In: autismus 83, 2017, 9–10.
Wilhelm, Hannelore: Eltern als Therapeuten ihrer Kinder. In: Autismus. Erscheinungsbild, mögliche Ursachen, Therapieangebote. Hrsg.: Hilfe für das autistische Kind. Regionalverband Nordbaden-Pfalz e. V. Tagungsberichte 1972, 59–63.
Wilker, Friedrich-Wilhelm: Die Situation autistischer Kinder und ihrer Familien. In: autismus 12, 1981.
Wilker, Friedrich-Wilhelm: Autismus. Darmstadt 1989.
Willey, Liane Holliday: Ich bin Autistin – aber ich zeige es nicht. Freiburg, Basel, Wien 2003.
Williams, Donna: Ich könnte verschwinden, wenn du mich berührst. Hamburg 1992.
Williams, Donna: Wenn du mich liebst, bleibst du mir fern. Hamburg 1994.
Wilmert, Hermann: Autistische Störungen. Aspekte der kognitiven Entwicklung autistischer Kinder. Frankfurt am Main 1991.
Wing, J. K.: Symptome, Verbreitung und Ursachen des frühkindlichen Autismus. In: ders. (Hrsg.): Frühkindlicher Autismus. Klinische, pädagogische und soziale Aspekte. 4. Aufl., Weinheim, Basel 1992, 17–75 (Orig. 1. Aufl. 1966, dt. 1. Aufl. 1973).
Wing, J. K.; Wing, Lorna: Grundlagen der Heilpädagogik für autistische Kinder. In: Wing, J. K. (Hrsg.): Frühkindlicher Autismus. Klinische, pädagogische und soziale Aspekte. 4. Aufl., Weinheim, Basel 1992, 171–190 (Orig. 1. Aufl. 1966, dt. 1. Aufl. 1973).
Wing, Lorna; Wing, J.K.: Praktische Hilfen für autistische Kinder. In: Wing, J.K. (Hrsg.): Frühkindlicher Autismus. Klinische, pädagogische und soziale Aspekte. 4. Aufl., Weinheim, Basel 1992, 250–272 (Orig. 1. Aufl. 1966, dt. 1. Aufl. 1973).
Wing, Lorna: Das autistische Kind. Wie Erziehungsschwierigkeiten und Verhaltensstörungen überwunden werden können. Ravensburg 1973 (Orig. 1971).
Wing, Lorna: Die familiäre Erziehung autistischer Kinder. In: Wing, J. K. (Hrsg.): Frühkindlicher Autismus. Klinische, pädagogische und soziale Aspekte. 4. Aufl., Weinheim, Basel 1992, 227–249 (Orig. 1. Aufl. 1966, dt. 1. Aufl. 1973).
Wing, Lorna; Gould, Judith: Severe Impairments of social Interaction and associated Abnormalities in Children: Epidemiology and Classification. In: Journal of Autism and Developmental Disorders 9, 1979, 11–29.
Wing, Lorna; Attwood, Tony: Syndroms of Autism and atypical Development. In: Cohen, D. J.; Donnellan, A. M.; Paul, R. (Hrsg.): Handbook of Autism and Pervasive Developmental Disorders. New York 1987, 3–19.
Wing, Lorna: Asperger's Syndrome: a clinical Account. In: Psychological Medicine 11, 1981, 115–129.
Winkelmann, Regine: Früher war ich falsch… heute bin ich anders. Erzählung einer Autistin. Berlin 2015.

Winkelmann, Regine: Gedanken in Bildern. Innenansichten eines Menschen mit Autismus. Norderstedt 2016.

Wintermeier, Christine: An der Grenze zur Einmaligkeit. Eine Mutter erzählt von ihrem Sohn mit Asperger-Autismus. Kirchhain 2016.

Witt, Armgard: Wir machen Musik! Musiktherapeutische Methoden bei der heilpädagogischen Betreuung von autistischen Kindern. In: autismus 10, 1980, 12–14.

Wittchen, Hans-Ulrich; Saß, Henning; Zaudig, Michael; Koehler, Karl: Diagnostisches und Statistisches Manual Psychischer Störungen DSM-III-R. Übersetzt nach der Revision der dritten Auflage des Diagnostic and Statistical Manual of Mental Disorders der American Psychiatric Association. 2., korr. Aufl., Weinheim, Basel 1989 (Orig. 1987).

Wocken, Hans: Von der Integration zur Inklusion. Eine Hommage an Integration und ein Spickzettel für Inklusion. In: Gemeinsam leben. Zeitschrift für integrative Erziehung 17, 4, 2009, 216–219.

Wohlfarth, Rainer: Vexierbild ‚Autismus'. Konzepte zur Erklärung seiner Entstehung und Ansätze zu seiner Behandlung. In: Frühförderung interdisziplinär 4, 1985, 177–184.

Wohlfarth, Rainer: Frühkindlicher Autismus und sensomotorische Entwicklung. In: Frühförderung interdisziplinär 12, 1993, 1–13.

Wolf, Gabriela: De Dignitate Hominis. Zum Menschenbild in der Geschichte der Pädagogik. Studien aus dem Jahr 2004 in Auszügen vorgetragen am 12. November 2005 in Schloss Sörgenloch sowie am 25. März 2006 in Overath. Mainz 2007.

Wolf, Karla: Das Dreierpack. ADHS – Geistige Behinderung – Autismus. München 2016.

Wolfberg, Pamela: Lernen von Spiel und Beziehungen zu Gleichaltrigen: Integrierte Spielgruppen. Reihe: AutismusKonkret. Hrsg. von Vera Bernard-Opitz. Stuttgart 2017.

Wolff, Sula: The History of Autism. In: European Child & Adolescent Psychiatry 13, 4, 2004, 201–208.

Wollny, Klaus; Matoni, Harald: Autismus und assistierende Hilfen. Die besonderen Bedarfe autistischer Menschen. In: autismus 62, 2006, 9–13.

Wulf, Christoph (Hrsg.): Einführung in die pädagogische Anthropologie. Weinheim, Basel 1994.

Wulf, Christoph: Pädagogische Anthropologie. In: Bohlken, Eike; Thies, Christian (Hrsg.): Handbuch Anthropologie. Der Mensch zwischen Natur, Kultur und Technik. Stuttgart, Weimar 2009, 190–197.

Wulf, Christoph; Zirfas, Jörg (Hrsg.) Handbuch Pädagogische Anthropologie. Wiesbaden 2014.

XYZ

Yekrangi, Nuschin; Müller-Teusler, Stefan: Autismus und Alter(n). In: autismus 81, 2016, 28–33.

Ytterhus, Borgunn; Kreuzer, Max (Hrsg.): ‚Dabeisein ist nicht alles' – Inklusion und Zusammenleben im Kindergarten. München, Basel 2008.

Zaragoza, Gabrijela Mecky: Meine andere Welt: Mit Autismus leben. Göttingen 2012.

Zettel, Stephan; Zettel, Ramona (Hrsg.): Einfach anders. Menschen mit Asperger-Syndrom kommen zu Wort. Gelterkinden 2016.

Ziemen, Kerstin (Hg.): Lexikon Inklusion. Göttingen 2017.

Zimpel, André Frank: Inklusion mit Rückzugsmöglichkeiten – Schwierigkeiten und Chancen schulischer Inklusion bei Autismus. In: autismus 76, 2013, 6–16.

Zimpel, André Frank: Achtung Andersdenkende! Stärke: gesteigerte Aufmerksamkeit, Problem: Sozialkompetenz. Neuropsychologische Potenziale des Autismusspektrums als soziale Bereicherung. In: autismus Deutschland e. V. Bundesverband zur Förderung von Menschen mit Autismus (Hrsg.): Autismus in Forschung und Gesellschaft. Tagungsband der 14. Bundestagung vom 24. bis 26. Oktober 2014 in Dresden. Karlsruhe 2014, 363–375.

Zimpel, André Frank: Achtung Andersdenkende! Stärke: gesteigerte Aufmerksamkeit, Problem: Sozialkompetenz. Neuropsychologische Potenziale des Autismusspektrums als soziale Bereicherung. In: Behinderte Menschen. Zeitschrift für gemeinsames Leben, Lernen und Arbeiten 38, 2015. Heft 1: Autismus neu denken. Hrsg.: Verein Initiativ für behinderte Kinder und Jugendliche. Graz 2015, 31–37.

Zimpel, André Frank; Hurtig-Bohn, Kim: Autismusspektrum und Neurodiversitätsforschung. Normal ist doch verschieden – Verschieden ist doch normal. In: Praxis Sprache 4, 2016, 245–250.

Zöller, Dietmar: Wenn ich mit euch reden könnte… Ein autistischer Junge beschreibt sein Leben. Bern, München, Wien 1989.

Zöller, Dietmar: Ich gebe nicht auf. Bern, München, Wien 1992.

Zöller, Dietmar: Autismus und Körpersprache. Störungen der Signalverarbeitung zwischen Kopf und Körper. Berlin 2001.

Zöller, Dietmar: Gestützte Kommunikation (FC): Pro und Contra. Diskussion aus der Sicht eines Betroffenen. Berlin 2002.

Zöller, Dietmar: Bewusstsein ist der Schlüssel zum Leben. In: Autismus von innen. Behinderte in Familie, Schule und Gesellschaft 3, 2003, 12–19.

Zöller, Dietmar: Autismus und Lernen. Erfahrungen mit unterschiedlichen Förder- und Lernstrategien. Berlin 2004.

Zöller, Dietmar (Hrsg.): Autismus und Alter. Was autistische Menschen, ihre Angehörigen, Menschen, die mit ihnen arbeiten und Verbände zu diesem Thema zu sagen haben. Berlin 2006.

Zöller, Dietmar: Ich wollte, dass wir uns verstehen: Briefe, Tagebücher, Berichte über Reisen (1993-2008). Berlin 2009.

Zöller, Dietmar: Trauer und Erinnerungen bei autistischen Menschen. In: Behinderte Menschen. Zeitschrift für gemeinsames Leben, Lernen und Arbeiten 4, 2009, 17–23.

Zöller, Dietmar: Nichts geht automatisch. Autistische Verhaltensweisen verstehen lernen. Berlin 2011.

Zöller, Dietmar; Zöller, Marlies: Warum schreiben Autisten Bücher und welchen Beitrag leisten diese Bücher für ein besseres Verständnis der autistischen Problematik? In: Sautter, Hartmut; Schwarz, Katja; Trost, Rainer (Hrsg.): Kinder und Jugendliche mit Autismus-Spektrum-Störung. Neue Wege durch die Schule. Stuttgart 2012, 31–41.

Zöller, Dietmar: Mein Gehirn ist wie ein verrücktes Versandhaus. Wie denken und lernen Menschen mit Autismus-Spektrum-Störung (ASS)? Wie hängen innere Sprache, Denken und Lernen zusammen? Ein Erfahrungsbericht. In: Behinderte Menschen. Zeitschrift für gemeinsames Leben, Lernen und Arbeiten 38, 2015. Heft 1: Autismus neu denken. Hrsg.: Verein Initiativ für behinderte Kinder und Jugendliche. Graz 2015, 39–45.

Internetquellen

AFK: Autismus-Forschungs-Kooperation.
Internet: http://www.autismus-forschungs-kooperation.de, Zugriff am 21.07.2012.

akku e. V. Autismus, Kunst und Kultur e. V. Verband zur Förderung von Künstlerinnen und Künstlern mit Autismus.
Internet: www.initiative-akku.org (ehemals: www.akku-ev.org), Zugriff am 03.02.2015.

Allgemeine Anthroposophische Gesellschaft.
Internet: www.goetheanum.de, Zugriff am 30.08.2015.

Anthroposophische Gesellschaft in Deutschland.
Internet: www.anthroposophische-gesellschaft.org, Zugriff am 30.08.2015.

Artikelverzeichnis von autismus Deutschland e. V. Bundesverband zur Förderung von Menschen mit Autismus. Von: Kathleen Wagner-Riddiford.
Internet: www.autismus.de/pages/weitere-infos/literaturhinweise/artikelverzeichnis-autismusheft.php, Zugriff am 01.07.2014.

Asperger Felder, Maria: Autisten fühlen sich anders. In: Tagesanzeiger/Schweiz am 11.06.2013.
Internet:
http://autismuslink.ch/wp-content/uploads/2013/06/autisten_fuehlen_sich_anders_tages-anzeiger_12.06.20131.pdf, Zugriff am 29.06.2014.
Asperger Felder, Maria: Keine Kunst ohne Autismus? In: Wiener Zeitung am 02.04.2014.
Internet: http://www.wienerzeitung.at/dossiers/autismus/618151_Keine-Kunst-ohne-Autismus.html, Zugriff am 29.06.2014.

Aspies e. V. Menschen im Autismusspektrum.
Internet: www.aspies.de, Zugriff am 30.01.2015.

Aspies for Freedom (AFF).
Internet: www.aspiesforfreedom.com, Zugriff am 20.01.2017.

autiCare e. V. Das Autistennetzwerk.
Internet: www.auticare.de, Zugriff am 03.02.2015.

auticon. Qualität auf den Punkt.
Internet: www.auticon.de, Zugriff am 03.02.2015.

Autism Consortium.
Internet: www.autismconsortium.org, Zugriff: 30.01.2015.

autismus Deutschland e. V. Bundesverband zur Förderung von Menschen mit Autismus: Leitlinien zur inklusiven Beschulung von Schülern mit Autismus-Spektrum-Störungen (Stand 2013).
Internet: https://www.autismus.de/fileadmin/user_upload/Leitlinien_des_Bundesverbandes_autismus_Deutschland_e. V._zur_inklusiven_Beschulung_Feb13.pdf, Zugriff am 18.02.2014.

Autism Europe.
Internet: http://www.autismeurope.org, Zugriff am 30.01.2015.

Autism Research Institute.
Internet: http://www.autism.com, Zugriff am 30.01.2015.

Autism Society.
Internet: www.autism-society.org, Zugriff am 30.01.2015.

Autism Speaks.
Internet: www.autismspeaks.org, Zugriff am 30.01.2015.

Autismus: Veränderte Genzahl charakterisiert Erbgut.
Internet: http://www.dkfz.de/de/presse/pressemitteilungen/2010/dkfz_pm_10_37_Autismus-Veraenderte-Genzahl-charakterisiert-Erbgut.php, Zugriff am 16.09.2014.

Autismus-Kultur.
Internet: www.autismus-kultur.de, Zugriff am 05.02.2015.

autSocial e. V.
Internet: www.autsocial.de, Zugriff am 03.02.2015.

autWorker. Arbeit anders denken.
Internet: www.autoworker.de, Zugriff am 30.01.2015.

Bergmann, Thomas; Sappok, Tanja; Diefenbacher, Albert; Dziobek, Isabel: Musikbasierte Autismusdiagnostik (MUSAD). Entwicklung eines Untersuchungsverfahrens für erwachsene Menschen mit Intelligenzminderung und Autismusverdacht. Göttingen 2012.
Internet: https://www.researchgate.net/profile/Thomas_Bergmann3/publication/274473368_Musikbasierte_Autismusdiagnostik_MUSAD/links/55d3a03208ae0b8f3ef93131.pdf, Zugriff am 17.01.2017.

Bernhard-Hermann-Bosch-Stiftung für Erwachsene mit Asperger-Syndrom.
Internet: www.bhbosch-stiftung.de, Zugriff am 03.02.2015.

Bölte, Sven: Reading Mind in the Eyes Test. Erwachsenenversion (2005a).
Internet: kgu.de/zpsy/kinderpsychiatrie/Downloads/Eyes_test_erw.pdf, Zugriff am 03.02.2015.

Bölte, Sven: resging Mind in the Eyes Test. Kinderversion (2005b).
Internet: kgu.de/zpsy/kinderpsychiatrie/Downloads/Eyes_test_kinder.pdf, Zugriff am 03.02.2015.

Bölte, Sven; Wörner, Sarah; Poustka, Fritz: Kindergarten, Schule, Beruf. Die Situation in einer Stichprobe von Menschen mit autistischen Störungen. In: Heilpädagogik online. Die Fachzeitschrift im Internet. Ausgabe 01/2005, 4, 70–83.
Internet: http://www.sonderpaedagoge.de/hpo/2005/heilpaedagogik_online_0105.pdf
Zugriff am 04.12.2016.

Bund der Freien Waldorfschulen.
Internet: www.waldorfschule.de, Zugriff am 30.08.2015.

Bundesverband anthroposophisches Sozialwesen e. V.: Anthropoi.
Internet: www.verband-anthro.de, Zugriff am 30.08.2015.

Camphill-Schulgemeinschaften Brachenreuthe, Bruckfelden und Föhrenbühl.
Internet: www.camphill-schulgemeinschaften.de, Zugriff am 30.08.2015.

Charta für Menschen mit Autismus.
Internet: http://www.autismus-karlsruhe.de/28.html, Zugriff am 11.04.2017.

Der Senator für Bildung und Wissenschaft der Freien Hansestadt Bremen (Hrsg.): Sonderpädagogische Förderung. Rahmenplan für die Primarstufe, die Sekundarstufe I und II. Landesinstitut für Schule Bremen 2002. Förderschwerpunkt autistisches Verhalten: 68 – 72.
Internet: http://www.lis.bremen.de, Zugriff am 17.11.2012.

Der Spiegel: Achtspurig ins Gehirn. 03.11.1975; 45, 1975.
Internet: http://www.spiegel.de/spiegel/print/d-41496195.html, Zugriff am 30.03.2015.

Deutsche Gesellschaft für Kinder- und Jugendpsychiatrie, Psychosomatik und Psychotherapie e. V. (DGKJP): Informationen zur Fachgesellschaft. Geschichtliche Hinweise.
Internet: http://www.dgkjp.de, Zugriff am 21.05.2014.

Deutsche Gesellschaft für Verhaltenstherapie e. V.
Internet: www.dgvt.de, Zugriff am 11.07.2015.

Eberwein, Hans: Die Empfehlungen des Deutschen Bildungsrates ‚Zur pädagogischen Förderung behinderter und von Behinderung bedrohter Kinder und Jugendlicher' von 1973. Erschienen in: Gemeinsam leben – Zeitschrift für integrative Erziehung Nr. 2, 1998.
Internet: http://bidok.uibk.ac.at/library/gl12-98-bildungsrat.html, Zugriff am 15.01.2010.

Elterninitiative Autismus Hamburg und Autismus Hamburg e. V. (Hrsg.): Konzept zur schulischen Förderung von autistischen Kindern und Jugendlichen in Hamburg. 2009.
Internet: http://www.autismushamburg.de, Zugriff am 30.11.2012.

ERIC. Institute of Education Sciences. Datenbank zur Recherche von Artikeln und Büchern aus dem erziehungswissenschaftlichen Bereich in englischer Sprache.
Internet: http://www.eric.ed.gov/, Zugriff am 07.11.2016.

Fabri, Marc; Andrews, Penny C.S.; Pukki, Heta K.: Best Practice für Hochschulleitungen und leitende Uni-Mitarbeiter/innen. Ein Leitfaden zur Best Practice bei der Unterstützung von Studenten aus dem Autismus-Spektrum. Hrsg. von autism & uni 2016.
Internet: www.autism-uni.org, Zugriff am 01.02.2017.

Fabri, Marc; Andrews, Penny C.S.; Pukki, Heta K.: Best Practice für Hochschuldozent/innen und Tutor/innen. Ein Leitfaden zur Best Practice bei der Unterstützung von Studenten aus dem Autismus-Spektrum. Hrsg. von autism & uni 2016.
Internet: www.autism-uni.org, Zugriff am 01.02.2017.

Fabri, Marc; Andrews, Penny C.S.; Pikki, Heta K.: Best Practice für fachkräfte, die autistische Studnet/innen innerhalb oder außerhalb von Hochschulen unterstützen. Ein Leitfaden zur Best Practice bei der Unterstützung von Studenten aus dem Autismus-Spektrum. Hrsg. von autism & uni 2016.
Internet: www.autism-uni.org, Zugriff am 01.02.2017.

Freundeskreis Camphill e. V.: Gemeinnütziger Verein zur Förderung behinderter Kinder, Jugendlicher und Erwachsener.
Internet: www.freundeskreis-camphill.de, Zugriff am 29.08.2015.

Genetics of Autism Spectrum. Deutsches Krebsforschungszentrum.
Internet: http://www.dkzg.de/en/mga/Groups/Autism.html, Zugriff am 27.11.2014.

Grimm, Rüdiger: Hans Müller-Wiedemann. Forschungsstelle Kulturimpuls – Biographien Dokumentation.
Internet: http://biographien.kulturimpuls.org, Zugriff am 29.08.2015.

Hajo Seng.
Internet: www.hajoseng.de, Zugriff am 30.01.2015.

Handreichung zur schulischen Förderung von Kindern und Jugendlichen mit autistischen Verhaltensweisen (Entwurf). Hrsg. von der Arbeitsgruppe des Ministeriums für Kultus, Jugend und Sport Baden-Württemberg: Hermann Maier, Rainer Scheel, Ursula Schmid, Bruno Tieck, 2003.
Internet: http://www.schule-bw.de/schularten/sonderschulen/autismus/anlage/Autismus-Handreichung_lbs11.pdf, Zugriff am 12.07.2007.

Handreichung zur schulischen Förderung von Kindern und Jugendlichen mit autistischen Verhaltensweisen. Hrsg.: Ministerium für Kultus, Jugend und Sport Baden-Württemberg: Hermann Maier, Rainer Scheel, Ursula Schmid, Bruno Tieck, Rita Boes, Ursula Espenhain, 2009.
Internet: http://www.schule-bw.de/schularten/sonderschulen/autismus/empfehlungen/Autismus-Handreichung.pdf, Zugriff am 26.01.2015.

Hessisches Kultusministerium (Hrsg.): Einstiegshilfen für den Unterricht von Kindern und Jugendlichen mit Autismus. Erarbeitet von: Jörg Dammann, Heike Henn, Angela Kerfante, Albert Schenkel, Harald Wellenreiter. 2004. 3., überarb. Aufl. 2009.
Internet: http://www.sonderpaedagogik.bildung.hessen.de/autismus/, Zugriff am 17.11.2012.

ICF: DIMDI – Deutsches Institut für Medizinische Dokumentation und Information.
Internet: www.dimdi.de/static/de/klassi/icf/index.htm, Zugriff am 14.06.2016.

Inklusive Bildung von Kindern und Jugendlichen mit Behinderung in Schulen. Beschluss der Kultusministerkonferenz.
Internet: http://www.bildung-isa.de/files/848fefa60ec15531a34e4b9250c66f7f/2011_10_20_Inklusive_Bildung.pdf, Zugriff am 10.10.2013.

Institut für Autismusforschung „IFA".
Internet: www.ifa-bremen.de, Zugriff am 26.01.2015.

Institut für Qualitätsentwicklung an Schulen in Schleswig-Holstein (IQSH) (Hrsg.):
Förderschwerpunkt Autistisches Verhalten. Band 1, 2006.
Förderliche Bedingungen für Schüler/innen mit autistischem Verhalten in Schulen Schleswig-Holsteins. Band 2, 2009.
Mit Autismus Stärken zeigen am Beispiel sprachlicher Kompetenzen. Band 3, 2009. Erarbeitet von: Annette Hausotter, Claudia Hausschildt, Bernd Maaß u. a.
Internet: http://www.schleswigholstein.de/IQSH/DE/Service/Publikationen/Publikationendb/PublikationKatalog__blob=publicationFile.pdf, Zugriff am 01.12.2012.

Kehrer-Symptomliste: Beobachtungsbogen zur Erfassung autistischer Verhaltensweisen. Beratungsschule für Kinder und Jugendliche mit autistischen Verhaltensweisen, Erlangen.
Internet: http://www.schule-bw.de/schularten/sonderschulen/autismus/fbasperger/BeobachtungsbogenzurErfassungautistischerVerhalt.pdf, Zugriff am 18.07.2015.

Kinder und Jugendliche mit Autismus.
Internet: http://www.schulministerium.nrw.de, Zugriff am 17.11.2012.

Klauß, Theo: Selbstbestimmung als Leitidee der Pädagogik für Menschen mit geistiger Behinderung.
Internet: http://homepages.compuserve.de/KlaussTheo/Selbstbestimmung.htm, Zugriff am 13.04.2008.

Knospe-ABA GmbH, Applied Behavior Analysis mit Verbal Behavior. Wissenschaftliche Intervention bei Autismus.
Internet: www.knospe-aba.com, Zugriff am 13.07.2015.

Kommission zur Behandlung von Entwicklungsstörungen und zerebralen Bewegungsstörungen (G. Groß-Selbeck; F. Hanefeld; D. Karch; A. Ritz; H.G. Schlack): Behandlung von Bewegungs- und Entwicklungsstörungen nach Doman und Delacato. Stellungnahme der Gesellschaft für Neuropädiatrie. 1998.
Internet: www.neuropaediatrie.com/uploads/media/Delacato_lang.pdf, Zugriff am 30.03.2015.

Kooperationsverbund Autismus (Hrsg.): Autismus – eine (nicht) alltägliche Herausforderung. Dokumentation der Arbeitsgruppe Autismus. 1. Aufl 2005. Überarb. Fassung 2010.
Internet: http://www.verbund-autismus.de, Zugriff am 03.11.2012.

Kultusministerium Sachsen-Anhalt, Referat 23 (Hrsg.): Handreichung zur sonderpädagogischen Förderung in Sachsen-Anhalt. 2011, 82–98.
Internet: http://www.bildung-lsa.de, Zugriff am 17.11.2012.

Landesverband autismus NRW e. V.: Stellungnahme zum Gesetzesentwurf zur Umsetzung der UN-Behindertenrechtskonvention in den Schulen (9. Schulrechtsänderungsgesetz) von NRW. Hilden 2012.

Internet: www.autismus.de, Zugriff am 18.02.2014.

LISUM: Landesinstitut für Schule und Medien Berlin-Brandenburg (Hrsg.): Sonderpädagogische Förderung in den Berliner Schulen. Teil 6: Autismus. Erarbeitet von Iris Finck und Swantje Ohder. 2009.
Internet: http://bildungsserver.berlinbrandenburg.de/fileadmin/bbb/unterricht/sonder paedagogische_Foerderung_und_gemeinsamer_Unterricht/2009-06-05_HR_Autismus.pdf Zugriff am 01.12.2012.

LOVAAS Institute.
Internet: http://www.lovaas.com, Zugriff am 05.07.2015.

Mai, Gabi: Bruno Bettelheims Pädagogik und Milieutherapie unter besonderer Berücksichtigung seiner lebensgeschichtlichen Prägung. Heidelberg 2007.
Internet: www.archiv.ub-uni-heidelberg.de/volltextserver/12304/1/Gabi_mai_Dissert_ohne_ Erklaerung.pdf, Zugriff am 20.05.2015.

Ministerium für Bildung, Wissenschaft und Weiterbildung Rheinland-Pfalz (Hrsg.): Handreichungen zu den Empfehlungen zur Förderung von Schülerinnen und Schülern mit autistischem Verhalten. 1992 (Neuauflage: 1997).
Internet: http://www.bildung-rp.de, Zugriff am: 17.11.2012.

Ministerium für Kultus, Jugend und Sport Baden-Württemberg: Handreichung zur schulischen Förderung von Kindern und Jugendlichen mit autistischem Verhalten. Erarbeitet von: Hermann Maier, Rainer Scheel, Ursula Schmid, Bruno Tieck, Rita Boes, Ursula Espenhain. Entwurf 2004; überarb. Fassung: 2008.
Internet: http://www.schule-bw.de/schularten/sonderschulen/autismus/empfehlungen/ Autismus-Handreichung.pdf, Zugriff am 30.11.2012.

National Autistic Society (Großbritannien).
Internet: www.autism.org, Zugriff am 05.02.2015.

NDAR: National Database for Autism Research. Serving the autism research community.
Internet: ndar.nih.gov/, Zugriff am 30.01.2015.

N#mmer. Das Magazin für Autisten, AD(H)Sler und Astronauten. Hrsg.: Denise Linke.
Internet: https://nummer-magazin.de, Zugriff am 16.03.2015.

Pädagogische und rechtliche Aspekte der Umsetzung des Übereinkommens der Vereinten Nationen vom 13. Dezember 2006 über die Rechte von Menschen mit Behinderungen in der schulischen Bildung. Beschluss der Kultusministerkonferenz.
Internet: http://www.kmk.org/fileadmin/veroeffentlichungen_beschluesse/2010/2010_11_18-Behindertenrechtskonvention.pdf, Zugriff am 10.10.2013.

Psychiatrische Universitätsklinik Zürich (‚Burghölzli').
Internet: http://www.pukzh.ch, Zugriff am 25.06.2014.

Psyndex. Datenbank zur Recherche von Artikeln, Tests, Interventionsprogrammen und Medien aus Psychologie und ihren Nachbargebieten.
Internet: http://psyndexirect.zpid.de, Zugriff am 07.07.2016.

PubMed. US National Library of Medicine National Institutes of Health.
Internet: https://www.ncbi.nlm.nih.gov/pubmed/?term=autism, Zugriff am 07.11.2016

‚Querdenken' – Weiterbildung zum Autismusbegleiter.
Internet: http://www.autismus-weiterbildung.de, Zugriff am 03.02.2015.

‚Quergedachtes. Ein Blog über Autismus. Autismus aus Sicht eines Autisten.' Von: Aleksander Knauerhase.
Internet: https://www.quergedachtes.wordpress.com, Zugriff am 03.02.2015.

Sächsisches Bildungsinstitut (Hrsg.): Handreichung für die berufliche Bildung junger Menschen mit Behinderungen. 2009.
Internet: https://publikationen.sachsen.de, Zugriff am 30.11.2012.

Sächsisches Staatsministerium für Kultus und Sport (Hrsg.): Chronisch kranke Schüler im Schulalltag. Empfehlungen zur Unterstützung und Förderung. ‚Krankheitsbild Autismus'. 2006, Neuauflage 2009, 10.
Internet: https://publikationen.sachsen.de, Zugriff am 04.10.2012.

Sächsisches Staatsministerium für Kultus und Sport (Hrsg.): Sonderpädagogische Förderung – Handlungsleitfaden schulische Integration. Empfehlungen zur Förderung von Schülern mit Behinderungen. Eine Handreichung für Lehrerinnen und Lehrer aller Schularten. 2009, 26.
Internet: https://publikationen.sachsen.de, Zugriff am 04.10.2012.

Salamanca-Erklärung.
Internet: http://www.unesco.at/bildung/basisdokumente/salamanca_erklaerung.pdf
Zugriff am 16.09.2014.

Sekretariat der Ständigen Konferenz der Kultusminister der Länder in der BRD (Hrsg.): Empfehlungen zu Erziehung und Unterricht von Kindern und Jugendlichen mit autistischem Verhalten.
Internet: http://www.kmk.org/fileadmin/pdf/PresseUndAktuelles/2000/autis.pdf,
Zugriff am 17.07.2012.

Sinclair, Jim: Trauert nicht um uns. In: Autism Network International Newsletter 3, 3, 1993.
Internet: http://autismus-kultur.de/autismus/eltern/trauert-nicht-um-uns.html
Zugriff am 10.03.2017.

Staatsinstitut für Schulqualität und Bildungsforschung München (Hrsg.): Informationsblätter des Mobilen Sonderpädagogischen Dienstes Autismus (MSD-A): MSD-Infobriefe Autismus-Spektrum-Störung. 2011.
Internet: http://www.isb.bayern.de/isb/index.asp?MNav=4&QNav=5&TNav=1&INav=0&
Pub=1167, Zugriff am 01.12.2012.

Stiftung Irene. Gemeinnützige Stiftung zum Wohle autistischer Menschen.
Internet: www.stiftung-irene.de, Zugriff am 03.02.2015.

TEACCH.
Internet:
www.teacch.com
http://www.team-autismus.de
www.autea.de
www.schule-bw.de/schularten/sonderschulen/autismus/fbasperger/TEACCH.pdf
www.autismus-in-berlin.de/Teacch-
Zugriff jeweils am 25.06.2014.

Übereinkommen der Vereinten Nationen über Rechte von Menschen mit Behinderungen. Erster Staatsbericht der Bundesrepublik Deutschland. Hrsg. vom Bundesministerium für Arbeit und Soziales.
Internet: http://www.bmas.de/SharedDocs/Downloads/DE/staatenbericht-2011.pdf;jsessioned=
E4F50313C9B3837E75CAEEB90055F295?_blob=publicationFile, Zugriff am 10.10.2013.

Universitätsklinik für Kinder- und Jugendheilkunde Wien.
Internet: http://www.meduniwien.ac.at
Zur Geschichte der Klinik:
http://www.meduniwien.ac.at/hp/100jahrekinderklinik/chronik-der-kinderklinik-wien/
Zugriff am 25.06.2014.

Verein: ‚Das hirnverletzte Kind'.
Internet: www.dashirnverletztekind.de, Zugriff am 30.03.2015.

Verlag Freies Geistesleben.
Internet: www.geistesleben.de, Zugriff am 30.08.2015.

Veröffentlichung des ersten weltumfassenden Berichts zur Behinderung ‚World Report on Disability' durch die WHO und die Weltbank.
Internet: http://www.iljaseifert.de/wp-content/uploads/weltbericht-behinderung-2011.pdf Zugriff am 10.10.2013.

Was ist Autismus? Homepage von autismus Deutschland e. V.
Internet: http://www.autimus.de, Zugriff am 26.01.2015.

Weidenhof. Eine Einrichtung der Stiftung Irene zum Wohle autistischer Menschen.
Internet: www.weidenhof-autismus.de, Zugriff am 03.02.2015.

Wildermuth, Volkart: Autismus – eine Stoffwechselkrankheit? In: Deutschlandfunk. Forschung aktuell. Beitrag vom 18.06.2014.
Internet: http://www.deutschlandfunk.de/psychiatrie-autismus-eine-stoffwechselkrankheit.676.de.html?dram:article_id=289499, Zugriff am 25.06.2014.

Wissenschaftliche Gesellschaft Autismus-Spektrum.
Internet: www.wgas-autismus.org, Zugriff am 30.01.2015.

'Written Declaration on Autism' (dt. Schriftliche Erklärung zum Autismus) des Europäischen Parlaments vom 29. September 2015.
Internet: http://www.autismeurope.org/files/files/ep-written-declaration-autism-2015.pdf Zugriff am 08.04.2017

Zeitschrift: Molecular Autism. Hrsg.: Simon Baron-Cohen und Joseph Buxbaum.
Internet: http://www.molecularautism.com, Zugriff am 30.01.2015.

Zu den Ursachen des Autismus. autismus Deutschland e. V.
Internet: http://w3.autismus.de/pages/startseite/denkschrift/was-sind-autistische-stoerungen/ursachen.php, Zugriff am: 11.09.2014.

Abbildungs- und Tabellenverzeichnis

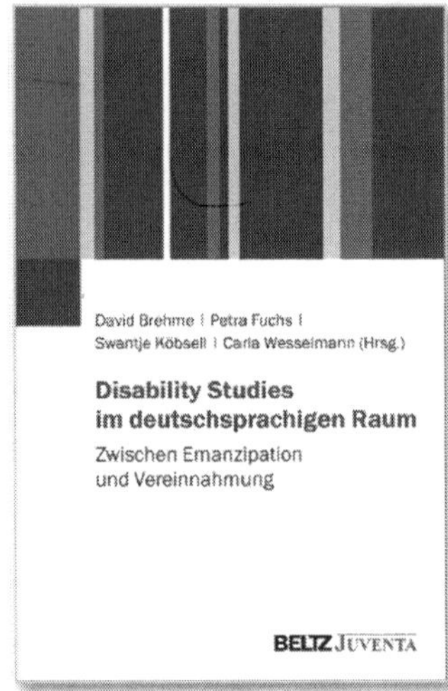

David Brehme | Petra Fuchs |
Swantje Köbsell | Carla Wesselmann (Hrsg.)
Disability Studies im deutschsprachigen Raum
Zwischen Emanzipation und Vereinnahmung
2020, 278 Seiten, broschiert
ISBN: 978-3-7799-6059-1
Auch als E-BOOK erhältlich

15 Jahre nach der Sommeruniversität in Bremen hat im Oktober 2018 eine Tagung in Berlin über 200 in den Disability Studies Aktive, Wissenschaftler*innen und Aktivist*innen, aus dem deutschen Sprachraum zusammengeführt. Aus diesem Zusammentreffen sind die in diesem Band versammelten Beiträge entstanden, die den aktuellen Stand der wissenschaftlichen Debatte in diesem jungen, dynamischen Wissenschaftsfeld abbilden. Sie verdeutlichen, in welch innovativer Weise die Disability Studies durch ihre normalitätskritische und intersektionale Herangehensweise zur Dekonstruktion von Behinderung beitragen und damit einen zentralen Beitrag zu einem neuen Verständnis von Behinderung erbringen, das für gelingende Inklusion in allen gesellschaftlichen Bereichen unerlässlich ist.

Das E-Book ist barrierefrei.